Bakterien-Cyclogenie

Prolegomena zu Untersuchungen
über Bau, geschlechtliche und ungeschlechtliche Fort-
pflanzung und Entwicklung der Bakterien

Von

Professor Dr. Günther Enderlein
Kustos am Zoologischen Museum der Universität Berlin

Mit 330 Abbildungen

Semmelweis-Institut
Verlag für experimentelle Onkologie GmbH

2. Auflage 1981

Verlag für experimentelle Onkologie GmbH D-2812 Hoya

Nachdruck mit freundlicher Genehmigung des Walter de Gruyter & Co. Verlages, Berlin, mit einer Einführung des Mitarbeiters im ehemaligen

IBICA-INSTITUT PROF. DR. ENDERLEIN

Herrn Dr. med. Alfred Baum

Semmelweis-Institut Hoya

Zur Einführung:

Günther ENDERLEIN (1872 — 1968) stammte aus einer Lehrerfamilie in Leipzig. Nach der Reifeprüfung studierte er Naturwissenschaften, besonders Zoologie. Abschluß seines Studiums mit Promotion summa cum laude.

Er wurde Kustos des Zoologischen Museums Berlin. Als Zoologe verfaßte er über 500 wissenschaftiche Arbeiten.

In Berlin gründete ENDERLEIN ein eigenes mikrobiologisches Institut, in dem er neuartige Präparate aus Schimmelpilzen entwickelte. Später war er Herstellungsleiter der Firma SANUM Berlin/Hamburg. Nach der Betriebsverlegung von Berlin nach Aumühle bei Hamburg widmete er sich ganz dem Aufbau seines Unternehmens „Ibica".

1968 verstarb ENDERLEIN; die Firma konnte nur noch wenige Jahre bis 1975 von der Witwe Sigrid Enderlein weitergeführt werden. Mit der Übernahme der Produktionseinrichtung durch die Firma Sanum-Kehlbeck, Hoya wurde das Präparateprogramm nach neuesten wissenschaftlichen Erkenntnissen verbessert und erweitert.

Die wichtigsten Arbeitsgebiete im Ibica Institut bezogen sich auf Pleomorphismus und Symbiose. Hier wurde auf den Forschungen Antoine BECHAMPS aufgebaut. Das Forscherschicksal dieses Mannes ähnelt sehr dem ENDERLEINS. Auch er hatte gegen Vorurteile und Irrtümer zu kämpfen.

In seiner bekanntesten Arbeit über die „Mikrozymas" erklärte BECHAMP , daß alle tierischen und pflanzlichen Zellen kleinste Körnchen (Granulations moléculaires) enthielten, die beim Sterben des Organismus n i c h t zugrunde gingen, sondern weiterlebten. Sie seien die Ursache der Gärung, auch könnten aus ihnen Mikroorganismen entstehen. (Zitiert nach DUNBAR).

Mit dieser kurzen Feststellung war die Grundlage des Pleomorphismus geschaffen, die Richtung, in der sich eine zukünftige Forschung zu bewegen hätte, angezeigt. Der Autorität PASTEURS gelang es aber, die Ansicht durchzusetzen, daß Mikroben in unveränderliche Arten und Gattungen einzuteilen wären. Jede Art sollte eine spezifische Krankheit verursachen.

Die Erkenntnisse BECHAMPS wurden dem Irrtum PASTEURS geopfert. BECHAMP war der erste Wissenschaftler, von dem eine Bakterien-Cyclogenie zumindest in ihren Anfängen beschrieben wurde. (Kyklos = Kreis, Genos = Geburt). Vom Autoritätsglauben unverblendet, von Profitgier unkorrumpiert, gegen Verfälschung der Wirklichkeit immun, konnte er die Naturerscheinungen richtig deuten, wozu auch nach ENDERLEIN ein „Schuß Intuition" gehört haben mag. Das entspräche etwa dem Begriff der „Ahnung".

Mit diesem zweiten „Wahrnehmungsorgan" ist die heutige Wissenschaft wenig gesegnet. Die „Ahnung" setzt Gefühl und Empfindungen voraus, die in manchen Bereichen fehlen oder vorhanden sein können. Einigen Menschen ist das Verstehen bestimmter Elementarerkenntnisse für immer verschlossen. Wehe uns, wenn die Wissenschaft unter die Herrschaft einseitiger Logiker gerät! Todschweigen und das Verfolgen unverstandener Dinge sind die Folge.

(Galilei: „Ich glaube, daß es in der Welt keinen größeren Haß gibt, als den der Unwissenheit gegen das Wissen.")

Im Jahre 1916 erfolgte die Entdeckung ENDERLEINS, von der viele Veränderungen in dieser Welt abhängen werden. Anläßlich der Arbeiten über Fleckfieber beobachtete er im Blutdunkelfeld bewegliche Kleinstlebewesen, die mit höher organisierten Bakterien eine Verbindung eingingen. Dieses Kopulationsprodukt wurde blitzschnell unsichtbar. ENDERLEIN vermutete hier Geschlechtsvorgänge, bei denen nicht höhere Formen (wie bei der embryonalen Enwicklung), sondern niedere, dem Auge im Lichtmikroskop unsichbare entstanden seien. Diese begeißelten, stark beweglichen Elemente wurden „Spermite" genannt.

ENDERLEIN hatte außerdem schon erkannt, daß im Blut von Säugetieren immer ein Symbiont pflanzlicher Herkunft anzutreffen war. Dieser Organismus trat in verschiedenen Formen auf, die unter anderem bei der Blutgerinnung lebensnotwendige Funktionen erfüllten (Thrombocyten). Alles Leben entsprach also einer „gigantischen Ursymbiose". Denn ohne Möglichkeit der Blutgerinnung hätte es keine Wirbeltiere gegeben. Gesundes Leben mußte eine Eusymbiose sein; dann konnten Krankheiten nur eine gestörte Symbiose darstellen. Mit der Entdeckung der „Spermite" wurde zwar auch nicht das Welträtsel gelöst, immerhin aber das Geheimnis des Lebens bis an die Grenze des Wißbaren aufgeklärt. Einmal bis an die Basis des Lebendigen vorgedrungen, konnte sehr schnell der Kreislauf der Mikroben in seiner vielgestaltigen Form beschrieben werden. Diese Beschreibung liegt in der Bakterien-Cyclogenie vor. Hier zeigt es sich, daß keine Lebenseinheit im „Kampf ums Dasein" daran denkt, in schrankenlosem Ausbreitungs- und Vermehrungsdrang anders geartete Lebewesen aus dem Dasein zu verdrängen. Im Gegenteil, es ist ein Streben nach dem Gleichgewicht einer Art mit anderen Arten der Umwelt zu erkennen. Das Töten und Fressen ist auf das zur Arterhaltung unumgängliche Maß beschränkt. Wer noch nach einem Beweis sucht, findet ihn im Blutdunkelfeld bei der Beobachtung der Spermittätigkeit. Sobald eine durch irgendwelche Einflüsse erzwungene Vermehrung und Höherentwicklung des „Endobiont" genannten pflanzlichen Symbiosepartners auftritt, werden durch Kopulationsvorgänge überzählige Symbiontenelemente aus dem Kreislauf gezogen. Hierbei gibt es viele Möglichkeiten und Nebenerscheinungen (Pseudokristallbildung), die hier nicht besprochen werden können. Diese Anpassungsnöte werden Krankheiten genannt, es sind aber Heilungsvorgänge, die eine gestörte Symbiose in die gesunde Ausgangsstellung zurückverlegen wollen.

Es ist nicht möglich und auch nicht die Aufgabe dieser Einführung, das ganze umfassende Lebenswerk ENDERLEINS vollauf zu würdigen. Dazu muß auf seine Bibliographie verwiesen werden.

Hier sei lediglich in einer sehr knappen Zusammenfassung auf seine Grunderkenntnisse hingewiesen:

1.) Der Nachweis, daß die Bakterien einen Kern oder Kernäquivalent (Mych) besitzen.

Diese Erkenntnis wurde zu seiner Zeit von der Lehrmeinung heftig bekämpft, jedoch knapp 20 Jahre später durch die Entwicklung des Phasenkontrast- und des Elektronenmikroskopes bestätigt. (KNÖLL und ZAPF, KÖLBEL und viele andere).

2.) Der Nachweis der geschlechtlichen Vermehrung der Bakterien.

ENDERLEIN unterscheidet bei allen Mikroben zwischen geschlechtlicher und ungeschlechtlicher Fortpflanzung, ferner zwischen Bildung größerer Mikrobenformen bzw. Valenzsteigerung der Probaenogie — und rein zahlenmäßiger Vermehrung der Auxanogenie —. Die ungeschlechtliche Fortpflanzung erfolgt durch Sprossung und Teilung, während die geschlechtliche mit einer Kopolierung bzw. Kernverschmelzung verbunden ist. Die geschlechtliche Vermehrung wurde durch die neuere Forschung (Nobelpreisträger J. LEDERBERG und El. TAUMG, USA, und W. HAYES, Edinburgh) bestätigt, 40 Jahre später, ohne die Priorität ENDERLEINS auch nur zu erwähnen.

3.) Die Begründung des Pleomorphismus der Mikroben.

Diese Lehre besagt, daß eine bestimmte Mikrobenart unter genau festgelegten Voraussetzungen in verschiedenen Formen und Entwicklungsstadien auftreten kann, von den kleinsten Stufen ultramikroskopischer Größenordnung bis zu den großen, vielkernigen, hochentwickelten Stadien etwa der Bakterien und Pilze.

Neuere Mikrophotografien haben die von ENDERLEIN vorweggenommene und eingehend beschriebene Umwandlung der Bakterienformen von ein- in zwei-, vier- und achtwertige Stäbchen bestätigt, ebenso das Vorkommen von Verzweigungen und von nicht säurefesten Stadien beim Mykobakterium tuberculosis. Über letztere hat in neuerer Zeit vor allem H. KÖLBEL vom Tuberkuloseforschungsinstitut in Borstel viele bestätigende Belege erbracht. Kein geringerer als der Nobelpreisträger G. DOMAGK hat auf die Bedeutung des Vorkommens nicht säurefester Stadien beim Mycobacterium tuberculosis ausdrücklich hingewiesen. Der japanische Tuberkuloseforscher Saburo UYEDA hat weitere Einzelheiten über Zusammenhänge solcher Wuchsformen im Gewebe erarbeitet. Über diese und andere Forschungsergebnisse hat H. HARMSEN zusammenfassend berichtet und ausdrücklich vermerkt, daß viele der älteren Nachweise Günther ENDERLEINS nunmehr weitgehend bestätigt wurden. Allerdings wurde es in vielen Berichten unterlassen, auf diese hinzuweisen.

ENDERLEIN hat in seiner Bakterien-Cyclogenie den Entwicklungskreislauf für Kokken, Stäbchen, Spirillen und Plasmodien lückenlos dargestellt, so daß heute niemand mehr an der Tatsache erheblicher artspezifischer Formveränderungen bei Bakterien vorübergehen kann.

Die kleinste Einheit, das Protit, ist ein winziges, lebendes Eiweißteilchen. Es kann sich eindimensional zu einem winzigen Fädchen, dem „Filum", vermehren, es kann sich zwei- und dreidimensional vermehren oder vergesellschaften zum „Symprotit".

Das „Chondrit"-Stadium ist gekennzeichnet durch einen ständigen Generationswechsel zwischen Filum und Symprotit.

Auch die Bakterien-Geißeln sind Fila, mithin Formen des Chondrit-Stadiums. Aus jeder Geißel kann sich, je nach den biologischen Voraussetzungen, wieder die betreffende Bakterienart entwickeln. Hierher gehören auch die „Bakteriophagen", die begeißelte Symprotite (Spermite) sind.

Ihre Verschmelzung (Kopulierung) mit Bakterienformen höherer Valenz führt zu deren Umwandlung in das Chondritstadium, mithin zu ihrem scheinbaren Verschwinden, wie bereits erwähnt wurde.

Alle diese Tatsachen waren am 10. Juni 1914 noch nicht bekannt, als in der Sitzung der Medizinischen Gesellschaft Berlin von KLEMPERER, MEYER, FRANK die Vorwürfe gegen FRIEDMANN erhoben wurden, sein Präparat (Utilin) sei mit Bakterienkugeln usw. untermischt. FRIEDMANN hatte damals noch keine Handhabe, diese Unterstellungen zurückzuweisen. Später wurde klar, daß gerade der zur Debatte stehende Mycobakterienstamm im pleomorphistischen Sinn viele Nebenformen bildet, also k e i n e Verunreinigungen vorlagen. ENDERLEIN hat immer wieder betont, daß unmöglich eine so mischinfizierte Kultur über ein halbes Jahrhundert hätte am Leben erhalten werden können.

4.) Der Nachweis, daß es kein steriles, keimfreies Blut gibt.

Im Serum aller Menschen und Warmblüter leben normalerweise Mikroorganismen, die nach ENDERLEIN „Endobiont" genannt werden. Die spärlichen neueren diesbezüglichen Bezeichnungen wie Mikrosomen, Chondriosomen etc. nehmen auf die 40-jähr. Priorität ENDERLEINS keine Rücksicht. Sie beinhalten vielmehr die Voraussetzung, daß es sich um Blutelemente, also körpereigene Bestandteile handelt. Die Forschungen ENDERLEINS ergaben demgegenüber, daß eine Entwicklungsform des Endobionten vorliegt, der p f l a n z l i c h e r Natur ist. Diese Feststellung ENDERLEINS wurde in neuester Zeit dadurch bestätigt, daß englische Forscher pflanzliche Enzyme an den Thrombozyten feststellten, auch wieder allerdings, ohne die Forschung ENDERLEINS zu erwähnen.

Der Mensch lebt mit dem Endobionten, also einem pflanzlichen Mikroorganismus, in Symbiose. Es gibt keinen Menschen, der nicht diaplacentar diesen Endobionten erworben hat und zumindest seinen Primitivstadien in seinen Zellen und Körperflüssigkeiten lebenslänglich beherbergt. Sie sind sogar im Sperma und Eizelle des Menschen, also bereits vom Befruchtungsvorgang an, in den frühesten Entwicklungsstadien des neuen Lebewesens vorhanden, lt. Feststellung von LESCHKE. Es ist deshalb auch nicht neu, wenn GERLACH behauptet, daß die Frucht im Mutterleibe bereits diese von ihm „Myoplasmen" genannten Endobionten enthält. In der Entwicklungsreihe des Endobionten sind die niedrigen Phasen Protit und Chondrit apathogen.

Im Chondritstadium können sie therapeutisch als Heilmittel verwendet werden. Alle höheren Valenzen des Endobionten können Krankheiten begünstigen oder erzeugen, wobei sie nicht nur im Blut und in Blutzellen, sondern von bestimmten Stadien ab auch in Gewebszellen auftreten und diese degenerativ beeinflussen.

Verursacht oder begünstigt wird die Aufwärtsentwicklung des Endobioten u.a. durch die schädigenden Dauereinflüsse unserer Zivilisation (Kunstdünger, gechlortes Wasser, verunreinigte Luft und dergl.) und erstrangig durch die falsche Ernährungsweise, die durch ihren zu hohen Gehalt an Eiweiß und Zucker den Endobionten geradezu „mästet".

Nach ENDERLEIN beruhen die Krankheiten des Endobiosis Komplexes auf der Aufwärtsentwicklung des Endobionten zu höhervalenten, parasitären Wuchsformen mit einem eigenen, die menschlichen Körpersäfte vergiftenden Stoffwechsel (hochgradig potenzierter Milchsäureproduktion). Dadurch tritt eine Herabsetzung des Regulationsgleichgewichts im wechselseitigen Verhältnis mit den vegatativen Zentren im

Diencephalon ein, die ein Versagen seiner Gestalt und formgebenden Funktion herbeiführt.

5.) Krankheit bedeutet Symbiosestörung.

Der pflanzliche Symbiont macht sich im Warmblüterkörper breit durch zahlenmäßige einfache Vermehrung oder Bildung höherer Entwicklungsformen, die Blutkreislauforgane verstauen (Praethrombose, Thrombus der Kapillaren).

6.) Symbiosestörung wird im Dunkelfeld an dem Fehlen bestimmter Wuchsformen des Endobionten (Diökothecite) erkannt.

Diese erhalten als Bioregulatoren das Symbiosegleichgewicht aufrecht. Gleichzeitig erscheinen verschiedene pathogene Zellelemente.

7.) Wiederherstellung des Symbiosegleichgewichts.

(Krankheitsheilung) ist nur möglich, wenn dem Körper das wiedergegeben wird, was er verloren hat. (Die Bioregulatoren, welche durch gewaltlose Umbauvorgänge höhere, parasitäre Entwicklungsformen abbauen und durch Niere, Haut usw. ausscheiden.)

8.) Fragen der Gesundheit betreffen ausschließlich Lebensvorgänge.

Sie können deshalb auch nur durch die Wissenschaft der Biologie gelöst werden.

Man hat ENDERLEIN von Seiten der Schule den Vorwurf gemacht, daß er sich in seinen Arbeiten nicht der allgemein anerkannten Nomenklatur bediene. Wie kann man einen universitätsgerechten Ausdruck anwenden, wenn es Dinge zu beschreiben gilt, die für die Lehrmeinung gar nicht existieren?

Viele Erscheinungen mit dem nichtssagenden Schulbegriff „Organellen" zum Beispiel sind von der Lehrmeinung gar nicht als symbiontische Cyclusstufe erkannt! Es ist klar, daß hierfür neue Termini gefunden werden müssen. ENDERLEIN hat alle feststehenden Begriffe — wenn irgend möglich — übernommen und das Recht der Priorität peinlich geachtet.

Hier einige Beispiele aus der Blutlehre:

Das bekannte Fibrin ist nach ENDERLEIN keineswegs der Niederschlag einer Eiweißgerinnung, sondern das Chondrit-Dendroid des Endobionten.

Randkörnchen der Erythrozyten sind keine Organellen (SCHILLING), sondern S y m p r o t i t e des Endobionten.

Retikulocyten (HEILMEYER) stellen nicht Erythrozyten mit Sonderorganellen dar, sondern Erythrozyten, die durch Endobiont-Chondrit-Bäumchen im Inneren befallen sind.

Die Megaloblasten der perniciösen Anämie stellen keine kernhaltigen Erythrozyten dar, sondern Erythrozyten, die im Inneren eine Kolonie von Endobiont-Chondriten besitzen, die diese zu einer abnormen Größe auftreiben (Pseudokern).

Das sind — sehr knapp formuliert — einige Grundzüge des Wirkens von Günther ENDERLEIN. Leider konnte dieser den heutigen weltweiten wissenschaftlichen Trend zum Pleomorphismus selbst nicht mehr im vollen Umfange erleben. Seine Zeitgenossen haben ihn nicht immer ganz verstanden. Hier gilt, was schon Johann Wolfgang von GOETHE hervorgehoben hat:

„Es wird aber in den Wissenschaften auch zugleich dasjenige als Eigentum angesehen, was man auf den Akademien überliefert erhalten und gelernt hat. Kommt nun einer, der etwas Neues bringt, das mit unserem Credo, das wir seit Jahren nachbeten und wiederum anderen überliefern, in Widerspruch steht und es wohl zu stürzen droht, so regt man alle Leidenschaften gegen ihn auf und sucht ihn auf alle Weise zu unterdrücken. Man sträubt sich dagegen, wie man nur kann: Man tut, als höre man nicht; man spricht darüber mit Geringschätzung, als wäre es nicht der Mühe wert, es nur anzusehen und zu untersuchen; und so kann eine neue Wahrheit lange warten, bis sie sich Bahn bricht."

Und nach Alexander von HUMBOLDT brauchen die Deutschen für jede Dummheit zweihundert Jahre, hundert um sie zu begehen, hundert um sie einzusehen.

Im Ringen um die Bewahrung und Wiedererlangung der Gesundheit wird diese neue Auflage der Bakterien-Cyclogenie von Günther ENDERLEIN gewiß dazu beitragen, die zweite Zeitspanne abzukürzen.

Dr. med. Alfred Baum
Arzt und Bakteriologe
Liebigstraße 8
3000 Hannover

Hannover, im August 1981

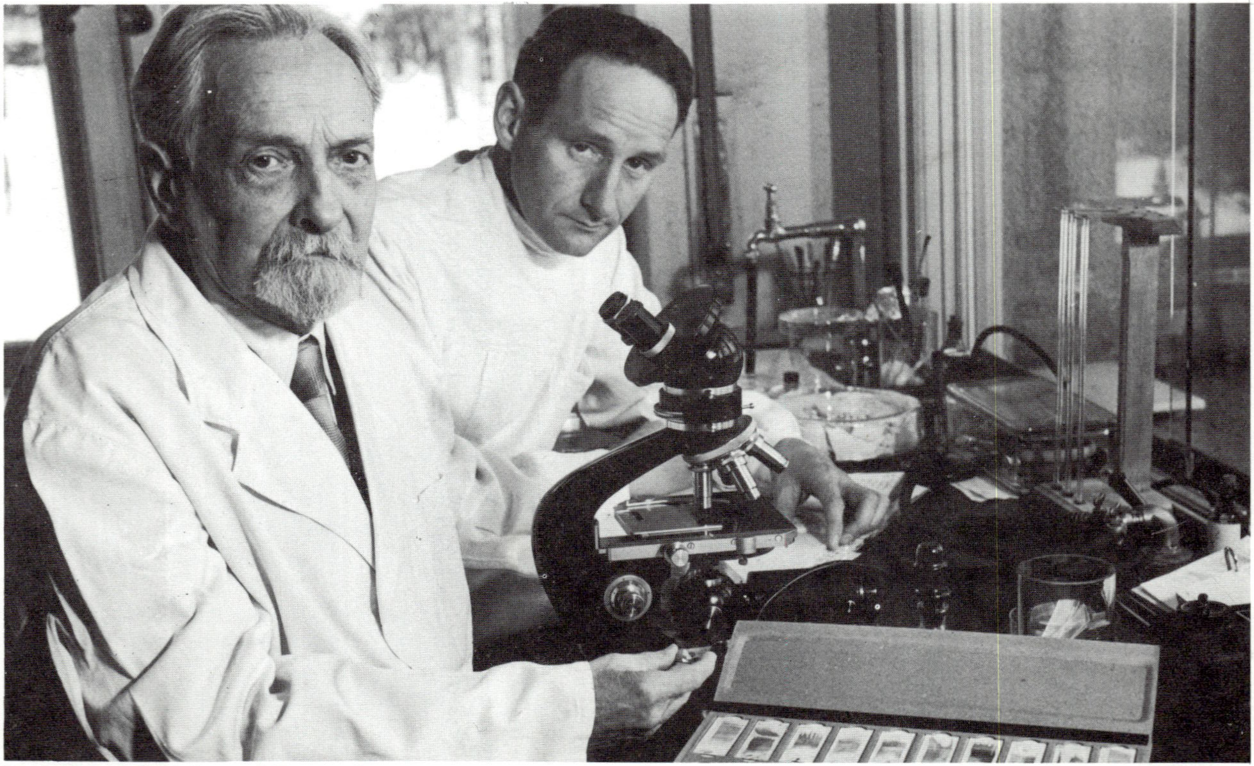

Prof. Dr. Enderlein und Dr. med. Baum

Literatur

Bêchamp
Compt. rendus hebd. T 63, (1866) 451. T 66 (1868) 366. T 68 (1869) 466

DUNBAR / Meinecke
„Zur Frage der Stellung der Bakterien, Hefen und Schimmelpilze im System" (1980) SEMMELWEIS-INSTITUT, 2812 Hoya

Domagk
Münch. Med. Wschr. (1952) 1847.

ENDERLEIN
Archiv für Entwicklungsgeschichte der Bakterien Bd. 1 Heft 1 — 4, Bd. 2 Heft 1, Immunbiologica Heft 1 — 6

FRIEDMANN
Immunbiologica Bd. 1 Heft 2 (1950) 57/67. Bd. 1 Heft 3/4 (1950) 89

Gerlach
„Krebs u. obligater Pilzparasitismus" Wien (1948)

Harmsen
Klin. Wschr. 30/36 (1952) 817 — 819. Die Med. Welt 18 (1967) 38

Harmsen / Meinecke
Die Bedeutung der Symbioseforschung für die Medizin Klin. Wschr. 29 (1951) 560

Knöll u. Zapf
Zbl. Bakt. I Orig. 157:387 (1951/52)

Kölbel
Zschr. Hygiene 133:45 (1952) Zschr. f. Naturf. 106:433 (1955)

Leschke
Immunbiologica Bd. 1 Heft 3/4 (1950) 110

Meinecke
Med. Klin. (1950) 1626. Zschr. f. Hyg. (1951) 131. Mikroskopie (1951) 357, (1952) 894, 7:89 (1952). Virchows Archiv 327:590 (1955 a). Naturwiss. Rdsch. 8:274 (1955 b). Zbl. Bakt. II Orig. 110:184 (1957 a).

Schanderl
„Der Züchter" 20 Bd. (1950) 65. Zbl. Bakt. I Orig. 184:287 (1962)

Seeger
Berl. Ges. (1952) 29:905. Hippokrates (1952) 10:279. „Immungeschehen und Krebs" (1980) 89 — 93 SEMMELWEIS-INSTITUT, 2812 Hoya

Szilvay
„Die verschiedenen Entwicklungsstadien der Lebewesen" In: Grundlagenforschung über Krebs und Leukämie 2. Aufl. (1981) SEMMELWEIS-INSTITUT, 2812 Hoya

Windstosser
Ehk. Heft 1 u. 5 (1957), Heft 1 (1967)

Vorwort.

Diese Abhandlung ist nach Form und Inhalt unverändert, wie sie in den Jahren 1915—1916 niedergeschrieben wurde. Neuere Eintragungen beziehen sich zum größten Teil auf Literatur aus späterer Zeit. In einer Reihe vorläufiger Mitteilungen wurden 1916 und später bereits alle neuen Gesichtspunkte klar und scharf kenntlich formuliert, so daß dieselben als vorhergebrachte Referate anzusehen sind. Mit Genugtuung begrüße ich es, daß einer der hervorragendsten Bakteriologen, der Amerikaner Löhnis, neuerdings gleichfalls beginnt, die einzelnen Glieder des Entwicklungscyclus zu erkennen, und zwar in seinem neuesten Werk von 1923, also fast 7 Jahre, nachdem dies in meinen vorläufigen Mitteilungen geschehen ist, so daß mit einer schnelleren Einbürgerung dieser Betrachtungsweise zu rechnen ist.

Die gleichmäßige Vergrößerung der meisten Abbildungen nach genauen Mikrometermessungen zu einer zehntausendfachen ermöglichte das Einzeichnen auch der feinsten dem Auge noch erkennbaren Differenzen und bietet so auch dem Laien die Möglichkeit, einen vergleichenden Einblick in die Organisation dieser kleinsten Lebewesen zu nehmen, wie dies mit Hilfe der mikrophotographischen Bilder vieler Lehrbücher bisher unmöglich gewesen ist, da die vielen optischen Erscheinungen derselben das Bild nicht klar zu gestalten vermögen.

Berlin, Dezember 1924.

Inhaltsübersicht.

I. Einführung.

Die vergleichende Morphologie ist
die Grundlage aller Biologie.

Die Ideenrichtung der letzten Jahrzehnte hatte auch ganz besonders in der Bakteriologie die Erzeugung eines gewissen Mißverhältnisses der physiologisch-biologischen Forschung zur vergleichenden Morphologie zur Folge. Die vergleichende Morphologie wurde von manchen Seiten immer mehr als etwas Nebensächliches erachtet, und man glaubte mit ihrem Zurückdrängen eine Errungenschaft zugunsten der Biologie gewonnen zu haben, obgleich sie ja in Wirklichkeit die Grundlage der Biologie selbst darstellt und die Mutter aller phylogenetischen, ontogenetischen und systematischen Naturerkenntnis ist. Im Erkennen der Rhythmik alles organischen Geschehens liegt auch für dieses Forschungsgebiet das Fundament des Wissens.

Die Grundbedingung für eine morphologische entwicklungsgeschichtliche Untersuchung ist die organische Kontinuität sukzessiver Entwicklungszustände.

Im Verlaufe systematisch fortgesetzter, vergleichend morphologischer Studien an Bakterien drängte sich mir mit überzeugender Kraft die Erkenntnis auf, daß die besonders von praktischer Seite aufgebaute Bakteriologie dieser Grundbedingung keineswegs entspricht und auf völlig den tatsächlichen Verhältnissen widersprechender Basis fundiert worden ist.

Die Hauptmomente dieser falschen Erkenntnisrichtung seien mit drei Worten angedeutet:

Monomorphismus — Mutationslehre — Monocytismus.

In vorliegender Durcharbeitung wird der Versuch unternommen, die Bakteriologie auf vergleichend morphologischer Grundlage aufzubauen. Daß dieser Versuch nicht ganz ohne Erfolg geblieben ist, ergeben die Resultate, die keineswegs auf theoretischem Gebiete liegen, sondern durchaus vergleichend morphologischen Charakters sind, aber doch geeignet erscheinen, auf ganze Gebiete biologischer und physiologischer Einzeltatsachen orientierend zu wirken.

Es ist eine schwierige Sache, bei den differenten Deutungen des ungeheuren Beobachtungsmaterials allen Anforderungen gerecht zu werden.

Es sei daher diese Arbeit dem Wohlwollen des Spezialisten empfohlen. Bei der Durchführung dieser Skizze — etwas anderes konnte es ja bei dem Umfange des Gebietes nicht sein — mußten eben immer die Hauptziele als das Richtung angebende im Auge behalten werden, so daß wohl manches Moment zu kurz gekommen sein mag. Alles dies sei dem Ausbau und der Nachprüfung spezieller Forschung überlassen. Hinweise, nach welcher Richtung sie auch sein mögen, nehme ich jederzeit mit Dank entgegen.

So möge aus dem Staube vergangener Jahrzehnte ein neuer, vergleichend morphologisch geklärter Pleomorphismus erstehen, der die Mutationslehre und den Monocytismus in der Bakteriologie verdrängt und die Cyclogenie und den Pleocytismus an ihre Stelle setzt, damit die Bakteriologie aus dem Stadium theoretischer Erklärungsversuche in den Zustand absoluten biologisch-morphologischen Wissens eintrete.

Vergleichend morphologisch scharf begrenzte Begriffe, die für eine verständliche Diskussion unentbehrlich sind, erheben die Bakteriologie zu einer vergleichend morphologischen Disziplin. So machte sich naturgemäß die Schöpfung einer ganzen Reihe Termini erforderlich, die ja wohl manchen anfangs von einem Versuche, in diese Materie einzudringen, abschrecken mögen. Aber das Wesen erkannter Begriffe kristallisiert als Name aus. Ohne eine scharfe vergleichend-morphologische Nomenklatur ist es unmöglich, eine klare Vorstellung vom Wesen der Organismen zu erlangen. Ja selbst biologische Begriffe, wie die Mochlose, für die eine abschließende Erklärung und Erkenntnis nicht möglich war, sind durch den Namen fixiert, und es kann mit ihnen operiert werden. „Denn eben wo Begriffe fehlen, da stellt ein Wort zur rechten Zeit sich ein.“

Aber auch dieser mir anfangs theoretisch und unscharf erscheinende Begriff der Mochlose hat im Laufe der Zeit in meiner Vorstellung immer schärfer umgrenzte Gestalt angenommen und der vergleichende Parallelismus derselben mit dem Lebensgang von Meloë, der von mir in den einleitenden Seiten des Kapitels VII (Klassifikation) in einer viel späteren Eintragung herangezogen worden ist, hat noch alle übriggebliebenen Bedenken völlig zerstreut und auch für diesen Begriff die Reste von Theorie abfallen lassen.

Wie diese Nomenklatur im Fortschreiten des Erkennens entstanden ist und als unerläßlich zum vollen Verständnis erkannt wurde, so wird auch derjenige, der in das Verständnis der ganzen Cyclogenie eingedrungen ist, die Überzeugung von ihrer Erforderlichkeit erlangen. Der Aufbau der Nomenklatur, der sich erst mit dem Abschluß der ganzen Arbeit zu dieser denkbar möglichen Vereinfachung entwickelt hat und so reiflich durchdacht ist, besitzt weitgehende organische Beziehungen zu ihrer Bedeutung in morphologischer und biologischer Hinsicht und resultiert aus der Synthese nur ganz weniger Worte. Zu diesem Zwecke mußten naturgemäß als Termini für die morphologischen Grundelemente kurze, möglichst einsilbige Worte gewählt werden, um bei den morphologisch komplizierten Begriffen nicht gar zu lange Worte in Erscheinung treten zu lassen. So sei erwähnt, daß der Terminus für den Urkern das Mych, von „τὸ μυχόν = das Innerste" abgeleitet wurde, das den Ausgangspunkt für die meisten zusammengesetzten Begriffe darstellt, deren Ableitung meist ohne weiteres erkennbar ist. Für den etymologischen Aufbau genügen die Hinweise im Abschnitt XI.

Das Wesen aller Wissenschaften ist die Gliederung der Materie. Nur so ist die zu einem tieferen Verständnis erforderliche Übersicht möglich.

Die Hauptresultate sind die folgenden:

1. Auffinden des Bakterienkernes: Mych (Urkern).
2. Begründung einer vergleichenden Bakterien-Morphologie.
3. Nachweis der Allgemeinheit der Gonidienbildung bei allen Bakterien als fundamentale Form asexueller Fruktifikation (bisher nur für einige Scheidenbakterien — Crenothrix und einige Sphaerotiliden — festgestellt).
4. Nachweis der sexuellen Fortpflanzung der Bakterien.
5. Morphologischer Nachweis für das Sporit (die sogenannte Bakterienspore) als einem kleinen Seitenzweige eigene Sonderform einer Oidienbildung.
6. Feststellung der Cyclogenie der Bakterien und ihre diagnostische und therapeutische Bedeutung.
7. Feststellung der Mochlose und Mochlolyse.
8. Nachweis des cyclostatischen Momentes der Virulenz und Pathogenität (Virostadium).
9. Als praktisches Resultat der cyclogenetischen Auffassung die polyätiologische Beurteilung diphtherieartiger Infektionen, gleichgültig, ob im Basit-, Phytit- oder im Cystascit-Stadium befindlich.

Bei der Durchführung der Arbeit wurde ich mit Material und Literatur in freundlicher Weise unterstützt von Herrn Dr. C. Dormeyer in Chorin, Herrn Geheimrat Dr. Hanau (†) in Stettin, Herrn Dr. Henneberg in Berlin, Herrn Geheimrat Professor Dr. Heymann in Berlin, Herrn Kleine in Stettin, Herrn Professor Dr. Simroth (†) in Leipzig, Herrn Direktor Dr. Stürmer in Stettin, Herrn Dr. Swellengrebel in Amsterdam und Herrn Professor Dr. E. Zettnow in Berlin. Durch Anfertigung einiger Abbildungen unterstützte mich ferner mein langjähriger Freund, der Kunstmaler Paul Flanderky in Berlin.

Die umfangreiche Literatur verdanke ich vor allem der Königl. Bibliothek in Berlin, den Universitäts-Bibliotheken in Greifswald und Leipzig und zeitweise der freundlichen Vermittlung der Stadtbibliothek in Stettin.

Auch an dieser Stelle sei für alle diese Unterstützung mein herzlichster Dank ausgesprochen.

Zu ganz besonderem Dank verpflichtet bin ich Herrn Direktor Dr. STÜRMER für die mir in entgegenkommendster Weise für Kulturen und Untersuchungen gewährte Gastfreiheit in den Räumen der Landwirtschaftskammer in Stettin, sowie meinem hochverehrten Chef für die Dauer*) meiner zweijährigen freiwilligen bakteriologischen Tätigkeit im Reservelazarett I des 2. Armeekorps in Stettin Herrn Generaloberarzt Dr. WERNER für die gütige Erlaubnis zur Benutzung der Bibliothek des Garnisonlazarettes des 2. Armeekorps in Stettin.

Stettin, Oktober 1916.

II. Geschichtlicher Überblick über Morphologie, Cytologie und Entwicklung der Bakterien.

Ein Auge haben für das Unscheinbare,
heißt klarer sehen.
Laotsze, Taoteking, Kap. 52. (7. Jhrh. v. Chr.).

Die folgende historische Skizze des Entwicklungsganges der Bakteriologie zerfällt in vier Gruppen.

Die erste Gruppe behandelt alle jene Vorstellungen, die sich an die Auffassung des Bakterien-Individuums als cytologische und caryologische Einheit, wie sie bis heute allgemeine Gültigkeit gehabt hat, anschließen.

Die zweite Gruppe umfaßt die Erscheinungsformen und ihre differente Deutung.

Die dritte Gruppe enthält die Entwicklung der vergleichenden Morphologie, und es werden die Gründe und Fehler der Monomorphisten und Pleomorphisten sowie der Mutationstheorie besprochen.

Die vierte Gruppe schließlich enthält jene Momente, die einige wenige Autoren auf Grund falscher Beobachtungen oder Deutungen veranlaßten, den Bakterien eine sexuelle Fortpflanzung zuzusprechen.

A. Historisches zur Cytologie und Caryologie der Bakterien.

Anteilen der cytologischen Einheit der Bakterie ist schon früh die Aufmerksamkeit zugelenkt worden, meist allerdings ohne eine Vorstellung

*) Vom 7. August 1914 bis 31. Juli 1916.

der Einheit daran zu knüpfen. Aber auch eine Verknüpfung solcher Tatsachen mit der Auffassung, daß gewisse Bakterien keine Einheit darstellen, tritt gleichzeitig in Erscheinung.

Somit tritt zeitig eine Scheidung in zwei Auffassungsrichtungen ein, und zwar in folgende:

1. das Bakterien-Individuum ist einzellig;
2. ,, ,, ,, ,, mehrzellig.

Eng damit verknüpft ist die Frage, ist das Bakterien-Individuum einkernig oder mehrkernig.

Im allgemeinen ist man von der Mehrzelligkeit bald abgekommen, und auch die Mehrkernigkeitslehre ist bald von der Einkernigkeitslehre, besonders von der Ansicht des ,,diffusen Kernes", die besonders von Weigert, Mitrophanow, Zettnow, Schaudinn, Doflein vertreten wird, unterdrückt worden. Die Ansicht, daß die ganze oder fast die ganze Bakterienzelle den Kern darstellt, hat weniger Anhänger zu verzeichnen gehabt.

Einige der wichtigsten Punkte aus der geschichtlichen Entwicklung der Vorstellung über den Zellbau der Bakterie seien im folgenden hervorgehoben.

Buchner (1885) faßte *Microspira* als ,,vierzellig" auf. Aber auch schon Nägeli (1877) hielt alle Stäbchen, Fäden, Spiralen usw. aus einzelnen annähernd isodiametrischen Einheiten zusammengesetzt.

Die Bakterien hauptsächlich aus Kernsubstanz bestehend hielten Hüppe (1886) sowie auch Klebs (1887).

Weigert (1887) nimmt an, daß eine Differenzierung des Protoplasmas vom Caryoplasma bei den Bakterien noch nicht eingetreten ist.

Löffler (1887) beachtet wohl (pag. 250, Taf. II, Fig. 4 a) beim Milzbranderreger wichtige morphologische Elemente (z. B. Trophosom, Trophode, Synascit); der Passus: ,,Die [Bacillen-]Gruppe von rechts zeigt eine Ablagerung des Farbstoffes in Form feiner Körnchen auf den Bacillen, in deren Mitte außerdem ein schwach gefärbter zentraler Faden zu erkennen ist. Die gröbere und feinere Körnung rührt von nicht genügend langer Färbung der Bacillen und langem Auswaschen derselben in Alkohol her" erweist aber deren Auffassung als Artefikate. An gleicher Stelle berichtet L. die Beobachtung, daß einzelne Glieder das Gentianaviolett nicht angenommen haben (also: Atrophose).

Schottelius (1888) hat zuerst für das in der Längsachse der Bakterien zuweilen fadenähnlich erscheinende (also aus Trophosomen und Trophoden bestehende) Gebilde den Ausdruck ,,Kern" gebraucht, sagt aber selbst, daß er ,,damit vorläufig nur die zentrale Lage dieses Bestandteiles habe bezeichnen wollen". Er fügt aber noch hinzu: ,,Dem Zerfall des Bacillus in zwei Individuen geht stets eine Teilung des K e r n s t ä b c h e n s voraus."

Ebenso spricht er bei den Trophosomen der Kokken von einem zentralen kugeligen Kern.

BUCHNER (1888) hält die Polkörner (also Telotrophosome) für eine Degeneration mit verminderter Widerstandsfähigkeit. MITROPHANOW (1889) nimmt an, daß das Protoplasma und Caryoplasma bei den Bakterien noch gemischt ist.

Die erste eingehende Arbeit über cytologische Elemente stammt von ERNST (1889); die von ihm beobachteten „sporogenen Körner" umfassen so ziemlich alles, was sich durch Trophoconienansammlungen dichter färbt, so Gonidie (z. B. Taf. V, Fig. 7, Taf. VI, Fig. 5), Trophosom (zahlreich) [Telotrophosom und Ascotrophosom] Trophosomelle (z. B. Taf. VI, Fig. 1, 4, 16 etc.), Zentrum des Sporitinkornes (z. B. Taf. V, Fig. 12, 13), Cystit (Taf. VI, Fig. 17). Er deutet sie als Bakterienkerne und erklärt einige aneinanderliegende Trophosome (also zweier verschiedener Dimychosen, die ja gar nicht durch Teilung auseinander entstanden sind) als Teilungserscheinungen. Der später eingeführte Name „Ernstsche Körperchen" hat somit keinen Anspruch auf vergleichend morphologische Berechtigung.

Schon vorher hatte BABES (1889) auf dieselben Gebilde hingewiesen, nimmt an, daß denselben bei der Sporenbildung irgendeine Rolle zukommt, verkennt aber, daß sie Sporen im engsten Sinne des Wortes sind.

Die Endogensporenbildung (also die Gonidienbildung) beschreibt BILLET (1890) von *Bacterium osteophilum* Bill. 1890, von *Sphaerotilus* (*Cladothrix*) *dichotoma* (Cohn) etc. Bei letzterer Form beschreibt er auch die Keimung derselben und einen stärker färbbaren Fleck bei ihnen, den er „point germinatif" nennt und der möglicherweise das Mych oder wenigstens ein Trophosom darstellt.

WAHRLICH (1890) faßt die ganze Bakterienzelle als Kern auf.

ALMQUIST (1890) behandelt 3 Spezies von *Streptothrix* Cohn, die in lange, ungegliederte Fäden, die er Mycel nennt, auswachsen und echte Verzweigung aufweisen. Die Elemente, zu denen diese Fäden später zerfallen, setzt er in Beziehung zu BREFELDS Oidien oder auch Oidiensporen, während es sich um Gonidien (Ascogonidien) handelt, deren Auskeimung er beobachtete.

BÜTSCHLI (1890 u. 1896) schreibt den Bakterien einen wabigen Zentralkörper zu, den er als Kern auffaßt, dem nur eine sehr dünne Plasmaschicht aufliegt. Da es sich bei *Chromatium Okeni* um ein Synascit handelt, ist ohne weiteres ersichtlich, wie die Vorstellung der wabigen Struktur entstanden ist. Die Netzkörnchen sind die Trophosomen resp. Trophosomellen, die sogen. wabige Struktur wird vorgetäuscht durch die zahlreichen, nach allen möglichen Richtungen liegenden Trophoden, vielleicht auch Pseudotrophoden.

WAGER (1891) hält ein Stäbchen in der Mitte eines Bacillus für den Nucleus; bei der Teilung streckt es sich, eine hantelförmige Form entsteht, und schließlich sind die beiden jungen Kerne durch einen geringen, helleren Zwischenraum getrennt. Es ist kein Zweifel, daß Verf. im ersten Falle ein Didimychit mit einem mittleren Trophosom, in letzterem ein solches mit zwei Mesotrophosomen, die somit gar nicht durch Teilung auseinander entstanden sind, vor sich gehabt hat, wie sich dies in der Literatur immer wieder wiederholt.

ZETTNOW (1891) vertritt die schon früher von (WEIGERT etc.) ausgesprochene Ansicht, daß bei den Bakterien das Protoplasma mit der Kernsubstanz gemischt ist.

SJÖBRING (1892) glaubt in syntakten Syndimychiten des Milzbranderregers etc. sogar caryokinetische Figuren erkennen zu können. Daß diese Elemente somit aus Trophosomen, Trophosomellen und Trophoden bestehen, brauche ich nur anzudeuten. Noch weniger den Tatsachen entsprechend sind seine Vorstellungen über mitotische Teilungsfiguren bei Micrococcen etc.

Ganz ähnlich sind die Auffassungen von TRAMBUSTI und GALEOTTI (1892) über Kernteilung bei einer Wasserbakterie und ihre Beziehung zur Mitose höherer Zellen zu deuten; anscheinend handelt es sich hier ebenfalls um ein Synascit. Die dabei angeführte Vorstellung von Sporenanwesenheit ist höchst zweifelhaft.

SCHEWIAKOFF (1893) schließt sich der Bütschlischen Deutung an.

Nach der Anschauung von ILKEWICZ (1894) enthalten die Sporen des Milzbranderregers 1—2 Kerne; Kerne bei Bakterien anzunehmen, bei denen noch keine Sporen bekannt sind, erscheint ihm unbegreiflich.

BUNGE (1895) war der erste, der feststellte, daß die schwere Färbbarkeit der Spore in der Substanz, nicht in der Hülle ihren Grund habe. Er behandelt die gleichen Körperchen wie Ernst und Babes.

Weitere Beobachtungen über dieselben mannigfaltigen Gebilde, wie sie ERNST als sporogene Körner auffaßte, unternimmt BABES (1895) und nennt sie „metachromatische Körperchen". Beim Tuberkelbacillus hatte Verf. sie schon 1887 gesehen. Auch hier handelt es sich um Trophosome, Trophosomellen, Gonidien, Cystite etc.

ZETTNOW (1896 und 1897) sieht bei *Spirillum undula* Trophosome und Trophoden, und bildet sie ab, ohne auf sie einzugehen. 1897 weist er auf die Ähnlichkeit des Kernes von Algenzellen bes. von *Oscillaria* infolge der „zerstreut liegenden Chromatinkugeln" mit den Bildern von Spirillen hin.

Die Tatsache, daß bei der Gramschen Färbung die gleiche Spezies gleichzeitig Individuen mit positiver und solche mit negativer Färbung aufweisen kann, stellte schon Czaplewski (1896) fest und sprach die Vermutung aus, daß es sich hierbei um Altersunterschiede handeln könne.

Löwit (1896) faßt, wie zuerst Bütschli, später auch Bunge (1894) und Noetzel (1896), den Hauptanteil der Bakterie als Zentralkörper und zugleich als Kern auf, in der feinen Rindenschicht beobachtete er feine Körnchen (anscheinend morphologisch Trophosomellen eines Synascites), die von ihm als Centrosomen gedeutet werden.

Lauterborn (1896) weist darauf hin, daß die Chromatinkörner während der Zellteilung verschwinden.

Durch einen überaus wichtigen und instruktiven Versuch zeigt Fischer (1895 u. 1897), daß die angewendeten Färbungsreaktionen für chemische Zwecke nicht verwendbar sind. Er fällte 3 % und 0,3 % wäßrige Albumoselösung (Deuteroalbumin) aus, erstere bildete große Granulis, letztere winzige coccenähnliche Körnchen; beide mischte er und wandte auf getrocknetem Deckglasausstrich Doppelfärbung an. Der Erfolg war überraschend. Bei Verwendung von Flemmings Safranin-Gentiana färbten sich die großen Granulis rot, die kleinen violett. Wenn aber erst Gentiana, dann nach Differenzierung mit Säurealkohol Safranin gebraucht wurde, nahmen umgekehrt die großen die violette, die kleinen die rote Färbung an. Derselbe Körper, der als chemische Einheit aufgefaßt wurde, war somit nach Belieben safranophil oder gentianophil. Ganz gleiche Resultate ergaben Doppelfärbungen mit Gramscher Färbung, mit Ziehlscher Färbung und mit Delafields Haematoxylin und Eosin. Damit war die chemische Theorie der meisten Histologen erledigt und die physikalische Auffassung, die übrigens schon Gierke (Färberei zu mikroskopischen Zwecken. Zeitschr. f. wiss. Mikrosk. II. Bd.) vertrat, zur überzeugenden Herrschaft gelangt. Damit war aber zugleich auch die Möglichkeit genommen, die Färbungsreaktion für vergl. morphologisches Identifizieren von Zellbestandteilen zu verwenden.

Mit ganz bestimmten Worten wendet sich Fischer (1897) gegen die Ansicht, die stärker färbbaren Körner der Bakterienzelle als Kerne aufzufassen. Als wichtigsten Grund, der sich heute völlig den Tatsachen entsprechend erweist, führt F. an, daß er die Körnchen für Reservestoffe hält. Auch die Ansicht, den Zentralkörper als Kern aufzufassen, hält er für verfehlt.

Chromatinkörner bei Tuberkelbacillen (also Ascotrophosome) findet Much (1898) und weist ihre Lebensfähigkeit und Virulenz nach.

Wagner (1898) spricht die Coli- und Typhusbakterien als einkernige Zellen an, die einen meist zentral gelegenen Kern aufweisen. Daß es sich dabei um ein Didimychit handelt, bei dem von den 4 Mych nur eins der mittleren eine Trophosomelle gebildet hat, erweist Fig. a, ebenso sicher ist die mit Fig. d angenommene Kernteilung nichts anderes als ein Didimychit mit 2 Mesotrophosomellen; eine derartige Lagerung zweier Trophosomellen eines Dimychites wäre unmöglich. Fig. 7 stellt in Wirklichkeit die beginnende Teilung eines Didimychites dar. Das Dimychit eines B. coli oder eines Typhuserregers ist eben stark stenostat. Ganz unrichtig ist ferner die Angabe, die Verf. von längeren Fäden (also Asciten) macht, daß hier nämlich die obigen Kerne durch Zusammenfließen große Kerne bilden sollen, die in Wirklichkeit nichts anderes als Trophosome darstellen.

Ruzička (1898) beschreibt stärker färbbare Körnchen in der Bakterienzelle und bildet sie ab. Es handelt sich um Trophosome und Trophosomellen. Er stellt fest, daß sie nicht in allen Individuen und auch nicht zu jeder Zeit nachzuweisen sind. Für eine Zelle mit nur einem einzigen zentralen Körnchen weist der Verfasser auf die Ähnlichkeit mit einem Zellkern hin, lehnt aber vorsichtig eine Deutung als Zellkern ab. Einen Zusammenhang der Körnchen mit Degenerationsvorgängen hält Verf. für ausgeschlossen.

Auch Catterina (1898) geht auf solche färbbare Körnchen ein.

Fischer (1897) wendet sich, wie bereits erwähnt, als erster gegen die Beurteilung der Chromatinkörner der Bakterienzelle als Zellkerne mit der Begründung, daß sie Reservestoffe darstellen; er hält die Bakterienzelle für kernlos. Den gleichen Standpunkt nimmt Migula (1897) ein; er schreibt (pag. 72): „Das Auffinden echter Zellkerne ist nach den vielen diesbezüglichen Untersuchungen zwar immer noch möglich, aber doch sehr unwahrscheinlich geworden.“

A. Meyer (1899) deutet Trophosomellen als Kerne und schreibt auch dem Sporenkorn einen zentralen Kern zu; er muß aber zugeben, daß nicht alle Bakterienindividuen diese Kerne aufweisen. Das auf Kernteilung bezogene Bild (Fig. 38) zeigt auch hier wieder nur zwei aneinandergelagerte Trophosome.

Die Chromatinkörnchen der Bakterienzelle erklärt Rowland (1899) nicht alle mit nucleärer Natur, sondern betrachtet sie teilweise als Absonderungsprodukte.

Marx und Woithe (1900) halten die Chromatinkörnchen der Bakterienzelle — sie nennen sie Babes-Ernstsche Körperchen — für ein Homologon der Centrosomen; auch hier werden wieder nebeneinandergelagerte Körperchen (also Trophosome) fälschlich als Teilungserscheinungen gedeutet. Ein Kernbegriff wird nicht mit ihnen verknüpft. Verf. sind der Ansicht, daß die Bacillen der Babes-Ernstschen Körperchen fern aller schädigenden Einflüsse (z. B. in Reinkulturen) verlustig gehen können und diese im Tierkörper erst wiedergewinnen. Sie erblicken so im Auftreten der Körnchen den Ausdruck höchster Art- und Lebensentfaltung und in dieser wiederum das Rüstzeug zum Kampf um das Dasein. Interessant ist der beobachtungsmäßige Befund, daß bei Farbstoffbildnern (*B. pyocyaneus* und

B. prodigiosus) die Zahl der Babes-Ernstschen Körperchen bei Individuen einer Art direkt proportional ist der Intensität der charakteristischen Farbstoffbildung.

Feinberg (1900) sieht alles stark Färbbare des Zellinhaltes als Kern an und kommt so zu der Vorstellung, daß der Kern den größten Teil der Bakterienzelle einnimmt. Allerdings will Verf. es unerörtert lassen, ob ein solches Kerngebilde der Bakterien allen denjenigen Anforderungen entspricht, die man an die Kerne der tierischen und Pflanzenzellen gestellt hat.

Vejdovsky (1900) beobachtet bei einem Bakterium aus Gammarus, das mehr oder weniger lang auswächst, ziemlich konstant ein Chromatinkorn etwa in der Mitte der Länge und hält dies demzufolge als Kern. Er betont besonders, daß es sich nicht um Artefakte, Involutionsformen, oder plasmolytische Erscheinungen handelt. Es handelt sich also hier wieder um ein Trophosom, das augenscheinlich bei dieser Spezies häufig in der Mitte der Länge des Ascites auftritt. Daß aber auch bei derselben an anderer Stelle Trophosome auftreten können, läßt die spätere Publikation über den gleichen Gegenstand (1904) ersehen.

Nach Mühlschlegel (1900) bildet sich die Spore (Sporenkern, den Verf. Glanzkörper nennt) aus dem Material der Kügelchen oder einer entsprechend feiner verteilten Materie; der Aufbau vollzieht sich von innen nach außen (nicht umgekehrt wie Ernst vertritt); die Sporenschale besteht aus zwei Schichten, dem Endosporium und dem Ectosporium; ersteres ist schwer färbbar, läßt aber Farben hindurch; der innerste Punkt in der Spore, der oft leichter oder anders färbbar ist als die übrige Spore, ist nicht als Kern aufzufassen.

Eine ganz isolierte Stellung in der morphologischen Deutung der ganzen Bakterienzelle als Kern und die abgeschiedene Schleimhülle als Plasma nimmt Marpmann (1900) ein.

Die Unterscheidung, die Krompecher (1901) zwischen Babes-Ernstschen Körperchen und Bungeschen Körperchen machen will, ist, da sie teils auf chemische, teils auf rein farbtechnische Ursachen zuzückzuführen sind, hinfällig; eine morphologische Bedeutung hat sie nicht. Die metachromatischen Körperchen des Verf. sollen nur bei Sporenbildnern vorkommen, es scheint ihm wahrscheinlich, daß dieselben eine Vorstufe der Spore darstellen. Es scheint tatsächlich, daß es sich hierbei um nichts anderes, als um die erste Anlage des Sporitinkornes handelt.

Den gleichen Irrtum wie schon mehrfach früher, begeht Nakanishi (1901) in der Deutung eines Mesotrophosom bei einem Didimychit als Kern, zweier als Kernteilung (cf. Fig. 3) und indem er der Spore einen zentral gelegenen Kern zuschreibt. Daß Verf. trotzdem schon die richtige

Vorstellung hatte, die Stäbchen seien keine Einheiten, beweist, daß er beim Diphtherie-Erreger von „polynucleären Stäbchen“ spricht.

An der Einheit der chromophilen Teilchen ist ERNST (1902) zweifelhaft geworden und auch für die Kernnatur kann er keine zwingenden Gründe angeben, wie er selbst sich ausdrückt. Unter Hinblick auf die chemische Untersuchung der Bakterienzelle durch NISHIMURA zieht Verf. die Möglichkeit in Betracht, daß die Chromatinkörner der Bakterienzelle aus Fetten, Cholestearin, Lecithin oder Glykogen zusammengesetzt seien; dann wäre diese als Behälter von Reservestoffen oder als Sekretsammler oder auch als Exkretsammler zu deuten; gewisse Strukturelemente seien aber den Körnern unter dieser Annahme zugrunde liegend. Auch dieser Untersuchung liegen wieder Trophosome (z. B. Fig. 5, 13 a, 16, 18, 19, 25), Trophosomellen (z. B. Fig. 3, 12 b), Trophoden und Pseudotrophoden zugrunde.

Die Bakterienkerne von FEDOROWITSCH (1902) entsprechen abermals den Trophosomen und Trophosomellen. Letztere hält er für Kerne, die in erstere übergehen können, und aus diesen sollen sich dann die Sporen bilden. Aber auch bei den nicht sporenbildenden Bakterien entwickeln sich aus diesen Körnchen unvollkommene Sporen, die er Protosporen (also Gonidie und Mychit) nennt.

Die Auffassung des Zentralkörpers als Kern vertritt BÜTSCHLI (1902) abermals; an den Chromatinkörnern von *Spirillum volutans* beobachtet er als erster, daß sie hohl sind. Er schreibt (pag. 50): „Die genaue Untersuchung dieser häufig recht ansehnlichen Körner erwies ihre Hohlheit sehr bestimmt; es ließ sich sogar häufig erkennen, daß der schwächer brechende Hohlraum exzentrisch gelagert war” (cf. Fig. 4 g, 4 h). Beachtenswert sind in Fig. 4 a an der Geißel von *Spir. volutans* eine Reihe von winzigen, etwas stärker gefärbten Plasmateilchen.

Die Chromatinkörner bei *Spirillum volutans* nennt GRIMME (1902) Volutanskugeln; er faßt sie wie schon FISCHER als Reservestoffe auf, steht aber sonst ganz auf dem Boden der Ansicht A. MEYERS. GUILLIERMOND 1902) weist nach, daß diese Körner (er nennt sie corpuscules metachromatiques) bei der Sporenbildung verbraucht werden.

Der schon früher von WEIGERT (1888), MITROPHANOW (1889), ZETTNOW (1891) und anderen vertretene Gedanke, daß bei Bakterien Protoplasma und Kern gemischt ist, wurde von SCHAUDINN (1902) an der Hand von Studien an einer sehr interessanten, riesenhaften Bakterienform (also Synascit) aus dem Darm der Küchenschabe, die Verf. *Bac. Bütschlii* nennt, in scharfer Form gefaßt, und zwar, daß bei *Bac. Bütschlii* „die Kernsubstanzen, welche bei anderen Zellen zu einem morphologisch differenzierten Zellkern vereinigt sind, hier im vegetativen Zustande noch diffus durch das Plasma verteilt sind“; „nur bei der Sporenbildung kommt es zur Ausbildung eines den echten Zellkernen der höhern Organismen vergleichbaren Gebildes". Hierbei sei ganz besonders hervorgehoben, daß SCHAUDINN hier keineswegs, wie später versucht wurde, diese Verhältnisse auf alle Bakterien verallgemeinert, sondern er spricht vorsichtigerweise nur von der ihm vorliegenden Art. Auch läßt er es unentschieden, ob die Verhältnisse als primitiv oder als abgeleitet anzusehen seien, neigt aber doch mehr der Ansicht zu, daß die Einfachheit der Bakterienzelle eher durch Rückbildung herbeigeführt ist und daß sie von höher organisierten Wesen abstammen (Flagellaten?) Ihm erscheint die Idee verlockend, daß die ersten Lebewesen noch keine Sonderung in Kern und Plasma aufweisen. Daß es sich bei den Sporen der behandelten Form morphologisch keineswegs um Sporen handelt, wird an anderer Stelle entwickelrt. (Der maschige Bau, den Verf. dem *Bac. Bütschlii* zuschreibt, entspricht der Summe der Trophoden, die stärker färbbaren Körnchen in den Knotenpunkten der Netzmaschen den Trophosomellen und Trophosomen.)

Drei Stufen der Entwicklung des Milzbranderregers nimmt ASCOLI (1902) an, im ersten Stadium findet sich keine Differenzierung der Struktur, im zweiten treten bisweilen zu Gruppen vereinigte und meist polständige Körnchen auf, die im dritten Stadium, beim Eintritt der Sporenbildung an den Polen, sich dicht drängen; die Spore entsteht also, entgegen anderer Ansicht, nicht aus den Körnchen.

Über das Vorkommen nucleïnhaltiger Körnchen im Milzbranderreger berichten DIETRICH und LIEBERMEISTER (1902), die ihnen die Funktion des Sauerstoffübertragens zuschreiben.

Eine eingehende chemische Untersuchung dieser chromatischen Körper unternimmt A. MEYER (1904). Er führt für die Materie dieser Körner den Namen Volutin ein; dies soll jedoch als chemischer Begriff gelten. Die Volutanskugeln, resp. alle entsprechenden Chromatinkörner bezeichnet er mit Volutinkörner. Nach seiner Meinung tritt bei Intensivfärbung mit Methylenblau stets Quellung des Volutins auf. und die Volutinkörner quellen zuweilen zu Hohlkugeln auf. Im Hinblick auf den Nucleohistongehalt der Lymphocyten der Thymusdrüse und auf die Nucleoproteide automobiler Leucocyten und von Spermatozoiden, die wesentlich als Reservestoffe und Energiequellen dienen dürften, nimmt Verf. auch für das Volutin, ein der Nucleïnsäure außerordentlich nahe verwandter Körper, resp. eine Nucleïnsäureverbindung, an, daß es ein ergastisches Gebilde (= Reservestoff) darstellt. Als Begründung wird angeführt, daß die Speicherung von Volutin in den Bakterien, die kurz vor der Sporenbildung stehen (er nennt sie Sporangien), ihr Maximum erreicht; während bei der Ausbildung der Sporen das Volutin wie Fett und Glycogen verbraucht wird.

Das schon früher behandelte *Bacterium gammari* Vejd. 1904 wird von

VEJDOVSKY (1904) weiter auf die „Kernverhältnisse" untersucht. Die Resultate sind annähernd die gleichen wie früher (1900); nach der Meinung des Verf. liegt der Kern immer im Zentrum und nur ausnahmsweise an einem Pole der Zelle.. Bei Fadenbakterien nimmt er die Selbständigkeit der hintereinanderfolgenden Zellen an, jede ist mit einem Kern versehen. — Das zentral gelegene Trophosom deutet der Verf. als Kern, während er die Trophosomellen (vom Verf. Babes-Ernstsche Körperchen oder metachromatische Körperchen genannt) als Assimilationsprodukte auffaßt.

Den Gipfelpunkt in der Abhängigkeit von der Färbetechnik stellt die Arbeit von PREISZ (1904) dar, der im allgemeinen und speziellen (an dem gleichen Organismus) die gleichen Gebilde mit den verschiedensten Namen belegt. Die morphologischen Elemente, welche in vorliegender Bearbeitung Trophosomen und Trophosomellen genannt werden, faßt PREISZ der Reihe nach, je nach der Färbungseigentümlichkeit, folgendermaßen auf:

1. Die säurefesten (Bungeschen) Körperchen für ergastische Gebilde (Nahrungsstoffe) (pag. 539 etc.).
2. Die Babes-Ernstschen Körnchen für zufällige Bestandteile (pag. 430).
3. Die Körner von Sjöbring, Růžička, Zettnow, Feinberg, falls nicht als Kunstprodukte, doch infolge körnig-scholliger Degeneration des Plasma entstanden (pag. 430).
4. Das Kernstäbchen und den zentralen Kern von Schottelius und den Kern Nakanishis als „durch stärkere Färbbarkeit ausgezeichnete Plasmapartie, ein Zellorgan, worin die säurefesten Körperchen ihren Ursprung nehmen, welches aber nachher ganz oder bis auf Reste verschwindet" (pag. 433).
5. Mit verdünntem Fuchsin intensiv färbbare Körnchen in jungen Zellen als wirkliche Kerne (Fig. 434, 537).
6. Als Sporenanlagen, und Vorsporen (hier handelt es sich besonders um Telotrophosome) (pag. 420, 422).

Daß es sich bei den unter 5 aufgeführten Gebilden nur um Trophosomellen und nicht um wirkliche Kerne handelt, ist damit erwiesen, daß er bei Didimychiten z. B. nur „1 Kern" angibt (vgl. Fig. 3 und 4). Die angeblichen Teilungserscheinungen (in Fig. 9, 10 und 11) sind in Wirklichkeit nichts anderes, als nahe aneinandergerückte Trophosomellen gänzlich verschiedener Dimychosen, die also überhaupt nicht auseinander entstanden sein können.

Da das Zentrum des Sporenkornes sich am leichtesten färbt, kommt Verf. natürlich auch zu dem Resultat, daß dieses ebenfalls einen Kern darstellt. Zu der Annahme, daß das Sporenkorn sich aus den Vorsporen und Sporenanlagen (also aus Trophosomen und Trophosomellen) gebildet haben solle, ist allerdings hinzuzufügen, daß Verf. selbst zugibt, daß es sich hierbei um eine Konstruktion handelt; er sagt pag. 538: „Da ich den Gang der Sporenbildung nicht direkt beobachtete, sondern mir denselben aus zahlreichen Bildern rekonstruierte, so muß ich, um berechtigten Einwänden vorzubeugen, betonen, daß ich auch den Übergang von Zellkern zum Kern der Sporenanlage nicht direkt verfolgen kann."

Mit Hilfe der vitalen Neutralrotfärbung stellt OTTOLENGHI (1904) fest, daß die Netzstruktur des Milzbranderregers anfangs aus großen, durch Fäden verbundenen Körnchen zusammengesetzt ist; nach Bildung des lichtbrechenden Zentralkörpers (also Sporitinkorns) sind diese Körnchen viel kleiner und besonders an der Peripherie zursammengedrängt.

Auf Grund von Untersuchungen am Milzbranderreger kommt RŮŽIČKA (1904) zu dem Ergebnisse, daß diese Bakterie, da nach seiner Anschauung nur Nucleïnsubstanzen an ihrem Aufbau beteiligt sein sollen, Cytoden im Sinne Haeckels und zwar nackte Kerne, seien, ohne hierbei die Ansicht HERTWIGS (1902) von den im Cytoplasma verstreuten Chromidien als Vertreter des Kerns heranziehen zu müssen.

Ebenfalls gegen die Konstanz der Resultate der Gramschen Färbung wenden sich LEHMANN und NEUMANN (1904).

Ein Mesotrophosom eines Ascites deutet MENCL (1904), wie schon von früheren Autoren oft geschehen, als „Zellkern", die Telotrophosome als „Polkappen", kleine wandständige, also syntakt geordnete Trophosomellen als „protoplasmatische Höcker". Später (1906) faßt der gleiche Verfasser Trophosomellen, die durch Trophoden verbunden sind, als Teilungserscheinungen auf, und die zahlreichen Trophosome eines Ascites veranlassen ihn, von „einen deutlich ausgesprochenen und gesetzmäßig angeordneten Kernsubstanz und einem wirklichen, formierten Kern" zu sprechen. Andererseits nimmt er auch an, daß nicht alle Bakterienzellen, auch innerhalb der gleichen Spezies, einen Kern besitzen. Ein Jahr später (1907) führt er den 1904 formulierten Kernbegriff an der Hand von *Bact. gammari* Vejd. weiter aus, indem er dem zentralen Kern (also: einem mittleren Trophosom eines Ascites) eine Membran (kugelförmig) zuschreibt, die die Chromatinkörner in Form von Kügelchen enthält.

Bei *Spirochaeta Balbiani* deutet PERRIN (1906) die Gesamtheit der Querfäden innerhalb einer Zelle als das Caryosom.

Das aus Chromatin bestehende „Zickzackband" (auch Spiralband, Körnerfaden, Zentralfaden genannt) faßt SWELLENGREBEL (1907) auf Grund von Untersuchungen an *Bac. maximus buccalis* Miller als Kern auf, wobei er darauf hinweist, daß die Längsteilung der Körnchen und Querfäden (falsche Beobachtung) an die Längsteilung der Chromosomen höherer Zellen erinnert. Später (1907) hält SWELLENGREBEL an der Hand von *Bacterium binucleatum* Swell. 1907 aus dem Munde — das ich beiläufig gesagt für ein jüngeres Stadium des Ascites von *Bac. maximus buccalis* Miller 1892 halte — die Zellen mit chromatinhaltigen Querfäden, Körnerfäden oder Zickzackfäden für jüngere Stadien eines zweikernigen Organismus. Zum besseren Verständnis füge ich hier ein, daß dieser Organismus ein syntactes Ascit (Synascit) darstellt. In den Figuren 1—18 besteht jedes Individuum aus etwa 6—8 Dimychosen, bei denen durch Besitz von mehr oder weniger viel Trophoconien sichtbar wird bei: Fig. 1: 1 Trophosomelle, 2 Trophoden; Fig. 2: 2 Trophosomellen, 2 Trophoden; Fig. 3: 2 Trophosomellen und 2 Trophoden; Fig. 4: 4 Trophoden; Fig. 5: 1 Trophosom, 3 Trophosomellen, 2 Trophoden; Fig. 8: 3 Trophosomellen und 4 Trophoden; Fig. 9: ca. 5 Trophoden; Fig. 10: 4 Trophoden; Fig. 13: 2 Trophosomellen und 4 Trophoden; Fig. 14: 3 Trophosomellen und 3 Trophoden; Fig. 15: 3 Trophosomellen; Fig. 17 und 18: je 2 Trophosome, etc. Diese 2 Trophosome hält Verf. für die 2 Kerne. Interessant ist die Betrachtung über diesen „Bakterienkern" pag. 201: „Späteren Forschungen wird es vorbehalten bleiben, zu untersuchen, ob es vielleicht möglich ist, neben der bisher üblichen morphologischen Unterscheidung der Bakterien in Stäbchen, Coccen etc. auf Grund der Kernformen ein Bakteriensystem aufzustellen auf rein morphologischer Grundlage." Allerdings ist die phylogenetische und ontogenetische Gruppierung der Kernentwicklung entprechend der Auffassung SWELLENGREBELS unrichtig. Als niedrigste Stufe erklärt er den diffusen Kern, als höhere Stufe die Kernspirale und als höchsten Grad der Entwicklung den „echten Bakterienkern" (des *Bact. binucleatum*). In Wirklichkeit stellen die 3 Gruppen caryologisch und cytologisch denselben Entwicklungsgrad dar, nämlich die höchste Stufe der Entwicklung zum syntakten Ascit (Synascit). Auf ähnlicher Grundlage steht eine spätere vergleichende Untersuchung der Spirochaeten und Spirillen vom gleichen Verfasser (1907).

Gegen die Ansicht von MEYER, VEJDOVSKY, RAYMANN und KRUIS und MENCL, daß die Bacillen einen wirklichen Kern besitzen, wendet sich GUILLIERMOND (1907 etc.) und sieht in den feinen, färbbaren Granulationen, von denen das Cytoplasma fast immer durchsetzt ist, ein Äquivalent des Kernes, eine Auffassung, wie sie ja SCHAUDINN schon schärfer formuliert hat; dagegen hält Verf. die Organisation des *B. maximus buccalis*, die SWELLENGREBEL als Kernspirale oder Kernfaden deutet, für eine höhere Stufe der Organisation.

Die färbbaren Anteile der Bakterienzelle (Chromatin etc.) hält RŮŽIČKA (1907) für „Kernsubstanz"; aus der Unfärbbarkeit der Sporen wird der falsche Schluß erhoben, daß es sich hierbei um Linin handele. Die Chromatinkörner (also Trophosome und Gonidien) nennt er sporoide Körner (oder Sporoidkugeln) und bezeichnet sie als abnormale Entwicklungsformen, die, sobald der Moment eintritt, in welchem ausschließlich diese Formen (also Gonidien und Gonite) in einer Kultur vorhanden sind, nicht mehr lebendig seien. Als Resultat der Untersuchungen wird der Befund erhoben, daß das Bakterienindividuum (spez. vom Milzbranderreger) einem nackten Kern entspricht.

Daß die Purpurbakterien neben Bacteriopurpurin auch noch einen grünen Farbstoff (Bacteriochlorin) enthalten, wird von Molisch (1907) festgestellt; es wird von ihm darauf hingewiesen, daß diese Stoffe möglicherweise ein ähnliche Rolle spielen wie das Chlorophyll und das Carotin (rot) bei der Kohlensäureassimilation im Chlorophyllkorn.

Die Auffassung des Spiralfadenkernes vertritt auch Fantham 1908) bei der Gattung *Spirochaeta*, und bringt schematische Abbildungen über seine Vorstellung betreffend die Veränderungen im mikroskopischen Verhalten dieses Kernfadens.

Die „Coccenformen und Kurzstäbchen" (also Mychit und Dimychit) nennt Bredemann (1908/09) „Microoidien" bei *B. amylobacter* im Gegensatz zu dem von Meyer in die Bakteriologie übernommenen größere Elemente umfassenden Begriff „Oidien".

Wie schon in zahlreichen Fällen früher, wird auch von Hoelling (1910) bei *Fusiformis* Hoell. die nahe Aneinanderlagerung zweier Mesotrophosome eines Ascites als Kernteilung betrachtet, die er als Caryosomdesmose bezeichnet. Je nach der Anzahl von Trophosomen (innerhalb eines Ascites) hält er somit ein Ascit für einkernig oder mehrkernig.

Dagegen wendet sich Guilliermond (1910) gegen eine Deutung der Chromatinkörner (also Trophosome) als Kern und will nur für die Gesamtheit dieser Körner die Auffassung als eine Art diffusen Kernes oder eines Chromidialsystems angewendet wissen. Er wendet sich später (1910) gegen die Anwendung des Begriffes Volutin (Meyer 1904) und gebraucht den von Fantham und Porter (1909) angewendeten Namen Metachromatin für die gleiche Materie.

Mencl (1910) beobachtet bei Micrococcen etc. blasse und dunkle Exemplare (also atrophische und pliotrophische Mychite); es erweckt ihm zuweilen den Eindruck, als ob die dunkeln durch Knospung aus den blassen entstünden. Die exzentrische Lagerung oder sogar Wandständigkeit seines Kernes (alo Trophosomelle) hält er für eine vorübergehende.

Das Auftreten von Individuen in grampositiven Formen von Streptococcen, die sich nach Gram entfärben, faßt Leone Lo Monaco (1911) als Absterbungserscheinung auf.

Eine Änderung des Kernbegriffes ist auch in der Meyerschen Zusammenfassung (1912) gegen dessen frühere Ansicht nicht festzustellen.

Die beiden in der Mitte eines Ascites häufig beobachteten Trophosome heterogener Dimychosen fassen als „Kern mit zwei Chromatinpolen" Dou-

GLAS und DISTASO (1912) auf. Sie schreiben dem „Kern" auch Längsteilung zu und lassen ihn auch (wenn das Chromatin verschwindet) völlig verschwinden. Das chromidiale Netz früherer Beobachter wollen sie als degenerative Form des Kernes gedeutet wissen.

Über die chemische Zusammensetzung der Bakterienzelle sind wichtige Resultate durch TAMURA (1913—1914) zu verzeichnen.

Auch MARG. ZUELZER (1917) vertritt die Auffassung, wonach es in der Zelle der Bakterien ebenso wie in der der Spirochaeten zu einer Differenzierung von Kern und Plasma nicht kommt.

DEUSSEN (1921) stellt neuerdings fest, daß das Wesentliche der grampositiven Erscheinung das Nucleïn, besonders die Nucleïnsäure ist; durch Säure löst er es aus grampositiven Zellen (z. B. Hefezellen, *Bac. bulgaricus* = Yogurt-Erzeuger) aus, und diese erscheinen dann gramnegativ; während diese durch Zusatz von Nuclein und Nucleinsäure in Form ihrer Na-Salze wieder grampositiv in Erscheinung treten. Neuerdings faßt wieder KIRCHENSTEINS (1921) die Trophosome als Kernelemente auf und hält fälschlich die Bakterien für Zellen, analog denen der Pflanzen und Tiere.

B. Übersicht über die wesentlichste Literatur über die Erscheinungsformen der Bakterien.

Die Kontroverse zwischen Monomorphismus und Pleomorphismus bezieht sich ausschließlich auf die Wuchsformen. Die Frage lautet: Haben die Bakterien nur eine Wuchsform oder gibt es Arten mit mehr als einer Wuchsform? Der Monomorphist hält jede innerhalb einer Art abweichende Gestalt oder Erscheinung für eine Abnormität, Degeneration, Involutionsform oder ein Teratologicum, oder aber für eine Mutante, also eine völlige, mehr oder weniger konstant vererbbare Neubildung. Der Pleomorphist gibt dagegen die Möglichkeit zu, daß eine scharf umschlossene Art — wenn wir von allen extremen Pleomorphisten absehen — mehr als eine Wuchsform oder Erscheinungsform aufweisen kann, daß also Wuchs- oder Erscheinungsform einer Art umwandelbar sind. Es wird hier dabei absichtlich der Ausdruck Wuchsform in Gegensatz zu Entwicklungsform gebracht. Denn von Entwicklungsformen ist im Pleomorphismus im allgemeinen nicht die Rede, und wenn doch, wie z. B. von ZOPF (1883), ein Entwicklungsgedanke damit verknüpft wurde, so ist dies nur in dem Sinn der Ontogenie zu verstehen, daß also ein Bakterienindividuum im Laufe seines Lebens mehr als eine Wuchsform durchlaufen kann. Irgendeine Darstellung im Sinne der Cyclogenie ist damit nicht verknüpft worden. An dieser Stelle wäre nur NYBERG (1912) zu erwähnen, der auf Grund der Feststsellung von zwei verschiedenen Kolonie-Formen, die er bei mehreren Pseudomonasarten beobachtete, die Ansicht vertrat, daß diese zwei Wuchsformen der Kolonien, die er α- und β-Kolonien nennt und die vom Standpunkte der Cyclogenie aus alle möglichen Stadien umfassen, eine ursprüngliche, einfache Form von Generationswechsel darstellen (pag. 33). Daß dies rein theoretisch aufzufassen ist, beweist schon die Tatsache, daß Verf. an gleicher Stelle (pag. 17) auch die Möglichkeit der Deutung durch einen erweiterten Mutationsbegriff in Betracht zieht. Am nächsten kommt schließlich der cyclogenetischen Auffassung FUHRMANN (1907) auf Grund von Untersuchungen an *Eucystia cerevisiae* (Fuhrm. 1906) und einiger verwandter Formen, der mit Bestimmtheit betont, daß „von einer Unveränderlichkeit der Bakterien im Sinne COHNS nicht mehr die Rede sein kann". Auch PRELL (1910, cf. weiter unten pag. 35) wäre hier noch zu erwähnen.

Im folgenden seien einige der wichtigsten Werke auf ihren Standpunkt zu dieser Frage geprüft. HÄLLIER (1867), JOH. LÜDERS (1866, 1867), POLOTEBNOW (1872), BILLROTH (1874), NÄGELI (1877) und andere übergehe ich hier.

Der Begründer der Bakteriensystematik COHN (1872) wird vielfach zu den Monomorphisten gerechnet. Daß er das nicht ist, beweist schon, daß er der erste war, der Gonidien bei Bakterien nachweist, und zwar bei *Crenothrix* Cohn 1870. Ob COHN hier den Begriff Gonidie völlig neu einführt oder ob er den Conidienbegriff direkt aus der Mycologie übernehmen wollte, ist nicht aus der Publikation ersichtlich, es ist aber anzunehmen, daß COHN unter Anlehnung an die Pilzwissenschaft einen gleichlautenden Namen schuf, zumal er biologisch und morphologisch identisch ist.

LANKESTER (1873) vermeidet gelegentlich der Beschreibung seines *Bacterium rubescens* Lank. 1873 geschickt den nomenklatorischen Fehler, indem er ganz im allgemeinen die verschiedenen Wuchsformen und Erscheinungsformen des Bakterien-Individuums, das er mit „plastid" bezeichnet, nach ihrer Form mit kugelig, biskuitförmig oder bakteroid, fadenförmig, nadelförmig, bacillar, schlangenförmig, spiralförmig und schneckenförmig, nach ihrer Struktur mit nackt oder schleimerzeugend, homogen oder gekörnt, nach der Form der Aggregation mit linear, sternförmig, kugelig, massig, baumförmig, ketten-, netz- und würfelförmig bezeichnet. Über eine rein gestaltliche Nomenklatur kommt so LANKESTER nicht, schreibt aber doch dem beschriebenen roten Organismus eine Reihe von verschiedenen Wuchsformen zu.

Was LISTER (1873) bei Beurteilung der verschiedenen Wuchsformen seines *Bact. lactis* List. 1873 anbetrifft, so mögen die Einwände LÖFFLERS (1887, pag. 137) gegen die angewendeten Untersuchungsmethoden zum Teil Berechtigung haben, immerhin sind doch beachtenswerte morphologische Befunde darunter, die erkennen lassen, daß L., wenn er vielleicht auch nicht mit sterilen Medien gearbeitet hat, über scharfe, vergleichend morphologische Beobachtungsgabe verfügte; so können gut die Figuren a, b, d, e, h auf Taf. 21, c, f, k auf Taf. 20 verschiedene Cyclostadien eines Organismus darstellen.

Im Jahre 1876 (Beitr. Biol. Pfl. II [1877] 1876 Heft 2 pag. 249) machte Cohn die bedeutungsvolle Entdeckung der Dauerform der Bakterie, für die er fälschlich den Begriff der Spore aus der Mycologie übernahm, während sie in Wirklichkeit eher dem Oidienbegriff Brefelds in der Mycologie entsprach. Er stellte ihre Keimfähigkeit und ihre außerordentliche Widerstandsfähigkeit gegen sehr hohe Temperaturen an *Bac. subtilis* Cohn fest.

Auch Koch (1876) verfolgt in seiner hervorragenden Studie über den Milzbranderreger die Entwicklung der genannten Bakterie aus der Spore; bei der Fragestellung über die möglichen Gründe der langen Erhaltungsfähigkeit dieses Erregers stellt er theoretisch zwei Möglichkeiten auf: „1. durch Generationswechsel, 2. durch Sporen“, und entscheidet sich für die zweite, wobei er anscheinend die Verbindung beider nicht in den Kreis der Möglichkeiten zog. Den Pleomorphisten Cienkowski (1877) erwähnte ich schon. Die Wolffsche Arbeit (1880) in gleicher Richtung an Micrococcen erscheint zweifelhaft. Wernich (1880) beobachtete in verschiedenen Flüssigkeiten eine gewisse Labilität in geringen Grenzen und resultierte eine „labile Formbeständigkeit“. Prazmowski (1880) und Brefeld (1881) stellten für *Bac. subtilis*, Prazmowski auch noch für die Gattung *Microspira* (*M. rugula*) einen großen Formenreichtum fest. Auch Koch (1877) bestätigte frühere derartige Feststellungen von Cohn über *Spirillum* (*S. undula*). Gaffky (1881) als ausgesprochener Monomorphist erklärte, niemand könne die Behauptung aufstellen, gesehen zu haben, daß eine Spirille oder eine Spirochaete aus einer bacillenartigen Form oder ein Bacillus aus einem Micrococcus entstanden sei. Einen weiten Formenkreis sowie Gonidienbildung wies Kurth (1883) für *Bact. Zopfi* Kurth 1883 aus dem Hühnermagen nach, wandte sich aber gegen den falschen Schluß von Billroth, Naegeli u. a., daß alle möglichen Arten und Gattungen ineinander übergehen könnten und es nur wenige Arten von Bakterien gäbe. Noch klarer durchgeführt wurde dies von Zopf (1883), der entschieden eine hervorragende Stelle in der Entwicklung der Bakteriologie einnimmt. Er machte nur den Fehler, daß er aus der Beobachtung, daß die kugelförmigen Individuen (Mychite!) häufig als ontogenetische Entwicklungsformen von morphologisch höherstehenden Bakterien auftreten, den falschen Schluß, alle solche Formen nur als ontogenetische Entwicklungsformen zu betrachten; die Konsequenz war, daß er die Gattung *Micrococcus* Cohn etc. völlig fallen ließ und den Namen als morphologischen Namen benutzte. Cohn hatte diese kugeligen Erscheinungsformen höherer Bakterien aber schon früher als Gonidien bezeichnet, oder wenigstens zum Teil, da er ja die Basite nicht kannte und somit in diesen Begriff einschließen konnte. Verschiedene Wuchsformen einer Art wies ferner BUCHNER 1882 nach.

HUEPPE (1884, 1886) vertritt entschieden die Ansicht, daß es neben relativ einförmigen Arten auch pleomorphe Arten gibt; er erkennt aber gleichzeitig klar, daß diese keine Widerlegung gegen die Klassifikation COHNS bedeutet, sondern nur eine wesentliche Ergänzung und Erweiterung. In einer ausgezeichneten Übersicht über den Stand der damaligen Kenntnisse (Die Formen der Bakterien) wiederholt HUEPPE (1886) seine schon 1884 ausgesprochene Ansicht, daß je höher die Spaltpflanzen im System stehen, mit desto größerer Wahrscheinlichkeit auch in ihrer Ontogenese die phylogenetisch niedriger stehenden Formspezies als bloße Wuchsformen auftreten können. Wie ich schon erwähnte, ist damit klar formuliert, daß jede cyclogenetische Vorstellung ihm völlig fern lag. Sehr wichtig für die Systematik ist, daß schon er sich gegen die Anwendung von Kolonieformen, besonders der *Zoogloea*, für den Gattungsbegriff entschieden wandte.

DE BARY (1884, 1885) unterschied Endosporen und Arthrosporen, letztere fallen völlig mit dem älteren Begriff Gonidien zusammen.

GRUBER (1885) hält alle Bakterien als aus isodiametrischen Zellen als morphologische Einheiten zusammengesetzt; beim Choleraerreger sah er Individuen aus 2, 3 und 4 solchen Einheiten bestehend.

Die außerordentlich mannigfaltige Körperform des Choleraerregers beurteilten BUCHNER (1885) und GRUBER (1885) als pathologische Wuchsformen, jedoch ohne Absterben, während FINKLER und PRIOR (1885) in ihrer ausgezeichneten und ausführlichen Durcharbeitung an der Hand von *Microspira comma* Schröt. 1886 (= *Vibrio cholerae*) und *Microsp. proteus* Buchn. 1885 dies abweisen. Letztere erkennen die Keimfähigkeit der Gonidien (von ihnen Sporen genannt) und beobachten die für die cyclogenetische Auffassung wichtige Tatsache, daß die aus Gonidien nach 12—24 Stunden entstandenen Microspiren außerordentlich klein sind und erst im Verlaufe weiteren Wachstums die normale Größe erreicht wird. Sie haben demnach das Prophytitstadium schon beobachtet. BUCHNER (1885) faßt als Beweis der pathologischen Zustände der Spindel-, Monaden- und Flaschenformen etc. die schwache oder fehlende Färbbarkeit auf, so sei der Hals der Flasche noch nicht degeneriert, da er sich noch gut färbe; die „Polkörner" (= Telotrophosome) deutet er dementsprechend als intakte Endzellen der „vierzelligen" *Microspira*. BUCHNER hat also schon eine gewisse Vorstellung, daß viele Bakterien cytologisch keine Einheiten darstellen, allerdings ohne cytologische und caryologische Grundlagen. Auch die Differenzen der Pleotrophite und Atrophite fielen ihm auf. Später (pag. 121—129) erkennt BUCHNER den nomenklatorischen Fehler der Pleomorphisten und wendet sich dagegen, daß „die Bezeichnung der mikroskopischen Wuchsform der Spaltpilze als gleichwertig gebraucht wird mit der Bezeichnung der biologischen Art" [für letzten Begriff muß gesetzt werden: Gattung]. Auch die „langen Fäden" (also Ascite) und „kugeligen Formen" (also Gonidien) bemerkt er unter gewissen Verhältnissen beim Typhuserreger und anderen Formen und empfiehlt, „für die Wuchsformen deutsche Namen zu gebrauchen, die lateinischen für die Gattungsbezeichnung (er schreibt Artbezeichnung) zu reservieren". Daß alle diese Betrachtungen durchaus nur gestaltlich und keineswegs vergleichend morphologisch aufzufassen sind, beweist schon die angewendete Nomenklatur; er gebraucht für Wuchsformen: Kugelform, Ovalform, Kurzstäbchen, Längsstäbchen, Fadenform, Halbschraube, Kurzschraube, Langschaube, Spindelform, Ovalstäbchen, Keulenform, für Wuchsverbände: Doppelkugel, Kugelreihe, Traubenform, Doppelstäbchen, Gliederfaden, Tetradenform, Würfelform. Im Vergleich zu LANKESTER bedeutet diese Gruppierung der Wuchsformen einen Fortschritt, und es haben sich diese Bezeichnungen zum großen Teil durch die ganze Literatur bis auf die heutige Zeit erhalten. Daß der von ihm auf pag. 125 formulierte Satz: „Die von vielen Bakteriologen bislang festgehaltene Theorie des Monomorphismus der Spaltpilze muß als überwundener Standpunkt definitiv aufgegeben werden" nach 30 Jahren noch mehr als je bekämpft wird, hat die Erklärung in der extremen Entwicklung des Monomorphismus zu suchen.

So außerordentlich verdienstvoll die Arbeiten LÖFFLERS für den Mediziner und Praktiker sind, so sind doch die Konsequenzen einer ausgesprochenen monomorphistischen Auffassung nicht zu verkennen. So spricht er (1887) von einer Klippe der Formähnlichkeit der Gonidien von *Crenothrix* Cohn mit den Bakterien, die nur dadurch verständlich ist, daß er *Crenothrix* für eine „farblose Alge" hält und die Gonidienbildung der Bakterien ablehnt.

Die Involutionsformen sind nach GASPERINI (1885, 1887) Anzeichen der Tendenz, die Merkmale höherer Arten anzunehmen; sie sind seiner Meinung nach nicht Spiele der Natur, sondern vielmehr Andeutungen einer Rückkehr von ursprünglichen und deshalb höher stehenden Typen im Dienste der Fortdauer der Art. Verf. ist somit der Ansicht, die Bakterien seien degenerierte Myceten.

Schon als Fruktifikationsorgane faßt FERRAN (Z. klin. Med. 9, 1885) die Involutionsformen des Choleraerregers auf, schließt aber daraus, daß es sich deshalb bei ihm um eine *Peronospora*-Art handle.

NEISSER (Z. H. 1888) deutet die Trophosomen bei Xerosis-Bazillen [*Corynobacterium xerosis* (Neisser et Kuschbert 1883)] etc. als Endosporen und die Keulen als Gonidien.

Bedeutungsvolle experimentelle Befunde, die später zu mutationstheoretischen Zwecken Verwendung fanden, deutete anfangs WASSERZUG

(1888) noch völlig in richtigem Sinne, also pleomorphistisch. Er stellt an der Hand von *Bac. prodigiosus*, *Bac. violaceus*, einer Wasserbakterie etc. fest, daß diese Organismen in schwach mit Weinsteinsäure angesäuerter Bouillon nach 3—5 Tagen Stäbchen von sehr verschiedener Größe bilden, während in schwach alkalischer Bouillon „Micrococcen" (also Mychite) auftreten. Er erkennt also schon klar, daß verschiedene Wuchsformen durch äußere Einflüsse begünstigt werden können (also Phytit, Ascit, Gonidie). Sehr wichtig ist auch die Beobachtung, daß die langen Fäden (also Ascite) in der angesäuerten Bouillon nach 2 oder 3 Tagen wieder Kugeln (also Gonidien) bilden, und daß zugleich der Boden allmählich schwach alkalisch wird. In einer wenig spätern Publikation zeigt WASSERZUG (1888), daß ähnliche Resultate wie durch Säure durch Wärmeanwendung (z. B. 50° für 5 Minuten) zu erzielen seien, sowie daß kombinierte Anwendung eine Verstärkung erzeuge. Für einen Wasserbacillus gibt er sogar an, daß hierdurch eine dauernde Variation der Form entstanden sei. Die asporogene Form des Milzbrandererregers erzeugt er künstlich auf saurem Nährboden. In dieser Arbeit schwenkt WASSERZUG merklich in mutationstheoretischem Sinne ab; er meint, wenn eine Form in einem Nährboden einmal erworben ist, beginnt sie sich zu einer dauernden Form zu fixieren; wenn man dann den Nährboden modifiziert, variiert die Form nicht oder sehr wenig; und pag. 157: „en réalité nous voyons intervenir ici les lois de l'hérédité". WASSERZUG hat somit tatsächlich schon verschiedene Cyclostadien der gleichen Art gezüchtet und weiterkultiviert, und zwar mit dem klaren Bewußtsein der Einheit beider.

WEIBEL (1888) bringt beim Choleraerreger die Involutionsformen zum Teil in Verbindung mit den Sporen und meint, in denen, „welche in ihrem Aussehen an Sporen erinnern, die Produkte einer fehlgeschlagenen Fruktifikation, gleichsam taube Sporen, zu sehen" (pag. 291). Er spricht bei Involutionsformen von Mißformen und von degenerierten toten Produkten.

BUCHNER (1888) wendet sich gegen die Annahme GAFFKYS von echten endogenen Sporen beim Typhuserreger. Er züchtet auf saurer Kartoffel Langstäbchen (also Ascite) und glaubt, daß die Polkörner (also Telotrophosom) von farblosen Lücken (also atrophischer Partien) von ihrer polaren Lagerung entfernt werden und dann nicht mehr an einer Spitze liegen (hier also Ascotrophosom). Es resultiert, daß er die Keimfähigkeit den Polkörnern völlig abspricht und sie für eine Degenerationserscheinung mit verminderter Widerstandsfähigkeit erklärt. Als Kennzeichen echter Sporen erklärt er 1. Widerstand gegen das Eindringen von Farbstoffen, 2. Resistenz gegen Austrocknen, 3. Keimfähigkeit.

Während DOWNES und BLUNT (1877) einen schädigenden, teilweise sogar einen tödlichen Einfluß des Lichts und besonders des direkten Sonnenlichts behaupteten, kann RAUM (1889) auf Grund einer ausführlichen literarischen Studie nur noch aufrechterhalten, daß das Licht auf manche pathogene Bakterienarten schädigend einwirkt. Die zahlreiche Literatur ist bei RAUM zu finden. Daß aber überhaupt von keiner schädigenden Wirkung des Sonnenlichts gesprochen werden kann, ist aus Kapitel VI β E. über Photomorphosen ersichtlich.

Um die Wege für seine Auffassung der Schwefelbakterien zu ebnen, mußte sich WINOGRADSKY (1889) durchaus auf den Boden des Monomorphismus stellen. Zu diesem Zwecke war eine Kontroverse gegen WASSERZUG und LANKESTER erforderlich. LANKESTER (1873) sowie WARNING (1876) hatten die *Begiatoa roseo-persicina* (Lank. 1873) als eine außerordentliche polymorphe Erscheinung charakterisiert. W. meint nun, diese hätten den Entwicklungslauf nicht direkt verfolgt, wenigstens mit sehr wenig Ausnahmen. Auch den Pleomorphismus, den ZOPF von *Cladothrix* fand, konnte W. nicht bestätigen, mit Ausnahme der Bildung von Gonidien (er nennt sie Athrosporen). Nicht ahnend, daß der Vorwurf des Mangels an konsequenter und systematischer Beobachtung ihn selbst treffen müßte, sagt er pag. 265: „Nous avons démontré, que toute la théorie pléomorphiste nouvelle était basée sur des fautes d'observation." Wie schon erwähnt, ist WINOGRADSKY der erste, der alle morphologischen oder biologischen Abweichungen vom Arttypus auf mutationstheoretische Bahnen ablenkt und so der Entwicklung der Bakteriologie eine Richtung gab, welche die Möglichkeit einer gesunden Entwicklung des Pleomorphismus unmöglich machte. Tatsächlich ist so der Pleomorphismus, der durch hervorragende Forscher wie CIENKOWSKI, ZOPF, METSCHNIKOFF, WASSERZUG, PRAZMOWSKI, HUEPPE, BREFELD u. a. Boden gefaßt hatte und zu guten Hoffnungen berechtigen konnte, im Keime erstickt. Ganz unter diesem Gesichtspunkte ist die Studie über Schwefelbakterien von WINOGRADSKY (1888) zu beurteilen. Er schloß überall aus der Beobachtung von Weiterentwicklung und Teilung in Objektträgerkulturen auf Konstanz in monomorphistischem Sinne, obgleich schon auffällig war, daß ihm keine Reinkulturen gelungen sind. Daß derartige Schlüsse unberechtigt sind, ergibt die cyclogenetische Auffassung ohne weiteres. Betrachten wir nun sämtliche von W. aufgestellten, morphologisch gänzlich verschwommenen Gattungen der roten Schwefelbakterien im Vergleich zu dem Formreichtum von *Chlamydothrix* oder von *Syncrotis buccalis* (Rob.), so erscheint es ohne weiteres durchaus möglich, daß alle diese Formen cyclogenetische Erscheinungsformen einer einzigen Art sein können. An der Hand der ausgezeichneten Abbildungen, die durchaus die morphologische Zusammensetzung und somit auch die Cyclostadien der Hauptsache nach erkennen lassen, ist eine Analyse möglich.

So findet sich *Thiopolycoccus* mit Mychit, Dimychit und Didimychit, also dem Plastit, und Phytitstadium angehörend, in einer Kultur von

Lamprocystis, also dem Synascit. Es wäre somit hier Gonidienbildung eingetreten, und weitere Stadien finden sich gleichzeitig, die sich hieraus entwickelt haben dürften.

Von diesen niedrigen Stadien aus kann man zwei Reihen verfolgen, die eine zum Ascit, die andere zum Synascit aufsteigend, dazwischen alle möglichen Übergänge. Alles Befunde, die bei einem synascoten Organismus nichts Auffälliges bieten können.

So schließt sich in der Ascitreihe an *Thiopolycoccus Amoebobacter* (*A. bacillosus*) als Dimychit und Didimychit und *Thiodictyon* als Didimychit und Syndimychit an.

Bemerkenswert ist, daß die 3 *Amoebobacter*-Arten 3 ganz verschiedene Cyclostadien darstellen; *A. granula* dürfte der Gonidie oder dem Basit entsprechen, *A. bacillosus* dem Phytit, und *A. roseus* entspricht einem kurzen Synascit.

In der Synascitreihe schließt sich an *Thiopolycoccus* die *Thiopedia* an, die ein buntes Bild morphologisch darbietet; sie enthält anscheinend Dimychite und syntakte Didimychite, Teilung nach 2 Richtungen des Raumes; eine ähnliche Stellung nimmt *Thiocapsa* mit Teilung nach 3 Richtungen im Raum ein. Ein kurzes Synascit repräsentiert *Thiocystis*, ebenso *Thiothece* mit *Zoogloea*-Bildung, größere Synascite findet man bei *Chromatium*, um schließlich bei *Rhabdochromatium* und *Lamprocystis* lange Synascite anzutreffen, die bei *Thiospirillum* spirillenartig gekrümmt sind.

Eine Entscheidung hierüber ist naturgemäß nur an der Hand eingehender Züchtungsversuche möglich, aber das eine kann schon jetzt gesagt werden, die Wahrscheinlichkeit ist groß, daß alle diese Gattungen sich als Entwicklungsstadien einer oder nur ganz weniger Arten ergeben werden.

Die Bedeutung Winogradskys liegt auf physiologischem Gebiet, besonders ist ihm der Nachweis zu verdanken, daß die Nitritbakterien (1891) sich ohne organische Substanzen zu ernähren vermögen.

Daß eine vergleichend morphologische Studie auch ohne Reinkulturen glänzende Resultate erzielen kann, beweist Metschnikoff (1889), der als hervorragender Morpholog sich entschieden auf die Basis des Pleomorphismus stellte bei der Beschreibung des z. T. Bacteriopurpurin enthaltenden *Spirobacillus* (*Spirob. Cienkowskii* Metschn. 1889) aus Daphnia magna an Tangen aus Odessa; die Abbildungen zeigen durchaus ein kontinuierliches Ganzes bis zur Gonidienbildung (Fig. 14). Etwa Einwände daraus konstruieren zu wollen, daß gewisse Stadien farblos waren, ist durch den Erweis der Abhängigkeit des Farbstoffes von bestimmten Cyclostadien hinlänglich widerlegt. In einer späteren Arbeit wendet sich Metschnikoff (1889, pag. 265—267) noch ganz besonders gegen Winogradsky; klar die Ziele im Auge behaltend, betont er, daß es nicht die Hauptsache sei zu wissen, ob die Theorien von früheren Forschern richtig oder falsch sind, sondern festzustellen, ob es unter den Bacillen Arten gibt, die bald die Form eines Bacillus, bald die einer Spirille und bald die eines Coccus annehmen können. Dies zeigt er an der Hand des Choleraerregers, des *B. prodigiosus*, des Erregers der Hühnercholera etc. Das Postulat einer kontinuicrlichen Beobachtungsreihe am lebenden Organismus für den Beweis des Pleomorphismus durch WINOGRODSKY widerlegt er mit dem Hinweis auf die Embryologie und auf Studien über die Entwicklung von vielen Parasiten, die nie am lebenden Objekt verfolgt werden kann.

BEHRING (1889) zeigt, daß die asporogene Form des Milzbranderregers bei 37 Grad sehr schnell „Involutionsformen" bildet. Das teilweise oder gänzliche Fehlen der Sporenbildung faßt er als Teilerscheinung degenerativer Vorgänge auf. Ein interessanter Hinweis ist der auf die Beobachtung eines abgeschwächten Milzbranderregers, der keine Mäuse mehr tötete, aus einer ganz normalen Form gezüchtet wurde und sich weder in der Sporenbildung noch sonst in irgendeiner Richtung von einem normalen unterscheiden läßt.

Gegen die Auffassung, die kurzen Stäbchen als Bakterium, die lange als Bacillus anzusehen, wendet sich BILLET (1890) und führt eine große Anzahl von Arten an, bei denen beide Formen des Wachstums auftreten. Für *Sphaerotilus* (Cladothrix) *dichotoma* (Cohn) und einige andere Arten stellt er mehrere Stadien der Entwicklung auf. So gruppiert er die verschiedenen Entwicklungsformen von folgenden Stadien: das 1. Fadenstadium (état filamenteux); 2. das Gabelungsstadium (état bicladé); 3. das Verästelungsstadium (état polycladé); 4. das Zerfallstadium (état dissocié); 5. das Knäulstadium (état enchevêtré) und 6. das Zoogloea-Stadium (état zoogléique). In das Ascitstadium gehören davon die meisten, so 1, 2, 3, 5; das Zerfallstadium (4.) fällt z. T. zusammen mit der Erscheinung, die BREFELD 1889 Oidienbildung genannt hat (bei Pilzen) und mit dem Catascitstadium der vorliegenden Bearbeitung; BILLET ordnet aber ganz andere morphologische Elemente auch in dieses Stadium ein, so Synascite, Thecite etc. Schließlich das Zoogloea-Stadium (6.) entspricht dem Erscheinen des Schleimbildungsvermögens (also einer Formante). BILLET faßt alle diese Entwicklungsstadien nur vom Standpunkte der Ontogenie auf, cyclogenetische Vorstellungen fehlen.

Die bisher als Gonidien aufgefaßten Gebilde nennt VAN TIEGHEM (1891) Cysten.

Rein objektive Mitteilungen von größtem Interesse bringt FRENZEL (1892) über einen grünen Bacillus aus argentinischen Kaulquappen. Die ausführliche Beschreibung und die Abbildungen zeigen klar, daß derselbe in die Gattung *Schaudinnum* Enderl. einzuordnen ist, der *S. Bütsehlii* (Schaud. 1902) als Typus angehört und den ich in Kapitel VII mit *S. ranicolum*

n. sp. bezeichne; es handelt sich um ein hochorganisiertes Synascit mit der höchsten Fruktifikation, die ich als Endothecit bezeichnet habe.

Ein sehr wichtiges Moment in der Entwicklung der bakteriologischen Kenntnis ist die Einführung des Begriffes „sekundäre Kolonie“ durch GÜNTHER (1895).

GOTSCHLICH und WEIGANG (1895) prüfen die von GRUBER und WIENER (Arch. f. Hyg. 15) zuerst nachgewiesene Tatsache, daß Cholerakulturen mit zunehmendem Alter mit „erstaunlicher Schnelligkeit die Virulenz einbüßen“. Schon FLÜGGE machte geltend, daß die Annahme einer qualitativen Änderung durchaus keine Notwendigkeit sei, vielmehr sei die Annahme berechtigt, daß die Quantität der überimpften Bacillen geringer sei. Die Verf. glauben auf Grund ihrer eingehenden Untersuchungen annehmen zu dürfen, daß mit zunehmendem Alter die Zahl der lebenden Individuen in einer Kolonie rapid abnimmt. Die Zahl der auf festem Nährboden keimfähigen Individuen sind vom Material einer ständigen Kultur nach 44 stündiger Kultur nach Tabelle I: 7,43 %, nach Tabelle V, VI und VII: 11,7 %, nach 68 stündiger Kultur nach Tabelle I: 0,8 %, nach Tabelle V, VI, VII: 2,76 %. Am Rande der Kolonie sei das „Absterben“ weniger rasch als in der Mitte. daß es sich hierbei nur um ein scheinbares Absterben handelt, ist aus dem Abschnitt über Gonite (V B 1) zu ersehen.

ZETTNOW (1896) beobachtet ganz richtig den Zerfall von *Spirillum undula* zu Kugeln (also Gonidien), erklärt diese aber als Erscheinungen des Absterbens; später (1897) kommt er an der Hand weiteren Untersuchungsmaterials zu gleicher Auffassung, unter besonderer Betonung, daß es sich nicht etwa um Dauerformen handele. Ascogonidienbildung bei *Spirillum undula minus* und *Microspira rugula* die aus dem Bakterienkörper herausgedrängt sind, deutet er als Gabelung, solche bei *Sp. serpens* als Knospen.

GRIXONI (1896) züchtet aus Eiter einen polymorphen Bacillus, der alle Wachsformen vom Coccus bis zu langen Fäden aufweist.

Eine in pleomorphistischem Sinne sehr vorteilhaft sich auszeichnende Auffassung der Verschiedenheiten der Wuchsformen einer Spezies findet sich bei LAFAR (1897, pag. 36), die überhaupt bei den Gärungsphysiologen erfreulicherweise mehr Anklang gefunden hat und den Boden für die cyclogenetische Anschauung in günstiger Weise vorbereitet. Vor allem ist in dieser Disziplin klar erkannt worden, daß man in äußeren Einflüssen gestaltende Kräfte besitzt, um in das Leben dieser Wesen formgebend einzugreifen, und zwar durch die Temperatur und die Zusammensetzung des Nährbodens. Allerdings werden auch hier die stärker abweichenden Formveränderungen als Involutionsformen, also als Absterbeerscheinungen angesehen.

WAGNER (1897) beobachtet bei älteren Kolonien von *B. coli* und vom

Typhuserreger zahlreiche „Schläuche und Fäden" (also Ascite) und konstatiert auch deren Zerfall in Kugeln (Katabiose).

Gleichzeitig stellt GRASSBERGER (1898) die Bildung von „Scheinfäden" (also Ascite) fest, bei denen er zuweilen eine Gabelung beobachtet haben will.

Eine überaus wichtige Arbeit, nicht sowohl für die Beurteilung der Diphtheriefrage als ganz besonders für cyclogenetische Auffassung, erschien 1898 von HEWLETT and KNIGHT. Sie stelllten fest, daß die typische Wuchsform des Diphtherieerregers fast immer gelegentlich von Zeit zu Zeit bei *Corynobacterium pseudodiphtheriticum* (Hoffm.-Wellenh. 1887) vorkomme, und daß auch in Reinkultur des echten Diphtherieerregers gelegentlich Pseudodiphtherieformen auftreten. Aus einer 17 Stunden lang auf 45 ° C. erhitzten Bouillonkultur des echten Diphtherieerregers züchteten Verf. eine Kultur, die vollständig den Typus eines Pseudodiphtheriestammes angenommen hatte; Polkörperfärbung blieb aus, die Stäbchen waren kurz und plump, und der Tierversuch mit Meerschweinchen blieb negativ. Das wäre somit die Zucht des Phytites des Diphtherieerregers. Ferner wurde von ihnen aus einem typischen, keine Säure bildenden Pseudodiphtheriestamm durch häufige Serumnährbodenpassagen und Tierpassagen ein typischer Diphtheriestamm gezüchtet. Die Verfasser resultieren hieraus, daß Pseudodiphtherieformen manchmal modifizierte Formen des echten Diphtherieerregers sind, obwohl nicht immer, da mehr als eine Art von derselben Morphologie existieren kann.

In den „Vorlesungen über Bakterien", in denen A. FISCHER (1897) auch frühere eigene Befunde ausführlich behandelt, so über die Permeabilität von Salzlösungen durch die Bakterienmembran und die daraus resultierende starke Plasmolyse, wird ein Überblick über das Wichtigste des Standes der Bakteriologie gegeben. Er steht selbst auf dem Standpunkt des Monomorphismus und erklärt alle die vielgestaltigen Erscheinungen einschließlich der Gonidien als zufällige Vorkommnisse, sowie als Involutionsformen. Die asporogene Form des Milzbranderregers wird als allgemeine Degeneration aufgefaßt. Nach ihrer Lebensweise werden die Bakterien in 3 Gruppen eingeteilt:

1. Prototrophe Bakterien, bedürfen keine organische Nahrung; die Salpeterbakterien vermögen den Stickstoff in elementarer Form zu verarbeiten; die Schwefel- und Eisenbakterien zersetzen zur Gewinnung von Lebensenergie organische Verbindungen.
2. Metatrotrophe Bakterien, mit sehr verschiedener organischer Nahrung.
3. Paratrophe Bakterien, die Parasiten.

Von großer Wichtigkeit ist, daß FISCHER als erster sich gegen die Auffassung der Chromatinkörner als Zellkerne mit der Begründung wendet, daß sie Reservestoffe darstellen.

Einen eingehenden Überblick über die gesamte Bakteriologie bietet das ausgezeichnete Werk von MIGULA (1897). Er hält alle Verschiedenheiten innerhalb der Kulturen für einfache Entwicklung des Bakterienindividuums und bezeichnet es als unrichtig, dies als Pleomorphismus zu bezeichnen. Er steht so auf monomorphistischem Boden. Anfangs scheint nur die Vorstellung von regelmäßigen Zuständen bei Kulturen von *Bac. subtilis* (pag. 233), „die unabhängig von der Individualität unter normalen Verhältnissen auf einer bestimmten Entwicklungsstufe immer wiederkehren und eine Form im Lebenslauf der Art repräsentieren", immerhin auf gewisse Vorstellung cyclogenetischer Vorgängen zu deuten. Da jedoch (pag. 228) diese verschiedenen Entwicklungsformen mit den Entwicklungsformen der Sonnenrose — als Beispiel gedacht — verglichen werden, dürfte das ein Irrtum gewesen sein. Noch deutlicher sagt dies der Satz (pag. 228): „Wenn der *Bacillus subtilis*, von der Spore ausgehend, zuerst unbewegliche Keimstäbchen, dann bewegliche Schwärmer bildet, die nach einiger Zeit wieder unbeweglich werden, zu langen Fäden auswachsen, in denen sich Sporen bilden, und wenn sich dieselben Stadien in unzähligen Generationen immer wieder in derselben Reihenfolge entwickeln, so ist darin nichts anderes, als die verschiedenen Entwicklungsstufen Lebensabschnitte einer Form oder Art zu erblicken, niemals aber Pleomorphismus." Damit ist eigentlich klar gesagt, daß er, sich für einen Monomorphisten haltend, eigentlich Pleomorphist ist, denn etwas anderes haben ja die meisten Pleomorphisten nicht darunter verstanden (abgesehen natürlich von NAEGELI, BILLROTH und ähnlichen extremen Vertretern), und eine solche Auffassung ist ja eben von den Monomorphisten bekämpft worden. Irgendeine cyclogenetische Vorstellung ist somit ausgeschaltet.

Große Verdienste hat MIGULA bei der Klärung des Begriffes Gonidie. Er stellt fest, daß die Gonidien eine ausgesprochen größere Widerstandsfähigkeit gegen höhere Temperaturen und gegen Austrocknung im Vergleich zu den vegetativen Zuständen aufweisen. Eine morphologische Fixierung dieses Begriffes war ihm mit Hinblick auf die mangelnde vergleichend morphologische Grundlage naturgemäß nicht möglich. Ebenso wenig erkennt MIGULA die allgemeine Bedeutung der Gonidie für die Bakterien, sondern nur für die höchsten Formen (Chlamydobakterien). Auch vertritt MIGULA schon die Ansicht, daß sich bei den Bakterien eine Differenzierung zu Tier und Pflanze noch nicht vollzogen hat.

Die Involutionserscheinungen hält GÜNTHER (1898) für Absterbeerscheinungen; nach ihm blähen sich die Zellen auf, das Plasma wird von Vacuolen durchsetzt, und es bilden sich Mißbildungen und Schnörkelformen.

MEYER (1899) überträgt den BREFELDschen Begriff Oidium (1899), der dauerformartige Gebilde umfaßte und für kurze Teilstücke von Pilzfäden (auch Brandsporen genannt) angewendet wurde, in ganz anderem Sinne auf die Bakterien; er bezeichnet so mit Oidien alle Dimychite, Didimychite, kurze Ascite, kurze Synascite, Sporite etc., kurz alles, was eine entfernt eiähnliche kürzere oder längere Gestalt hat; dieser Begriff hat in dieser Form weder morphologische, noch biologische Bedeutung. Einen sehr guten Gedanken, der leicht zu einem morphologischem Begriff sich hätte entwickeln können, verfolgt MEYER dadurch, daß er die kleinsten Zellen der Bakteriaceen, die er als meist doppelt so lang wie die Sporen bezeichnet, als Maßeinheit der Zellängen benutzt; doppelt so lange Zellen nennt er so zweilang, dreifach so lange dreilang u. s. w. Es ist dies die erste Andeutung für die in dieser Abhandlung formulierten morphologischen Begriffe Dimychit, Didimychit etc., sind aber nur gestaltlich gefaßt. In diesem Sinne erklärt MEYER auch die vielkernigen Zellen. Fäden mit Sporen oder Sporenanlagen werden Sporangien genannt, ebenfalls ein für etwas morphologisch ganz anderes in der Mycologie gebrauchter Begriff.

MACCHIATI (1899) beschreibt zwei „*Streptococcus*"-Arten, die in Coccen- und in Stäbchenform wachsen, je nach dem Nährboden; er glaubt infolgedessen den Habitus der Kolonie als sicheres Erkennungsmerkmal der Spezies ansehen zu müssen. Wenn die Beobachtung richtig ist, kann es sich natürlich nicht um die Gattung *Streptococcus* handeln.

Eine außerordentlich bedeutungsvolle Arbeit ist die von MATZUSCHITA (1900), obgleich von ihm an die Resultate keinerlei Betrachtungen anknüpfen. Nur faßt er alle auftretenden abweichenden Formen als Umbildungen und Degenerationsformen auf. Er benutzt Agarnährboden mit Zusatz von 5—10 % Kochsalz zur Kultur von zahlreichen Bakterienarten. Die Resultate sind überraschend. Es entstehen so starke Abweichungen in der Form. So nimmt *Micrococcus rubefaciens* (= *tardus* Mig.) und *N. flavus liquefaciens* Stäbchenform an; *Bact. brunneum* ohne Na Cl kurze oder längere Stäbchen, mit Na Cl Kugeln; *Bac. lactis innocuus* ohne Na Cl feine kurze Stäbchen mit Na Cl Kugeln und Stäbchen. Zur Bildung auffallender Spindel- oder Spirillenformen neben Kugelbildung neigen: *Bac. aerophilus, liquefaciens, megatherium-simulans, implexus, proteus Zopfii.* *Bac. typhi* bildet lange Fäden, *Bac. prodigiosus* sehr mannigfaltige Formen. Der Diphtherieererger bildet starke Keulen. Große Kugeln neben anderen Formen bildet *Bac. pestis, Bac. acidi lactici* (Hüppe), *Vibrio cholerae* und *Bac. pyocyaneus.* Von HANKIN und LEUMANN waren diese großen Kugelformen bei *Bac. pestis* schon früher beobachtet worden (C. B. I, 12, pag. 438).

Außerordentliche lange Fäden, teilweise sogar mit Verzweigung, beobachtet SKSCHIVAN (1900) in alten Kulturen von *Bac. pestis*; er wendet für dieselben den Namen bakterielles Mycel an und, da sie in kurzer Zeit in normale Formen sich umwandeln können, wendet er sich gegen eine Auffassung als Degenerationserscheinungen. Ähnliche Formen des gleichen Organismus bezeichnet dementgegen GALLI-VALERIO (1900) als Involutionsformen. Gegen die frühere Erklärung der Involutionsformen als degenerative Erscheinungen wendet sich GAMALEJA (1900) und vertritt die Ansicht, daß es sich hierbei um einen an die chemische Zusammensetzung des Nährsubstrates gebundenen Heteromorphismus handele; er weist dabei schon auf die Möglichkeit hin, daß die so erhaltenen Formen entwicklungsgeschichtliche, systematische und phylogenetische Bedeutung haben könnten.

Auf die Bedeutung der Involutionsformen (teratologische Formen) für diagnostische Zwecke weist MAASSEN (1904) hin.

Nach der Ansicht von A. MEYER (C. B. I, 31, 1902) „müssen wir Bakterienspezies, von denen wir keine Sporenbildung kennen, wie z. B. die Diphtheriebakterien, gegenüber denen, deren vollständiger Entwicklungsgang bekannt ist, wie z. B. *Bac. subtilis*, als unvollständige Spezies auffassen, von denen sich die Jugendformen fortgesetzt vermehren, ohne ihren vollständigen Entwicklungsgang durchzumachen.“ Die Cyclogenie lehrt uns aber, daß die typischen Diphtheriebacillen keineswegs Jugendformen sind, und daß das Sporit nur eine Erscheinungsform des Phytitstadiums ist und nur einer ganz beschränkten Gruppe von Organismen zukommt.

Der von GÜNTHER (1895) eingeführte Begriff „sekundäre Kolonie“ wird durch PREISZ (1904) unnötigerweise in zwei Begriffe gespalten:

1. sekundäre Kolonie: meist schon nach einigen Tagen entstehende Knötchen, meist halbkugelig erhaben, erwecken den Eindruck, „als hätten sich am ursprünglichen Kulturrasen Kolonien irgendwelcher fremden Keime entwickelt“.
2. tertiäre Kolonie: weitere skulpturelle Differenzen, meist mit erhabenem Zentrum, ringförmiger Vertiefung darum, außen ein dichterer Wall; zuweilen auch nach Wochen oder Monaten Warzen oder Knötchen.

Verfasser ist der Meinung, daß sekundäre Kolonien sich aus Sporen bilden. Die abnorm gebildeten Formen in 2—3 tägigen Kolonien hält er für entartete Bakterien, die dem Untergange geweiht sind. Bei Milzbrandkolonien beobachtet er, daß eine Anzahl von Zellen es nicht bis zur Spornlation bringt, sondern degenerieren und zerfallen. Er äußert sich (pag. 659) hierüber: „Woran es aber liegt, daß von zwei nebeneinander unter scheinbar ähnlichen Verhältnissen sich befindlichen Zellen die eine Sporen bildet, die andere aber nicht, das ist und bleibt auch wohl ein Rätsel, das wir in den Begriff der Individualität hüllen“ (es handelt sich hier also um Gonidienbildung der asporogenen Form des Milzbranderregers). Er hält derartige Kolonien, die keine Sporen bilden, dem Untergang geweiht (pag. 660).

Mit Unrecht wenden sich ABOTT und GILDERSLEEVE (1904) gegen eine Verwertbarkeit der Gabelbildung beim Diphtherieerreger für systematische Zwecke, die ja sogar für eine Absonderung dieser und anderer Formen von den Bakterien zu den Hyphomyceten verwendet worden ist (z. B. LEHMANN und NEUMANN 1904); allerdings wird diese Erscheinung fälschlicherweise als Involution oder Degeneration erklärt.

Auf lange mycelartige, beim Cholera- und Typhuserreger auftretende Fäden, die „Myceloide" genannt werden, weist ALMQUIST (1904) hin, von denen er glaubt, daß sie bisher unbeachtet waren (bereits von FINKLER und PRIOR 1885 nachgewiesen). In verunreinigter Erde mit etwas Bouillon oder auch in gedüngter Erde ohne Bouillon beobachtet Verfasser Kugelbildungen, die er mit den Conidien der Pilze vergleicht und sie nicht für Ruhesporen hält. „Sichtbar leere Kugeln" etc., die er beim Choleraerreger beobachtet, faßt er als Degenerationserscheinung auf.

Ähnliche lange Fäden züchteten bei dem *Bact. coli*, dem Erreger des Typhus und der Cholera, WALKER und MURRAY (1904) auf Agarnährböden, die mit Methylenviolett, Methylenblau oder Fuchsin versetzt waren. Die dünneren Exemplare (also Ascite) von *Spirochaeta* (*S. Balbiani*) faßt PERRIN (1906) als männliche Gameten, die dickeren (also Synascite) als weibliche Gameten auf. Da er diese Form zu den Protozoen (als Trypanosoma) stellt, überträgt er fälschlich den Begriff Cysten auf Gebilde der *Spirochaeta* (in Wirklichkeit handelt es sich um Arthrothecite).

Bei der *Spirochaeta gallinarum* Marchoux et Salimbeni 1903 deutet VON PROWAZEK (1906) beobachtete Gabeln als Längsteilung (dies ist als Gabelung resp. Verzweigung aufzufassen). Die kugeligen Gebilde, die PERRIN als Cysten auffaßt, nennt Verf. Protoplasmaknöpfe.

Die von PERRIN angenommene Aneinanderlagerung von Individuen von *Spirochaeta* deuten MÜHLENS und HARTMANN (1906) bei *Spirochaeta dentium* nach dem Vorbild von PROWAZEK mit Hilfe der Längsteilung; er steht gleichfalls auf dem irrtümlichem Standpunkt, daß die Spirochaeten Protozoen und keineswegs Bakterien sind.

Auch HEIM (1906) faßt die runden Kügelchen (also Gonidien) beim Choleraerreger etc. als Entartungs- oder Untergangsformen auf; eine Beziehung zu Arthrosporen oder Dauerformen lehnt er ab.

An der Hand von *Bac. esterificans* Massen 1899 (aus Butter gezüchtet) und *Bactrinium trifolii* Huss 1907 entwickelt HUSS (1907) morphologische Vergleiche. Außer Sporitbildung (Fig. 17) scheint bei ersterer Form neben Gonidienbildung (Fig. 13) auch Arthrocystitbildung (Fig. 14) aufzutreten; an den Figuren sind bei dieser Art mehrere Cyclostadien sowie ein ziemlich starker Pleomorphismus zu erkennen.

Die ersten, welche den Begriff der Mutation im Sinne DE VRIES' (1901) in die Bakteriologie einführten, waren MASSINI (1907) und auf Grund dieser

Arbeit MASSINIS später NEISSER (1906*)); es handelt sich dabei um die Fähigkeit des *Bact. coli mutabile* in den Primärkolonien (weißlich) kein Fuchsin, in den Sekundärkolonien (rot) Fuchsin aus Endoagar ausscheiden zu können; bei Weiterzuchten geben die Sekundärkolonien immer rote Kolonien, die ersteren immer weiße und rote.

Die Annahme, daß die sogenannten „Involutionsformen" Absterbeformen sein sollen, bestreitet RŮŽIČKA (1907) und nennt sie hypertrophische Formen, und die Erscheinung, da er sie mit einer übermäßigen Ausfüllung mit Chromatinsubstanz in Verbindung bringt, Hyperchromasie.

Bei den Purpurbakterien vertritt MOLISCH (1907) die gleichen systematischen Anschauungen wie WINOGRADSKY für die Schwefelbakterien; auch für sie sind eingehende Nachprüfungen auf Grund der Cyclogenie erforderlich.

Sehr nahe der Erkenntnis der Cyclode kam FUHRMANN (1907) an der Hand von *Pseudomonas cerevisiae* Fuhrm. 1906 und *Ps. myxogenes* Fuhrm., die vielleicht zur Gattung *Eucystia* zu stellen sind. Er spricht dabei von Entwicklungszyklen. Die Abbildungen lassen erkennen, daß die „gegen Trockenheit etc. resistenten Körnchen" Fuhrmanns (Fig. 5) als Gonidien, die in Fig. 1 abgebildeten „Stäbchen" als das Phytitstadium, die „verlängerten und teilweise zu Fäden umgewandelten Stäbchen in Fig. 2" als Ascite zu deuten sind. Die „Körnchen und Kugeln" in Fig. 3 und 4 sind Trophosome, die „Fäden" in Fig. 3 Mycascite. Die „keulenförmig aufgetriebenen Stäbe" in Fig. 6 und 9 und die Endkolben von Fig. 7 und 10 sind Cystite. Die Bezeichnungen haben alle nur deskriptive Bedeutung und weisen keinerlei morphologische Fixierung auf.

Die MUCHschen *Granula* (1907—08) sind zum Teil Trophosome und Trophosomellen, zum Teil Gonidien und Cystite; die Untersuchungen MUCHS beziehen sich auf den Tuberkuloseerreger, der im Sputum ja meist nur als gleichförmiges langes Stäbchen auftritt, und bei dem die „Körnchen"bildung nicht so häufig beobachtet wird, ohne besondere Färbungen anzuwenden. In gleicher Richtung bewegen sich die Arbeiten von WEISZ (Wiener klin. Wochenschr. 1899 Nr. 47), WIRTHS (Brauers Beitr. Bd. 11, Heft 1 und Münch. med. Wochenschr. 1908, V. 55, pag. 1687—1690), WEGELIN (Korresp.-Bl. f. Schweizer Ärzte Nr. 29, 1910), ADAM, J. (Inaug.-Diss. Leipzig 1910) und besonders die mit sehr schönen Abbildungen versehene Arbeit von KNOLL (1912) auf Grund von sehr instruktiven Färbungen des Tuberkuloseerregers mittels Fuchsin-Methylenviolett-Resorcin.

Die gleichen morphologischen Verhältnisse wie bei *Bac. Bütschlii* Schaud. sind bei dem von DOBELL (1908) in dem Dickdarm von *Bufo vulgaris*

*) Diese Arbeit erschien nur früher.

aufgefundenen *Bac. flexilis* Dob. (beide gehören zur Gattung *Schaudinnum* Enderl.).

Gleich Prowazek, Mühlens und Hartmann faßt auch Fantham (1908) die Gabelungserscheinungen bei Spirochaeta als Längsteilung auf.

Auch Krystalowicz und Siedecki (1909) stellen die Spirochaeten zu den Protozoen, und zwar zu den Mastigophoren, und begründen auf diese eine besondere Gruppe, die sie *Spiroflagellata* nennen.

Starke blasige Auftreibungen bei Streptococcen beobachtet Taddei (1909), deutet sie als atavistische Merkmale, als letzte Kraftanstrengung des Organismus für seine Erhaltung und bringt sie in phyletische Beziehungen zu ähnlichen Erscheinungen bei den Nostocaceen (Algen); er wendet sich gegen die Auffassung Vincents (1902), daß ähnliche Veränderungen bei Streptococcen in Beziehung zur Reaktion des Kulturmittels ständen.

Mencl (1910) beobachtet bei *Sarcina lutea* eine schnelle „Kernteilung", der das Protoplasma nicht folgen kann; er faßt dies als Syncytienbildung auf.

Die Eisen- und Manganhaltigkeit der Eisenbakterien behandelt Molisch (1910).

Auf biologische und morphologische Veränderungen des Choleraerregers im menschlichen Körper weist Zlatogoroff (1911) hin.

In einer vielseitigen und ausgezeichneten Zusammenfassung vertritt Meyer (1912) zum ersten Male die Auffassung, daß die Schwefel- und Purpurbakterien nach morphologischen Grundsätzen in das System eingeordnet werden müssen. Die früheren Auffassungen über Oidien, Sporen etc. sind die gleichen geblieben.

Im Gegensatz zu Koch und mit Pettenkofer vertritt Emmerich und Jusbaschian (1912) die Auffassung der relativen Unschädlichkeit und schwachen Giftwirkung der Dejektions-Cholerabacillen; es wird dies damit begründet, daß bei nitratreicher Nahrung der Choleraerreger große Mengen von salpetriger Säure bildet, und so derselbe in seinem Vermehrungs- und Nitritbildungsvermögen stark geschädigt wird; erst wenn derselbe einige Tage auf verunreinigtem Erdboden gewachsen sei, soll eine erneute Kräftigung eingetreten sein.

Horowitz (1911) weist darauf hin, daß bei Symbiose des Choleraerregers mit einer gelben *Sarcina* die Vitalität, Virulenz und Agglutinierbarkeit des ersteren gesteigert würde.

Auf eine große Variabilität und Labilität des morphologischen Charakters des Choleraerregers bei Bacillenträgern machen Lumbroso und Gerini (1911) aufmerksam.

So interessant und für andere Zwecke brauchbar die Anordnung von Jensen (1909) zur Gründung eines „natürlichen Bakteriensystems" sein mag, von einem natürlichen Bakteriensystem ist nichts weiter entfernt als dieser Versuch. Ein natürliches System kann bei allen Organismen nur auf vergleichend morphologischer Grundlage beruhen und nicht auf durchaus physiologischer, wie dies hier der Fall ist. Beurteilt man dieses System vom Standpunkte der Cyclogenie (besonders sind die früher als Mutation aufgefaßten Erscheinungen der Formanten hierbei heranzuziehen), so kann es nicht ausbleiben, daß die gleiche Art, je nach den dem jeweiligen Stadium zugehörigen physiologischen Erscheinungen, bald der einen, bald der anderen Gattung und sogar Familie angehört. Die systematischen Resultate sind dementsprechend auch sonst den tatsächlichen Verhältnissen nicht entsprechend; so werden z. B. die zu den primitivsten Formen gehörigen Gattungen *Micrococcus* und *Sarcina* als die am weitesten abgeleiteten Formen aufgefaßt.

Die Frage der Bildung von Einzelkörnern (also Gonidien) des Tuberkuloseerregers behandelt KNOLL (1912); die Tatsache, daß in der Lymphdrüse die Tuberkelerreger solche Körner bilden oder in solche Körner zerfallen, benutzt er zu dem Schluß, daß somit die Lymphdrüse biologisch ein wertvoller Faktor im Kampfe des Organismus gegen die Tuberkulose sei.

Auf die NYBERGsche Arbeit (1912) wurde schon pag. 17 näher eingegangen.

Von der Konstanz der Erscheinung des Diphtheriestäbchens, besonders von der Anwesenheit der sogen. Polkörperchen (also Ascit mit Telotrophosom oder Telocystit) ist überzeugt WALTER (1912); diese Arbeit enthält jedoch wichtiges Material über Speziesdifferenzierung (*Bac. monopolaris*, *bipolaris* und *multipolaris*). Einen ähnlichen Standpunkt nimmt SCHÜRMANN (1915) ein, obgleich hier die Möglichkeit verschiedener Wuchsformen anerkannt wird, besonders auch betreffs der Polkörperchen (also Telotrophosom oder Telocystit resp. Arthrothecit).

Die isolierten metachromatischen Körperchen (hier also Gonidien) werden von BABES (1914) für die am längsten lebensfähigen Anteile des Tuberkelbacillus gehalten (dies schon von COHN 1870 festgestellt), und er glaubt diese Auffassung auch auf alle anderen Körperchen der übrigen Bakterien ausdehnen zu müssen (also auf Trophosomen).

Für eine der konstantesten Eigenschaften der Bakterien hält BURCKHARDT (1914) die Begeißelung.

Gegen die Auffassung der Variabilität der Kolonieformen der Bakterien als Mutationserscheinungen wendet sich BAIL (1915) an der Hand von Kulturen des Choleraerregers. Er faßt sie lediglich als zum Charakter der Art gehörige Entfaltungen der Veränderlichkeitsbreite auf. Besonders nach Behandlung von Material des Choleraerregers durch 8 Tage bei 42 ^{0} in Kochsalzlösung erzielte er eine größere Variationsbreite (cf. Halomorphosen VI β B 3).

SCHMITZ (1916) wendet sich gegen den Begriff Mutation in der Bakteriologie, für den bis jetzt noch nicht die erforderlichen Vorbedingungen erfüllt seien. Die Variationen, die in einigermaßen festgelegten Zeiten wieder zurückschlagen, nennt er „zirkuläre Variationen", diejenigen, bei denen nach geraumer Zeit kein Rückschlag erfolgt, „irreversible Variationen".

In einigen vorläufigen Mitteilungen (1916/17) legte ich sämtliche vergleichend morphologischen und biologischen Begriffe, die in vorliegender Abhandlung ausführlich behandelt sind, fest.

Prell (1917) erkennt bei *Bacterium coli* das Vorhandensein von zwei verschiedenen Wachstumsformen; die eine in Coccenform nennt er die coccocytische Phase, die andere in Stäbchenform die rhabdocytische Phase. Ferner macht er einen Unterschied zwischen pleomorphischen Erscheinungen durch innere Bedingungen, welche geringen Einfluß auf die Gestalt des Organismus haben (Fluktuationen genannt), und solchen durch äußere Bedingungen, welche oft einen starken Einfluß auf die Gestaltung des Organismus haben (als Modifikationen bezeichnet). Fest induzierte Modifikationen, deren Rückgängigmachung im Experiment nicht gelingt, bezeichnet er als Transformationen. Abgesehen davon, daß die PRELLsche Publikation nach den vorläufigen Mitteilungen von mir erschien, decken sich die angewandten Begriffe in keinem Fall mit den von mir aufgestellten. Zunächst sind sie vergleichend morphologisch nicht fixiert und biologisch zu weit und zu wenig begrenzt. So sind vor allem die äußeren Bedingungen eben nur „äußere bedingende Ursachen", welche dem Organismus Gelegenheit geben, sich in ein anderes „Cyclostadium" oder eine andere „Formante" umzuwandeln. Sowohl die Fluktuationen als auch die Modifikationen in PRELLschem Sinne enthalten somit sowohl „Cyclostadien" als auch „Formanten". Der PRELLsche Begriff Transformation entspräche somit nach meiner Auffassung:

$$\left.\begin{matrix}\text{Cyclostadien}\\ \text{Formanten}\end{matrix}\right\} + \text{Mochlose.}$$

Die verschiedene Größe der Zellen der coccocytischen und rhabdocytischen Phase bringt PRELL im Vergleich zu der verschiedenen Größe der haploiden und diploiden Kerne bei Echinodermenlarven aus unbefruchteten bzw. befruchteten Eiern. Auf diese Annahme einer verschiedenen Kern- bzw. Zellengröße bei coccocytischer und rhabdocytischer Phase ist die theoretische Annahme eines Generationswechsels (Cyclomorphose) in einem fortdauernden Wechsel dieser beiden Phasen begründet. Wenn daher diese beiden Phasen auch weder morphologisch noch biologisch fixiert sind und daher die coccocytische Phase weder einerseits als Mychit noch andererseits als Basit, die rhabdocytische Phase weder als Dimychit, Didimychit, Syndimychit noch als Phytit, Ascit etc. erkannt werden kann, so ist doch das eine mit Sicherheit so auszusprechen, daß PRELL von der Cyclogenie resp. der Cyclode der Wechsel von zwei Cyclostadien, und zwar von Basit und Phytit, oder wahrscheinlich von Anabasit und Prophytit zum Bewußtsein gelangt ist.

In dieser Hinsicht nimmt die PRELLsche Arbeit neben FUHRMANN (1907 cf. pag. 61 b) und NYBERG (1912 pag. 34) eine Sonderstellung ein.

Nachtrag: Neuerdings hat LÖHNIS im Wechsel zwischen einem organisierten und amorphen Zustand, den er symblastic stage nennt, ebenfalls einen Lebenscyclus erkannt (vergl. Symplast Kapitel V B. 4).

In der eben erschienenen Publikation (1923) erkennen auch LÖHNIS und SMITH die differente Bedeutung zwischen Zellform und Wuchsform an; da aber aus Mangel einer Analyse der Cytologie die vergleichend morphologische Bedeutung nicht scharf erkannt wird, ist eine scharfe Formulierung der cytologischen und biologischen Einheiten nicht möglich. Die einzelnen Gruppen der Zellformen (forms) und Wuchsformen (growths) enthalten so cytologische und biologisch ganz heterogene Gebilde. Die „large non-sporulating cells" enthalten: syntakte Didimychite, Symmychite etc., die „coccoid forms": Mychite, Cystite, Gonidien, Dimychite etc.; der „dwarfed cell type": Mychite, Mychitdesmen, Dimychite, der „fungoid cell type" Dimychite, Didimychite, katatakte Syndimychite, die „small non-sporulating rods": ebenfalls diese Wuchsformen, die „small sporulating rods": Sporascite, Ascite (katatakte Syndimychite), Gonascite etc., die „large sporulating cells": Gonascite und Sporascite. Die „Endosporen" sind größtenteils Trophosomen, die „Microcysten" heterogene Gebilde. Aber aus allen Durchführungen ist klar die cyclodische Erkenntnis zu ersehen, und es ist dies eine überaus wichtige Publikation, die geeignet ist, jeden Zweifel an dem Bestehen der Cyclogenie zu beseitigen, zumal das untersuchte Objekt, der *Bacillus azotobacter*, ein außerordentlich günstiges Objekt darstellt, das in keiner Weise den günstigsten Beispielen für cyclogenetische Untersuchungen, wie z. B. dem *Syncrotis buccalis* (Robin), *Beggiatoa roseopersicina* (Lank.), *Zygostasis maximus* (Möll.) etc., nachsteht.

Auf die umfangreiche Literatur über jene morphologischen und besonders physiologischen Erscheinungen, die bisher als Mutationserscheinungen gedeutet wurden, will ich nicht näher eingehen und verweise auf die prachtvolle Zusammenstellung derselben von EISENBERG (1914). Alle diese wertvollen Resultate können zum größten Teil direkt in die cyclogenetische Auffassung übernommen werden. Die hauptsächlichsten Namen, die hierbei in Betracht kommen, sind: Altmann und Routh (1910), Baerthlein (1911 bis 1913), Bail (1915), Barber (1907—09), Beijerinck (1897—1912), Benecke (1912), Bernhardt (1912—13), Bredemann (1908—09), Burri (1909—10), Eisenberg (1902—14), Engeland (1913), Firtsch (1888), Gottschlich (1912),

Jacobson (1910), Klein (1912), Lehmann und Neumann (1912), Lingelsheim (1913), Mandelbaum (1912), Markow (1912), Marks (1910), Massini (1907), Metschnikoff (1894 etc.), Müller (1912), Neißer (1906), Neumann (1897), Nyberg (1912), Ornstein (1913), Penfold (1910—14), Pringsheim (1910—14), Revis (1910—12), Römer (1914), Rosenow (1914), Sachs-Müke (1913), Salzmann (1914), Seiffert (1911—12), Schierbeck (1900), Thaysen (1912), Toeniessen (1913—15), Trautmann und Gaehtgens (1913), Zupnik (1912) und viele andere.

C. Historisches zur vergleichenden Morphologie und Biologie.

Die außerordentlich ungewöhnlichen Erscheinungen der Bakteriencyclogenie verschlossen naturgemäß primitiven naturwissenschaftlichen Untersuchungsmethoden eine Erkenntnis. Eine ganz natürliche Folge hiervon war die frühe Spaltung der Forschungsrichtungen in zwei Lager, den Monomorphismus und den Pleomorphismus. Der erstere ist, als der primäre, das Resultat einfachster Beobachtung. Das Erstaunliche dabei ist die Tatsache, daß sich über Jahrzehnte hinaus der Kampf zwischen zwei Richtungen erstreckt hat, von denen beide anscheinend diametrale Gesichtspunkte vertraten und die doch beide in allen wesentlichen Punkten der Beobachtungsresultate einen Anspruch auf Berechtigung haben. Als später aber sich das pleomorphistische Beobachtungsmaterial häufte, so daß es auch von den Monomorphisten nicht mehr geleugnet werden konnte, half man sich mit Erklärung durch Annahme von Abnormitäten (Teratologie) und prägte für solche Erscheinungen den Begriff Involutionsformen, der lange Geltung behalten hat und sogar heute noch vielfach gebraucht wird. Aber auch das genügte bald für die immer mehr anschwellende Fülle pleomorphistischer Tatsachen nicht mehr. Anstatt nun aber an die Möglichkeit einer Vereinigung beider Gegensätze zu denken, unternahmen es die Monomorphisten, die Erklärungen auf ein Gebiet abzulenken, das später seit de Vries (1901) als Mutation bezeichnet wird. Der erste, der meines Wissens die Möglichkeit eines solchen Weges in Betracht zieht, ist Winogradsky (1889). Er sagt l. c. pag. 264: „De ce que les théories de M. Naegeli et Zopf sont mal fondées, faut-il conclure à l'impossibilité de faire varier les espèces bactériennes; de produire lentement par des moyens appropriés des variétés constantes? Certainement non; au contraire, l'experience des jardiniers et des agriculteurs, par exemple, avec les plantes de culture, rend cette éventualité très probable." Jetzt nahm man an, das Erscheinen anderer Gestalt oder anderer Eigenschaften sei ein Vorgang der Neubildung. Man glaubte die Natur zu belauschen in Gebieten, in denen sie neue Formen, ja Arten, hervorbringt, die mehr oder weniger konstant ihre erworbenen Eigenschaften vererben (die Mutanten der Mutationslehre). Erst durch Neisser (1906) und Massini (1907) wurde auch der Wortbegriff Mutation in die Bakteriologie übertragen.

Merkwürdigerweise ist diese Beurteilung pleomorphistischer Erscheinungen auf morphologischem, biologischem und physiologischem Gebiet vom mutationstheoretischen Standpunkt aus die allgemein herrschende geworden und ist es noch heute. Damit ist aber der Pleomorphismus völlig unterdrückt und der Monomorphismus zu absoluter Herrschaft gelangt. Der Gedanke, daß verschiedene Erscheinungsformen desselben Organismus etwa alternierend auftreten könnten, liegt dem Monomorphisten eben so weit außerhalb des Kreises aller Möglichkeiten, daß er lieber die Annahme völliger Neuerscheinungen auf morphologischem, biologischem oder physiologischem Gebiete in Betracht zieht.

Die Schwierigkeit in der Beherrschung der Materie liegt in der Cyclogenie selbst begründet. Man war wohl gewohnt, pleomorphistische Momente in der Ontogenie der Pflanzen und Tiere richtig zu beurteilen, man wußte, daß aus einer Kaulquappe ein Frosch sich entwickelt, daß eine Fliege erst das Stadium des Eies, die verschiedenen Larvenstadien, das Puppenstadium allmählich durchlaufen muß, ehe es ein sich selbst wieder fortpflanzungsfähiges Individuum darstellt. Daß sich aber eine derartige Metamorphose, wie es in dieser vorliegenden Bearbeitung entwickelt wird, auf eine ungeheure Anzahl von Generationen und eine unvorstellbare Zahl von Individuen verteilen, ja daß sogar jedes einzelne dieser Stadien unter gewissen Verhältnissen in endlosen Generationen mit gleichbleibenden Eigenschaften sich darstellen könne, das war etwas, wofür jede Vorstellung, jeder Vergleich fehlte.

Aber trotzalledem ist diese einseitige Stellungnahme im höchsten Grade verwunderlich. Vergleicht man nämlich das Tatsachenmaterial, das de Vries und seine Nachfolger für den Erweis der Mutation bei höheren Organismen verwendeten, mit dem für die mutationstheoretische Beurteilung der Vielheit der Erscheinungen bei Bakterienspezies, so drängt sich ohne weiteres die Erkenntnis eines starken Mißverhältnisses auf. Während ersteres ein überaus mühsam erworbenes und nur an einzelnen Formen bisher beobachtetes Material darstellt, hat sich letzteres immer mehr zu einer erdrückenden Menge angesammelt, das nicht nur eine gewisse Gesetzmäßigkeit vermuten, sondern sogar noch dazu dadurch eine ganz fundamentale Abweichung von der Mutationslehre erkennen läßt, daß die „erworbenen Eigenschaften“ wieder verloren gehen, wenn sie auch für viele Generationen sich als vererbbar erwiesen hatten.

Diesen klar erwiesenen Tatsachen glaubt Eisenberg (1914) dadurch

Rechnung tragen zu können, daß er die Meinung vertritt, die Anforderungen auf die Erblichkeit in bezug auf die Mutation dürfen nicht zu hoch gestellt werden: „Erblich muß nicht unbedingt absolut fixiert bedeuten. Auch eine zeitlich beschränkte Konstanz kann als Erblichkeit betrachtet werden."

Die konstante Vererbbarkeit der erworbenen Eigenschaft ist aber eben das Postulat, auf der die Mutationslehre fußt. Somit war derartigen Deutungsversuchen aller Erscheinungen der Cyclogenie der Todeskeim mitgegeben. Daß trotzdem diese Gedankenrichtung immer weiter verfolgt wurde, ist eines jener Rätsel des menschlichen Geistes, die wohl im Beharrungsgesetz begründet sind.

So hat denn auch eine ganze Reihe von erhobenen Einsprüchen gegen die Deutung dieser Erscheinungen mit Hilfe der Mutation keinen Einfluß auf die Entwicklung einer anderen Deutungsrichtung gehabt. Unter diesen Einwendungen nimmt die von Seiffert (1912) eine hervorragende Stellung ein, da er — wohl die theoretische Möglichkeit einer Mutation bei Bakterien mit Recht offen lassend — mit Bestimmtheit bestreitet, daß der exakte Beweis irgendeiner Mutation bei Bakterien erbracht sei, und an der Hand eines sehr beachtenswerten Beispieles nachweist, daß neue Eigenschaften, die ohne alle Beziehungen zu den äußeren Bedingungen stehen, auftreten können. Auf dieses Beispiel komme ich später noch zurück.

Man kann die Hauptfehler der beiden Erklärungsrichtungen, die einer Einigung hinderlich im Wege standen, in folgende 3 Gruppen einteilen:

1. Methodische Fehler.
2. Fehler der Schlüsse.
3. Nomenklatorische Fehler.

Unter diesen Gesichtspunkten betrachtet, entbehren die zahlreichen Kontroversen nicht einer gewissen Komik. Denn alle die Vorwürfe, die die andere Partei treffen sollten, mußten ja auch im Hinblick auf die Cyclogenie auch die eigene treffen. Eine Ausnahme machen dabei natürlich diejenigen Punkte der ersten Gruppe, die sich auf Arbeiten mit unreinen Kulturen oder ähnliche ungenaue Methoden beziehen.

1. Methodische Fehler.

Der wesentlichste methodische Fehler, der den **Pleomorphisten** vorgeworfen wurde, ist der, daß nicht mit Reinkulturen gearbeitet worden sei. Dieser Vorwurf ist in zahlreichen Fällen berechtigt gewesen, wie bei Hallier (1867 etc.), Billroth (1874), Joh. Lüders (1866, 1867), Polotebnow (1872) und anderen, und diese haben so auch leider einer gesunden Entwicklung des Pleomorphismus außerordentlich geschadet.

In vielen Fällen war aber ein derartiger Vorwurf nicht begründet.

Der methodische Hauptfehler der **Monomorphisten** war anfangs im Hinblick auf die Cyclogenie der Mangel einer methodischen Beobachtung der Veränderungen von Reinkulturen im Laufe der Zeit; meist wurde nur mit jungen Kulturen gearbeitet, oft nur mit eintägigen. Ein großer Teil aller älteren Begründungen des Monomorphismus beruht auf diesem Fehler.

Ganz derselbe methodische Fehler beherrscht aber auch heute absolut den ganzen Monomorphismus, da ihm ja eine Differenzierung der beiden Begriffe Kulminante und Cyclostadium nicht möglich ist. Ihm ist eben z. B. „Probasit" und „Kulminante im Probasitstadium" völlig dasselbe; er er nennt beide z. B. *Micrococcus*. Es scheint zunächst, als wenn darin wenigstens eine gewisse Konsequenz der Nomenklatur vorhanden sei; alle Mychite werden Micrococcen genannt, höchstens abgesehen von der Gonidie. In Wirklichkeit gehört aber dieser Fehler in alle 3 Gruppen.

Oben erwähnte Deutung der beiden Begriffe als *Micrococcus* stimmt aber nur für den zweiten Begriff, während der erstere außer *Micrococcus* noch alle übrigen Gattungen der Bakterien umfassen kann; um ein Beispiel herauszugreifen, kann es z. B. ein Diphtherieerreger im Probasitstadium sein.

2. Fehler der Schlüsse.

Daß die **Pleomorphisten** ihren Beobachtungen ein Übermaß von Bedeutung beilegten, war etwas durchaus Begreifliches. Die richtige Beobachtung der Mannigfaltigkeit der Formen in morphologischer, biologischer und physiologischer Beziehung innerhalb einer Art ließ den falschen Schluß aufkommen, daß alle diese Verschiedenheiten bei den Bakterien somit keine Bedeutung haben können. Eine Negation des Gattungs-, ja selbst des Speziesbegriffes war die Folge. Als Beispiel eines ganz extremen Vertreters dieser Gruppe führe ich NÄGELI (1877) an; nach ihm „nimmt die gleiche Spezies im Laufe der Generationen abwechselnd verschiedene morphologisch und physiologisch ungleiche Formen an, welche im Laufe von Jahren und Jahrzehnten bald die Säuerung der Milch, bald die Buttersäurebildung im Sauerkraut, bald das Langwerden des Weines, bald die Fäulnisse der Eiweißstoffe, bald die Zersetzung des Harnstoffes, bald die Rotfärbung stärkemehlhaltiger Nahrungsmittel bewirken und bald Diphtherie, bald Typhus, bald rekurrierendes Fieber, bald Cholera, bald Wechselfieber erzeugen". Daß eine derartig über das Ziel hinausschießende Beurteilung der Sachlage den gesamten Pleomorphismus völlig in Mißkredit brachte, ist wahrlich kein Wunder.

Der Praktiker, wie der Arzt, der Gärungstechniker u. a., brauchte ja gerade eine Differenzierung der Begriffe, er konnte mit einer Anschauung, welche ihre Weiterentwicklung hemmte, nichts anfangen.

Als Beispiel eines noch viel weitergehenden falschen Schlusses auf Grund anscheinend richtiger Beobachtungen will ich aus neuester Zeit noch die Arbeit von DUNBAR: Zur Frage der Stellung der Bakterien, Hefen und Schimmelpilze im System, 1907, erwähnen, obgleich sie ganz abseits von der

Frage des eigentlichen Pleomorphismus steht. DUNBAR beobachtete, daß sowohl Bakterien, Hefen und Schimmelpilze aus Algenzellen herauswuchsen, und schloß daraus, daß diese alle drei nur Erscheinungsformen der Algenzelle seien, also keine selbständigen Organismen, sondern in den Entwicklungskreis der Algen gehörig. Es wäre wohl ungerecht, aus der Ablehnung eines solchen Schlusses, die naturgemäß von verschiedenen Seiten erfolgt ist, auch eine Ablehnung der anscheinend mit großer Liebe und Sorgfalt durchgeführten Beobachtungen DUNBARS abzuleiten; denken wir bei einem Versuch der Beurteilung der Befunde an Parasitismus oder gar noch an Symbiose, so kann dieses Beobachtungsmaterial noch hervorragende Bedeutung erlangen, ich erinnere nur an die Symbiose zwischen Algen und Pilzen bei den Flechten; vielleicht handelt es sich um primitive Vorläufer einer solchen Symbiose, bei der der symbiotische Verband der beiden heterogenen Organismen noch locker ist, so daß eine selbsttätige Trennung beider noch möglich ist.

Die Existenzmöglichkeit des gesamten **Monomorphismus** ist im Gegensatz zum Pleomorphismus völlig auf falsche Schlüsse fundiert. Den Gedankengang der älteren Schule kann man kurz in die Worte fassen: Die außerordentlich zahlreichen Generationen einer jungen, z. B. eintägigen, Reinkultur haben keine Veränderungen ergeben, folglich gibt es keine Veränderungen. Als der Monomorphist dann wirklich auf unleugbar sich ergebende Verschiedenheiten stieß, dachte er lieber an unreine Kultur oder er half sich später mit der Teratologie (Deutung als teratologische Erscheinungen, Abnormitäten oder Involutionsformen, denen meist eine Lebensfähigkeit abgesprochen wurde). Als überaus charakteristisches Beispiel greife ich aus der Fülle des hierher gehörigen Literatur die Auffassung von WINOGRADSKY (1888) heraus, der zahlreiche Cyclostadien von *Beggiatoa roseopersicina* (Lank. 1873) als ebenso viele Gattungen und Arten auffaßte, weil er an Stücken solcher Cyclostadien die isomorphe Arthrogonie auf dem Objektträger lebend beobachtete und aus dem Übereinstimmen der Teilungsprodukte mit der Ausgangsform den falschen Schluß unternahm: „Die Teilungsprodukte sind fortdauernd gleich, und eine Änderung zu anderen der vorhandenen Formen ist ausgeschlossen, und stimmt nicht mit der beobachteten Erscheinung überein (cf. auch pag. 23—24 und Kap. VII).

Daß die Anwendung der Mutationslehre auf die Bakterien einer neuen Richtung des Monomorphismus zuzuschreiben ist, habe ich schon erörtert. Anscheinend die ganze Fülle der hierher gehörigen Beobachtungen gehört in die Gruppe der falschen Schlüsse. Damit ist keineswegs der positive Wert objektiver Befunde verringert, neue klare Gesichtspunkte können ihn nur erhöhen.

Mit welcher Vorsicht übrigens KOCH, der doch in der Praxis völlig auf monomorphistischem Boden stand, die Schwierigkeiten zu umgehen wußte, erweist seine Auffassung (Mitt. K. Ges.-Amt I 1881 pag. 31): „daß alle diejenigen Bakterien, welche auf demselben Nährboden und unter übrigens gleichen Verhältnissen durch mehrere Umzüchtungen ihre Eigenschaften, durch welche sie sich voneinander scheiden, unverändert beibehalten, auch als verschieden anzusehen sind, mag man sie nun als Arten, Varietäten, Formen oder wie man sonst will, bezeichnen." Vom cyclogenetischen Standpunkt aus muß naturgemäß auf „Varietäten und Formen" ein besonderer Schwerpunkt gelegt werden.

3. Nomenklatorische Fehler.

Derjenige Fehler der **Monomorphisten**, der in diese Gruppe mit gehört, ist in der ersten Gruppe schon aufgeführt.

Ganz der gleiche, hier aber rein nomenklatorische Fehler, nur im entgegengesetzten Sinne, hat in unabmeßbarer Schwere lähmend auf die Entwicklung des **Pleomorphismus** gewirkt. Es handelt sich um die Tatsache, daß die systematischen Gattungsbegriffe, vor allem ihre Namen, zur Bezeichnung biomorphologischer Begriffe angewendet wurden. So wurde der Name *Micrococcus*, der doch die Gattung M. bezeichnen soll, für das Probasitstadium angewendet, also für ein Entwicklungsstadium eines Organismus mit höher liegender Kulminante. Der erste, der in diesen Fehler verfiel, die damals erst wenige Jahre vorher von COHN begründeten Gattungsbegriffe auf Entwicklungsstadien phylogenetisch höher stehender Bakterien anzuwenden, war CIENKOWSKI (1877). Er beobachtete bei einer Bakterienspezies Wuchsformen, die mit denen der Gattungen *Micrococcus*, *Bacillus* und *Leptothrix* übereinstimmten, und benannte diese Wuchsformen mit den genannten Gattungsnamen. Dies erweckt den Anschein, als ob C. diese 3 Genera als Wuchsformen einer einzigen ansieht, wie es VAN TIGHEM (1878) tatsächlich auch auffaßte, was C. eine scharfe Kontroverse von dieser Seite eintrug und seine Auffassung als „pas conforme à la vérité" abgetan wurde. Eine solche Auffassung hatte aber CIENKOWSKI gar nicht im Sinne gelegen, er wollte nur das sagen, was in der Nomenklatur der Cyclogenie heißen würde: der beobachtete Organismus wächst sowohl als Basit als auch als Phytit und Ascit.

An der Hand dieses Beispiels erkennt man schon klar, daß nun eine ganze Reihe von Forschungsergebnissen als ernst zu nehmende Faktoren wieder ihre Bedeutung erlangen, die schon seit Jahrzehnten als völlig erledigt angesehen wurden, ja die sogar von den Zeitgenossen spöttelnd ad acta gelegt wurden. Ich erwähne hier noch Namen wie ZOPF (1883), WASSERZUG (1888), METSCHNIKOFF (1889), die mit unter die ersten Namen im Gebiete der Vorwärtsentwicklung einer entwicklungsgeschichtlichen Bakteriologie gehören. Auch eine erneute Nachprüfung der BILLROTHschen (1874) Untersuchungen der *Coccobacteria septica* Billr. 1874 wird wohl doch noch manchen wichtigen

Befund an der vielgeschmähten Arbeit zutage fördern, wenn auch Methodik und Schlußfolgerungen nicht einwandfrei sind.

D. Historisches zur Frage der Sexualität.

Alle bisher erörterten Betrachtungen über die Möglichkeit einer sexuellen Fortpflanzung der Bakterien wurden mit der größten Reserve ausgesprochen; sie sind aber auch aus dem Grunde hinfällig, weil sie sich alle auf das höchste Cyclostadium, auf das Ascit, beziehen. Wie an dieser Stelle von mir festgestellt wird, kommt für einen sexuellen Vorgang gerade das niedrigste Cyclostadium in Betracht.

Trotzdem soll über alle derartige Notizen, die sich in der Literatur finden, hier berichtet werden unter Anwendung der neu vorgeschlagenen morphologischen Nomenklatur. Alle diesbezüglichen Zitate werden angeführt.

Der erste, der gewisse Vorgänge bei Bakterien als ,,primitive Art der Selbstbefruchtung" auffaßt, ist SCHAUDINN (1902). Bei dem *Bac. Bütschlii* [= *Schaudinnum Bütschlii* (Schaud. 1902)] beobachtete Verf., daß im hochentwickelten Synascit vor der ,,Sporenbildung" (also Endothecitbildung) eine mediane Teilungserscheinung eintritt, dann aber bald wieder verschwindet, und faßt dies als ,,primitivste Art der Kopulation" auf (pag. 338). Er lehnt sich dabei an eine Beobachtung HERTWIGS bei einer Protozoe (*Actionosphaerium*) an, wo die direkten Abkömmlinge einer Zelle miteinander kopulieren. Da es sich bei der Protozoe um eine Caryomone, bei der Bakterie um die Vielheit einer primitiven Caryomone handelt, war ein solcher Vergleich nicht zweckmäßig. Ähnliche Erscheinungen kommen bei Bakterien, besonders bei den Familien Sclerothrichidae und Fusiformidae, häufig vor, es wird an anderer Stelle noch eingehender auf diese Erscheinung eingegangen werden, die höchstens als primitive Form einer Vergesellschaftung oder einer Koloniebildung oder Stockbildung zu erklären ist.

Auf diese Auffassung Schaudinns bezieht sich später DOBELL (1908) bei der Beschreibung einer nahe verwandten Spezies.

Viel weiter geht in der Deutung gewisser morphologischer Verhältnisse PERRIN (1906), der bei *Cristispira Balbiani* (Certes 1882), die als Protozoe (Trypanosoma) aufgefaßt wird, die feineren Ascite als ,,männliche Gameten", die Synascite als ,,weibliche Gameten" und Zwischenformen als ,,indifferente Formen" erklärt. Es wird also eine für Protozoen festgestellte Erscheinung auf einen fälschlich für eine Protozoe gehaltenen Organismus übertragen. Daß von einer beobachteten Kopulation nicht die Rede sein kann, ergibt sich aus dem , was über die Konjugation gesagt wird: ,,This appears to take place but rearely"; ,,I have only succeeded in obtaining a few doubtfull examples in stained reparations" (pag. 147). Als Ergebnisse der Konjugation werden die Arthrothecite (hier fälschlich Cysten genannt — ein für die Protozoen gültiger Begriff) aufgefaßt.

von Prowazek (1906) übernimmt, bei der Erwähnung der Athrothecite (von ihm Plasmaknöpfe und Tropfen genannt), die bei *Spiroch. Obermeyeri* von Obermeyer, Erichsen und Heydenreich, bei *Sp. buccalis* von ihm, bei *Sp. gallinarum* von Schaudinn und ihm, bei *Sp. Balbiani* von Perrin und bei *Sp. anatodontae* von Keyserlitz nachgewiesen wurden, anscheinend die Ansicht Schaudinns. Er meint, daß es keine bloßen Degenerationsprodukte seien, „sondern besondere Ruhestadien darstellen, auf denen das Protoplasma mit dem Chromatininhalt eine innige Durchmengung und Verbindung erfährt und denen eigenartige Geschlechtsvorgänge (Autogamie von zwei aus der Teilung hervorgegangenen Individuen) vielleicht vorhergegangen sind" (pag. 565).

Ebenfalls nehmen Bezug auf die Notizen Schaudinns: Mühlens und Hartmann (1906); sie sagen pag. 104: „Man könnte sich vorstellen, daß die zuvor beschriebenen langen Einzelindividuen besondere Wachstumsformen darstellen, die durch Querteilung in eine Anzahl kurzer breiter Formen zerfallen und daß hier zur Erzeugung bestimmter eventuell geschlechtlicher (?) Entwicklungsformen eine Art multiple Vermehrung stattfinde. In diesem Zusammenhange ließen sich eventuell auch kleine Formen mit einer heller gefärbten Auftreibung bringen, die noch zwei dunkler gefärbte Punkte (also Arthrothecit) zeigten. Es ließe sich denken, daß auf diese Weise (nach einer eventuellen Befruchtung ?) Dauerformen entstünden, ähnlich wie sie Perrin für die Spirochaeta Balbiani und in gewissem Sinne Prowazek für die Hühnerspirochaete gefunden haben." Dagegen lehnen sie die Auffassung Perrins ab.

Die Anschauungen wie Perrin dagegen vertreten Krystalowicz und Siedecki (1909); sie sagen über die Bedeutung der kleinen zarten und kurzen Spirochaeten (feine Ascite) l. c. (pag. 226—227): „nous les avons définies comme individus mâles, c'est-à-dire microgamètes, parce que nous avons apercu plusieurs fois ces petites spirochètes attachées aux côtés des grands individus à gros corps. Toutefois, apres avoir passé soigneusement en revue diverses préparations où les grosses spirochètes étaient assez abondantes, de même que les petits exemplaires, nous sommes arrivés à la conclusion qu'une agglutination accidentelle des spirochètes est bien difficile à distinguer de leur union. Surtout, si sur la préparation, outre *Spir. pallida*, il y a d'autres espèces de spirochètes, les images deviennent si compliquées qu'il est presque impossible de les interpréter d'une manière juste. Les images d'accouplement des spirochètes provenaient des préparations où en outre de *Spir. pallida* se trouvaient aussi *Spir. refringens* ou *Spir. dentium;*

nous constatons par conséquent, qu'une erreur dans leur interprétation n'est pas exclue; c'est pourquoi nous les considérons présentement, sous toute réserve, comme une manifestation de la fécondation.

Toute fois, en mettant en doute nos conclusions précédentes, nous remarquons expressément que nous considérons les deux catégories de formes, les spirochètes courtes et les grosses, de même que les exemplaires petites et minces, comme des individus tout à fait normaux, non dégénérés; il nous paraît très probable que leur apparition dans les lésions syphilitiques est liée au commencement d'une stade nouveau dans la vie de la spirochète. Ce stade nouveau pourrait être le stade de la reproduction sexuelle où des formes décrites ci-dessus pourraient participer comme cellules différenciées sexuellement. Cette supposition nous paraît assez vraisemblable, parce que chez d'autres spirochètes (*Spir. balbiani* et probablement aussi *Spir. gallinarum*) les manifestations sexuelles ont été constatées presque avec tous leurs-détails. Chez les spirochètes, la différenciation des individus sexués est liée à un changement essentiel de leur structure et de leurs dimensions."

Erwähnt sei hier noch, daß Vicentini [1]) bei Mundbakterien geschlechtliche Befruchtungsvorgänge annahm; dieser Publikation ist jedoch keine Bedeutung beizumessen, weil Vicentini alle Bakterien der Mundhöhle und des Sputums, — so auch den Tuberkuloseerreger — als Entwicklungsphasen des *Syncrotis buccalis* (Rob.) (= *Leptothrix buccalis*) auffaßte. Die überaus mannigfaltige Erscheinungsform dieses Organismus verleitete diesen Autor zu solchen Fehlschlüssen.

Nach der von mir l. c. 1916 und 1921 gegebenen Feststellung der sexuellen Fortpflanzung hat neuerdings auch Löhnis (1922) gewisse Vorgänge im Symplast als Konjunktion gedeutet; ferner auch Potthoff bei Spirillum etc. (1921).

III. Elemente der vergleichenden Cytologie der Bakterien.

Omnia rerum principia parva sunt.
Cicero, de finibus. V 21.

Mit Ausnahme einzelner grundlegender Abschnitte soll hier nur das Allerwichtigste angedeutet werden, was zum Verständnis des Folgenden als Grundlage dienen kann, damit so auch einem Nichtfachmann ein Einblick

[1]) Vicentini, F., Nuovi studii batteriologici sugli sputi sulla morfologia e biologia de' microbi boccali. Memoria, presenta alla R. Accadenna medico-chirurgica di Napolia 1892. [Referat in: Baumgartens-Jahresbericht 1891.]

ermöglicht ist. Wenn diese Hinweise etwas zu skizzenhaft ausgefallen, sein sollten, verweise ich auf die ausgezeichneten grundlegenden Werke von FISCHER (1897), MIGULA (1899), MEYER (1912), BENECKE (1912) und andere.

A. Generative Organellen.

Die generativen Organellen sind das Wesentliche der Bakterienzelle und die Träger des Lebens. In der Hauptsache kommt das Mych (der Urkern) in Frage.

1. Das Mych (der Urkern).

Das Mych, der Urkern, ist der caryologische Bestandteil und der Träger des Lebens in der Urzelle (Mychit). Im Mychit befindet sich nur ein einziges Mych, das kugelförmige Gestalt besitzt und in dem kugelförmigen Mychit stets wandständig (Fig. 1) gelagert ist. Es kann, besonders wenn es im Verhältnis zum Mychit nicht allzu klein ist, etwas flach warzenartig über die kugelige Wand des Mychit hervorstehen (Fig. 1). Von den Bakterien

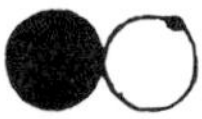

Fig. 1. *Micrococcus aureus* (Rosenb. 1884). Zwei Mychite, das linke ein Pliotrophit, das rechte ein Atrophit, bei dem das wandständige Mych erkennbar ist. Vergr. 10000 : 1.

enthalten nur die kugelförmigen (z. B. Micrococcus) ein einziges Mych, alle übrigen zwei bis zahlreiche Mych. Es enthält kein Chromatin, ist nur wenig stärker durch Fuchsin färbbar als das Cytoplasma (somatische Plasma) und durch Methylenblau meist völlig unfärbbar, oder es läßt sich wenigstens das Mych selten wenig stärker mit Methylenblau färben als das umgebende Cytoplasma. Der Durchmesser des Mych bei den Bakterien ist $^1/_{10\,000}$ bis $^1/_{4000}$ mm (0,1—0,25 u). Ist es deutlich stärker durch Methylenblau färbbar, so dürfte es immer von einer sehr feinen Reservestoffhülle umgeben sein oder auch im Inneren gelöste Nährstoffe gleichmäßig verteilt aufweisen.

Im Mychit, der Urzelle mit nur einem einzigen Mych, ist das Mych nur erkennbar, wenn sich keine Reservestoffe in ihm angesammelt haben. Diese Reservestoffe, die Dotterelemente der Urzelle, sind entweder in der ganzen Zelle verteilt oder sind in Form von ultramikroskopischen Körnchen, den Trophoconien, um das Mych herum gelagert und verhüllen dasselbe völlig. Diese Trophoconien sind die Chromatinelemente des Mychit und sind, besonders auch infolge ihres Gehaltes an Nucleinsäure, stark mit allen Färbemitteln färbbar, und zwar vor allem auch mit Methylenblau, zumal ein Fehlen der Farbstoffannahme ein sicheres Reagens auf das Fehlen von

Nucleinsäure darstellt. Die chemischen Bestandteile der Trophoconien sind sehr mannigfacher Art; außer Nucleinsäureverbindungen enthalten sie meist auch noch Lipoide und zahlreiche andere Stoffe.

Die um das Mych herum gelagerte Trophoconienhülle, die bei gefärbten Präparaten stets als farbiges Korn erscheint, ist das Trophosom.

Die Materie des Mych ist das Mychin. Das Mychin soll ein substantieller Begriff, kein chemischer sein. Da das Mychin immer die reine Masse des Mych umfaßt, so kann es naturgemäß bei den verschiedenen Spezies chemisch durchaus Verschiedenes enthalten. Das Mychin erscheint mit Fuchsin (z. B. Karbolfuchsin 1 : 10 H_2O) gefärbt als vollständig homogene, strukturlose Masse; die Färbung ist völlig gleichartig, ohne jede Spur von Körnchen oder anderen anders gefärbten Bestandteilen.

Mychite mit deutlichem Mych ohne Trophoconienhülle bieten z. B. die Micrococcen, die in den allermeisten Fällen mehr oder minder zahlreiche Exemplare ohne Ansammlung von Reservestoffen (cf. Atrophite) aufweisen. Hier sind aber die Mych besonders klein. Viel günstiger sind Gonidien von Stäbchenbakterien, die auch kugelförmige Mychite mit einem einzigen Mych darstellen. Ältere Gonidien vom Choleraerreger z. B. zeigen oft direkt bei kurzer Färbung mit Karbolfuchsin (1 : 10) ein klares Bild des Mych. Finden sich jedoch noch Reste von Trophoconien, die vielfach das Mych nur noch schleierartig verhüllen, so wendet man folgende Methode an.

Auf einem etwa $^1/_4$ Stunde mit absolutem Alkohol behandelten Deckglas — oft genügt auch ein zweimaliges Hindurchziehen desselben durch die Gasflamme des Bunsenbrenners — bringt man in einen kleinen Tropfen physiologischer Kochsalzlösung eine Spur Gonidien, z. B. von *Microspira comma* Schröt., wie sie sich in ca. 2- bis 4wöchigen Kulturen meist massenhaft finden, und streicht dies äußerst dünn über das ganze Deckglas mit einem eckig gebogenen Platindraht aus. Das lufttrockene, unfixierte Präparat bringt man 15 Min. in absoluten Alkohol zur Lösung der Lipoide (Phosphatide etc.) und zur gleichzeitigen Fixierung. Da sich die Nucleinsäure in Alkalien löst, benutzt man 5 % Sodalösung. Diese häuft man auf das Deckglas und erhitzt entweder auf der kleinen Flamme einige Zeit oder läßt über der großen Flamme 2—3 mal aufkochen. Dann gut abspülen und mit stark verdünntem (1 : 10) Karbolfuchsin 2—5 Sekunden färben. Stärker gefärbte Präparate sind meist überfärbt und geben keine klaren Bilder.

Den gleichen Erfolg, die Trophoconienhülle des Mych bei einzelligen Formen zu entfernen, um das Mych sichtbar zu machen, erreicht man durch Einschließen solcher Formen in hängenden Tropfen in physiologischer Kochsalzlösung auf dem hohlgeschliffenen Objektträger (mit Vaseline abgeschlossen); es werden so Hungerformen in verschieden langen Zeiträumen erzeugt, bei denen die Trophoconienhülle verbraucht worden ist.

Im Verband von mehreren Mychiten zu einem Bakterienstäbchen können die einzelnen morphologischen Elemente, die Mychite, mit Mychosen hezeichnet werden.

Eine Bakterienzelle, die mehr als 1 Mych enthält, ist ein Pliomychit. Im Pliomychit sind die Mych, auch nach Fortlösung der Lipoide (Phosphatide etc.) mittels Äther und Alkohol und der Nucleinsäureverbindungen mittels Alkalien (z. B. 5 % Sodalösung heiß) aus folgenden Gründen nicht erkennbar: 1. bleiben von den Dotterelementen der Trophosomen unlösbare Reste meist übrig (beim Diphtherieerreger z. B. sehr starke Reste); wenn dies nicht der Fall ist, bleiben mindestens 2. von den Trophoconien, die gleichmäßig über das ganze Cytoplasma verteilt sind, gleichfalls ungelöste Dotterreste der Trophoconien übrig; 3. ist die Differenz der Färbbarkeit des Mych durch Fuchsin zu der des Cytoplasma zu gering, um in der meist viel dickeren Schicht desselben im Pliomychit erkannt zu werden.

So ist das Mych im Pliomychit nicht zu erkennen. Wenn man wirklich Spuren zuweilen erkennt, so sind diese Spuren meist auch mit Methylenblau stark färbbar, und somit gehören diese Teile der dicht anschließenden Trophoconienhülle an und nicht dem Mych selbst.

2. Das Centriolit.

Wie dem Kern der Metazoenzelle als caryologischer Nebenbestandteil das Centriol (= Centrosom), bei den Protozoen dem Hauptkern der kinetische oder lokomotorische Kern (= Centrosom = Blepharoplast = Kinetonucleus = Zentralkorn der Heliozoen cf. Hertwig 1902 = Basalkörperchen der Trypanosomen etc.) gegenübersteht, so nimmt das Centriolit bei den Bakterien eine gleiche Stellung zum Mych ein.

Da sowohl das Centrosom der Metazoenzelle als auch das der Protozoen äußerst winzige Kernderivate darstellen, war ein Auffinden einer entsprechenden Organelle im Mychit sehr wenig wahrscheinlich. Wie bei den Protozoen der Blepharoplast vor allem bei den mit einer starken Geißel versehenen Formen am kräftigsten entwickelt ist, so daß er geradezu Geißelkern genannt worden ist, so war für die Bakterien die günstigste Vorbedingung für das Auffinden einer entsprechenden Organelle bei solchen Formen, die eine im Verhältnis zur Körpergröße der Mychiteinheit unverhältnismäßig große Geißel aufweisen.

Tatsächlich ist mir der Nachweis dieser Organelle, die Centriolit genannt sei, nur für diejenigen morphologischen Verhältnisse, welche die genannten Vorbedingungen am ausgesprochensten zeigen, mit Sicherheit gelungen. Es ist das Spermit, welches ausschließlich ein Centriolit bei geeigneter Färbung erkennen läßt. Der Nachweis dieser äußerst winzigen Organelle ist beim Spermit nur möglich, wenn der Ausstrich nur so dünn angefertigt ist, daß er in wenigen Sekunden lufttrocken wird und die einzelnen Spermite meist isoliert liegen, so daß das Auge nicht von in der Nähe liegenden Individuen abgelenkt wird, und bei einer ca. 2—5 Sekundenfärbung mit Karbolfuchsin 1 : 10. Beim Spermit des Choleraerregers liegt die Größe des Centriolites zwischen 0,01 und 0,02 μ (1 Hunderttausendstel bis 1 Fünfzigtausendstel Millimeter). Der Nachweis, ob den gewöhnlichen Bakterienindividuen ein Centriolit zukommt oder nicht, ist nicht gelungen. Entweder ist er so winzig klein, daß ein Sichtbarmachen bisher nicht erreicht wurde, oder es hat hier ein Abspalten eines Teilstückes vom Mych nicht stattgefunden. Vermutlich ist ersteres der Fall; für eine Erklärung käme dabei in Betracht, daß bei den viel größeren Normalindividuen der Bakterien der Gegensatz zu groß und daher das Bild viel weniger deutlich ist, und auch die Abrückung des Centriolites vom Mych vielleicht geringer ist. In keinem Falle wurde irgend etwas Ähnliches auch nur angedeutet gesehen.

Ob die Beobachtung von mehreren winzigen, stärker färbbaren, hintereinander in der Geißel von *Spirillum volutans* liegenden Körnchen durch Bütschli (1902, Fig. 4 a) in Beziehung zu dem Centriolit gebracht werden darf, vermag ich nicht zu entscheiden. Etwas Ähnliches habe ich nicht gesehen.

Da sich somit die gesamte Kenntnis der Centriolites auf das Bakterienspermit bezieht, soll auf diese außerordentlich schwierigen Verhältnisse beim Spermit (Kap. V B 2) näher eingegangen werden.

B. Somatische Organellen.

Wenn auch nicht alles, was hier als Organelle aufgefaßt ist, im strengsten Sinne als solche angesehen werden kann, soll es doch hier unter diesem Begriff zusammengefaßt werden. Ist doch z. B. der Fettkörper der Metazoen das Fettorgan, und so ist auch die Trophoconie und das Fetttröpfchen etc. die primitivste Anlage eines Organes und darf so wohl als Organelle angesprochen werden.

Nach ihren Funktionen kann man die Organellen einteilen in:

1. ernährende Organellen (trophische),
2. schützende ,, (protektive),
3. Bewegungs- ,, (motorische),
4. respiratorische, assimilatorische und exkretorische Organellen.

1. Trophische Organellen.

Die trophischen Organellen stellen folgende Gruppen dar:

1. Bestandteile von mehr flüssiger Konsistenz (Cytoplasma und darin gelöste Stoffe),

2. festere Bestandteile, die im Cytoplasma ausgeschieden werden (Trophoconien, Trophosom, Trophosomellen),
3. besonders feste Bestandteile des Sporitinkornes,
4. Verbindungsbrücken zwischen locker zusammenhängenden Individuen (Plasmodesmen).

a) Cytoplasma.

Das Cytoplasma ist das den Kernbestandteil (Mych) sich anschließende oder umhüllende somatische Plasma. Nach der Auffassung Meyers (1912) ist es völlig homogen und erhält nur eine Struktur (Wabenstruktur, Vacuolen etc.) durch die Einschlüsse ergastischer Stoffe fester oder flüssiger Natur, die im Cytoplasma ausgeschieden werden.

Unter Berücksichtigung der später beschriebenen Microgonidien und Microgonite sowie des Spermites, bei denen das Cytoplasma stark reduziert ist oder fast ganz fehlt, erscheint die Annahme gerechtfertigt, daß das reine Cytoplasma ohne Einschlüsse (also strukturlos) in letzter Linie selbst ein ergastisches Gebilde darstellt, dem die Versorgung des Lebensträgers (dem Kernanteil der Zelle: Mych) mit Flüssigkeit und Nahrung, besonders auch Eiweißnahrung, obliegt.

Das Cytoplasma färbt sich lebend mit Jodjodkaliumlösung gelb bis braun, mit sehr stark verdünnter Methylenblaulösung schwach blau.

Das tote Cytoplasma färbt sich mit Farblösungen sehr verschiedenartig. Eine stärkere Färbung ist nicht an das Cytoplasma gebunden, sondern an die ergastischen Gebilde, die hauptsächlich Reservestoffe darstellen.

Die Reservestoffe sind entweder mehr oder weniger gleichmäßig, gelöst oder ungelöst, im Cytoplasma, das auch selbst als Nähreiweiß einen Nahrungsvorrat darstellt, verteilt (z. B. Lipoide, Phosphatide, Alkohole, Zucker) oder sie sind in Form äußerst feiner, winzigster, festerer oder mehr flüssiger (z. B. Öltröpfchen) Körnchen abgeschieden (Trophoconien).

Erstere veranlassen je nach der anwesenden Menge eine mehr oder weniger starke, gleichmäßige Färbung der ganzen Bakterie, letztere bilden durch Anhäufungen um einzelne oder alle Mych die stark färbbaren Körnchen (cf. Trophosome, Trophosomellen).

Die Lipoide, in Äther und auch in Alkohol löslich, stellen nach Tamura (1914) eine weiße, wachsartige Masse dar; das aus dem Diphtherieerreger durch Ätherextrakt isolierte Lipoid hatte den Schmelzpunkt bei 180° enthielt keinen Phosphor, war gram-positiv, aber nicht säurefest. Der Rotzterreger soll (cf. Czapek) Palmitin und Oleïn enthalten.

Die im Alkoholextrakt enthaltenen Phosphatide (im Ätherextrakt keine Phosphatide) sind bei verschiedenen Formen verschiedenartig. Aus dem Tuberkuloseerreger isolierte Tamura (1913) ein Diaminophosphatid, das auch bei anderen Formen (z. B. *Sclerothrix lacticola* L. et N.) gefunden wurde, aus dem Diphtherieerreger ein Monoaminomonophosphatid aus der Verwandtschaft des Lezithin, das eine gelbbraune, klebrige Masse darstellt.

Von Alkoholen isolierte Tamura (1913) aus dem Tuberkuloseerreger und aus *Sclerothrix lacticola* L. et N. einen hochmolekularen Alkohol von der Formel $C_{29}H_{56}O$, den er Mykol nennt, der aber bei anderen Arten, z. B. beim Diphtherieerreger, völlig fehlt. Das Mykol ist stark gram-positiv, säurefest und alkalifest. Es ist größtenteils als Ester einer höheren Fettsäure im Bakterienkörper enthalten.

Von Kohlehydraten wies Tamura (1914) bei mehreren Bakterien von Zuckern eine Pentose nach (l. Arabinose, zum Teil als Arabon, eine Hemizellulose), bei *Sclerothrix lacticola* L. et N. außerdem eine Hexose. Aber auch Glycogen und Iogen (cf. A. Meyer 1899) finden sich im Bakterienkörper.

Das Cytoplasma selbst besteht aus Eiweißbausteinen, die besonders folgende Aminosäuren darstellen, wie Tamura (1913/14) nachwies:

Arginin, Histidin, Lysin, r. u. l. Prolin, Valin, Tyrosin (= Oxyphenylalanin) und Tryptophan.

Hierzu kommen noch weitere Aminosäuren, die häufig bei den verschiedenen Arten verschieden sind. So weist *Sclerothrix tuberculosis* (Koch) und *S. lacticola* (L. et N.) noch Phenylalanin, *Corynobacterium diphtheriae* (Löffl.) noch Leuzin und Isoleuzin, vielleicht auch Adenin, auf.

Die anorganischen Bestandteile können bei der gleichen Spezies nach den Feststellungen Tamuras (1914) großen quantitativen Schwankungen unterworfen sein, je nach den Lebensbedingungen, denen die Bakterien ausgesetzt sind.

Zu diesen Zellbestandteilen kommen bei den farbigen Bakterien noch die Farbstoffe (cf. III B 4 b).

b) Trophoconien, Trophosom und Trophosomellen.

Bei gefärbten Bakterienpräparaten hat man hin und wieder Gelegenheit, eine auffallende Tatsache zu beobachten. Es finden sich dann einzelne Individuen, welche die Farbe nur äußerst schwach annehmen oder bei der Gramschen oder ähnlichen Färbungen die Gegenfarbe nicht annehmen, obgleich normale Individuen der gleichen Spezies grampositiv sind. Oft sind dann die Umrisse nur sehr schwach gefärbt. Derartige Präparate sind leicht geeignet, die Täuschung zu erwecken, als sei von den Bakterien eine Anzahl bei der Behandlung nach der Färbung vom Deckglas abgefallen und nur die Umrisse derselben andeutende Farbsäume übriggeblieben. Bei genauer Tubuseinstellung ist aber stets festzustellen, daß diese erwähnten Bakterienindividuen in ihrer ganzen Vollständigkeit vorliegen.

Stammen derartige Präparate von Reinkulturen, so drängt sich auch leicht der Gedanke auf, als habe sich ein Fremdling eingeschlichen. Kulturelle Nachprüfungen widerlegen jedoch leicht diesen Verdacht. Es ergibt sich vielmehr, daß ganz isoliert liegende Kolonien zuweilen eine große Anzahl solcher der Annahme von Farbstoff Widerstand entgegenbringenden Exemplare enthalten. Zudem finden sich meistens bei sorgfältig vergleichender Beobachtung alle Stufen der Übergänge von ungefärbten bis zu den stark gefärbten Individuen. Ja bei kettenbildenden Stäbchen oder Kugelformen, wie z. B. bei *Streptococcus*, findet man zuweilen alle diese Stadien in ganz bunter Reihe gemischt in einer einzigen Kette vereinigt.

Einzelne solche Individuen finden sich bei den meisten Arten. Es gibt aber auch Spezies, bei denen etwa die Hälfte der Individuen diese Erscheinung aufweisen, sie sind aber im allgemeinen selten. Aus Sputum züchtet man z. B. noch am häufigsten derartige Spezies.

Dieser Erscheinung wurde bisher nur wenig Beobachtung geschenkt. Babes (1895) beobachtete sie bei *Micrococcus aureus* Mig. 1900. Er bemerkte, daß bei Färbung mit Methylenblau neben den dunkel gefärbten Exemplaren sich immer eine mehr oder weniger große Anzahl von Individuen nur ganz blaß rötlich färben, und erklärt sie als Umwandlungsprodukte von Exemplaren, die sich an normalen Individuen als Auswüchse bilden, und die Rolle von Trägern des gelben Farbstoffes der Kolonie übernommen haben. Er schreibt l. c. pag. 424: „Es ist mir klar geworden, daß diese Gebilde den gelben gelösten Farbstoff der Kultur enthalten.“ Daß die Anschauung nicht richtig ist, ergibt sich aus dem folgenden; es sei aber schon hier erwähnt, daß die Tatsache, daß junge starke gelbe Kulturen nur ganz vereinzelte blasse (oder gram negative)Individuen enthalten können und meist enthalten und alte Kulturen (von stark gelber und auch ganz schwach gelblicher Farbe) meist sehr zahlreiche derartige Individuen besitzen, gegen eine solche Annahme spricht.

Lehmann und Neumann (1904) erkannten mit Recht die „landläufige Ansicht“ als unrichtig, daß jede Bakterie entweder grampositiv oder gramnegativ ist, daß vielmehr verschiedene Kolonien der gleichen Art teils die eine, teils die andere Farbe annehmen können. So sollen sogar nach Zimmermann alle Arten der Gattung *Lamprella* Enderl. in jungen Kolonien den Farbstoff zurückhalten, obgleich diese meist als gramnegativ bezeichnet werden. Auch Heim (1906) erwähnt pag. 49, daß bei der Gramschen Färbung manche Bakterien nur im Jugendzustande die Färbung annehmen. Lo Monaco (1911) beobachtete derartige Differenzen in der Färbbarkeit der gleichen Spezies bei *Mogallia peumoniae* (Weichselb. 1886); er meint pag. 117: „Offenbar handelt es sich um Involutionserscheinungen, die auf Erschöpfung des Bodens zurückzuführen sind, und die Pneumococcen, die Gram nicht mehr annehmen, sind abgestorbene Keime.“ Deussen (1921) schreibt die grampositiven Erscheinungen ausschließlich dem Nuclein bez. der Nucleinsäure zu; durch Säureauslösung desselben macht es Zellen (Hefe, *Bac. bulgaricus*) gramnegativ; diese werden durch Zusatz von Nuclein und Nucleinsäure in Form ihrer Salze wieder grampositiv; wie weiter unten entwickelt wird, kommen aber alle möglichen Reservestoffe in Frage, so auch Lipoide.

Wie aus den folgenden Abschnitten ersichtlich ist, ist die Erscheinung, daß in den gleichen Kulturen zugleich grampositive, als auch gramnegative Individuen vorhanden sein können, an einer großen Anzahl von verschiedenen Formen aus allen Bakteriengruppen und in allen möglichen Entwicklungsstadien zu beobachten. Es bleibt nun übrig, eine Erkenntnis derselben zu versuchen.

Behandelt man derartige Bakterien mit Gramscher Färbung, so zeigt sich, daß meistens die schwach färbbaren Individuen gramnegativ (blaßrot), die stark färbbaren grampositiv (blau) gefärbt sind.

Verfolgt man die verschiedenen Stadien des Schwundes der färbbaren Substanzen, z. B. bei Kurzstäbchen (cf. Dimychit), so zeigt sich, daß zuerst die färbbare Materie in der mittleren Zone verschwindet und an den beiden Polen je eine kugelförmige (körnchenartige) Ansammlung bestehen bleibt. Bei den Micrococcen ist es nur ein Punkt, um den sich die färbbare Substanz gruppiert. Nicht nur bei gefärbten Individuen, sondern auch an lebenden ungefärbten Exemplaren ist dies zu beobachten; die stärker färbbaren Partien erscheinen hier als stärker lichtbrechende Körner. Es fällt auf, daß ganz besonders bei Exemplaren, die sich im Beginn der Zellteilung befinden, ein allmähliches Verschwinden der färbbaren Substanzen eintritt. Nach oder mit der Teilung beginnt dann wieder von neuem eine Ansammlung derselben.

Der Verdacht ist somit gerechtfertigt, daß es sich bei den färbbaren Substanzen um Reservestoffe handelt, die bei dem Vorgang der Kernteilung verbraucht werden, einmal weil dann ein starker Energieverbrauch zur Bildung von zwei Kernen aus einem einsetzt und dann eine gleichzeitige Nahrungsaufnahme von außen ausgeschaltet sein dürfte.

Da nun bei Metazoen und Metaphyten bei der Zellteilung häufig ein starker Dotterverbrauch der Zellen eintritt, der bis zur völligen Erschöpfung des Dottervorrates führen kann, so dürfte hier ein paralleler physiologischer Vorgang vorliegen. Allerdings sind diese Dotterpartikelchen bei den somatischen Zellen der Tiere und Pflanzen immer mikroskopisch als Fäden, Körnerfäden oder größere oder kleinere Körner (Chondriokonten, Chondriomiten und Chondriosomen genannt) erkennbar.

Dies scheint zunächst bei den Bakterien nicht der Fall zu sein. Es erscheint die fragliche Materie als feiner Hauch, an dem keine körperlichen Gebilde selbst bei stärkster Vergrößerung entdeckt werden können. Zieht man aber zum Vergleich besonders große Bakterien oder ganz ähnlich gebaute Oidien (sogen. Brandsporen) niederer Pilze (vgl. Abschnitt VIII A), so erkennt man tatsächlich eine feine bis äußerst feine körnige Struktur, die sich um so deutlicher als aus äußerst feinen Körnchen oder Stäbchen zusammengesetzt feststellen läßt, je mehr die Reduktion eingetreten ist. Bei den Oidien sind diese Körnchen oft wesentlich größer und deutlicher.

Beim Schwund der färbbaren Substanzen finden sich die letzten Reste dieser feinsten Körnchen immer in der Nähe und besonders dicht an der Grenzwand des Mych (Urkernes), eine Tatsache, die völlig mit der Art des Auftretens der erwähnten Dottergebilde bei höheren Zellen harmoniert. Es scheint daher kein Zweifel vorzuliegen, daß es sich tatsächlich um Gebilde handelt, die in das weite Gebiet der Mitochondrien gehören. Nach dem allgemeinen Gebrauch, demzufolge alle morphologischen Elemente in der Zelle, die Farbstoffe intensiv annehmen, mit Chromatin bezeichnet werden, würden die Mitochodrinen und entsprechenden Gebilde ebenfalls mit Chromatin bezeichnet werden können. Dies wäre aber dann ein viel zu weiter Begriff, da Flemming 1879 die Gesamtheit des aus Chromosomen zusammengesetzten, stark färbbaren Anteils des Zellkernes höherer Organismen mit Chromatin bezeichnete und hierfür der Begriff zweckmäßig beschränkt bleiben sollte, zumal im Chromosom auch Dotterelemente (Nahrungsreserven) mit echten Kernelementen vereinigt sein dürften. Erstere sind stark färbbar, letztere (das Linin oder Achromatin) nicht.

Wenn es sich hier bei den Bakterien nun wirklich um dotterartige Reservestoffe handelt, so müßte auch an dotterreichen, also stark färbbaren und grampositiven Bakterien durch Aussetzen in den Hungerzustand eine künstliche Erzeugung solcher Exemplare, deren Dottergehalt reduziert oder auch völlig verbraucht ist, möglich sein. Dies ist denn auch an der Hand zahlreicher Versuche vielfach gelungen. Zu diesem Zwecke wurden Individuen einer jungen Kultur in einen hängenden Tropfen physiologischer Kochsalzlösung gebracht und durch Vaseline auf dem hohlgeschliffenen Objektträger luftdicht abgeschlossen. Diese kleine Kammer wurde 3—6 Tage im Dunkeln aufbewahrt. Es bestätigte sich in der Tat diese Vermutung; der Verbrauch der färbbaren Masse konnte sowohl an lebenden Individuen als auch im gefärbten Zustande festgestellt werden. Auch sogar bei Micrococcen (z. B. *M. aureus*) häufte sich durch diese Behandlung die Anwesenheit von gramnegativen Individuen bedeutend.

Bei stufenweiser Untersuchung der im hängenden Tropfen ohne Nahrung befindlichen Individuen läßt sich sogar feststellen, daß meist die im gelösten Zustande sich befindlichen Reservestoffe zuerst verbraucht werden, so z. B. das Mykol, die Lipoide etc. Es treten dann bei Formen, die eine sehr intensive und gleichmäßige Färbung aufweisen und so keine

Farbkörner (Trophosome) erkennen lassen, diese Farbkörner deutlich hervor, während das Cytoplasma sich aufhellt. Das gleiche Resultat erzielt man durch chemisches Auslösen dieser Stoffe mit Äther und Alkohol. Auch hier bleiben die Trophosomen ungelöst.

Aus Vorstehendem resultiert folgendes. Das winzige, meist ultramikroskopische Partikelchen festeren Reservestoffes sei die Trophoconie genannt.

Die **Trophoconie** ist die gestaltliche Einheit des im Cytoplasma aufgehäuften stark färbbaren Nahrungs-Reservestoffes in fester oder flüssiger Form oder wenigstens in festerer oder dichterer Form als das umgebende Cytoplasma, ein winziges stäubchenartiges Körnchen. Es ist dies somit ein morphologischer und kein chemischer Begriff, da die chemische Beschaffenheit mit Sicherheit bei den verschiedenen Arten und auch unter verschiedenen äußeren Verhältnissen äußerst verschieden ist. Ein stark vertretener Bestandteil ist die Nucleinsäure, meist als Nucleproteid, beteiligt sind aber auch andere Bestandteile dotterartiger Natur (cf. weiter unten), Öle, Fette etc.

Die Trophoconien sind häufig dicht um die Mych hüllenartig angeordnet. Ist diese Hülle dünn, so erscheint das Gebilde als winziges, stark färbbares Körnchen, die Trophosomelle; ist sie dick und dicht, so erscheinen größere stark färbbare Körner, die Trophosome.

Das **Trophosom** ist die mehr oder weniger dichte und dicke Trophoconienhülle (also eine Hohlkugel) um das Mych. Das Trophosom ist vielfach fälschlich als der Bakterienkern angesehen worden (und zwar meist die vereinigten beiden mittleren Trophosome eines Didimychites), ferner auch die Muchschen Granula, wenigstens zum Teil (neben den Gonidien). Die „sporogenen Körner“ Ernsts (1889) und die „metachromatischen Körperchen“ von Babes (1895), später die Ernst-Babesschen Körner genannt, gehören z. T. hieher (ein anderer Teil sind Gonidien, Cystite etc.); vielfach werden die Trophosome auch einfach als Chromatinkörner bezeichnet. Näheres ist im Abschnitt II A zu ersehen.

Die Trophosome und Trophosomellen sind besonders an Formen gut zu sehen, die weniger Lipoide und Mykole enthalten, wie z. B. beim Pesterreger (Fig. 2—7) oder beim Diphtherieerreger (cf. IV B 4).

Bei Formen, die mehr gelöste Reservestoffe enthalten, wie z. B. der Choleraerreger etc., sind die hier allerdings wenig dichten Trophosome bei gewöhnlicher Färbung nicht sichtbar. Hier muß die Hungerbehandlung im hängenden Tropfen oder ein chemisches Auslösen mit Äther und Alcohol. absolut. vorausgehen; färbt man dann, so treten die Trophoconien meist deutlich hervor. Auch sind sie häufig durch Gramfärbung bei manchen Arten schärfer hervorzuheben, so z. B. bei dem Tuberkelbacillus, bei dem mit der dort üblichen Ziehlschen Färbung seltener die Trophoconien sichtbar werden, weil sie in der Mehrzahl der Stäbchen nicht säurefest sind (cf. MUCH etc.).

Wie bei Metazoen die Eier mit fehlendem Dotter mit „alecithale" Eier bezeichnet werden, so sei die Erscheinung des Fehlens von Trophoconien und gelösten Reservestoffen in der Bakterienzelle mit **Atrophose** (Dottermangel) bezeichnet. Dementsprechend ist die Erscheinung des reichen Auftretens von Trophoconien oder von gelösten Reservestoffen mit **Pliotrophose** (Dotterreichtum), die des spärlichen Vorhandenseins der einen oder der anderen mit **Miotrophose** (Dotterarmut) zu bezeichnen.

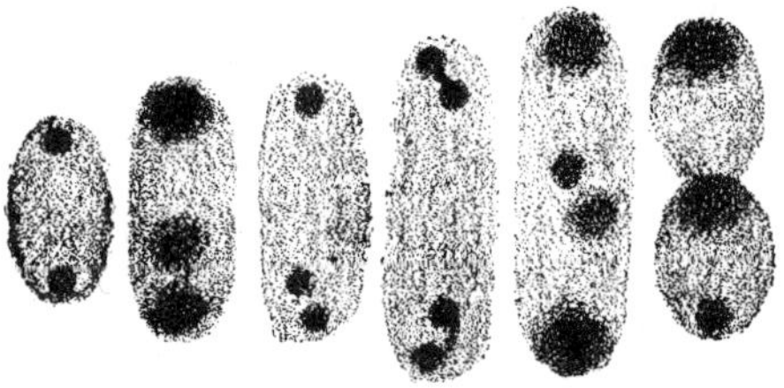

2. 3. 4. 5. 6. 7.

Fig. 2—7. *Eucystia pestis* (Yersin 1894). Pesterreger. Vergr. 10000 : 1. Exemplare aus menschlichem Blut eines Pestkranken.

Fig. 2. Dimychit. Die beiden Mych in Trophosomellen gehüllt. — Fig. 3. Didimychit. Drei der Mych in Trophosome gehüllt, das vierte Mych ohne Trophoconienhülle und daher an seiner Stelle nichts sichtbar. — Fig. 4. Das eine der beiden Mych geteilt, die Tochtermych noch nicht weiter auseinandergerückt; das andere ungeteilt oder, wenn schon geteilt, das Tochtermych ohne Trophoconienhülle. — Fig. 5. Didimychit; beide End-Mych kurz nach der Mychomitose. — Fig. 6. Didimychit; drei Mych in Trophosome, eine in eine Trophosomelle gehüllt. — Fig. 7. Die beiden jungen aus der Teilung des Didimychites entstandenen Dimychite; das obere mit nur einen Trophosom, das untere mit einem Trophosom und einer Trophosomelle.

Schließlich empfiehlt es sich, die Bakterienzellen (sei es ein einfaches Mychit oder ein Pliomychit), die Zellen der nächsten Verwandten und überhaupt die Zellen im allgemeinen, nach ihrem Gehalt an Trophoconien und gelösten Reservestoffen etc. zu benennen

1. das Atrophit = die dotterlose Zelle,
2. das Miotrophit = die dotterarme Zelle,
3. das Pliotrophit = die dotterreiche Zelle.

Nach der Lage in der Bakterienzelle ist das Trophosom zu bezeichnen:

1. als Telotrophosom, das stets am Ende eines Bakterienstabes oder -fadens liegt;
2. als Ascotrophosom, das an irgendeiner Stelle des Fadens liegt, mit Ausnahme der beiden Enden.

Zu den Telotrophosomen gehören z. B. die früher vielfach als Polkappen oder Polkörner bezeichneten Gebilde, soweit es sich nicht um Telogonidien etc. handelt.

Die Trophosome, Trophosomellen und Mychite ohne Trophosome (also mit unverhülltem und daher unsichtbarem Mych) können im Bakterienstäbchen in bunter Reihe gemischt erscheinen, wie schon Fig. 2—7 vom Pesterreger zeigt. Die beistehenden Fig. 8—10 stellten einige der vielen Möglichkeiten eines aus 4 Mychosen zusammengesetzten Stäbchens von *Corynobacterium pseudodiphtheriticum* (Löffl.) dar.

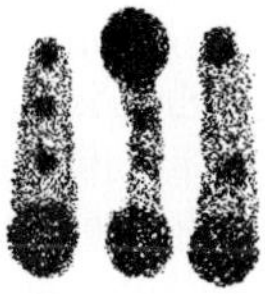

8. 9. 10.

Fig. 8—10. *Corynobacterium pseudodiphtheriticum* (Lehm. et Neum.). Stäbchen aus vier Mychosen zusammengesetzt. Vergr. 10000 : 1.

Fig. 8. Stäbchen mit einem Telotrophosom und drei Trophosomellen. — Fig. 9. Stäbchen mit zwei Telotrophosomen und zwei Trophosomellen. — Fig. 10. Stäbchen mit einem Telotrophosom, zwei Trophosomellen und einer atrophischen Mychose.

Daß die Trophosome und der sie zusammensetzende Stoff, die Trophoconien, keineswegs chemisch einheitlich bei verschiedenen Bakterien zusammengesetzt sind, ist leicht zu erweisen. Der hauptsächliche Gehalt derselben, die Nucleinsäure (nicht ausschließlich, wie dies SCHUMACHER 1922 für die Polkörnchen des Diphtheriebacillus wieder behauptet [1])), ist leicht mit verdünnten Säuren oder Alkalien auszulösen. So löst eine 5 % Natriumkarbonatlösung (Soda) die Nucleinsäure leicht fort, besonders bei leichtem Erwärmen [2]). Bei manchen Bakterien werden so die Trophoconien völlig fortgelöst, ein Beweis, daß ausschließlich Nucleinsäure oder verwandte Stoffe vorhanden waren (z. B. bei *Spirillum volutans* Ehrenb.). Bei anderen, wie z. B. beim Diphtherieerreger, werden manche Trophosome völlig andere und teilweise weggelöst, so daß hier sicher außer Nucleinsäure noch ganz andersartige Stoffe vorhanden sind. Andere Bakterien, wie z. B.

[1]) Der Nachweis hierfür ist leicht; wenn man diese Objekte mit Alkohol und Äther behandelt, lichten sich nach Auslösung der Lipoide die Körnchen schon wesentlich.

[2]) Am besten bringt man den Deckglasausstrich in absolutem Alkohol, der fixiert und zugleich die Phospatide, einen Teil der übrigen Lipoide, etc. auslöst; dann bringt man die $Na_2\,CO_3$-Lösung auf das Deckglas und erhitzt mehrere Male. Zum Schluß können noch die übrigen Lipoide durch Äther ausgelöst werden. Hierauf ist erst zu färben. Sehr schöne Kontrastbilder geben Präparate, bei denen nur die Hälfte des Deckglases mit Soda behandelt wurde.

die Schwefelbakterien, scheiden als Trophoconien Schwefel aus, so daß die Trophosome dieser Organismen stark schwefelhaltig sind. Bei den Eisenbakterien können sie Eisen und Mangan aufnehmen.

Dieses außerordentlich verschiedene Verhalten der Trophosomen chemischen Einflüssen gegenüber erweist somit sicher, daß an einen einheitlichen Stoff, der die Trophosome aller Bakterien zusammensetzt, nicht gedacht werden kann. Wenn A. MEYER (1904) daher für die Materie der Trophosome von *Spirillum volutans* Ehrenb. den chemischen Begriff Volutin (auch als Reservestoff erkannt) einführt, der übrigens mit Sicherheit in die nächste Verwandtschaft der Nucleinsäuren zu rechnen ist, so darf der Name Volutin keinesfalls für die Materie der Trophosome anderer Bakterien angewendet werden, sondern ist speziell für die spezifische Nucleinsäureform des *Spirillum volutans* Ehrenb. anzuwenden, da er eben als chemischer Begriff und nicht als morphologischer Begriff fixiert wurde, wenn auch das Volutin bei der Zusammensetzung der Trophosome mancher anderer Bakterienspezies mit beteiligt sein mag. Aus diesem Grunde ist der Name Volutinkörner, den MEYER für alle entsprechenden Chromatinkörner anderer Bakterien angewendet wissen möchte, hinfällig und fällt völlig mit in die Begriffe Trophosom und Trophosomelle.

Das Trophosom und die Trophosomelle schließt stets ein Mych ein. Da letzte es nur sehr gering oder fast gar nicht die Färbung annimmt, so ist das Trophosom und die Trophosomelle stets eine stark färbbare Hohlkugel. Diese Erkenntnis ist jedoch nur das Resultat langer vergleichend morphologischer Beobachtung aus der Überzeugung entsprungen, daß eben jedem Trophosom, jeder Trophosomelle ein zentrales Mych zukommt. Eine direkte Beobachtung dieser winzigsten ungefärbten zentralen Stelle im Pliomychit ist mir nie gelungen. Das Trophosom und die Trophosomelle, ist es isoliert gelegen, erscheint stets als Körnchen, das im Zentrum nie eine bemerkbare Aufhellung erkennen läßt. Öfter wurden zwar Objekte beobachtet, die anscheinend Trophosome mit deutlichem Hohlraum erkennen ließen (z. B. beim Cholera-, beim Diphtherieerreger etc.); genaue Vergleiche ergaben aber in allen Fällen, daß es sich um Schrumpfungen handelte, die einer zu starken Erhitzung des Deckglases beim Fixieren ihre Entstehung verdankten. Wenn auch die Möglichkeit eines Sichtbarmachens des winzigsten unfärbbaren Zentrums der Trophosome und Trophosomellen, so außerordentlich gering sie bei der Intensität der Färbbarkeit der Trophoconien auch sein mag, nicht ganz von der Hand zu weisen ist, so ist doch der Verdacht außerordentlich begründet, daß es sich bei den beiden Beobachtungen derartiger Hohlräume im Innern der Trophosome, die in der Literatur finden ließen, gleichfalls um Täuschungen infolge Schrumpfungserscheinungen handelt. So sagt BÜTSCHLI (1902) von den Chromatinkörnern von *Spirllum volutans*

Ehrenb. pag. 50 „Die genaue Untersuchung dieser häufig recht ansehnlichen Körner erwies ihre Hohlheit sehr bestimmt; es ließ sich sich sogar häufig erkennen, daß der schwächer brechende Hohlraum exzentrisch war (cf. Fig. 4 g, 4 h).“ Ebenso tritt nach von A. MEYER (1904) bei der gleichen Art erhobenen Befunden bei Intensivfärbung mit Methylenblau stets Quellung des Volutins auf und die Trophosome (Volutinkörner) quellen zuweilen zu Hohlkugeln auf. Ferner sagt DOFLEIN (1911) von *Spirochaeta plicatilis* Ehrenb. 1838: „In regelmäßiger Anordnung liegen zu beiden Seiten dieses Achsenfadens Körner, welche hohl sind und aus Volutin bestehen.“

Daß auch ohne Schrumpfungserscheinungen Trophosome mit Hohlräumen vorgetäuscht werden können, das erweist nebenstehende Figur 11 vom Diphtherieerreger. Links neben der Mitte sind zwei Trophosome sekundär

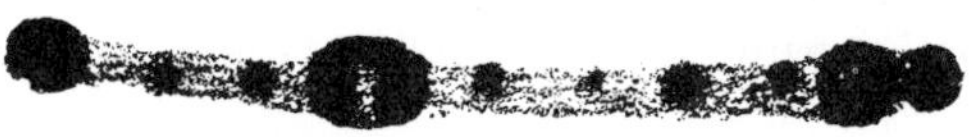

Fig. 11. *Corynobacterium diphtheriae* (Löffl.). Aus alter, sehr großer, isoliert liegender Kolonie. Vergr. 10000 : 1. Ascit mit 11 Trophosomen und Trophosomellen; das 4. und 5. von links aus sind durch seitliche Pseudozygen miteinander verbunden, so daß ein einziges Trophosom vorgetäuscht wird, das hohl erscheint.

durch seitliche Trophoconienstränge (Pseudozygen) verbunden, so daß der Eindruck einer Hohlkugel leicht erweckt werden kann.

Eine Bestätigung der Auffassung der Trophoconien, Trophosome und Trophosomellen als Reservestoffe findet sich an Befunden bei ausgesprochen parasitären Bakterien. Ausgesprochene Parasiten haben, soweit sie von Nahrung völlig umgeben sind, einem Nahrungsmangel nicht ausgesetzt zu sein pflegen oder nicht Jugendstadien höherer Formen (z. B. Insektenlarven) darstellen, eine Ansammlung von Reservestoffen nicht nötig. So fehlt eine Fettbildung den Taeniiden (Bandwürmern). Es müßten sich demnach bei ausgesprochen parasitären Bakterien, besonders also solchen, welche künstlichen Züchtungen größere Schwierigkeiten entgegensetzen, vorherrschend Athrophite und Miotrophite finden, also Formen, die nur schwer oder schwach färbbar oder gramnegativ sind. Dies ist auch wirklich der Fall. Es sei hier nur an den Genickstarreerreger (*Diplococcus intracellularis* Weichselb.) und an *Treponema pallidum* (Schaud.) erinnert; ersterer ist gramnegativ, nur schwach färbbar und ohne Trophoconienansammlungen, letztere ist äußerst schwer färbbar. Weniger ausgesprochene Parasiten, wie z. B. der Choleraerreger, dessen höchststehende Entwicklungsstadien gar nicht im Wirt, sondern außerhalb desselben sich ausbilden, können zwar auch noch gramnegativ sein, doch finden sich hier deutliche Trophosome, die nur durch ebenfalls stark färbbare Lipoide etc. verdeckt werden, welche durch Alkohol und Äther leicht entfernt werden können.

Daß verschiedene Formanten der gleichen Spezies sich auch bezüglich der Trophoconienansammlung verschieden erweisen können, zeigen die Versuche von CHRISTELLER (1914) an *B. bulgaricus*; nach Passage von Milchagar ergaben sich auf Agar Kolonien (die normale Form wächst nicht auf Agar), die schlechtes Wachstum in Milch und Fehlen der Gerinnung zeigten; diese waren auf Agar gramnegativ, in Milch grampositiv. Diese *B. bulgaricus*-Formante vermag somit in Milch Reservestoffe anzuspeichern, auf Agar jedoch nicht.

c) Sporitinkorn.

Wie in Abschnitt VI a A 4 d näher ausgeführt wird, ist die sogenannte Bakterienspore morphologisch keine Spore, sondern ein Dimychit oder Didimychit. Daher wird für dieses Gebilde die Bezeichnung Sporit angewendet.

Bei der Sporitbildung werden die Reservestoffe der Bakterienzelle fortgelöst, besonders die Trophosome etc. verschwinden nach und nach gänzlich, und es werden andersartige Bestandteile als Korn zwischen den zwei Mych des Dimychites abgelagert. Dieses ist das Sporitinkorn. Die Substanz desselben ist das Sporitin, das jedoch kein chemischer, sondern ein substantieller Begriff sein soll. Beim Didisporit werden die zentralen beiden Mych mit in das Sporitinkorn eingeschlossen.

Das Sporitinkorn beginnt sich in der Mitte zwischen den zwei Mych abzulagern, um schließlich den ganzen Zwischenraum zwischen den beiden Mych und fast die ganze Zelle auszufüllen. Daher stammt die Auffassung von einer endogenen Bildung des Sporites, weil das Sporitinkorn als des Wesentliche des Sporites angesehen wurde. Das Sporitin ist eine gleichartige, sehr feste, stark lichtbrechende, meist nur sehr schwer färbbare, mit vielen Farbstoffen unfärbbare und einen Reservestoff darstellende Masse. Im Innern des Sporitinkornes, und zwar in seinem Zentrum, findet sich beim Didisporit (cf. pag. 142) ein winziger Punkt, der häuig einigen Farbstoffen zugänglicher ist und daher in der Struktur oder in der Zusammensetzung andersartig ist. A. MEYER (1912) beschreibt pag. 70 mehrere solche Färbungen, und bildet in Fig. 8, 9 und 10 einige derartige Stücke ab; er deutet diese Spiritinkornzentren als Bakterienkerne auf Grund ihrer Färbbarkeit, die durch die Trophoconienhülle bedingt ist und ohne die Kernnatur der Polkörner mit zu berücksichtigen.

Bei der Keimung wird das Sporitin völlig weggelöst oder in einen anderen Aggregatzustand übergeführt. Aus seiner starken Lichtbrechung könnte man schließen, daß es sich um einen festen, vielleicht sehr festen

Körper handelt. Hierbei könnte man besonders an Trockeneiweiß denken. Die außerordentliche Härte von Trockeneiweiß (wie z. B. das chinesische Trockenhühnereiweiß) würde auch die außerordentlich lange Lebensfähigkeit der Disporite und Didisporite verständlich machen, die ja in der gesamten Natur eine ganz isoliert stehende Erscheinung bildet. Haben sich doch die Sporite der Originalkulturen von *Migulanum anthracis* (Koch 1876) [Milzbranderreger] Kochs noch heute als keimfähig erwiesen. Die Härte und Undurchlässigkeit des Trockeneiweißes dürfte dann den letzten erforderlichen Rest von organischem Wasser in den innersten Mych zurückhalten, um eine so lange Lebensdauer zu ermöglichen.

d) Plasmodesmen.

Bleiben zwei oder mehrere Individuen von Bakterien kettenartig aneinander hängen (Desmenbildung, cf. V A 2), so sind je zwei durch eine feine Verbindung miteinander verbunden, für die A. Meyer (1912) die zunächst für Plasmaverbindungen zwischen Zellen höherer Pflanzen und Tiere von Strasburger (1910) vorgeschlagene Bezeichnung Plasmodesme anwendet. Auffällig lange Plasmodesmen sind in Fig. 175 abgebildet.

Ob, wie es Meyer auffaßt, wirklich Plasmastränge noch in der feinen Verbindung immer enthalten sind, oder ob es sich zuweilen nur um Membranverbindungen handelt, scheint meines Erachtens noch nicht mit Sicherheit klargestellt zu sein.

2. Protektive Organellen.

Die schützenden Organellen stellen ein festes Häutchen dar, das die Zelle umgibt (Membran) und eine sich anschließende gallertartige Masse, die meist nur eine sehr dünne Schicht darstellt, zuweilen aber eine beträchtliche Dicke erreichen kann (Schleimhülle).

Sowohl Membran wie Schleimhülle stellen Abscheidungsprodukte aus dem Cytoplasma dar.

a) Membran.

Die Bakterie ist, wie schon Zopf (1883), de Bary (1884), A. Fischer (1895) u. a. sicher feststellen, stets von einer Membran umkleidet. Sie dürfte immer das Resultat von Abscheidungen des Cytoplasma sein, wie schon die Tatsache erweist, daß ein aus einem Sporit schlüpfendes Bakterienindividuum die alte Membran zurückläßt und sich eine neue bildet oder schon innerhalb der alten Hülle gebildet hat. Auch bei gehäuften Gonidienbildungen, wie sie z. B. *Crenothrix* Cohn 1870 gewöhnlich zeigt, bleibt die alte Fadenhülle zurück. und die Gonidien drängen, mit neuer Membran bekleidet, aus ihr hervor.

Nach Meyer wird die Membran nicht gelöst von verdünnter Kalilauge und verdünnter Salzsäure, dagegen von 5% Schwefelsäure bei 85° in $3^1/_2$ Stunden aufgelöst.

Ein sicherer Nachweis der Membran gelingt mit Hilfe der von A. Fischer (1897) entdeckten Plasmolyse. Schon in 1% Kochsalzlösung und in 2,5 % Kalisalpeter hebt sich deutlich die Membran von dem schrumpfenden Cytoplasma ab. Auch beim Ausschlüpfen (Auskeimen) der Sporite, Gonidien etc. sind zuweilen die zurückbleibenden membranösen Hüllen sichtbar (wenn sie noch anhängen und nachgeschleppt werden).

Bei einigen Bakterien erreicht die Membran eine ansehnliche Dicke, wie z. B. bei *Chlamydothrix* Mig., *Sphaerotilus* Kütz. etc., was manche Systematiker veranlaßte, diese als eine besondere Gruppe (Scheidenbakterien) aufzufassen. Die Berechtigung dieser Auffassung hat sich auf vergleichend morphologischer Grundlage nicht bestätigt.

b) Schleimhülle.

Eine Reihe von Bakterien besitzen eine dicke Hülle von schleimartiger, zuweilen stark lichtbrechender, stark wasserhaltiger Substanz, die sich der Membran anschließt und aus ihr hervorgeht oder abgeschieden wird. Bereits A. Meyer (1912) erkennt: „Wenige oder wahrscheinlich keine vegetierenden Bakterienzellen sind auf ihrer Entwicklungshöhe von der beschriebenen zarten Membran allein bekleidet.“ Bei den meisten oder vielleicht bei allen findet sich so eine mehr oder weniger dünne, bisweilen sehr dicke Schicht (z. B. *Bact. pneumoniae* Friedl.) gelatinöser Substanz, die optisch oft kapselartig erscheint und daher auch vielfach als Kapselbildung bezeichnet worden ist.

Die Schleimhülle ist meist unfärbbar oder nur sehr schwer färbbar und daher nur in anders gefärbten Substanzen zu erkennen. So ist die Schleimhülle von *Mogallia pneumoniae* (Weichselb.) im Sputum leicht zu erkennen. Die von *Bact. pneumoniae* Friedl. oder von *Bacillus tumescens* Zopf etc. sind leicht dem Auge deutlich zu machen, indem man die Bakterienmasse, in einem Tropfen physiologischer Kochsalzlösung mit etwas flüssiger chinesischer Tusche gemischt, auf Deckglas ausstreicht; diese Ausstriche können noch gefärbt werden.

Die Schleimschicht von *Streptococcus aller* Zettn. löst sich nach Zettnow (1907) in Schwefelsäure und in Chlorzinkjod. Nach Meyer (1912) ist die Schleimhülle (besonders von *B. tumescens* Zopf) in Kupferoxydammoniak löslich, wie Ausstriche mit Tusche gemischt erweisen.

Färbung der Schleimhäute gelang A. Meyer bei längerer Anwendung von Delafieldschem Hämatoxylin; auch bei Magdalarot in 30% Alkohol (einige Stunden) und folgendem Überführen in Glyzerin.

Da von Bakteriologen vielfach Antrocknungshöfe auch als Kapsel bezeichnet worden sind, empfiehlt A. Meyer (1912), den Ausdruck Kapsel ganz fallen zu lassen, zumal im übrigen der Begriff Kapsel völlig mit dem der Schleimschicht zusammenfällt.

Die Substanz der Schleimschicht ist, worauf auf Grund mikrochemischer Befunde MEYER 1912 hinweist, bei verschiedenen Arten verschieden zusammengesetzt. Eingehendere Untersuchungen hierüber hat neuerdings KRAMÁR (1921) angestellt; nach ihm besteht die Kapsel von *Calymmatobacterium pneumonicum* (Fried. 1882) (der Pneumoniebacillus Friedländers) aus Galaktan, einem polymeren Kohlehydrat, das nach der Inversion Galaktose liefert; die des Milzbranderregers (*Migulanum anthracis* [Koch 1876]) ist eiweißartig und schwefelhaltig, dagegen phosphorfrei; die Schleimsubstanz des *Bac. radicicola* besteht aus Dextran, einem polymeren Kohlehydrat, das bei Hydrolyse Glykose liefert.

Schon aus allen diesen angeführten Gründen sind die Einwände, die neuerdings PLASAJ (Cf. B. I. Orig. 91, 1924, pag. 353—355) gegen die Existenz der Schleimhüllen bringt, hinfällig, die er als Artefakte bezeichnet; nach von mir selbst angestellten Versuchen gibt es einen noch viel einfacheren direkten Beweis hierfür: streicht man Schleimbildner nach dem Tuscheverfahren (also **vor** dem Austrocknen mit chinesischer Tusche vermischt) aus und färbt diese Ausstriche nach dem Antrocknen, so erhält man hervorragend schöne und instruktive Präparate.

Bei den Chondromyciden hat die Schleimhülle der Synascite erhöhte phylogenetische und systematische Bedeutung, da dieselbe bei diesen Formen das Verkleben der Synascite zu komplizierten höheren Verbänden vermittelt, die Wuchsformen darstellen, die zum Teil an Wuchsformen von höheren Pilzen erinnern.

3. Motorische Organellen.

Die Bewegungsorganellen der Bakterien sind die Geißeln. Nur für wenige Formen kommt auch das Auftreten einer undulierenden Membran in Betracht.

a) Geißeln.

Die Bewegungsorgane der Bakterien, die Geißeln, sind fadenförmige, plasmatische Fortsätze. Nach der Anordnung derselben am Bakterienindividuum wurden zuerst von MESSEA (1890) die Bakterien in monotriche, lophotriche und peritriche Formen unterschieden, Namen, die heute allgemeine Gültigkeit erlangt haben. Erstere haben nur eine Endgeißel, die lophotrichen ein Büschel von 2 oder mehr Geißeln am Ende und die peritrichen über die ganze Oberfläche verteilt mehr oder weniger zahlreiche Geißeln.

Während der Sitz der Bewegungsenergie der Geißel bei den Flagellaten in einem Kernteilstück an der Basis der Geißel, dem Blepharoplasten, gelegen ist, konnte bisher bei der Bakteriengeißel etwas Entsprechendes nicht gefunden werden. Nur bei der Geißel des Spermites der Bakterien (cf. III A 2 und V B 2) wurde ein winziges Körnchen nachgewiesen, das ein Äquivalent des Blepharoplastes sein dürfte und Centriolit genannt wurde. Wie schon pag. 49 (III A 2) erwähnt wurde, ist es auch unsicher, ob die von Bütschli (1902, Fig. 4 a) in der Geißel von *Spirillum volutans* Ehrenb. beobachteten Körnchen (zuweilen mehrere in einer Geißel) in Beziehung zu dem Centriolit gebracht werden können.

Es ist kein Zweifel, daß es begeißelte Bakterienformen gibt, die nicht in allen Entwicklungszuständen Geißeln besitzen. Schon Fischer (1895, pag. 49) weist auf eine geißellose Form von *Bacillus subtilis* hin. Auch Meyer (1912, pag. 107) hält derartiges für wahrscheinlich.

Wenn Fischer, Migula und andere trotzdem das Fehlen von Geißeln für einen generellen Unterschied erachten, so ist dies natürlich mit der Einschränkung aufzunehmen, daß eben alle Entwicklungszustände (abgesehen etwa vom Spermit) in solchem Falle geißellos sein müssen. Zur Gattung *Bacterium* gehören also nur Formen mit den oben erwähnten Eigenschaften.

Wie Meyer (1912, pag. 108) darauf hinweist, ist naturgemäß die Entscheidung im einzelnen oft sehr schwierig, wie es z. B. häufig bei Vertretern der Gattung *Micrococcus* Hall. und *Planococcus* Mig. nicht immer leicht ist, festzustellen, ob Geißeln fehlen oder vorhanden sind. Einen ausführlichen Abschnitt über Geißeln bringt Meyer (1912, pag. 105—141).

b) Undulierende Membran.

Eine undulierende Membran als Bewegungsorganelle findet sich nur bei einigen Spirochaetiden. So ist sie sehr deutlich bei *Cristispira Balbianii* (Certes) und noch breiter bei *Cristispira anodontae* Keyss., bei denen sie sich über fast die ganze Länge des Stäbchens erstreckt. Doflein (1911) und Keysselitz (1907) bilden sie ab.

4. Respiratorische, assimilatorische und exkretorische Organellen.

a) Vakuolen.

Soweit bei der Bakterienzelle wirklich Zellsaftvakuolen vorhanden sind, dürften sie teils zur Aufnahme von Reservestoffen dienen, teils eine exkretorische Funktion ausüben. Auch Fettvakuolen kommen nach Meyer und anderen in der Bakterienzelle vor.

Meyer (1912) zählt zu den Vakuolen auch die Volutinvakuolen. Wie in Abschnitt III B 1 b gezeigt ist, stellt das Trophosom aber eine Ablagerung von winzigen festeren Partikelchen im Cytoplasma (Trophoconien) dar, das im Zentrum ein Mych einschließt, so daß hierbei nicht von Vakuolen die Rede sein kann.

Für die vorliegende Durchführung ist ein näheres Eingehen auf die Vakuolen nicht erforderlich.

b) Farbstoffbildung.

Bei höheren Organismen, auch schon bei einzelligen, ist der Farbstoff an besondere Körner gebunden, die Chromatophoren; so das braune Diatomin der Diatomeen, das blaugrüne Phycocyanin der Cyanophyceen, das rote Phycerythrin der Rhodophyceen, das braune Phycophaein der Phaeophyceen, das gelbe Phycopyrin der Peridineen, das rote Haematochrom von *Euglena* und *Haematococcus* etc., das dem Carotin nahezustehen scheint, ferner das Chlorophyll, Xanthophyll, das Carotin etc. der höheren Pflanzen. An diese Körner und deren Farbstoffe ist häufig respiratorische und assimilatorische Tätigkeit gebunden, besonders die Spaltung der Kohlensäure.

Ob den Farbstoffen der Bakterien eine ähnliche Funktion zukommt, ist noch nicht mit Sicherheit erwiesen. Von Engelmann (1883) ist dies behauptet worden, doch wendet sich Winogradsky (1888) gegen dessen Ausführungen. Molisch (1907) stellt fest, daß eine Sauerstoffabscheidung bei Purpurbakterien nicht stattfindet, weist aber auf die Möglichkeit hin, daß dieselben CO_2 assimilieren könnten, ohne Sauerstoff abzustoßen. Meyer (1912) lehnt aber eine solche Möglichkeit ab.

Die Farbstoffe farbiger Bakterien sind zum Teil lösliche Stoffe. So löst sich der rote Farbstoff des *Bact. prodigiosum* Ehrenb. in Alkohol in orangegelber Farbe, die sich nach Flügge (1886) durch Säurezusatz in Karminrot, durch Alkali in Gelb verwandelt. Die Purpurbakterien besitzen nach den Befunden von Molisch (1907) zwei Farbstoffe, und zwar einen grünen in absolutem Alkohol löslichen, das Bakteriochlorin, und einen roten in Chloroform oder Schwefelkohlenstoff löslichen, das Bakteriopurpurin, wie letzteres schon von Lankester (1873) bezeichnet wurde. Diese Stoffe bilden sich vor allem im Licht, wie ein Teil der übrigen Bakterienfarben.

IV. Elemente der vergleichenden Morphologie der Bakterien.

Natura non facit saltus.
Linné, philosophia botanica.

Es ist unmöglich, eine klare Vorstellung vom Wesen der Organismen zu erlangen ohne Festlegung klarer und bestimmt umschriebener morphologischer Einheiten und ohne scharfe morphologische Nomenklatur.

Auch für eine bakteriologische Forschung auf vergleichend morphologischer Grundlage ist das erste Erfordernis die Einführung einer streng morphologischen Nomenklatur, deren völliges Fehlen die Entwicklung der vergleichenden Bakterienmorphologie über die allerprimitivsten Anfänge verhinderte.

Wir haben gesehen, der Grund, warum sich an die richtigen COHNschen Vorstellungen morphologischer und systematischer Natur, wenn sie auch weit entfernt von cyclogenetischer Erkenntnis lagen, ein endloser Streit zwischen Pleomorphisten und Monomorphisten anschloß, lag in dem völligen Mangel einer vergleichend morphologischen Schulung der Streitenden, die mit wenigen Ausnahmen die klassifikatorischen Gattungsnamen COHNS (*Micrococcus Bacterium*, *Bacillus*, *Vibrio*) als morphologische Namen benutzten, — ein Gebrauch, der sich so leider bis heute völlig eingebürgert hat —, und hierdurch eine heillose Verwirrung in die ganze Morphologie und Systematik der Bakterien brachte. Allerdings wurden diese Namen für morphologische Zwecke genommen, weil man eben keine morphologischen Namen in der Bakteriologie vorfand. Merkwürdigerweise ist dieses Bedürfnis nach morphologischen Namen das sich im Anschluß an die COHNsche Auffassung bald herausstellte, zumal die reinen Formbegriffe von LANKESTER und BUCHNER für die vergleichende Morphologie nicht in Betracht kamen, seit COHN in nahezu einem halben Jahrhundert bis zum heutigen Tage von niemand erkannt worden, und während sich die Systematik in neuerer Zeit durch Einwirkung hervorragender Botaniker, ich erwähne nur FISCHER, MIGULA, MEYER, eine wesentliche Entwicklung erfuhr, blieb die Morphologie fast gänzlich auf dem Standpunkte COHNS stehen. Der Hauptgrund liegt darin, daß die hervorragenden späteren Fortschritte, die hauptsächlich auf dem Gebiete der biologischen Morphologie (Entwicklung) lagen und sich an die Namen bedeutender morphologischer Forscher knüpfen, ich erinnere nur an ZOPF, METSCHNIKOFF, WASSERZUG, von den Monomorphisten, deren Hauptkontingent von der Seite der Praktiker und Physiologen gestellt wird, erdrückt worden ist, ja völlig unterdrückt worden ist bis heute. Der Monomorphismus herrscht noch heute in der Bakteriologie bis zu dem Extrem, daß alles, was sich nur irgendwie an morphologischen Verschiedenheiten zeigt, als Degeneration oder Absterben aufgefaßt oder der Teratologie (Involution, Verkrüppelung) und der Mutation zugewiesen wird.

Es ist darum kein Wunder, daß auch neuere hervorragende Einzelergebnisse, ich erinnere nur an die Diphtherieresultate von HEWLETT und KNIGHT, einfach weil sie dem Phantom: „Monomorphismus“ widersprachen, ohne jede Berücksichtigung blieben.

A. Die morphologische Einheit (Mychit).

Das Mychit ist die morphologische Einheit und der Baustein, aus denen alle Bakterien zusammengesetzt sind, mit Ausnahme der Monomychota, die nur ein einziges Mych darstellen.

1. Das Mychit (die Urzelle).

Eine Zelle mit nur einem einzigen Mych ist das Mychit (vergl. Fig. 1). Wie an anderer Stelle weiter ausgeführt wird, ist das Mychit die Urzelle. Die Gestalt des Mychites ist meist die einer Kugel mit wandständigem oder nahezu wandständigem Mych (vergl. Fig. 1).

Beispiele für Mychite sind alle Individuen der Monomychota mit Ausnahme der Teilungszustände, z. B. *Micrococcus.* Ferner gehören hierher die Basite und die Gonidien der Dimychoten.

Das Mych kann völlig ohne Trophoconienhülle sein (bei Atrophose) oder hat bei Miotrophose eine schwache Trophoconienhülle, besitzt dann also eine Trophosomelle, oder bei einer dickeren Trophoconienhülle handelt es sich um Trophosomen, oder das ganze Mychit ist bei Pliotrophose mit Trophoconien angefüllt (Fig. 1).

Das Atrophit ist sehr schwach färbbar und bei Gramfärbung meist gramnegativ. Das Pliotrophit ist grampositiv und meist stark färbbar. Die gleiche Art kann so grampositive und gramnegative Mychite aufweisen. Alle sogen. grampositiven Micrococcen besitzen in Kulturen immer außer Pliotrophiten auch mehr oder weniger Atrophite, die dann gramnegativ sind. Besonders in älteren Kulturen vermehrt sich die Anzahl der Atrophite (z. B. *Micrococcus aureus*).

Das Mych der Monomychoten (z. B. Micrococcus) ist sehr klein, meist zirka 0,1 μ im Durchmesser, das der Mychite höherer Formen (Dimychota) meist viel größer, ca. 0,2—0,25 μ. So erscheint im allgemeinen die Annahme gerechtfertigt, daß die Anwesenheit von einer größeren Menge von Kernmaterial (Mychin) in einem Mych den Organismus für eine höhere phylogenetische Entwicklung befähigt.

Der Nachweis, daß im Mychit das Mych tatsächlich immer wandständig ist, kann nur durch lange vergleichende Beobachtung festgestellt werden, da naturgemäß im mikroskopischen Präparate die größte Anzahl der Mychite das Mych gar nicht wandständig erscheinen läßt. Das Mych eines Atrophites scheint dabei optisch meist in allen möglichen Lagen entfernt vom Rand, was ja in der Durchsichtigkeit und der Kugelgestalt des Mychites begründet ist und leicht an der Hand von ausgestreuten mit je einem schwarzen Flecken bemalten Glaskugeln bestätigt werden kann. In der vorliegenden Bearbeitung sind, um die Wandständigkeit des Mych immer klar vor Augen zu stellen, fast durchgängig die Mych am Rand eingezeichnet worden, obgleich das mikroskopische Bild vielfach auch andere Bilder aufweist.

2. Die Mychomitose und das Diplomychit.

Der Teilungsvorgang eines Mychites wird eingeleitet durch die Teilungserscheinung an dem Mych selbst, die Mychomitose oder Mychokinese. Zufolge der ausschließlichen sicheren Beobachtungsmöglichkeit des Mych im gefärbten Zustande in Mychiten ohne Trophoconienansammlung ist auch eine Sicherheit über die Mychomitose nur an solchen Individuen zu erlangen, die infolge Atrophose einen Einblick leicht gestatten.

Für den Nachweis der Mychomitose wäre besonders günstig eine Form, die von Natur schon zu einer starken Miotrophose Neigung besitzt. Eine solche Form bietet sich z. B. im *Diplococcus intracellularis* (Weichselb. 1887), der ja gerade infolge seiner außerordentlich geringen Fähigkeit, Reservestoffe in Form von Trophoconien abzulagern, eine ganz besondere Empfindlichkeit gegenüber weniger günstigen Verhältnissen offenbart und infolgedessen leicht abstirbt, da er ein ausgesprochener Parasit ist.

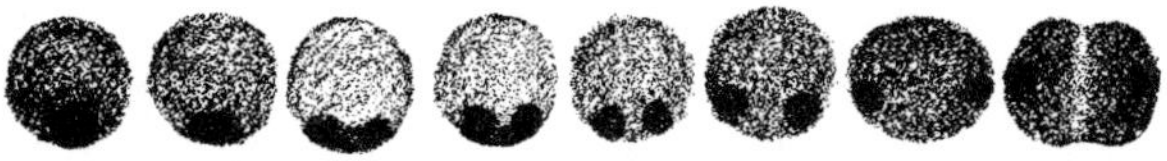

12. 13. 14. 15. 16. 17. 18. 19.

Fig. 12—19. *Diplococcus intracellularis* (Weichselb. 1887). Vergr. 10 000: 1.

Fig. 12. Mychit mit einfachem Mych. — Fig. 13. Mychit mit verbreitertem Mych. — Fig. 14. Mychit mit einem Mychozyg, bestehend aus 2 Tochtermych und einem verbindenden Mychomit. — Fig. 15. Die beiden Tochtermych werden durch Reduktion des Mychomit getrennt. — Fig. 16. Die beiden Tochtermych entfernen sich. — Fig. 17. Die beiden Tochtermych entfernen sich weiter. — Fig. 18. Die beiden Tochtermych nähern sich den Polen unter gleichzeitiger Streckung der Zelle. — Fig. 19. Nach Erreichung der Pole tritt die Zellteilung ein. Die beiden Tochtermychite sind noch gegeneinander abgeplattet (Diplomychit).

Bei etwa zweitägigen Kulturen findet man die Wuchsform des Mychites häufiger. Die letzten Reste von Trophoconien kann man mittelst 5 % Sodalösung durch Erhitzen des Deckglasausstriches weglösen, resp. Nachbehandlung mit Alkohol und Äther.

Die Teilung des Mych stellt sich nun, wie zunächst an *Diplococcus intracellularis* (Weichs. 1887), dem Genickstarre-Erreger, im Basitstadium gezeigt werden soll, folgendermaßen dar.

Ein normales Mychit stellt Figur 12 dar. Fig. 13 läßt eine ellipsoide Verbreiterung des Mych erkennen. Ein weiteres Stadium wird in Fig. 14 niedergelegt; hier sind an den Enden der stäbchenartigen, etwas gebogen der Zellwand anliegenden zwei knopfartige Anschwellungen entstanden, die Tochtermych. Das die Tochtermych verbindende Stäbchen ist der Mychomit. Der Mychomit einschließlich der knopfartigen Tochtermych ist als das Mychozyg zu bezeichnen (= Urkernbogen). Noch in ziemlich nahestehendem Abstand wird bei dieser Art der Mychomit reduziert wie es Fig. 15 zeigt.

Mit dieser Abbildung tritt uns das erstemal ein Mychit entgegen, das nicht bloß ein Mych, sondern deren zwei enthält, die, wie stets bei der Teilung, völlig gleich groß sind. Streng morphologisch genommen ist damit schon die einfache Zelle des Mychit zu einem Doppelgebilde, dem **Dimychit,** vorwärts geschritten. Über das Dimychit als weitere Einheit wird später eingehender verhandelt werden. Da das Dimychit hier nur eine Übergangsform darstellt, kommt es auch gar nicht näher in Betracht.

Im weiteren Verlaufe verbreitert sich der Abstand der beiden Tochtermych, die Mychostase, immer mehr, wie die Abbildungen 16 und 17 erkennen lassen. Dabei entstehen häufig Abweichungen von der Kugelgestalt, die bei den verschiedenen Arten sehr verschieden auftreten können und nicht selten eine Verbreiterung des Querdurchmessers (senkrecht zur Mychostase) erscheinen lassen. Erst dann erfolgt, bei immer weiterer Verlängerung der Mychostase, eine Streckung der Zelle in der Achsenrichtung und eine gleichzeitige Verschmälerung (Fig. 18). Der Beginn der Einschnürung und Abschnürung der beiden Zellen voneinander kann vor, mit und nach dem Einrücken der Tochtermych in die Pole der Zelle stattfinden. In dem vorliegenden Falle tritt dies erst nach diesem Vorgang ein. Die Folge ist, daß bei dieser wie auch bei manchen anderen Spezies deutliche Dimychite, wenn auch mit kurzer Mychostase (stenostat), in Anzahl gefunden werden können.

Die entstandenen Tochtermychite stellen, so lange sie noch gegeneinander abgeplattet sind, ein Diplomychit dar (Fig. 19). Als Beispiel eines Diplomychites sei der *Diplococcus gonorrhoeae* (Flügg) angeführt.

Dieser Zustand kann entweder durch weitere Entwicklung beider zur Kugelform abgelöst werden, er kann aber auch persistieren. Beides kann bei der vorliegenden Spezies eintreten.

Eine derartige Entwicklung im Mychit kann durch alle Stadien der Formen für alle Bakterien nachgewiesen werden. Sie finden sich sowohl bei *Micrococcus* als auch bei *Bacillus*, *Corynobacterium*, *Microspira* etc. Sehr schöne derartige Bilder gibt z. B. der Choleraerreger, ferner auch der Typhuserreger, *Syncrotis buccalis* (Rob.), viele Bacterium-Arten etc. Bei vielen Arten ist eine Durchsicht eines größeren Materials nötig, um geeignete Atrophite der Mychite aufzufinden, oder es muß eine Fortlösung der störenden Trophoconien mittels Soda (5 %) und Alkohol + Äther vorgenommen werden.

Interessante Bilder finden sich bei solchen Individuen oder Arten, die wenig Trophoconienansammlungen aufweisen ohne völlige Atrophie darzustellen, besonders wenn eine stärkere Verlängerung der Mychostase (eurystat) eintritt.

Einen solchen Fall stellt z. B. Fig. 20 bis 26. beim Choleraerreger dar. Diese Bilder, die sich z. B. bei der Gonidienkeimung unter Miotrophiten und Pliotrophiten leicht auffinden lassen, bieten wesentliche Abweichungen von den eben besprochenen Vorgängen. Fig. 20 stellt das Mychit mit typischem Mych dar.

Es findet sich hier eine feine Trophoconienhülle um das Mych. In Fig. 21 ist das Tochtermych schon weit abgerückt, obgleich ein verbindender Faden noch ausgebildet ist. Nach Färbung und Struktur ist aber dieser Faden kein Mychomit, sondern eine feine Spur von Trophoconienansammlungen, die Trophode. Die Entstehung der Trophode ist so zu verstehen:

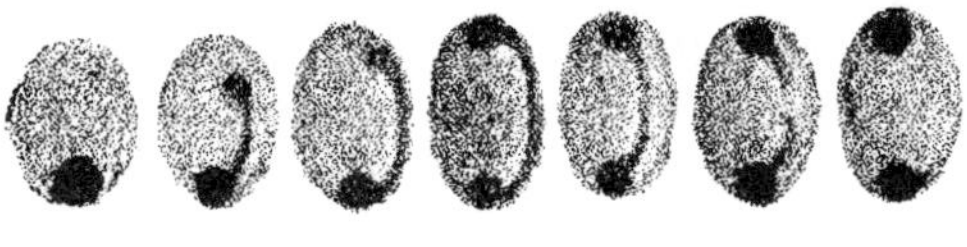

20. 21. 22. 23. 24. 25. 26.

Fig. 20—26. *Microspira comma* Schröt. 1886. Gonidienmychomitose. Vergr. 10 000 : 1. Fig. 20. Mychit mit einfachem Mych. — Fig. 21. Pseudozyg (zwei Tochtermych mit Trophoconienhüllen und mit einer sie verbindenden Trophode). — Fig. 22. Desgl., das Tochtermych weiter abgerückt. — Fig. 23. Desgl., das Tochtermych den Pol erreichend. — Fig. 24. Desgl., die Trophode in der Mitte verblassend. — Fig. 25. Desgl., die Trophode in der Mitte verschwindend. — Fig. 26. Dimychit ohne Trophode.

wenn der Mychomit eine Trophoconienhülle besitzt, bleibt diese nach Reduktion des Mychomit noch eine Zeitlang weiter bestehen. Die Trophode liegt ebenfalls stets der Wandung an, wenn sie auch optisch vielfach in anderere Lagerung erscheint, wie dies einige der obigen Abbildungen darstellen. Der entstandene hantelartige Bogen aus zwei Tochtermych mit der verbindenden Trophode bestehend ist demnach kein Mychozyg, sondern ist als Pseudozyg zu bezeichnen. Das sich vom Ausgangsmych entfernende Mych erscheint bei der eingefügten Abbildung kleiner als das erstere; dies ist, wie morphologische Vergleiche ergeben, eine auf die Verschiedenheit der Stärke der Trophoconienhülle zurückzuführende Erscheinung; in Wirklichkeit sind die beiden Tochtermych nach einer Mychomitose völlig gleich. Die Differenzen in der Hülle sind vielleicht auch in dem größeren Verbrauch des sich fortbewegenden Mych an Nahrungsstoffen begründet.

Bei sich teilenden Mych können die Trophoconien gleich oder sehr ungleich verteilt sein, so daß die eine Seite des Dimychites mit Trophosom versehen sein kann, während die andere atrophisch ist.

Das Pseudozyg ist übrigens in der neueren Literatur mehrfach beobachtet und meist als Hantel oder hantelförmiges Gebilde bezeichnet worden.

Unter weiterer Streckung der Zelle nähert sich das Tochtermych dem

Pol in Fig. 22 immer mehr, um in Fig. 23 diesen zu erreichen. Die Trophode bleibt auch bis in dieses Stadium bestehen, bei den verschiedenen Individuen und Arten in verschiedener Stärke. Fig. 24 stellt ein folgendes Stadium dar, bei welchem die Trophode zu verblassen beginnt, besonders in der Mitte. In Fig. 25 ist die Reduktion der Trophode durch weiteren Verbrauch der Trophoconien noch mehr vorgeschritten, so daß nur noch zwei feine Reste an den beiden Mych inserieren, während die Mitte breit unterbrochen ist. Fig. 26 stellt schließlich das Dimychit völlig frei von einer Trophode dar. Dieses Beispiel weist eine längere Mychostase auf. An dieses Stadium schließt sich dann eine Einschnürung an, die dem Zerfall in zwei Mychite vorausgeht.

Bei stark mit Trophoconien angefüllten Individuen sind alle diese morphologischen Vorgänge nicht festzustellen. Auch sind bei manchen Arten keine Individuen auffindbar, die wenig Trophoconien enthalten. Bei diesen sind alle derartigen Erscheinungen durch die Trophoconien völlig verdeckt. Durch Schaffung ungünstiger Verhältnisse sind dann häufig trophoconienarme Individuen in solchen Fällen erhalten. Ebenso durch Hungerformen, die im hängenden Tropfen in physiologischer Kochsalzlösung nach einer mehr oder weniger großen Anzahl von Tagen erzeugt werden können, die aber meist keine Teilungserscheinungen mehr aufweisen.

Besonders bei Formen, deren höchste Entwicklung im Wechsel zwischen Mychit und Dimychit liegt, also bei den Organismen, die nur aus einem Mychit bestehen, wie z. B. die Gattung *Micrococcus*, *Streptococcus* (hier Mychite in Ketten) etc., zeichnen sich die meisten Arten durch eine starke Fähigkeit, Trophoconien anzusammeln, aus. Aber auch hier findet man in älteren Kolonien ja immer auch Atrophite.

Hin und wieder kommen auch Arten vor, die hiervon eine Ausnahme machen, wie der schon erwähnte *Diplococcus intracellularis*. Aber auch bei Vertretern der Gattung *Streptococcus* findet man zuweilen Arten, deren einzelne Individuen in den Ketten mit gewöhnlichen Färbmitteln sehr verschieden die Farbe annehmen. Ein Teil ist sehr dunkel und vollgefüllt mit Trophoconien, ein anderer Teil fast ganz ungefärbt. Bei einiger Aufmerksamkeit sind leicht alle Übergänge nachzuweisen. Die so in mannigfacher Weise gemischte Individuen mit starker und blasser Färbung enthaltenen Ketten nehmen meist bei Gramfärbung teils die Farbe an, teils nicht, und es entsteht so ein buntes Bild.

Eine derartige Spezies wurde z. B. einige Male aus Tonsillenabstrich gezüchtet, ein *Streptococcus spec.*, von dem zwei Kettenstücke in Fig. 27 abgebildet sind. An dieser Art waren die gleichen Bilder zu erkennen, wie sie eben von *Microspira* beschrieben wurden. Alle Stadien sind in bunter Reihe gemischt. An den zwei abgebildeten Kettenstücken erkennt man sowohl

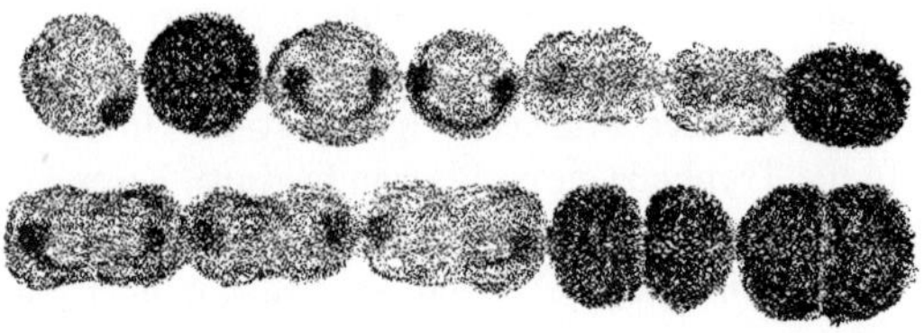

Fig. 27. *Streptococcus spec.* aus Tonsillenabstrich. Zwei Kettenstücke. Vergr. 10 000 : 1. Mychite (pliotrophisch und miotrophisch), Mychite mit Pseudozygen, Dimychite.

Trophoden, einfache Mychite ohne Teilungserscheinungen, miotrophisch und auch pliotrophisch, Dimychite etc.

3. Das Mychomer und das Mychomerit.

Bei der Bildung der Sexualzellen wird das Mych zu einer halbwertigen Größe reduziert, dem Mychomer. Die Zelle mit einem Mychomer ist ein Mychomerit.

Hierher sind zu rechnen das Gonit, das Spermit und das Oit, die in V B 1, V B 2 und V B 3 behandelt werden.

4. Das Triplomychit.

Das Triplomychit ist eine Wuchsform, bei der 3 Mychite radiär angeordnet, eng einander genähert und gegeneinander abgeplattet sind. Sie bilden keine morphologische Einheit.

Die 3 Mychite können dabei gleich groß sein, meist ist aber eins davon etwas größer, wie es Fig. 28 zeigt. Seine Entstehung dürfte meist aus einem Diplomychit stattfinden, indem das eine der beiden Mychite sich senkrecht zur Achse zwischen den beiden Mych teilt, bevor eine Isolierung oder eine Abrundung zur Kugelform beim anderen Mychit eingetreten ist.

Irgendeine besondere Bedeutung kommt dem Triplomychit nicht zu. Es ist im allgemeinen selten. Vorübergehend kommt es zuweilen auch bei manchen Micrococcus-Arten vor, tritt aber auch gelegentlich bei morphologisch niedrigstehenden Entwicklungsformen höherer Bacillen auf.

Daß das Triplomychit vielleicht auch zuweilen aus einem Dimychit entstehen kann, bei dem das eine Mych durch senkrecht zur Mychostase

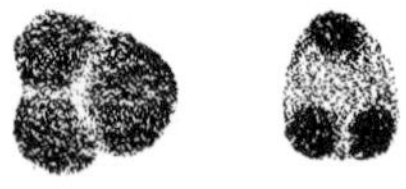

28. 29.

Fig. 28. *Sarcina spec.* Triplomychit. Vergr. 1 : 10 000. — Fig. 29. *Diplococcus intracellularis* (Weichselb. 1887). Dimychit, durch Kernteilung des einen Mych quer zur Mychostase mit 3 zu einem Dreieck geordneten Mych. Vergr. 1 : 10 000.

erfolgte Teilung sich verdoppelt hat, also aus einer einzigen Zelle mit 3 Mych, dafür scheinen gelegentliche Befunde zu sprechen, wie der in Fig. 29 abgebildete vom Genickstarreerreger.

B. Das Pliomychit.

Jedes Bakterienindividuum, das mehr als ein Mychit enthält, also meist von der gewöhnlichen Kugelform des Mychites abweicht, ist ein Pliomychit.

Wie wir schon im vorigen Abschnitt gesehen haben, ist der erste Schritt der Mehrheit die Vereinigung von zwei Mychiten zu einer Einheit, das Dimychit. Während aber das besprochene Dimychit eine labile Größe darstellte und nur eine ganz vorübergehende Erscheinungsform des Mychites bei der Teilung zu zwei Mychiten war, tritt beim phylogenetischen Aufsteigen als erste Stufe der Vergesellschaftung zweier Mychite das Dimychit als feste organische Einheit in Erscheinung. Diese Einheit ist der Baustein, aus der alle höheren Bakteriengestalten aufgebaut und zusammengesetzt sind.

Die Vereinigung von zwei Dimychiten zu einem Individuum ist das Didimychit, von mehr als zwei solchen Bausteinen das Syndimychit.

Beispiele sind alle jene Bakterien, die in der Entwicklung über die Kugelform als Hauptwuchsform hinausgehen können.

Die zu einem einzigen Bakterienindividuum vereinigten zwei oder mehr Mychite besitzen keinerlei Grenzwände gegeneinander, sondern nur eine gemeinsame Hülle. Daß hier bei der Vereinigung von Mychiten bei der winzigen Dimension ganz andere mechanische Verhältnisse in Frage kommen als bei den höher bezüglich viel höher organisierten Zellen der Protozoen und Metazoen etc., dürfte diese Tatsache völlig erklären.

1. Das Dimychit.

Das Dimychit ist die Vereinigung von zwei Mychiten zu einer einzigen Zelle. Die beiden Mych stehen nahe an den beiden Polen der länglichen Zelle. Das Dimychit ist als morphologische Einheit der Baustein für alle höheren Stufen der Organisation der Bakterien. Im Verbande von Dimychiten ist jeder dieser Bausteine zweckmäßig mit einem besonderen Namen zu bezeichnen: Dimychose. Ebenso ist ein Mychit im Verbande innerhalb eines Dimychites oder einer Dimychose mit Mychose zu bezeichnen.

Während im Mychit das Mych wandständig ist, steht es im Dimychit anscheinend nicht immer wandständig, sondern ist häufig mehr oder weniger vom Pol abgerückt. Fig. 39 würde derartiges zeigen, jedoch sind solche Bilder nicht absolut beweisend, da ja das Mych nicht genau polar zu stehen braucht, und tatsächlich auch oft nicht polar steht, und dies daher dann nur eine optische Erscheinung ist. Dagegen erscheinen derartige Bilder zuweilen so regelmäßig und ausschließlich, so daß in solchen Fällen eine Wandständigkeit ausgeschlossen ist. Da schon im Dimychit das reine Mych ohne Trophoconienhülle nicht mehr mikroskopisch festzustellen ist, auch im Atrophit nicht, ist schon hier für die Feststellung seiner Lage eine feine Trophoconienhülle nötig und am zweckmäßigsten. Die Trophosomellen zeigen somit mit ziemlicher Genauigkeit die Lage eines Mych an. Aber auch die Trophosomen lokalisieren wenigstens die Stelle eines Mychit, so daß erfahrungsgemäß die Stelle, an der sich das Mych findet, wenigstens annähernd genau fixiert werden kann. Ganz auf vergleichend morphologische Gesichtspunkte ist man beim reinen Atrophit (Fig. 40) angewiesen.

Der Abstand der Zentren des Mych in einem Dimychit oder in einer Dimychose ist die Mychostase. Diese ist für vergleichend morphologische Untersuchungen von größter Wichtigkeit und muß für diese Zwecke immer wieder verglichen werden, um zu sicheren Vorstellungen über den Aufbau und die morphologischen Beziehungen besonders zur Einheit (dem Dimychite

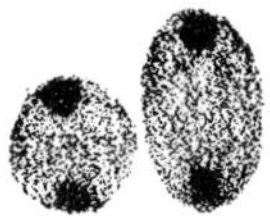

Fig. 30 u. 31. *Microspira comma* Schröt. Zwei Dimychite mit Trophosomellen. Vergr. 1 : 10 000.

Fig. 30. Stenostates Dimychit (bei Teilung von Gonidien und Basiten). — Fig. 31. Eurystates Dimychit (bei Keimung von Gonidien oder beim Phytit).

und der Dimychose) zu gelangen. Auch bei Dimychiten mit zarten Trophosomellen ist die Mychostase noch mit Sicherheit festzustellen.

Die Mychostase kann kurz (stenostat) sein, wie es Fig. 30 für ein Miotrophit eines Dimychites des Choleraerregers darstellt und wie sie bei der Teilung von Gonidien und Basiten vorkommen, oder sie ist lang (eurystat). Eine derartige ist in Fig. 31 ebenfalls vom Choleraerreger als Dimychit abgebildet, die beim Phytit gewöhnlich ist und auch bei der Gonidienkeimung auftritt. Allgemein kann man sagen, je kürzer die Mychostase ist, um so mehr sind die Mych wandständig und umgekehrt.

Die Achsenlänge eines Bakterienstäbchens ist die mediane Länge des ganzen Stäbchens ohne Rücksicht auf die Lage und Anzahl seiner Mych.

Gleich an dieser Stelle sei auf Erscheinungen aufmerksam gemacht, die sehr leicht Anlaß zu grober Täuschung geben können, obgleich es sich hierbei um höhere Verbände handelt, die in einem späteren Abschnitt behandelt werden. Zur Vermeidung dieser Klippen sei schon hier dies erwähnt. Es handelt sich um längere Stäbchen, die infolge ihrer endständigen Trophosome (cf. Fig. 33) auf den ersten Blick als Dimychite erscheinen, aber schon durch größere Länge auffallen. Da es tatsächlich zuweilen sehr stark stenostate Dimychite und Dimychosen gibt, ist eine sichere morphologische Deutung nur durch eingehenden Vergleich mit anderen Individuen der gleichen Kultur, verbunden mit vergleichenden Messungen, möglich. So stellt Fig. 32 ein gewöhnliches Dimychit mit zwei Trophosomen vom Typhuserreger dar, während Fig. 33 wohl ein Dimychit vortäuscht, aber einem längeren Verbande angehört, und zwar dem Verbande von zwei Dimychosen (Didimychit), bei dem aber die beiden mittelständigen Mych durch Mangel einer Trophoconienhülle seine Anwesenheit dennoch nicht verrät und selbst ja in dem stärkeren und gehaltreicheren Cytoplasma völlig unsichtbar ist.

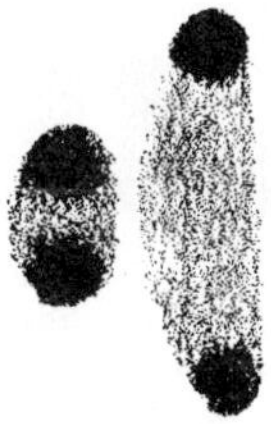

32. 33.

Fig. 32 u. 33. *Acystia typhi* (Eberth 1880). Vergr. 1 : 10 000.
Fig. 32. Dimychit mit 2 Trophosomen aus einer jungen Kultur. — Fig. 33. Didimychit mit 2 Telotrophosomen aus einer viertägigen Kultur auf Agar mit 6½% Kochsalz.

Die Mychostase des Dimychites ist nur wenig kürzer als seine Achsenlänge.

Bei jedem Dimychit kann jedes Mych unverhüllt, also unsichtbar sein, oder aber durch Trophosomellen oder durch ein Trophosom verhüllt sein, also hierdurch seine Anwesenheit bemerkbar machen. Hierzwischen gibt es alle Übergänge. Das Extrem nach der stark färbbaren Seite ist das gänzlich von Trophoconien angefüllte kurze Stäbchen (Dimychit), das auch keine Trophosomen mehr erkennen läßt, da alles gleichmäßig dunkel, die Farbe stark annimmt, und nach der schwach färbbaren Seite das völlig atrophische Dimychit.

Bezüglich der Verteilung der Trophosome und Trophosomellen auf das Dimychit gibt es nur folgende Möglichkeiten

1. 2 Trophosome (Fig. 37);
2. 1 Trophosom + 0 Trophosomelle (Fig. 38);
3. 1 ,, + 1 ,,
4. 0 ,, + 1 ,, (Fig. 39);
5. 2 Trophosomellen;
6. ohne Trophosome und ohne Trophosomellen (Fig. 40).

Einige dieser Formen in Verteilung des Reserveapparates seien an der Hand von Entwicklungsformen von *Corynobacterium pseudodiphtheriticum* (Lehm. et Neum. 1899) bildlich dargestellt (Fig. 34 bis 40).

Wir sehen, daß schon innerhalb eines Dimychites eine Arbeitsteilung bezüglich der Aufspeicherung von Reservestoffen stattfinden kann. Allerdings werden diese Verschiedenheiten zum Teil auch auf Differenzen in der Lebenstätigkeit innerhalb des Dimychites zurückzuführen sein, infolgedessen an der einen Stelle die Reservestoffe schneller verbraucht werden als an anderen Stellen.

Daß diese Arbeitsteilung in höheren Verbänden noch eine viel größere Bedeutung erlangen kann, werden wir später im Syndimychit und besonders

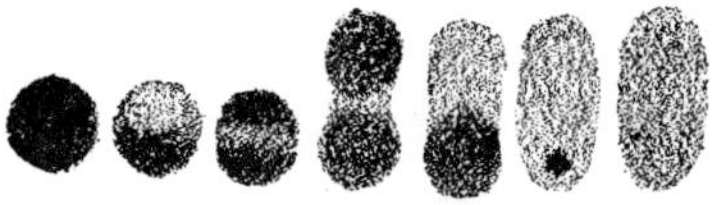

34. 35. 36. 37. 38. 39. 40.

Fig. 34—40. *Corynobacterium pseudodiphtheriticum* (Lehm. et Neum. 1899). Vergr. 1 : 10 000. Fig. 34. Mychit pliotrophisch. — Fig. 35. Mychit miotrophisch. — Fig. 36. Dimychitbildung aus der Gonidie. — Fig. 37. Dimychit mit 2 Trophosomen. — Fig. 38. Dimychit mit 1 Trophosom. — Fig. 39. Dimychit mit 1 Trophosomelle. — Fig. 40. Dimychit, atrophisch, ohne Trophosom und ohne Trophosomelle.

bei der Bildung von Gonidien, Cystiten, Sporiten und Oidien sehen. Dann übernehmen gewisse Dimychosen die Ernährung dieser Fortpflanzungs- und Dauerformen etc. Diese Dimychosen sind die Trophodimychosen. Ob neben dieser Ernährung der Fortpflanzungs- und Dauerformen etc. durch Trophodimychosen noch eine eigene Ernährung gleichzeitig parallel läuft, dafür konnten weder für noch wider Gründe erkannt werden.

2. Die Mychomitose des Dimychit und der Dimychose.

Da im Dimychit als morphologische Einheit (nicht als Teilungserscheinung des Mychit) das Mych auch in Atrophiten infolge des dichteren Cytoplasmas und seiner dickeren Schicht nicht erkennbar ist, weil die Färbungsdifferenz zu unbedeutend im Vergleich zur Größe der Masse ist, kann die Mychomitose in seinen eigentlichen Vorgängen im Dimychit schon nicht mehr mit den bisherigen Hilfsmitteln direkt erkannt werden.

Dagegen sind die sich anschließenden Erscheinungen, besonders die Bildung von Pseudozygen (Hanteln) und die Trophosomellenbildungen, ausgezeichnete Momente für das morphologische Verständnis der Wachstumserscheinungen und der Teilungserscheinungen. Ganz besonders eignen sich sehr kleine Trophosomellen, die nur durch eine sehr dünne Schicht von Trophoconien gebildet werden, zur Beurteilung dieser Fragen, einmal weil sie die Anwesenheit und die Lokalisation des Mych durch ihre Zartheit genügend fixieren und oft sogar dann einen nur wenig größeren Umfang als das Mych selbst darbieten, zum anderen, weil sie durch die außerordentlich starke Färbbarkeit direkt eine glückliche Vermittlung der morphologischen Verhältnisse für das Auge darstellen. Da sich die Bildung von Trophoden und Pseudozygen erfahrungsgemäß der Mychomitose anschließt und stets nur bei Teilungserscheinungen auftritt, gibt diese Erscheinung einen guten Maßstab zur morphologischen Analyse von Wachstum und Arthrogonie. Nur bei höheren Dimychoseverbänden ist auf eine Erscheinung dabei zu achten, und zwar auf die Bildung von Pseudotrophoden, das sind trophodenähnliche Trophoconienansammlungen zwischen zwei Trophosomen oder Trophosomellen, die aber verschiedenen Dimychosen angehören. Eine solche Pseudotrophode ist z. B. in Fig. 179 (Abschnitt VI a A 5 a) im Synascit von *Spirillum undula* (Müll. 1786) zwischen Trophosom 9 u. 10 bildlich dargestellt. In primitiveren Dimychoseverbänden kommt die Gefahr einer Verwechslung mit der Trophode schon deshalb nicht in Betracht, weil die benachbarten Mych verschiedener Dimychosen meist viel stärker genähert liegen, als die zu einer Dimychose gehörigen Mych, und wenn eine stärkere Ansammlung von Trophoconien an dieser Stelle auftritt, entsteht nie eine fadenartige Verbindung, sondern beide, heterogenen Dimychosen angehörigen Mych werden dann von einer ovalen oder rundlichen Trophoconienansammlung eingeschlossen, die besonders im letzten Fall eher mit einem Trophosom verwechselt werden kann, während sie ja in Wirklichkeit zwei verschmolzene Trophosome darstellt.

Zum Erkennen aller der morphologischen Stadien, die zwischen einem Dimychit und der Entstehung von zwei Dimychiten aus diesem liegen, sind naturgemäß, will man nicht zu chemischen Eingriffen schreiten, solche Spezies besonders geeignet, die von Natur zu Atrophose oder Miotrophose neigen. Da sehr viele Arten neben reichem Trophoconienmaterial, das oft die ganze Zelle so anfüllt, daß man auch nicht die Trophosomen erkennen kann, auch noch gleichmäßig im Cytoplasma verteilte lipoide Substanzen aufweisen, die ebenfalls die Farbe kräftig annehmen, so sind alle solche reich mit Reservestoffen ausgestatteten und meist auch außerhalb des Wirtskörpers sehr lebenskräftige Bakterienarten hierfür ohne weiteres nicht geeignet.

Arten, die zu Atrophose oder Miotrophose neigen, sind nicht häufig. Doch findet man solche Arten zuweilen im Sputum und in Tonsillenabstrichen. Einer derartigen aus Sputum gezüchteten Spezies entstammen die in Fig. 41 bis 48 abgebildeten Befunde. Fig. 41 stellt ein pliotrophisches Dimychit, also ein Zellindividuum dar, welches so reich mit Reservestoffen (Trophoconien, Lipoide etc.) angefüllt ist, daß es eine gleichartige Färbung annimmt und weder Trophosome noch Trophosomellen erkennen läßt. Bei der Mychomitose, die in diesem Zustande zu beginnen scheint, dürfte eine Nahrungsaufnahme völlig ausgeschaltet sein, da gerade in der Teilung begriffene Individuen ihre Reservestoffe aufbrauchen und so Miotrophose und schließlich Atrophose im Anschluß an die Teilungsvorgänge und infolge des damit verbundenen Energieverbrauches eintritt. Fig. 42 läßt schon den beginnenden Verbrauch der Reservestoffe erkennen, Fig. 43 noch mehr. Hier heben sich in den verblassenden Trophosomen die dichteren und chemisch oft anders beschaffenen innersten Schichten der Trophoconienhüllen deutlich ab, so daß hier schon von Trophosomellen gesprochen

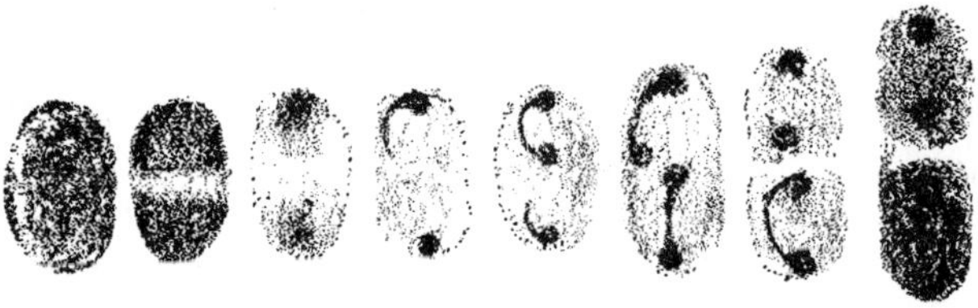

41. 42. 43. 44. 45. 46. 47. 48.

Fig. 41—48. *Bacterium spec.* aus Sputum. Aus Agarkultur. Vergr. 10 000 : 1.

Fig. 41. Dimychit, pliotrophisch. Dicht mit Reservestoffen angefüllt, so daß die Trophosomen nicht erkennbar sind. — Fig. 42. Dimychit. Die 2 Trophosome werden deutlich. — Fig. 43. Dimychit. Die 2 Trophosome vermindern ihren Umfang und werden weniger dicht, so daß schon Trophosomellen sich abheben. — Fig. 44. Dimychit, miotrophisch. Die 2 Trophosomellen heben sich scharf ab; die obere bildet ein Pseudozyg. — Fig. 45. Zellindividuum, miotrophisch. Das obere Pseudozyg voll entwickelt, das untere entstehend. — Fig. 46. Dimychit, miotrophisch. Beide Pseudozyg voll entwickelt. — Fig. 47. Dimychit, miotrophisch, schon wieder mit etwas mehr Reservestoffen. Das obere Pseudozyg in der Mitte der Trophode verblassend; beginnende Abteilung der beiden Dimychite voneinander. — Fig. 48. Die 2 entstandenen Dimychite im Beginn der Pliotrophose, beide noch zusammenhängend, aber kurz vor der Abtrennung. Jedes mit 2 Trophosomellen.

werden kann. Fig. 44 läßt, nach starker Verblassung des ganzen Cytoplasmas infolge weitergehenden Reservestoffverbrauches die eintretende Bildung eines Pseudozyg erkennen, und zwar von dem oberen Mych aus. In Fig. 45 ist das obere Pseudozyg vollständig, das untere erscheint noch nicht abgeschlossen. Die Trophoden sind bei dieser Art stark gebogen und lassen den Weg des Tochtermych so erkennen. Fig. 46 zeigt die beiden Pseudozyg vollständig, jetzt setzt allmählich eine Streckung des ganzen Zellindividuums ein. Ein Verblassen der Trophode durch Verbrauch oder Verteilung der Trophoconien läßt Fig. 47 bei den oberen Pseudozyg erkennen; die Verblassung beginnt in der Mitte am stärksten. Gleichzeitig setzt eine allmähliche Abschnürung der entstandenen zwei Tochter-Dimychite ein und eine wieder beginnende Aufspeicherung von Reservestoffen. In Fig. 48 ist dies noch weiter fortgeschritten, die zwei noch aneinanderhängenden, aber schon stark voneinander abgeschnürten Tochter-Dimychite haben die Trophoden völlig verloren, und die nun vorhandenen vier Mych werden durch vier Trophosomellen angezeigt. Dann sammelt sich noch mehr Reservestoff durch die wieder voll einsetzende Nahrungsaufnahme an, die Pliotrophite fallen völlig auseinander, und der beschriebene Vorgang wiederholt sich aufs neue.

Derartige Vorgänge sind leicht bei anderen Spezies in ganz ähnlicher Weise durch Befunde aller dieser Stadien und ihrer Übergänge festzustellen.

Auch bei der behandelten Art sind meist die geschilderten Vorgänge an den beiden Mych gleichzeitig. Ein derartiges gleichzeitiges Eintreten der Mychomitose und der anschließenden Vorgänge bei beiden Mych eines Dimychites oder einer Dimychose sei Isozygie genannt. Der oben geschilderte ungleichzeitige Verlauf, der — beim Dimychit wenigstens — nicht so häufig ist, in höheren Verbänden aber eine ganz gewöhnliche Erscheinung darstellt, ist die Protozygie.

Tritt die Trennung zweier durch Mychomitose der beiden Mych aus einem Dimychit entstandenen Dimychite nicht ein, bleiben sie vielmehr fest miteinander vereinigt, so handelt es sich um ein Didimychit. Die beiden den Dimychiten entsprechenden morphologischen Bausteine, aus denen das Didimychit als phylogenetisch höher stehender Verband entstanden ist, sind in diesem Verbande als Dimychosen zu bezeichnen, wie schon früher vorgeschlagen wurde. Hat man die Absicht, bei Arten, die infolge ihrer pliotrophischen Veranlagung alle diese morphologischen Momente unter reichen Reservestoffanhäufungen verbergen, sichtbar zu machen, so gibt es zwei Wege, diese zu entfernen.

Der eine Weg ist die künstliche Erzeugung von Hungerformen, die viele morphologisch wichtige Befunde erkennen lassen. Zu diesem Zwecke bringt man Bakterienmaterial in einen hängenden Tropfen von physiologischer Kochsalzlösung und stellt dies unter gutem Verschluß im Hohlobjektträger eine mehr oder weniger große Anzahl von Tagen dunkel. Solches Material gefärbt zeigt dann, daß meist ein großer Teil der Reservestoffe verbraucht worden ist und so das Hemmnis für das Eindringen des Blickes hinweggeräumt ist. Sehr schöne Bilder geben solche Präparate z. B. vom Choleraerreger.

Der andere Weg beruht auf Vornahme chemischer Eingriffe. Die Lipoide werden am besten durch eine Mischung von Alkohol und Äther, in welche der lufttrockene oder in Alkohol gehärtete Deckglasausstrich gebracht wird, ausgelöst. Auch hier sei als Beispiel der Choleraerreger angeführt, der dann schön die Trophosome erkennen läßt, welche sonst durch die reichlich vorhandenen Lipoide verdeckt werden.

Ein großer Teil der Bestandteile der Trophosome, nämlich besonders die Nucleinsäureverbindungen, kann durch eine 5%ige Sodalösung fortgelöst werden. Zu diesem Zwecke wird auf den lufttrockenen und fixierten Deckglasausstrich die Sodalösung gehäuft und diese dann mehrfach über der kleinen oder großen Gasflamme schwach oder stark erhitzt. Dazwischen sind einige längere Pausen zweckmäßig. Im einzelnen Falle ergibt nur der Versuch und ein Vergleich der dann gefärbten Präparate das richtige Maß. Z. B. für morphologische Diphtherieuntersuchungen ist diese Methode sehr günstig, da viele morphologische Feinheiten nur so erkannt werden können, zumal die Diphtherie-Trophosome vielfach sehr groß entwickelt sind und die Gonidien und Cystite anders alles verhüllen.

Für manche Zwecke, besonders auch wieder für den Diphtherieerreger, ist ein kombiniertes Verfahren empfehlenswert. Dann ist es zweckmäßig, erst Soda anzuwenden und dann die Lipoide auszulösen, weil umgekehrt die Bakterienschicht vom Deckglas leicht abblättert.

3. Das Didimychit.

Das Didimychit ist die Vereinigung von zwei Dimychosen zu einem höheren Verbande und zu einem Individuum. Wie an späterer Stelle ausgeführt wird, kann für die Mychosen aller niederen und höheren Verbände, als auch für letztere selbst, durchaus der deutsche Name Zelle angewendet werden, da dieser ja wissenschaftlich gar nicht als einheitlicher morphologischer Begriff angesehen werden kann, und ja auch für Protozoen- und Metazoenzelle dieser Sammelname gebraucht wird.

Gleich anfangs soll auf die schon im Verbande von zwei Dimychosen begründete Möglichkeit von Differenzen in der Anordnung hingewiesen sein, die im Aufbau höherer Verbände eine hervorragende Bedeutung erlangen. Fig. 46 (IV B 2) zeigt nämlich, wie die beiden mittelsten Mych nicht hintereinander in der Längsachse der Zelle gelegen sind, sondern eine erhebliche Abweichung davon bemerkbar ist. Während nun aber bei dem Teilungsvorgang des Dimychites diese abweichende Orientierung der Mychostosen von der Zellachse schnell ausgeglichen wird, indem, wie schon Fig. 47 deutlich vor Augen führt, diese beiden mittleren Mych in die Achse rücken, entstehen beim Dimychit durch Fixierung des einen oder des anderen Zustandes Differenzen von fundamentaler Bedeutung. Hiernach kann die Anordnung der Dimychosen im Didimychit sein: 1. katatakt, 2. syntakt.

Die katatakte Lagerung der Dimychosen in einem Didimychit oder einem höheren Verbande (Syndimychit) ist die Anordnung derselben in einer Reihe hintereinander, so daß die Mych und die Mychostasen in der Längsachse der Zelle liegen.

Die syntakte Lagerung der Dimychosen in einem Didimychit oder einem höheren Verbande (Syndimychit) ist eine derartige Anordnung, daß die Mych und die Mychostasen nicht hintereinander in der Längsachse der

Zelle eingeordnet sind, sondern daß sie unregelmäßig schräg oder quer zur Längsachse liegen, und zwar entweder einige der Dimychosen oder alle, oder aber es liegen 2 oder mehr Mychostasen in der Längsrichtung nebeneinander, entweder parallel zur Längsachse der Zelle oder meist ungeordnet. Hier ist Abschnitt VI α A 5 zu vergleichen, z. B. auch Fig. 182.

Während beim Dimychit die Möglichkeit der Anordnung von Trophosomen und Trophosomellen eine ziemlich beschränkte war, erreicht sie beim katatakten Didimychit, auch wenn von allen Übergängen und Zwischenformen abgesehen wird, eine ganz bedeutende Zahl.

Zunächst seien an der Hand einiger aus einem Tonsillenabstrich isolierten *Corynobacterium pseudodiphtheriticum* (Lehm. et Neum.) 1899 die Möglichkeiten zusammengestellt, die in der Anordnung von Trophosomen

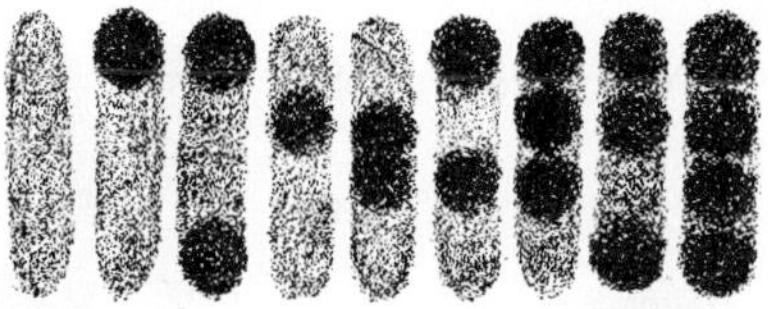

49. 50. 51. 52. 53. 54. 55. 56. 57.

Fig. 49—57. *Corynobacterium pseudodiphtheriticum* (Lehm. et Neum. 1899). Verschiedene Möglichkeiten der Anordnung der Trophosome im Didimychit. Vergr. 1 : 10 000.

Fig. 49. Atrophit. Keine Trophosome. — Fig. 50. 1 Telotrophosom. — Fig. 51. 2 Telotrophosome. — Fig. 52. 1 Ascotrophosom. — Fig. 53. 2 Ascotrophosome. — Fig. 54. 1 Telotrophosom und 1 Ascotrophosom. — Fig. 55. 1 Telotrophosom und 2 Ascotrophosome. — Fig. 56. 2 Telotrophosome und 1 Ascotrophosom. — Fig. 57. 4 Trophosome (2 Telotrophosome und 2 Ascotrophosome).

eintreten können. In Fig. 49 bis 57 sind diese in durchgängig beobachteten Befunden bildlich dargestellt; nur eine Möglichkeit ist hier nicht abgebildet. Es ergibt sich eine Anzahl von 10 Möglichkeiten. Das in Fig. 49 abgebildete Atrophit ermangelt jedes Trophosomes. Ein endständiges Trophosom (Telotrophosom) ist in Fig. 50, zwei Telotrophosome in Fig. 51 zu bemerken. In dem mittleren Teile kann sich ein (Fig. 52) oder können sich zwei Trophosome (Fig. 53) vorfinden (Ascotrophosome). Je ein Telotrophosom und ein Ascotrophosom können verteilt sein, wie es Fig. 54 zeigt, oder beide liegen dicht nebeneinander (nicht abgebildet). Drei Trophosome sind nur in den zwei in Fig. 55 (1 Telotrophosom und 2 Ascotrophosome) und 56 (2 Telotrophosome und 1 Ascotrophosom) wiedergegebenen Möglichkeiten anzuordnen, und die Anwesenheit aller vier Trophosome zeigt Fig. 57.

In gleicher Weise können Trophosomellen verteilt sein und schließlich Trophosome und Trophosomellen in der mannigfaltigsten Weise miteinander gemischt vorkommen. Es sind dies beim Didimychit schon 46 Möglichkeiten der Kombination letzterer. Bei einiger Geduld kann man leicht bei geeignetem Material alle diese Möglichkeiten beobachten und zahllose, bei den verschiedenen Arten oft ganz verschieden erscheinende, aber doch in der morphologischen Grundlage übereinstimmende Übergänge auffinden.

Einige weitere derartige Beispiele seien einer aus einem Tonsillenabstrich isolierten Spezies der Gattung *Bacterium* entnommen und willkürlich aus zahlreichen anderen Kombinationen herausgegriffen. In Fig. 58 bis 62 sind sie genau dem Original entsprechend abgebildet. Fig. 58 läßt 1 Telotrophosom und eine endständige Trophosomelle erkennen, Fig. 59 2 endständige Trophosomellen. Bei Fig. 60 ist die Anwesenheit sämtlicher 4 Mych durch Trophosomellen dem Auge sichtbar gemacht, bei Fig. 61 durch Trophosome, die schließlich in Fig. 62 durch reichere Reservestoffansammlungen

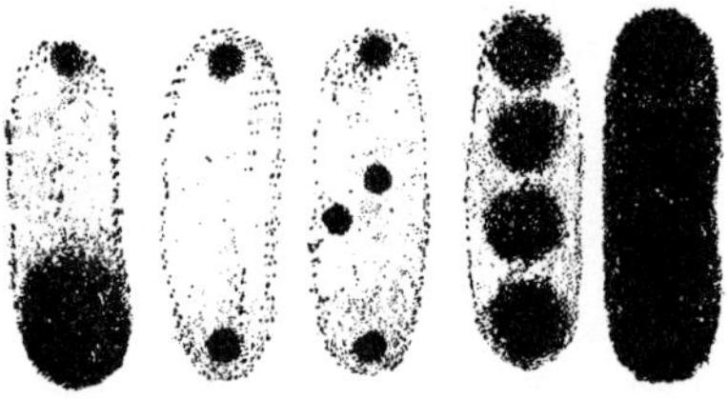

58. 59. 60. 61. 62.

Fig. 58—62. *Bacterium spec.* aus Tonsillenabstrich. Didimychite. Vergr. 1 : 10 000. Fig. 58. 1 Telotrophosom, 1 Trophosomelle. — Fig. 59. 2 Trophosomellen. — Fig. 60. 4 Trophosomellen. Fig. 61. 4 Trophosome. — Fig. 62. Pliotrophit, das gerade noch die 4 Trophosome erkennen läßt.

ziemlich stark verdeckt sind. Auch bei dieser Spezies finden sich natürlich gleichfalls alle möglichen Kombinationen, auch Atrophite, Pliotrophite mit noch stärkerer Reservestoffanhäufung etc. Pliotrophite sind naturgemäß wie meist in der Mehrzahl vorhanden.

Schon an der Hand der bisherigen Befunde festigt sich die Erkenntnis, daß die so außerordentlich mannigfaltige Erscheinung der Stäbchen einer einzigen Art, wie sie so überaus häufig sich darbieten, innerhalb von morphologisch gleichen Gebilden, hier des Didimychites, durchaus keine vergleichend morphologischen Differenzen anzeigen, sondern daß sie nur ein Ausdruck der verschiedenen Anhäufungen von Reservestoffen in den verschiedenen morphologischen Einheiten eines höheren Verbandes sind.

Wie schon beim Dimychit, so ist auch beim Didimychit nach einiger Übung und mit vergleichenden Messungen in den meisten Fällen leicht an der Hand der als Hilfsmittel funktionierenden Trophosomen und Trophosomellen festzustellen, daß das Didimychit aus 4 Mychiten zusammengesetzt ist und so 4 Mych enthalten muß.

4. Das Syndimychit.

Das Syndimychit ist die Vereinigung von mehr als zwei Dimychosen zu einem höheren Verbande und zu einem Individuum.

Wie schon beim Didimychit tritt die Differenz in der Anordnung der Dimychosen hier noch stärker in Erscheinung. Die katatakte und die syntakte Anordnung ist hier viel mehr in die Augen springend und von noch größerer Bedeutung.

Das katatakte Syndimychit entsteht aus dem Didimychit durch die weitere Teilung der Mych einer oder beider Dimychosen und gleichzeitigem Einordnen der entstandenen neuen Mych in die Längsachse des Stäbchens. Weitere derartige Teilungen können das Stäbchen immer mehr verlängern, und es kann sich bis zu außerordentlich langen Fäden ausdehnen.

Wie wir schon am einfachen Verband zweier Dimychosen kennengelernt haben, liegen auch beim Syndimychit die zwei zusammengehörigen

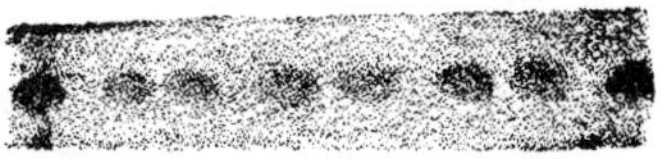

Fig. 63. *Bacillus Solmsi* Klein. Stück eines Syndimychites mit 4 Dimychosen. Vergr. 1 : 10 000.

Mych einer Dimychose häufig weiter voneinander entfernt als zwei Mych von benachbarten Dimychosen. Wieder bieten Formen mit zahlreichen Trophosomellen geeignete Präparate, um einen solchen Aufbau sichtbar zu machen. Da eine günstige Färbung für Trophoconien Methylenblau ist, empfiehlt es sich, diese Färbung hierfür anzuwenden. Fig. 63 stellt ein herausgegriffenes Stück aus dem ziemlich lange Fäden bildenden Syndimychit von *Bacillus Solmsi* Klein 1889 dar. Der ganze Faden bestand aus 10 Dimychosen.

Bei vielen Formen sind jedoch die Dimychosen so angeordnet, daß die Mych etwa im gleichen Abstand stehen. Bei manchen scheinen schließlich die beiden Mych der Dimychosen einen geringeren Abstand voneinander zu haben als von der benachbarten Dimychose. Arten, deren katatakte Dimychitfäden keine gleichmäßige Dicke aufweisen, zeigen auch eine gewisse Verschiedenheit in der Anordnung der Dimychosen eines Syndimychites. Derartige Bildungen findet man z. B. häufig beim Diphtherieerreger (Fig. 64 und 65). Allerdings muß dabei immer darauf geachtet werden, daß es ja atrophische Mychosen innerhalb jeder Dimychose geben kann.

Die Mychosen können, wie schon in niederen Verbänden, auch im Syndimychit je nach der Menge der aufgespeicherten Reservestoffe eine sehr

64.

65.

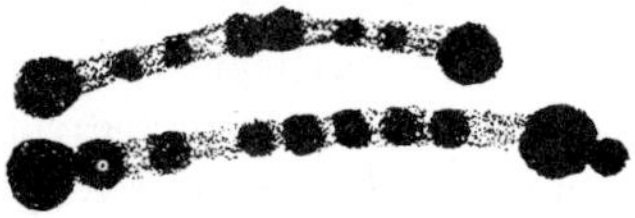

Fig. 64. *Corynobacterium diphtheriae* (Löffl.). Syndimychit. Vergr. 1 : 10 000. — Fig. 65. Desgl. Syndimychit, aus 12 Mychosen, also 6 Dimychiten, zusammengesetzt. Vergr. 1 : 10 000.

verschiedenartige Erscheinung darbieten und in der mannigfaltigsten Weise angeordnet sein. Es können so atrophische Mychosen, Mychosen mit Trophosomellen und mit Trophosomen etc. in beliebiger Ordnung aufeinander folgen. Fig. 64 und 65 zeigen derartige Anordnungen. Bei 4 und 10 in Fig. 65 handelt es sich z. B. um atrophische Mychosen, so daß dieses Diphtheriestäbchen aus 12 Mychosen zusammengesetzt ist. Die erste und elfte, beide stärker verdickte Mychosen, sind Gebilde, die erst im folgenden Abschnitt als Cystite beschrieben werden sollen.

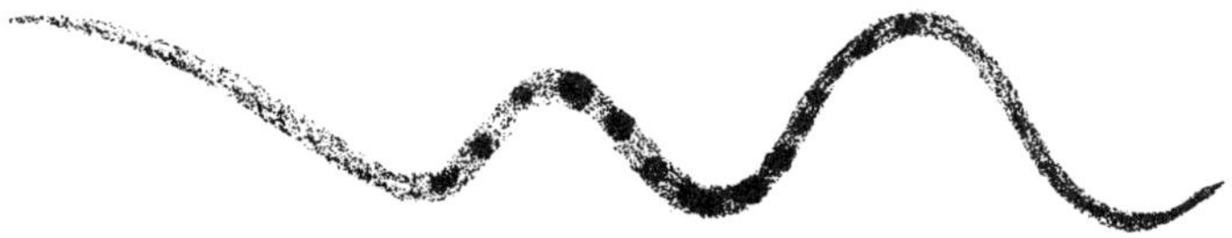

Fig. 66. *Treponema Vincenti* (Blanch. 1906). Syndimychit mit Trophosomen und Trophosomellen. Vergr. 1 : 10 000.

Ein weiteres Beispiel aus dem Gebiete der katatakten Syndimychite sei den spiralig geschlängelten Bakterien entnommen. Fig. 66 stellt ein Exemplar einer *Treponema Vincenti* (Blanch. 1906) dar, das einem Tonsillenabstrich bei einer Erkrankung an Angina Vincenti entstammt, einer Krankheit, die durch die erwähnte Spirochaetide in Gemeinschaft mit der *Fusiformis hastilis* (Seitz) erzeugt wird. Auch dieses Stäbchen ist morphologisch ein katataktes Syndimychit. In günstig gefärbten, stärker trophischen Exemplaren sind auch hier Trophosome und Trophosomellen festzustellen.

Auch beim katatakten Syndimychit sind die endständigen Trophosome als Telotrophosome und die übrigen als Ascotrophosome zu bezeichnen.

Der biomorphologische Begriff Ascit enthält in der Hauptsache katatakte Syndimychite. Es ist daher weiteres über das katatakte Syndimychit unter VI a A 4 einzusehen.

Das syntakte Syndimychit umfaßt Verbände von mehr als zwei Dimychosen zu einem Bakterienindividuum, bei denen die Mychostasen alle oder zum Teil schräg oder quer zur Längsachse des Stäbchens angeordnet sind. Die Entstehung solcher Formen ist darauf zurückzuführen, daß die

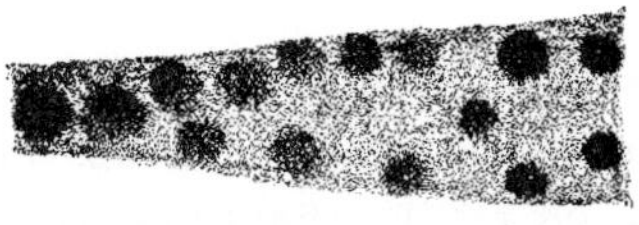

Fig. 67. *Migulanum anthracis* (Koch 1876). Stück aus der Mitte eines syntakten Syndimychites (Synascites) einer dreitägigen Kultur auf Agar mit 6½ % Na Cl. Von der Grenze zwischen katataktem und syntaktem Syndimychit. Vergr. 1 : 10 000.

Mychomitose der einzelnen Mych sich dann nicht zur Längsachse des Stäbchens ordnet, sondern schräg oder senkrecht zu ihr.

Als Beispiel sei hier ein Stück aus einem Faden des Milzbranderregers wiedergegeben (Fg. 67), das einer dreitägigen Kultur auf Agar mit 6½ % Kochsalzzusatz entstammt. Links ist noch ein Stück mit katatakter Anordnung der Mychosen sichtbar, während sich daran syntakte Lagerung der Dimychosen anschließt. Die Lagerung der Mych ist durch die Trophosomellen gekennzeichnet. Ähnliche Organisation weisen übrigens auch einige von Löffler (1887 Taf. II Fig. 4 a) abgebildeten Exemplare vom Milzbranderreger auf; die Trophosomellen hielt Löffler allerdings für „eine Ablagerung des Farbstoffes in Form feiner Körnchen"; als Gründe für diese als unnormal gefärbt aufgefaßten Exemplare glaubt Löffler ungenügende Färbung verantwortlich machen zu dürfen. Er sagt: „Die gröbere und feinere Körnung rührt von nicht genügend langer Färbung der Bacillen und langem Auswaschen derselben in Alkohol her".

Daß katataktes und syntaktes Syndimychit an einem Exemplar gleichzeitig sich finden, ist übrigens eine bei allen Synascota mehr oder weniger häufige oder selten auftretende Erscheinung. Der Übergang ist entweder allmählich oder plötzlich. Bei der Teilung kann dann gelegentlich die eine Teilhälfte katatakt, die andere syntact erscheinen. So bildet Prowazek 1906 ein derartiges Exemplar von *Treponema gallinarum* Bl. 1905 ab, das hier in Fig. 68 wiedergegeben wurde.

Das syntakte Syndimychit kann auch der Breite nach eine so große Menge von Dimychosen aufhäufen, daß riesenhafte Bakterienindividuen entstehen können, wie sie z. B. *Syncrotis* Enderl., *Phragmidiothrix* Engl. und am extremsten *Schaudinnum* Enderl. aufweisen. Eine Reihe von Abbildun-

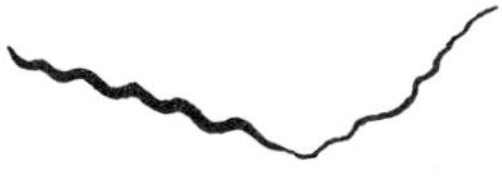

Fig. 68. *Treponema gallinarum* R. Bl. 1905. Links syntaktes, rechts katataktes Syndimychit kurz vor der Teilung. (Nach: Prowazek, Arb. Kais. Gesundheitsamt 23. 1906, Taf. II, Fig. 10 b.)

gen von syntakten Syndimychiten findet sich im Abschnitt über das Synascit (VI α A 5 a).

Bei solchen riesigen syntakten Syndimychiten finden sich nicht selten Individuen mit sehr zahlreichen Trophosomellen. Solche Exemplare haben ein körniges Aussehen. Sie gaben SCHAUDINN (1902) und anderen die Veranlassung, auf Grund der so über die ganze Zelle verteilten Chromatinsubstanz, die ja nach der bisher überwiegenden Ansicht die Kernsubstanz repräsentiert, der Bakterienzelle einen „diffusen" Kern zuzusprechen.

Daß in höheren Dimychosen-Verbänden, wie es die katatakten und syntakten Syndimychite sind, auch hier und da neben den typischen Dimychosen auch einzelne Mychosen zwischen das Gefüge eingestreut sein können, ist verständlich, wenn man berücksichtigt, daß nicht immer Isozygie bei den beiden Mych einer Dimychose eintritt, sondern daß durch Protozygie einzelne Mychosen übrig bleiben können, die zuweilen einen längeren Bestand als Mychosen besitzen. So sind z. B. in dem scheinbar aus 3 Dimychosen bestehenden Syndimychit von *Spirillum undula* (MÜLL., 1786) der Fig. 181 in der Mitte des Stäbchens gleich 2 einzelne Mychosen, die anscheinend dadurch übriggeblieben sind, daß die beiden Endmychosen des in Fig. 180 abgebildeten Dimychites durch Protozygie sich zu Dimychosen entwickelt haben, während die beiden mittleren Mychosen darstellen dürften, wenn sie auch den Anschein einer Dimychose zu erwecken geeignet sind.

C. Das Symmychon und das Symmychit.

Das Symmychon ist ein polydynames (vielwertiges) Mych. Sein Inhalt entspricht nicht bloß einem, sondern mehreren zu einem einzigen homogenen Körper vereinigten Mych. Sein Durchmesser ist größer als der eines Mych.

Das Symmychit ist ein Mychit mit einem Symmychon.

Bei allen bisher besprochenen Typen der Bakterienzelle, sei es nun aus einem oder mehreren Mychosen zusammengesetzt, handelte es sich immer um einwertige Mych. Eine Teilung des Mych trat immer nur dann ein, wenn es sich durch Ernährung von außen oder mittels der Reservestoffe aus dem Cytoplasma vergrößern konnte. Eine einfache Teilung etwa eines Dimychites zu zwei solchen unter dem Mikroskop zu beobachten, selbst unter günstigen Ernährungsbedingungen, ist immerhin eine geduldерfordernde Aufgabe. Bringt man lebendes Material jedoch ohne Ernährungsmittel z. B. in einen hängenden Tropfen von physiologischer Kochsalzlösung, so wird jedes Wachstum schnell unterbrochen. Selbst alle jene Erscheinungen, die sonst unter ungünstigen Verhältnissen sehr bald und schnell eintreten, wie besonders auch die Gonidienbildung, unterbleibt so völlig, und es kann leicht auch nach Tagen festgestellt werden, daß das Wachstum nicht fortgeschritten ist, daß vielmehr jedes Bakterienindividuum seine Reservestoffe zum Teil oft auch gänzlich verbraucht hat. Solche Hungerformen bieten oft günstige Objekte für vergleichend morphologische Untersuchungen.

Die erste Form, bei der mir ein auffälliges, gänzlich andersartiges Verhalten auffiel, war das Zoit des Choleraerregers. Eine genauere Beschreibung des Zoit und Pseudascit folgt im Abschnitt VI a A 7 und 8.

An anderer Stelle ist näher darauf hingewiesen, daß die Zoite sich nur in Kulturen finden, die aus Cholerastühlen stammen, oder die nicht allzu lange weiterkultiviert wurden. Wird derartiges Material mit Zoiten in hängenden Tropfen aus physiologischer Kochsalzlösung gebracht, die eine Ernährung des Materials ausschließt, und beobachtet die nur einen einzigen Kern aufweisenden Zoite, so erkennt man, daß sie in nicht ganz 2 Stunden zu langen Fäden (Pseudascite) auswachsen, während die Dimychite und Didimychite, die doch 2 resp. 4 Mych enthalten, sich nicht verlängern. Wenn der eine Kern des Zoites gleichwertig mit den 2 resp. 4 Kernen des Cholerastäbchens wäre, müßte für das Stäbchen eine viel größere Wahrscheinlichkeit vorliegen, sich zu einem langen Faden auszustrecken als beim Zoit. Dies ist jedoch, wie erwähnt, keineswegs der Fall.

Beobachtet man dagegen das Pseudascit noch weiter, so zerteilt sich bald das Pseudascit in etwa 10—15 oder noch mehr Didimychite, die kettenartig aneinander hängen bleiben. Dieser Vorgang ist nach abermals ca. 2 Stunden abgeschlossen.

Wie ist es nun möglich, daß sich unter völlig gleichen Verhältnissen aus dem einen Kern des Zoites 40—60 oder noch mehr Kerne der daraus entstandenen Didimychitkette in 3—4 Stunden entwickeln können, und gleichzeitig die 2—4 Kerne (Mych) des normalen Cholerastäbchens gar keine Vermehrung erfahren?

Die einzige mögliche Deutung für derartige Befunde ist die Annahme eines mehrwertigen Myches, eine Annahme, die noch dadurch mehr Boden gewinnt, daß sich bei gewissen Protozoen ganz ähnliche Erscheinungen nachweisen ließen, wie nach den ausgezeichneten Untersuchungen von Hartmann (1909, 1911) unzweifelhaft erwiesen wurde. Hartmann nennt derartige Kerne polyenergide Kerne.

Aus Gründen vergleichend morphologischer Natur, die in Abschnitt IX C weiter ausgeführt werden sollen, ist es nicht zweckmäßig, den Begriff des polyenergiden Kernes auf die Bakterien zu übertragen, und es sei deshalb für das vielwertige Mych der Begriff polydynames Mych oder Symmychon angewendet.

Als es später gelang, bei einem anderen Symmychon, und zwar bei dem des Cystites vom Diphtherieerreger, festzustellen, daß sein Volumen wesentlich größer als das des Mych ist, konnten erhebliche Bedenken nicht mehr erhoben werden.

Ein Mychit mit einem Symmychon als Kern ist ein Symmychit. Zu den Symmychiten zu rechnen ist das Cystit und das Zoit, die in Abschnitt V A 3 a β und VI α A 7 eingehendere Behandlung erfahren werden.

V. Fortpflanzung der Bakterien.

Omne vivum ex ovo.
Harvey 1651.

Die Fortpflanzung der Bakterien zerfällt in ungeschlechtliche (Monogonie und Arthrogonie) und geschlechtliche Vermehrung.

Da die geschlechtliche Fortpflanzung innerhalb einer vollständigen Cyclode (cf. VI) nur ein einziges Mal eintritt, erscheint sie wenig auffällig und ist nicht ohne weiteres zu erkennen. Es erscheint sicher, daß bei allen Bakterien eine geschlechtliche Fortpflanzung vorkommt.

Die ungeschlechtliche Vermehrung tritt durch ihre ungeheure Produktivität so außerordentlich in den Vordergrund, daß bisher die geschlechtliche Fortpflanzung völlig übersehen worden ist.

A. Monogonie und Arthrogonie der Bakterien.

Die ungeschlechtliche Vermehrung der Organismen zerfällt in Monogonie und in vegetative Vermehrung durch Knospung mit folgender Teilung.

Die Monogonie kann in zwei Gruppen [1]) zerlegt werden: 1. primäre Monogonie, 2. sekundäre Monogonie.

Die primäre Monogonie beruht auf einfacher Zellteilung im Anschluß an eine Kernteilung, wie sie z. B. bei den Protozoen stattfindet. Eine Untergruppe hiervon ist die von Schaudinn (1899) mit dem Namen Schizogonie bezeichnete gehäufte Kernteilung und anschließender Zerfall in zahlreiche Zellen (z. B. bei den Sporozoen).

Die sekundäre Monogonie umfaßt die Erscheinungen, die durch Rückbildung von Befruchtungsvorgängen (das zweite Richtungskörperchen wird wieder von der Eizelle aufgenommen und wirkt durch Ergänzung der Chromosomenzahl wie ein Spermatozoon) entstehen und umfaßt Parthenogenese und Pädogenesis.

Letztere kommt für die Bakterien gar nicht in Frage, dagegen die primäre Monogonie. Diese findet jedoch nur bei den Mychiten statt,

[1]) cf. Haecker, Befruchtung. Handb. Naturw. Bd. I, 1912, pag. 907.

da nur hier eine sich an eine Kernteilung anschließende Teilung in zwei Individuen auftritt.

Anders ist dies bei allen höheren Verbänden und auch schon beim Dimychit. Hier schließt sich einer Teilung des Mych in zwei keineswegs eine Trennung der zwei neu entstandenen Mychosen (Mychite) an, sondern ein anschließender Zerfall findet stets an einer ganz anderen Stelle statt, wie aus Abschnitt IV B ersichtlich war. So werden z. B. bei einem Dimychit (nach der Teilung der zwei Mych in vier) die zwei neu entstandenenDimychosen voneinander getrennt. Es handelt sich bei dieser Teilung und Vermehrung also gar nicht um Monogonie, sondern um eine Vermehrung durch Zerfall in einzelne höhere oder niedere Zellverbände. Diese Erscheinung ist also in die Gruppe der vegetativen Vermehrung einzuordnen. Für diese Art der Fortpflanzung und Vermehrung wende ich den Begriff: **Arthrogonie**[1]) an.

Die Erzeugnisse der Arthrogonie können gleich groß, gleichgestaltig und morphologisch gleichwertig sein, oder sie sind ungleich groß, ungleichartig und morphologisch verschiedenwertig.

Die erstere Erscheinung sei die isomorphe Arthrogonie, letztere die heteromorphe Arthrogonie genannt.

Jedes durch Arthrogonie entstandene Individuum ist ein Arthrogone.

Der Gegensatz von Monogonie und Arthrogonie hebt klar hervor, daß die Teilung und Vermehrung der kugelförmigen Bakterien (z. B. von *Micrococcus*) vergleichend morphologisch eine ganz andere Bedeutung hat, als die Vermehrung der stäbchenförmigen Bakterien (z. B. *Bacterium*).

1. Monogonie.

Die Vermehrung durch primäre Monogonie findet unter den Bakterien bei allen Monomychoten und bei dem Basitstadium aller Dimychoten statt.

Über die näheren mychomitotischen Vorgänge gab Abschnitt IV A 2 Aufschluß, auf den hier verwiesen sei.

Die Produkte der primären Monogonie können lose aneinander hängen bleiben, so daß mehr oder weniger lange (2 bis zahlreiche) Ketten (Desmen) entstehen können. Über weitere Desmenbildung cf. V A 2.

Als Beispiel der durch Monogonie entstandenen Desmen möge die Gattung *Streptococcus* erwähnt werden.

2. Isomorphe Arthrogonie.

Die isomorphe Arthrogonie der Bakterien ist die ungeschlechtliche Vermehrung durch Zerfall in zwei Zellen oder Zellverbände, bei der beide Teilprodukte gleich groß, gleichgestaltig und morphologisch gleich-

[1]) cf. Enderlein (9) 1916, pag. 404.

wertig sind. Der Zerfall trennt dann nie Mychosen, die Produkte einer der dem Zerfall vorhergegangenen Mychomitosen einer einzigen Mychose sind; ausgenommen ist nur der Zerfall vom Dimychit zu 2 Mychiten.

Der zwischen zwei Erscheinungen der Arthrogonie liegende Abschnitt ist eine Generation der ungeschlechtlichen Form der Bakterien.

Frühere Autoren wenden fälschlich für den willkürlichen Begriff einer Agarpassage (oder auf sonstigem Nährboden) von ein oder mehreren Tagen den Ausdruck Generation bei den Bakterien an. Für diesen Begriff sei der Ausdruck: Genode vorgeschlagen.

Die allergewöhnlichste Vermehrung bei kurzen (von 1 oder wenigen Tagen) Genoden ist die isomorphe Arthrogonie.

Wächst ein Organismus z. B. auf Agar als Dimychit (z. B. Erreger des Typhus, der Cholera), so bildet sich nach der Mychomitose zunächst ein Didimychit, das dann wieder in zwei Dimychite zerfällt.

Entwickelt sich ein längeres Stäbchen, z. B. ein Didimychit, so bildet es nach der Mychomitose aller 4 Mych ein Syndimychit mit 4 Dimychosen bezüglich mit 8 Mych, das dann wieder zu 2 Didimychiten auseinanderfällt.

Ein langes fadenartiges, aus vielen Dimychosen bestehendes Syndimychit kann, mögen nur einzelne oder alle Mych gleichzeitig durch Mychomitose vermehrt sein, in zwei gleichlange Teilstücke zerfallen.

Gleichfalls um isomorphe Arthrogonie handelt es sich, wenn die entstandenen Arthrogonen nicht völlig auseinanderfallen, sondern lose aneinanderhängen bleiben. Durch wiederholte derartige Arthrogonie können lange Ketten entstehen. Für diese Ketten, mögen es Zweier-Ketten oder längere sein, soll der Ausdruck Desme angewendet werden, er soll aber auch für die Kettenbildung der durch Monogonie entstandenen Kügelchen Verwendung finden (cf. pag. 180). Die Desmenbildung gehört für manche Arten in bestimmten Entwicklungszuständen zum Artcharakter, bei den Monomychoten teilweise auch zum Gattungscharakter (z. B. *Streptococcus*).

3. Heteromorphe Arthrogonie.

Die heteromorphe Arthrogonie der Bakterien ist die ungeschlechtliche Vermehrung durch Zerfall in zwei oder mehr Teile, die ungleich groß, ungleichgestaltig und morphologisch ungleichwertig sind. Auch hier trennt der Zerfall nie Mychosen, die Produkte einer der dem Zerfall vorhergegangenen Mychomitose einer einzigen Mychose sind, abgesehen von der Gonidie.

Unter diesen Erscheinungen findet sich eine überraschende Mannigfaltigkeit der Gestalt, Größe und im morphologischen Aufbau.

Die bunte Fülle sei zunächst in drei Gruppen gegliedert: 1. Fruktifikationen, 2. Embryonenbildungen, 3. Teilstückbildungen.

a) Fruktifikationen.

Als Fruktifikationen der Bakterien sind nur Ruhe- oder Dauerformen anzusehen, die den morphologischen Baustein, das Mychit, darstellen oder aus diesem ohne Mychomitose abgeleitet sind, wie dies bei dem Symmychit der Fall ist.

Diese Definition schließt die sogenannte Bakterienspore aus, die ein mit einem eigenartigen Reservestoffkorn angefülltes Dimychit darstellt (cf. Sporit VI a A 3 d).

α) Die Gonidie.

Die Gonidie ist ein meist mit einer festeren Membran umhülltes kugelförmiges Mychit. Sie entsteht durch Abstoßung des überzähligen Mychit nach Protozygie im Dimychit oder in der Dimychose, oder durch Zerfall eines Dimychit (Plastit). Sie kann sich wie das Mychit der Monomychoten selbst durch Teilung vermehren, indem sie in das Basitstadium eintritt (cf. Basitstadium).

Die Gonidie kann von allen Dimychoten gebildet werden und ist die allgemeinste Fruchtform der Bakterien. Sie entsteht bei allen Reifungserscheinungen. Alle Begünstigungen der Reifung sind in Abschnitt VI b zusammengestellt. Vor allem sind es Einflüsse der Ernährung, chemischer Natur, Wärme, Sonnenlicht etc.

Es gibt keine Bakterie der Dimychoten, die nicht leicht zur Gonidienbildung neigt.

Nur bei Sporit (fälschlich Sporen genannt, cf. VI A 3 d) bildenden Arten muß größtenteils erst diese Erscheinung ausgeschaltet werden, ehe die wirkliche und ureigene Fruchtform gebildet wird. Ich erinnere hier nur an die sogenannte asporogene Form des Milzbranderregers, die leicht durch Kultur im Sonnenlicht oder durch häufiges Umzüchten (häufiger Wechsel des Nährbodens) etc. erzeugt werden kann.

Der Ausdruck Gonidie stammt von Cohn (1870).

Die Gonidie ist die eigentliche und ureigene Fruchtform der Bakterien. Sie stellt das Abstoßen von einzelnen morphologischen Grundelementen, den Bausteinen aller höheren Bakterien, dar.

Hüppe, Bliesener und andere nennen die Gonidien Arthrosporen. Neisser (1888) bezeichnet sie (allerdings gleichzeitig auch Trophosome etc.) mit Sporen. Morphologisch stellt auch wirklich die Gonidie die echte Spore dar, die den Sporen der Pilze (Conidien und Ascosporen) homolog ist. Die sogen. Bakterienspore ist dagegen morphologisch demjenigen unterzuordnen, was Brefeld mit Oidie bezeichnet und für das der Name Sporit[1]) hier angewendet wird (cf. V 3 c und VI a 3 d). Auch Betech (Über eine

[1]) cf. Enderlein (3) 1916, pag. 405.

neue Methode zur Darstellung der Tuberkelbacillensporen, C. B. I. 1909 pag. 461—463) nennt die Gonidien noch Sporen.

Die Granula Muchs (1907/1908) sind z. T. Gonidien, z. T. Cystite und zum größten Teil Trophosome und Trophosomellen (cf. auch Knoll 1912, Wirths 1908, Wegelin 1910 [Korrespondenzbl. f. schweiz. Ärzte Nr. 29], Adam [Inaug.-Dissert. Leipzig 1910] etc.).

Es gibt unter allen Gonidien größere und kleinere Exemplare, die schon Cohn 1870 als Macrogonidien und Microgonidien unterscheidet. Ein wesentlicher Gegensatz ist darin morphologisch nicht zu erblicken; es gibt meist alle Übergänge. Farbtechnisch finden sich innerhalb der Gonidien zuweilen Verschiedenheiten, so sind z. B. ein Teil der Gonidien, und zwar besonders die Microgonidien des Tuberkuloseerregers, nicht säurefest, diese färben sich also nicht nach Ziehl, sondern nur mittels Gramfärbung; allerdings hängt es auch viel von der Länge und Intensität der Säureeinwirkung ab; bei vorsichtiger Säureanwendung erreicht man auch größtenteils eine Färbung nach Ziehl; sie sind also, genau genommen, nur geringer säurefest; Much nennt diese Gonidien (gleichzeitig aber auch Trophosomen) des Tuberkuloseerregers Granula.

Nach ihrer Entstehung sind die Gonidien in Dichogonidien und Arthrogonidien zu unterscheiden.

Die Dichogonidien entstehen durch Zerfall eines Dimychites in zwei kugelförmige Mychite; hier handelt es sich demnach um isomorphe Arthrogonie. Als Beispiel sei der Choleraerreger erwähnt, der in älteren Kulturen in großen Mengen Dichogonidien bildet. Fig. 75 stellt ziemlich kleine Dichogonidien dar.

Die Arthrogonidien werden von Didimychiten oder Syndimychiten (Asciten), selten von Dimychiten abgestoßen. Besonders bei sehr kurzen Vereinigungen von Dimychosen (zu 2 oder 3) ist an geeigneten Objekten leicht zu beobachten, daß die Abstoßung der Gonidie dadurch eingeleitet wird, daß bei einer Dimychose Protozygie eintritt und die andere Mychose dann frei wird, der Verband wird gelockert und schließlich die fertige Gonidie abgestoßen. Momente dafür, daß auch bei Vereinigungen von Dimychosen Gonidienbildung durch einfachen Zerfall von Dimychosen entstehen kann, dürften in der Kataplastitbildung zu erblicken sein (cf. VI α A 6 b).

Die Gonidien können an einem Syndimychit (Ascit) entweder am Ende gebildet werden (Telogonidien) oder im Verlauf des ganzen längeren oder kürzeren Fadens oder Stäbchens (Ascogonidien). Liegt die Gonidie am inneren Ende eines der beiden Hälften eines Diplascites (siehe dieses), so kann man von einer Mesogonidie sprechen. —

Telogonidien vom Choleraerreger, wie sie in älteren Kulturen vorkommen, sind in Figur 69, 72 und in Fig. 76 bildlich dargestellt. Die Stäb-

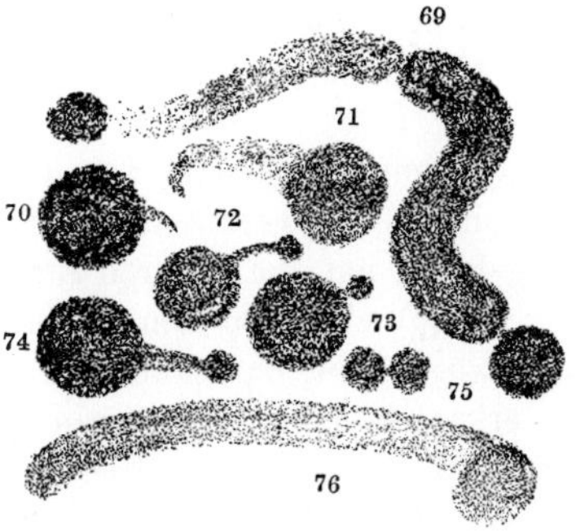

Fig. 69—76. *Microspira comma* Schröt. Formen aus älteren Kulturen. Vergr. 1 : 5000. Fig. 69. Syndimychit (Ascit) in der Mitte in beginnender Teilung, an den beiden Enden mit je 1 Telogonidie (links beginnende Gonidienbildung, rechts kurz vor der Abstoßung der Gonidie). — Fig. 70. Cystit mit Ascitrest. — Fig. 71. Cystit mit Ascitrest. — Fig. 72. Ascitrest mit Macro- und Microgonidie. — Fig. 73. Cystit und Microgonidie noch zusammenhängend. — Fig. 74. Ascitrest mit Cystit und Microgonidie. — Fig. 75. Zwei Dichogonidien durch Zerfall eines Dimychites gebildet. — Fig. 76. Syndimychit (Ascit) mit 1 Telogonidie.

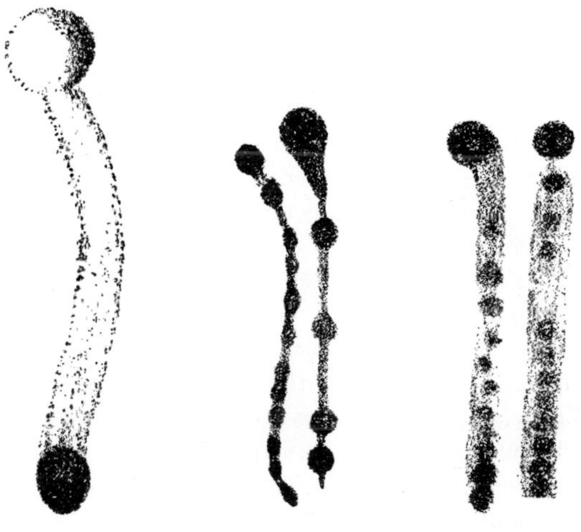

77. 78. 79. 80. 81.

Fig. 77 *Microspira comma* Schröt. Syndimychit (Ascit) unten mit Telotrophosom, oben mit Telogonidie. Vergr. 1 : 10 000. Fig. 78. Desgl., Bildung von Trophosomen. Vergr. 1 : 10 000. — Fig. 79. Desgl., Bildung von Gonidien (Ascogonidien) und 1 Telocystit. Vergr. 1 : 10 000. — Fig. 80. *Acystia typhi* (Eberth 1880). Syndimychit (Ascit) mit Trophosomen, oben mit beginnender Bildung einer Telogonidie aus einem Telotrophosom. Von viertägiger Kultur auf Agar mit 6½ % Na Cl. Vergr. 1 : 10 000. — Fig. 81. Desgl., oben mit sich abschnürender Telogonidie. Von viertägiger Kultur auf Agar mit 6½ % Na Cl. Vergr. 1 : 10 000.

chen sind dabei teilweise lang, zum Teil kurz. Letztere stellen vielfach Stäbchen dar, die durch Abstoßung mehrerer Gonidien schon größtenteils verbraucht sind.

Fig. 77 stellt ein Syndimychit (Ascit) vom Choleraerreger dar, das am einem Ende (unten) ein Telotrophosom aufweist und am anderen Ende (oben) eine Gonidie ausgebildet hat, die bald reif zur Abstoßung ist.

Eine Syndimychit (Ascit), ebenfalls vom Choleraerreger, ist in Fig. 78 halb so stark vergrößert abgebildet, das zahlreiche Trophosome schon bei gewöhnlicher Färbung erkennen läßt; am oberen Ende ist das Telotrophosom schon etwas angeschwollen, es ist durch stärkere Anhäufung von Reservestoffen auf dem Weg zur Entwicklung zur Gonidie.

Vier Ascogonidien verteilen sich auf das in Fig. 79 dargestellte Syndimychit (Ascit), das am oberen Ende anschließend an Trophosomenanhäufungen eine beginnende Cystitbildung erkennen läßt (vergl. nächsten Abschnitt).

Gleichfalls die Bildung einer Telogonidie an einem Syndimychit (Ascit) mit Trophosomen und Trophosomellen vom Typhuserreger ist in

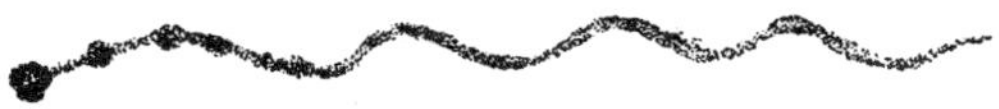

Fig. 82. *Treponema dentium* (Koch 1877). Syndimychit (Ascit) mit Trophosomen und einer Telogonidie. Vergr. 1 : 10 000.

Figur 80 bildlich wiedergegeben, ebenso eine ausgebildete Telogonidie, die kurz vor der Abstoßung ist, in Fig. 81. Beide Syndimychite stellen nur Endstrecken noch längerer Fäden dar (cf. Mycascit).

Die Gonidienbildung bei einer Spirochaetide, der *Treponema dentium* (Koch 1877) von den menschlichen Zähnen stellt Fig. 82 dar. Während das Syndimychit bei dieser Species sich meist ohne Trophosome und Gonidien darbietet, sind derartige Bilder seltener. Nach dem einen etwas anschwellenden Ende zu finden sich einige deutliche Trophosome und am Ende eine Telogonidie. Zuweilen findet man diese Gonidie schon stark abgeschnürt an, doch selten. Die von Reiter und Ramme (1916) erwähnten ,,vielen kleinen Protoplasmakörperchen von Kleinkokkengröße der Spirochaete der Weilschen Krankheit sind die gleichen Gonidien.

Bei höheren Bakterien, besonders bei den Synasciten einiger Sphaerotiliden und Syncrotiden, wie z. B. bei *Phragmidiothrix* Engl., *Crenothrix* Cohn etc. werden große Mengen von Gonidien gleichzeitig gebildet und dann in großer Zahl abgestoßen, wie dies Cohn schon 1870 beschreibt und abbildet.

Die Gonidie verdankt ihre Entstehung z. T. einer stärkeren Ansammlung von Reservestoffen. Diese werden während des Ruhezustandes als isolierte Gonidie, der ein Überdauern ungünstigerer Verhältnisse unter Nahrungsmangel etc. bezweckt, allmählich verbraucht. Nähert sich dieser Zustand, so hellt sich die Gonidie immer mehr auf und bei Färbungen (Methylenblau etc.) zeigt sich allmählich ein nur ganz schwach färbbarer Pol (Fig. 84). In Fig. 83 wird eine isolierte pliotrophische Gonidie gezeigt. Bei fortschreitendem Verbrauch der Reservestoffe (Trophoconien) sind schließlich die Reste derselben nur noch an dem Pol, der das Mych enthält, angesammelt und um das Mych herum gruppiert (Fig. 85). Bei gänzlichem Verbrauch der Trophoconien enthält die nur äußerst schwach färbbare Zelle (Fig. 86) nur noch sehr zart färbbares Cytoplasma und das Mych, das meist nur noch mit Karbolfuchsin (1 : 10 Wasser) schärfer färbbar ist und mit Methylenblau meist unfärbbar oder kaum färbbar ist. Die weiteren Schicksale der

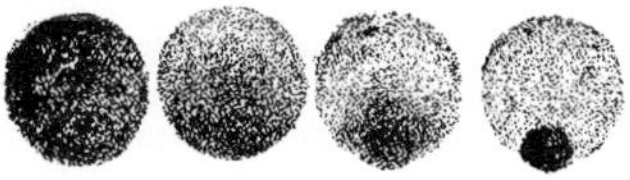

83. 84. 85. 86.

Fig. 83—86. *Microspira comma* Schröt. Isolierte Gonidien. Vergr. 1 : 10 000. Fig. 83. Pliotrophische Gonidie. — Fig. 84. Eintritt der Miotrophose. — Fig. 85. Miotrophische Gonidie. — Fig. 86. Atrophische Gonidie.

atrophischen Gonidie sind in Abschnitt B 1 weiter zu verfolgen (Gonitbildung).

Während bei miotrophischen Gonidien die Begrenzung der Trophoconienansammlung unscharf verschwommen ist und ein allmählicher Übergang von den blassen zu den stark gefärbten Partien zu bemerken ist, wobei die Trophoconien (Reservestoffe) meist sehr stark färbbar sind, ist die Begrenzung des Mych trotz seiner außerordentlich viel blasseren Färbung (z. B. bei Färbung mit Karbolfuchsin 1 : 10) sehr scharf und klar und völlig kreisrund.

Ganz gleiche oder außerordentlich ähnliche Bilder sind bei den Gonidien aller Bakterien zu beobachten und bei sehr zahlreichen Arten von mir beobachtet worden. Eine Feststellung dieser Vorgänge ist immer möglich. Hier sei nicht weiter darauf eingegangen, jedoch an anderen Stellen wird durch Bild oder Wort noch gelegentlich hierauf verwiesen werden. So sind Gonidien noch abgebildet vom Tuberkuloseerreger (Fig. 222, 226), von *Syncrotis buccalis* (Rob.) (Fig. 207) etc.

Wie die Bildung der Gonidien bei den allermeisten untersuchten Bakterien festgestellt wurde, so ist von mir auch mit Sicherheit die Entwicklung der Gonidien zu dem typischen Stäbchen bei zahlreichen Arten aus reinem Gonidienmaterial beobachtet worden, ich erwähne nur *Syn-*

crotis buccalis (Rob.), *Microspira comma* Schröt., *Acystia typhi* (Eberth) etc. etc.

Bei Gonidien, die in mehr oder weniger günstigere Lebensbedingungen gelangen, tritt Mychomitose ein. Je nach den Ernährungsverhältnissen und der Menge der Reservestoffe zerfällt das entstandene Teilungsdimychit wieder in zwei Mychite (cf. Basitstadium), wobei die Mychostase sehr gering

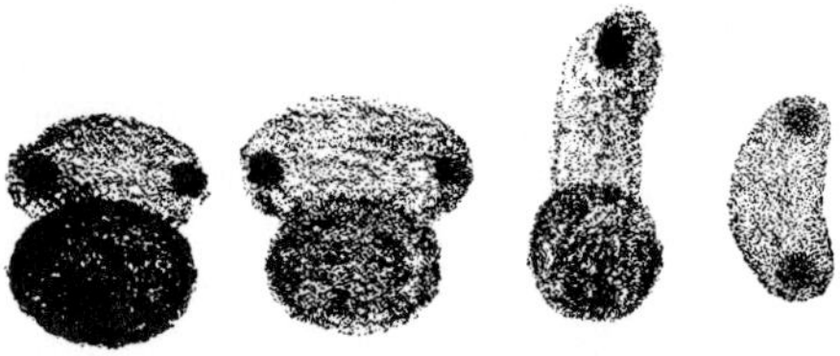

87. 88. 89. 90.

Fig. 87—90. *Microspira comma* Schröt. Keimung der Macrogonidie. Vergr. 1 : 10 000. Fig. 87. Äquatoriale Keimung. — Fig. 88. Desgl. — Fig. 89. Polare Keimung. — Fig. 90. Völlig geschlüpftes Dimychit.

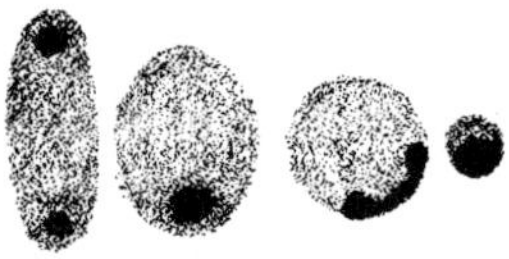

91. 92. 93. 94.

Fig. 91 *Corynobacterium diphtheriae* (Löffl.). Miotrophisches Didimychit. Aus einer lange dem Sonnenlichte ausgesetzten Kultur. Vergr. 1 : 10 000. Fig. 92. Desgl., miotrophische Gonidie. — Fig. 93. Desgl., Mychomitose der Gonidie. — Fig. 94. Desgl., Microgonit.

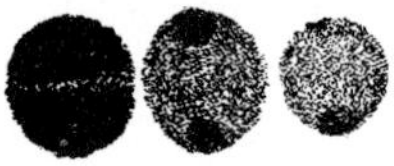

95. 96. 97.

Fig. 95 *Acystia typhi* (Eberth 1880). Aus Kultur, die 20 Tage dem starken Sonnenlicht ausgesetzt war. Pliotrophisches Teilungsdimychit. Vergr. 1 : 10 000. Fig. 96. Desgl., atrophisches Teilungsdimychit. — Fig. 97. Desgl., Gonidie.

bleibt oder, wie es besonders bei den stark mit Reservestoffen (Trophoconien) angefüllten Macrogonidien der Fall ist, es kann sich sogleich oder bald das Phytitstadium (cf. VI α A 3). anschließen. Die Keimung einer Macrogonidie — wieder von unserem hier verwendeten Beispiel, dem Choleraerreger — ist in Fig. 87 bis 90 bildlich wiedergegeben. Wie hier ersichtlich ist, kann die Keimung äquatorial (Fig. 87 und 88) stattfinden, wobei gleichzeitig die beiden neu gebildeten Mych aus der alten Gonidienhülle heraustreten oder es erscheint zuerst nur das eine der beiden Mych außerhalb der Gonidienhülle, während das andere noch in der Hülle stecken bleibt, wie es Fig. 89 darstellt (polare Keimung). Hier ist die Mychostase sogleich von ganz beträchtlicher Länge. Ein Dimychit, das sich der Gonidienmembran völlig entledigt hat, ist in Fig. 90 wiedergegeben.

Einige weitere Gonidien, die aus im Sonnenlicht lange aufbewahrten Kulturen stammen, sind in obigen Abbildungen wiedergegeben und zwar vom Diphtherieerreger und vom Typhuserreger.

Daß manche Gonidien, auch von sehr großen Arten, die Chamberlandfilter passieren, wurde neuerdings von Miehe festgestellt; aber auch früher ist ähnliches bereits beobachtet worden, so auch von Lourens für den Schweinepestbazillus (C. B. I. 44 1907 pag. 420—427, 504—512, 630 bis 648), Almquist für Typhuserreger (C. B. I. 60, 1911 pag. 167), von Doerr, R. (Über filtrierbares Virus; C. B. 50, 1911 und Beih. pag. 12—23) von Wolbach (1912—1915) für Spirochaeten und von Löhnis (1921). Besonders die Microgonidien kommen hierbei in Frage, in manchen Fällen vielleicht auch die Gonite (s. diese).

β) Das Cystit.

Das Cystit ist eine Fruktifikationsform, bestehend aus einem Symmychit (Mychit mit polydynamen Mych). Es entspricht also einer Gonidie mit Symmychon als Kern.

Durch die Vielwertigkeit des Symmychon wird dem Organismus ermöglicht, unter Überspringung eines großen Teiles der normalen Entwicklung (Cyclogenie, s. dieses) direkt aus dem Cystit ein Syndimychit (Ascit oder Pseudascit) zu bilden.

Das Cystit ist mit Sicherheit nur bei einigen phylogenetisch höher stehenden Dimychoten nachgewiesen. Cystitbildung ist bisher nur feststehend erwiesen bei Spirochaetiden, Microspiriden und den Sclerothrichiden, bei den Bakteriiden bisher nur bei der Gattung *Eucystia* (E. pestis).

Das Cystit wird entweder am Ende eines Syndimychites aus einem Trophosom oder einer Gonidienanlage gebildet (Telocystit) oder an irgend einer Stelle des Stäbchens oder Fadens, mit Ausnahme des Endes (Ascocystit).

Bei phylogenetisch sehr hochstehenden Dimychoten, die die Wuchsform des syntakten Syndimychites erreichen, dürfte die Annahme gerechtfertigt erscheinen, daß sich endogene Cystite im Innern der dicken Stäbchen bilden können. Dies wäre der Fall bei den Endothecit bildenden Schaudinniden. Für dieses endogene Cystit wäre der Begriff Endocystit einzuführen.

Nach Abschluß der Entwicklung des Cystites wird es häufig abgestoßen. Das so isolierte Cystit hat, wie schon meist vorher, vorherrschend die Form einer Kugel (Fig. 98).

Das Cystit ist meist viel größer, als die Gonidie und weist eine oft viel größere Menge von Trophoconien und anderen Reservestoffen auf, von denen sie dann prall angefüllt und infolgedessen sehr stark färbbar ist.

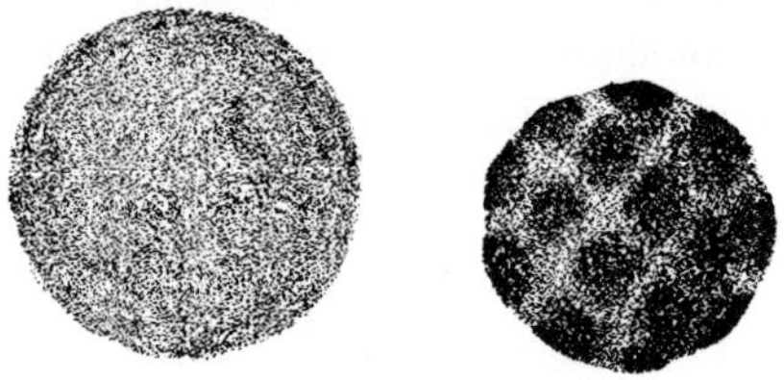

98. 99.

Fig. 98. *Microspira comma* Schröt. Cystit. Vergr. 1 : 10 000.
Fig. 99. *Microspira comma* Schröt. Cystit. Exemplar während des Platzens der Hüll membran. Vergr. 1 : 10 000.

Das Cystit hat meist eine festere Membran, als die Gonidie, die bei der Keimung an mehreren Stellen platzt (Fig. 99). Bilder wie das in Fig. 99 gegebene sind jedoch bisher nur vereinzelt beim Choleraerreger beobachtet worden; meist erscheint die festere Haut weniger deutlich.

Der Durchmesser eines Cystites kann beim Choleraerreger bis zur $2^1/_2$ μ und mehr steigen (Fig. 98). Weitere Cystite des gleichen Parasiten

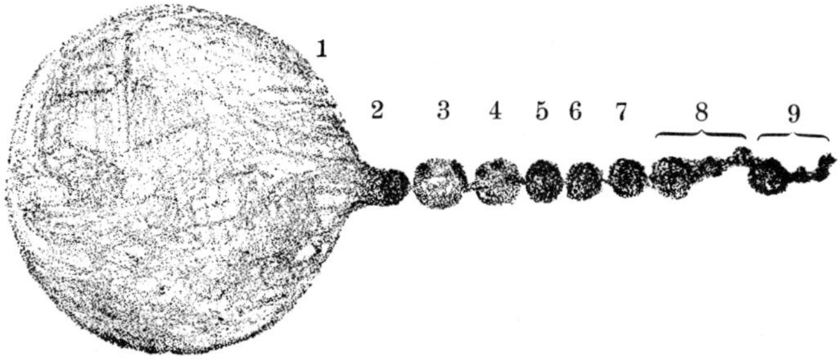

Fig. 100. *Pseudostreptus pyogenes* (Rosenb. 1884). Exemplar aus zweitägiger Kultur. Vergr. 1 : 5000.

1. Cystit (Durchmesser 8,4 μ), Symmychon anscheinend seitenständig. — 2. Pliotrophisches Cystit oder Gonidie. — 3. Arthrothecit. — 4. Desgl. — 5.—7. Pliotrophisches Cystit oder Gonidie. — 8. Didimychit mit 2 Trophosomellen und 1 Trophosom. — 9. Didimychit mit Trophosomellen und 1 Trophosom.

sind schon in Fig. 70, 71, 73 und 74 abgebildet. Hier ist zu erkennen daß vielfach das Syndimychit vom Cystit durch Entziehung der Reservestoffe aufgebraucht wird und ganz zusammenschrumpft.

Bis zu über 8 μ steigt der Durchmesser des Cystites bei der Gattung *Pseudostreptus* (Fig. 100). Auch hier kann das Cystit isoliert werden und stellt dann eine vollkommene riesige Kugel dar. Das Mych und Symmychon scheint bei dieser Spezies sehr klein zu sein.

Nicht abgestoßen werden die Cystite bei dem Diphtherieerreger und den zahlreichen Verwandten. Meist findet sich hier an jedem Ende des Syndimychitstäbchens bei reiferen Exemplaren ein Telocystit. Bei einigen Arten kommen auch Ascocystite vor, die bei der Gattung *Heterocystia* vorherrschen.

Zwei Syndimychite (Ascite) vom Diphterieerreger sind in Fig. 101 und 102 etwas schematisch dargestellt. Es sind nur die Umrisse und die durch schwarze Punkte angedeuteten Mych und Symmych wiedergegeben.

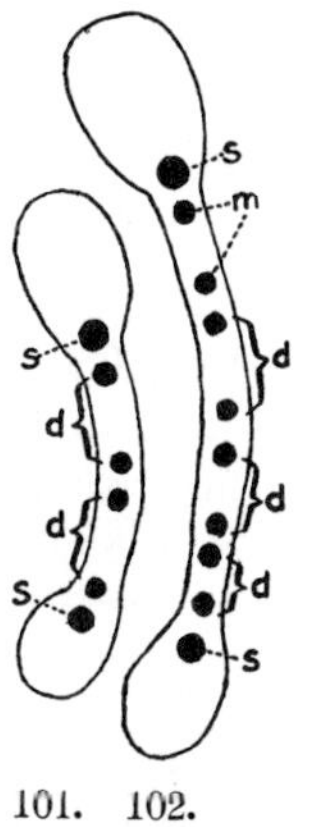

101. 102.

Fig. 101—102. *Corynobacterium diphtheriae* (Löffl. 1884). Von dreitägiger Kolonie auf sehr weichem Lüfflerserum und Deckglasausstrich mit Sodalösung behandelt. (Individuen meist mit fehlender oder geringer Trophoconienhülle.) Vergr. 1 : 10 000.

Fig. 101. Kurzes Syndimychit (Ascit), aus zwei Cystiten und 2 Dimychosen zusammengesetzt. — Fig. 102. Längeres Syndimychit (Ascit), aus 2 Cystiten und 4 Dimychosen bestehend. *s* = Symmychon; *m* = die beiden Mych der obersten Dimychose; *d* = Dimychose.

Das Exemplar in Fig. 101 besteht aus zwei Dimychosen mit je zwei Mych (d) und zwei Telocystiten mit je einem Symmychon (s). Das andere größere Exemplar (Fig. 102) ist aus 4 Dimychosen und zwei Telocystiten zusammengesetzt. Wir sehen an diesen Beispielen, daß bei dem Telocystit dieser Gruppe das Symmychon, das einen größeren Durchmesser als die Mych besitzt, im Telocystit proximal steht, während im distalen Ende kein kernartiges Gebilde sich vorfindet.

Günstige Objekte bieten Diphtheriekulturen auf sehr weichem Löffler-Serum, auf dem die Individuen zur Ausbildung von nur sehr geringer Trophoconienhülle neigen, die zuweilen auch ganz fehlen kann.

Die weitere Behandlung des Deckglasausstriches nach der Hitzefixation ist folgende: nach Aufhäufen von 5 % Natriumcarbonatlösung (Soda) auf das Deckglas erhitzt man bis zum Kochen, am besten über der kleinen Flamme, und färbt dann mit stark verdünnter (1 : 10) Carbolfuchsinlösung.

So erhält man Präparate mit nur Spuren einer Trophoconienhülle um Mych und Symmychon, die ein leichtes Erkennen der Lage, Form und Größe von Mych und Symmychon gestatten.

103.

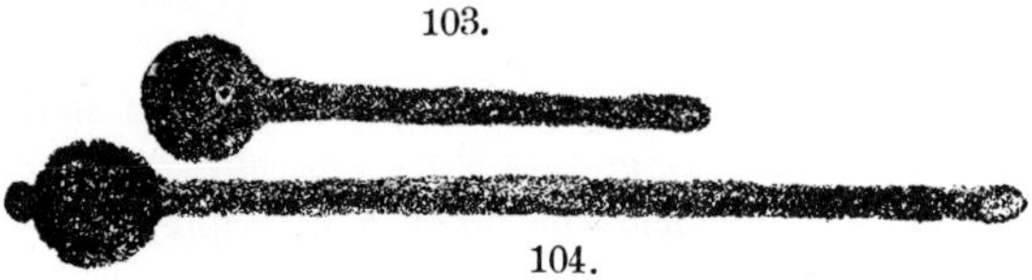

104.

Fig. 103 u. 104. *Corynobacterium diphtheriae* (Löffl. 1884). Vergr. 1 : 10 000.
Fig. 103. Miotrophisches Syndimychit (Ascit), links mit Telocystit, rechts mit Teletrophosom — Fig. 104. Miotrophisches Syndimychit (Ascit). Links mit anteapicalem Ascocystit rechts mit 1 Ascotrophosom und 1 Telotrophosom.

Zwei Syndimychite (Ascitc) vom Diphtherieerreger sind in Fig. 103 und 104 abgebildet. Das obere (Fig. 103) weist links ein Telocystit, rechts ein Ascotrophosom und ein Telotrophosom auf. Die sich an diesen findende Miotrophose ist ungewöhnlich.

Telocystite und Ascocystite vom Syphiliserreger sind in Fig. 108, 109, 110 und 114 zum Vergleich herangezogen.

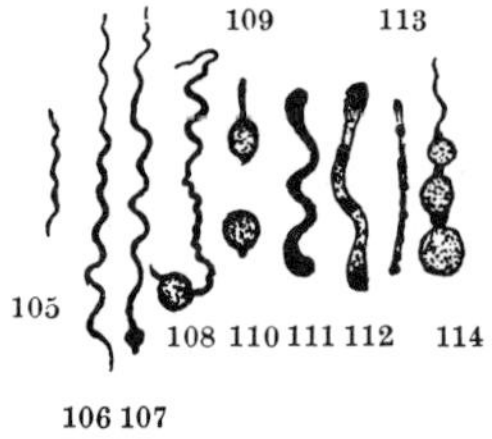

Fig. 105—114. *Treponema pallidum* (Schaud. 1905). (Nach Kristalowitz und Siedecki 1909, Taf. V, Fig. 54 1, 21, 26, 27, 45, 44, 47, 20.)
Fig. 105. Kurzes Syndimychit (Ascit). — Fig. 106. Normales Syndimychit (Ascit). — Fig. 107. Normales Syndichymit mit Gonidie. — Fig. 108. Desgl. mit Cystit. — Fig. 109. Cystit mit Ascitrest. — Fig. 110. Cystit mit Spur eines Ascitrestes. — Fig. 111. Synascit. — Fig. 112. Synascit mit Trophosomen. — Fig. 113. Ascit mit Trophosomen. — Fig. 114. Ascit mit 3 Cystiten (2 Ascocystite, 1 Telocystit).

Das Cystit kann sich nach Platzen der Membran zum Zoit entwickeln oder ohne Abstreifen der Membran zum Arthrothecit, das Endocystit zum Endothecit. Das Zoit ist in Abschnitt VI α A 7, das Arthrothecit in Abschnitt V A 3 b β, das Endothecit in Abschnitt V A 3 b α näher behandelt.

Auch das Cystit wurde bisher, soweit es überhaupt beobachtet wurde, meist als Involutionsform, also eine Degeneration bzw. Absterbungserscheinung, aufgefaßt. FISCHER (Vorl. über Bakt. II. Aufl. 1903, pag. 48, Fig. 27) bezeichnet diese Erscheinung mit anderen Autoren als „körnigen Zerfall" und führt den Terminus: „Plasmoptyse" dafür ein. Die von MARG. ZUELZER (1917 pag. 421 Textfig. 1 und Taf. III Fig. 2) abgebildeten Exemplare der Weilschen Spirochaete weisen an den beiden Polen je ein deutliches Cystit (Telocystit) auf, in Fig. 20 findet sich auch neben den Telocystiten noch ein großes Ascocystit. Bei MÜLLER-THURGAUS Bakterienblasen (Bacteriocysten) (1908) handelt es sich zum Teil auch um Cystite.

γ) Das Cystoid.

Der vorläufige Namen Cystoid sei für die besonders großen Exemplare der Monomychoten angewendet, also z. B. bei Micrococcus oder am Ende von Ketten von Streptococcus etc. Dafür, daß es sich hier um polydyname Mych handelt, liegen keine beweisenden Befunde vor. Wahrscheinlich stellen die Cystoide Mychite dar, die ganz besonders mit Trophoconien und anderen Reservestoffen angefüllt sind und dadurch befähigt sind, ungünstige Verhältnisse leichter zu überdauern als die normalen Wuchsformen der gleichen Species. Für eine Deutung als Symmychite liegen bisher keine Beweise vor, eine solche Deutung ist auch wenig wahrscheinlich, da Symmychite bisher nur an phylogenetisch hochstehenden Formen beobachtet worden sind.

b) Embryonenbildungen.

Die in diesem Abschnitt behandelten Gebilde können mit Embryonen verglichen werden, weil sie von umgebenden oder sich anschließenden Mychosen und Dimychosen ernährt werden und sich zu syntacten Syndimychiten (Synasciten) entwickeln, ohne den normalen Entwicklungslauf der Cyclogenie durchzumachen, die sie also völlig überspringen. Wir haben hier also den Fall, daß ein großer Teil der Entwicklung an einem Individuum vonstatten geht, also daß hier Ontogenie im Gegensatz zu Cyclogenie in Erscheinung tritt.

Der Ausgangspunkt ist beim Arthrothecit das Arthrocystit, beim Endothecit vermutlich ein entsprechendes Gebilde, das Endocystit.

Die umgebenden oder sich anschließenden Trophodimychosen und Trophomychosen, die also die Ernährung des Embryonen übernehmen, gehen häufig zugrunde oder werden wenigstens bei manchen Arthrocystiten sehr stark reduziert.

α) Das Arthrothecit.

Das Arthrothecit entsteht aus dem Cystit durch mehr oder weniger fortgesetzte syntacte Teilung des Symmychon ohne oder mit nur unbedeutender Formveränderung der Zelle.

Es entwickelt sich beim Eintritt günstiger Lebensbedingungen direkt zum Ascit.

Es wird demnach die normale Entwicklung des Mychit zum Ascit, die Cyclogenie, völlig ausgeschaltet.

Beim Diphtherieerreger tritt die erste Teilung des Symmychon häufig quer zur Längsachse auf, wie es die in Fig. 11 abgebildete Mychomitose darstellt.

Die verbindende Achse der entstandenen zwei neuen Symmycha liegt meist senkrecht (Fig. 116) oder schräg (Fig. 117) zur Achse des Stäbchens. Später rücken diese beiden Kerne häufig weiter distalwärts und können so

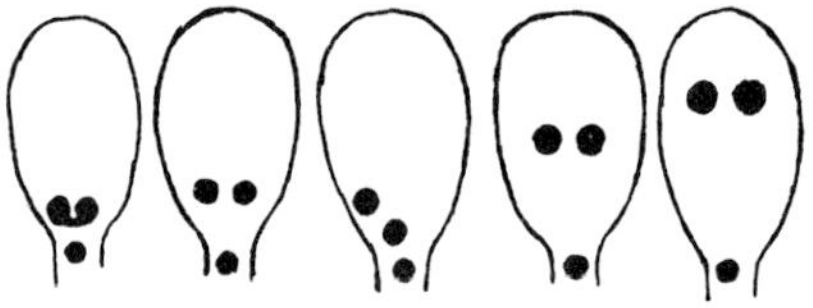

115. 116. 117. 118. 119.

Fig. 115—119. *Corynobacterium diphtheriae* (Löffl.) von 3tägiger Colonie auf sehr weichem Löffler-Serum. Spitze eines normalen langen Stäbchens (Ascites) mit Arthrothecit und dem ersten folgenden Mych. (Deckglasausstrich behandelt mit Sodalösung und absol. Alkohol-Äther; Färbung mit Carbolfuchsin 1 : 10.) Vergr. 1 : 10 000. Fig. 115. Symmychon in der Teilung und proximal gelegen; Teilungsrichtung senkrecht zur Längsachse. — Fig. 116. Symmychon geteilt, proximal gelegen. Mychostase senkrecht zur Längsachse. — Fig. 117. Symmychon geteilt, proximal gelegen. Mychostase schräg zur Längsachse. — Fig. 118. Symmychon, geteilt, medial gelegen, Mychostase senkrecht zur Längsachse. — Fig. 119. Symmychon geteilt, distal gelegen. Mychostase senkrecht zur Längsachse.

die Mitte des Arthrothecites (Fig. 118) oder auch der Apicalhälfte (Fig. 119) erreichen.

Bei der weiteren Teilung der Tochtersymmycha bleibt zwar die Gestalt annähernd die gleiche, jedoch schwillt die Größe des Arthrothecites anscheinend allmählich an. Durch fortgesetzte Teilung enthält das Arthrothecit immer mehr Kerne, so daß schließlich Bilder entstehen, wie sie in Fig. 120 abgebildet sind. Dieses Exemplar ist ein Arthrothecit mit kurzem Ascitrest, das 10 Mych durch feine Trophoconienhüllen sichtbar erscheinen läßt. Es stammt aus einer typischen Diphtheriekultur, die 7 Tage dem direkten Sonnenlicht ausgesetzt war (am Fenster an der Südseite). Die Mychostasen liegen völlig ungleichmäßig orientiert, wie es sonst bei den typischen Diphtheriestäbchen gewöhnlich nicht vorkommt.

Kommen Arthrothecite in irgendeinem Stadium in günstigere Verhältnisse, in der sie die Ernährung der Trophomychosen des anhängenden Ascites entbehren können, so wächst es schnell zu langen Asciten aus, die dann ausschließlich in jungen Kolonien sich anfinden. Bei Arthrotheciten vom Diphtherieerreger mit distal stehenden Kernen sind häufig auch die

Trophoconien und sonstige Nährstoffe besonders distal angehäuft, und es treten dann Erscheinungen auf, wie sie in Fig. 123 und Fig. 124 abgebildet sind, ohne mit Soda behandelt zu sein.

Bei den meisten Vertretern aus der Verwandtschaft des Diphtherieerregers werden die Gonidien gewöhnlich nicht oder nur äußerst selten und dann nur unter ganz bestimmten Verhältnissen isoliert und so keimfähig. Sie bleiben vielmehr meist am Ascit hängen und werden durch weitere Er-

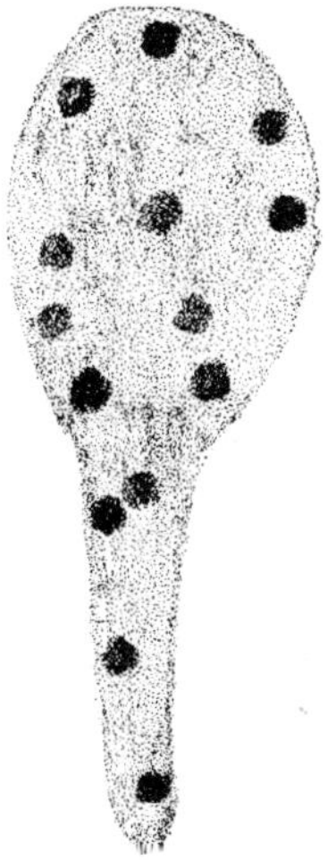

120.

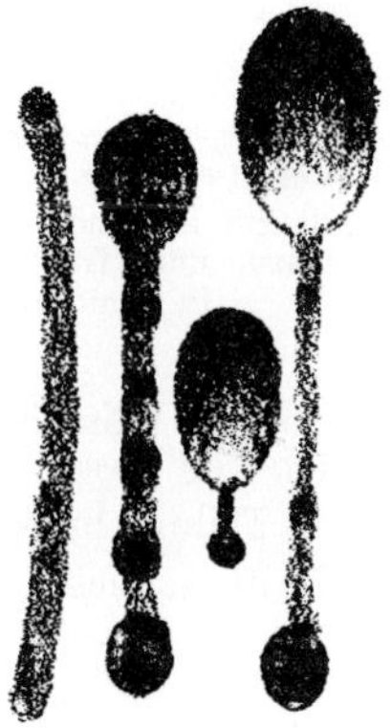

121. 122. 123. 124.

Fig. 120. *Corynobacterium diphtheriae* (Löffl.). Arthrothecit mit anhängendem Ascitrest. Aus Kolonie, die 7 Tage dem Sonnenlicht ausgesetzt war. Vergr. 1 : 10 000.

Fig. 121—124. *Corynobacterium diphtheriae* (Löff. 1884). Ascite mit Trophosomen und Arthrotheciten. Vergr. 1 : 10 000.

Fig. 121. Ascit mit nur 1 apicalen Trophosom. — Fig. 122. Ascit, unten mit Telogonidie oben mit Arthrothecit. — Fig. 123. Arthrothecit mit kurzem Ascitrest. — Fig. 124. Ascit mit 2 Trophosomen, unten mit Telogonidie, oben mit Arthrothecit.

nährung, ganz oder zum Teil mit Hilfe der Trophodimychosen des Ascites, zum Cystit und schließlich zum Arthrothecit entwickelt.

Nicht aus jedem Cystit entwickelt sich ein Arthrothecit, abgesehen von dem im folgenden Abschnitt behandelten Endothecit. So bildet sich z. B. aus dem Cystit des Choleraerregers das Zoit und aus diesem das Pseudascit.

Hierher gehört auch folgende Erscheinung.

Bei dem schon im Abschnitt über das Cystit erwähnten Beispiel *Pseudostreptus pyogenes* (Rosenb. 1884) tritt entweder schon im kleinen Cystit die Teilung des Symmychon ein oder dies geschieht im großen Cystit, wie es

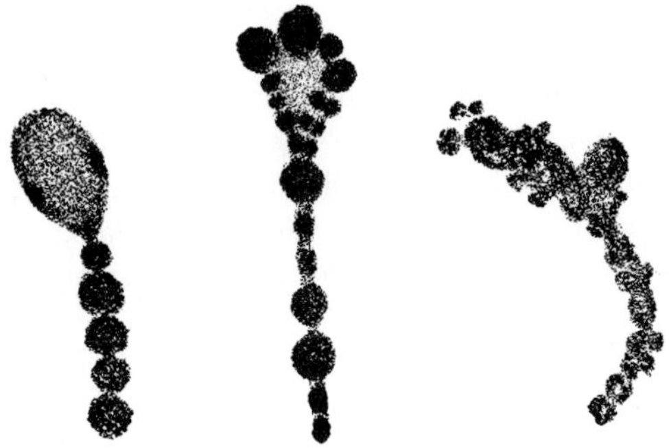

125. 126. 127.

Fig. 125—127. *Pseudostreptus pyogenes* (Rosenb. 1884). Ascit mit Arthrothecit und seine Weiterentwicklung. Vergr. 1 : 5000. (Carbolfuchsinfärbung.)
Fig. 125. Arthrothecit mit 2 Kernen. Zweitägige Kultur. — Fig. 126. Zweitägige Kultur. Bildung von Trophosomen und Trophosomellen im Arthrothecite. — Fig. 127. Zerfall in Gonidien, Cystite, Basite etc.

früher abgebildet wurde. Fig. 125 stellt ein etwas gestrecktes junges Arthrothecit mit 2 Kernen von dieser Species dar.

Durch weitere Teilung bilden sich zahlreiche Trophosome und Trophosomellen (Fig. 126), die schließlich in Gonidien, Basite und Cystite zerfallen (Fig. 127).

β) Das Endothecit.

Das Endothecit ist eine in einem syntacten Syndimychit (Synascit) endogen gebildete Vereinigung vieler dicht gedrängter Mych und stellt eine mit einer festen Hülle umgebene Dauerform dar. Es ist morphologisch ein syntactes Syndimychit (Synascit).

Es wird völlig von den Dimychosen des Synascites eingehüllt. Sein Vorkommen ist vorläufig nur auf die Gattung *Schaudinnum* Enderl. 1917 und *Theciobactrum* Enderl. 1917 beschränkt. In jedem Synascit dieses Genus bildet sich im Innern der beiden Endteile ein Endothecit. Bei *Schaudinnum Bütschlii* (Schaud. 1902) ist der Besitz von zwei Endotheciten in jedem Stäbchen konstant, doch scheint das Endothecit auch in Einzahl vorzukommen, wie Fig. 68 und 69 auf Taf. 10 bei Schaudinn (1902) anzudeuten scheint. Bei anderen Arten der Gattung *S.* scheint diese Einzahl öfter vorzukommen. Es findet sich dann in einem Pole. Nur ein einziges Endothecit und zwar in der Mitte des Synascites, wird bei *Theciobactrum* Enderl. gebildet.

Über die Bildung des Endothecites sei auf Frenzel (1892) und besonders auf Schaudinn (1902 und 1903) verwiesen. Beide Autoren halten die Gebilde für Sporen. Das Endothecit hat jedoch weder mit dem Sporit noch mit der Gonidie morphologisch etwas zu tun. Wie die Fig. 14, 15 und 16 auf Taf. 10 bei SCHAUDINN (1902) zeigen, wächst das Endothecit vielmehr aus einer kleinen Anlage mit nur wenigen Mych heran. Hierbei vermehren sich anscheinend die Mych immer mehr, und es tritt allmählich die Bildung einer festen Hülle in Erscheinung. Es ist daher wohl anzunehmen, daß die erste Anlage eine einzelne Mychose ist, die vielleicht zunächst sich zu einem Endocystit entwickelt, bei der also das Mych ein Symmychon darstellt.

Die Größe eines Endothecites ist bei *Schaudinnum flexile* (Dob. 1908) die folgende: Länge 5 μ, Dicke 2 μ; nach den Abbildungen Schaudinns steigen sie bei *S. Bütschlii* (Schaud. 1902) etwa bis: Länge 10 μ, Dicke 3— μ. Die Länge eines Endothecites bei *Theciobactrum* Enderl. ist ca. 2 μ und mehr.

Das Endothecit wird durch Zerreißen der mütterlichen Hülle nahe am Stäbchenende frei. Zuweilen scheint auch das ganze elterliche Individuum bei dem Freiwerden der beiden Endothecite zugrunde zu gehen (cf. SCHAUDINN, 1902, Taf. 10, Fig. 71).

Beim Keimen des Endothecites dringt nach Platzen der Hüllmembran ein schlauchartiges normales syntactes Syndimychit (Synascit) heraus, das sogleich ein stark maschenartiges Aussehen besitzt. SCHAUDINN (1902) bildet die Keimung in Fig. 26—31 und 50—52 ab.

c) Teilstückbildungen.

Ähnlich wie beim Pilzfaden kommt es auch meist bei höheren Bakterien vor, daß ein Ascit in kürzere Stücke zerfällt, und zwar in Dimychite (Oidien), oder daß das Teilstück, bevor es sich abtrennt, zum Synascit sich weiter entwickelt (Pseudothecit).

α) Oidienbildung.

Der Begriff Oidie ist von BREFELD (1889) für die Pilze eingeführt und für die von anderen Brandsporen genannten Gebilde angewendet. Diese sind, wie an anderer Stelle näher angeführt werden soll, zum allergrößten Teil Elemente, die den Dimychiten parallel gestellt werden können. Da die Kernelemente der Pilze jedoch anscheinend durchgängig nicht mit dem primitiven Mych identifiziert werden können, (cf. Kap. VIII A), handelt es sich nur um einen Parallelismus. Es sei somit dieser Begriff Oidie in folgendem Sinne auf die Bacteriologie übertragen:

Die Oidie ist ein Dimychit, das seine Entstehung einem Zerfall eines Syndimychites (Ascites) in alle seine Dimychosen verdankt, oder das durch Abstoßung eines oder mehrerer Dimychosen von einem Syndimychit entstanden ist und die Funktion eines Fortpflanzungskörpers übernommen hat. In diesem Sinne sollte der Begriff Oidie auch für die Mycologie angewendet werden.

Hierher gehören z. B. die Dimychite, welche aus dem Pseudascit des Choleraerregers entstehen (cf. VI α A 8).

Ferner tritt diese Erscheinung nicht selten bei höheren Bakterien ein, so z. B. auch bei *Syncrotis buccalis* (Robin) neben Pseudothecitbildung, aber auch bei Microspiriden, Bacteriiden etc. (cf. Catascit VI α A 5 f).

Morphologisch eine Oidie ist demnach auch das Sporit (cf. VI α A 3d), sei es, daß es am Ende eines Ascites (Sporascit) gebildet wird, oder daß das Ascit (Sporascit) in zahlreiche Sporite zerfällt; dieses zeichnet sich aber von den übrigen Oidien aller Pilze dadurch aus, daß es ein stark lichtbrechendes, in der Mitte zwischen den beiden Mych abgelagertes Reservestoffkorn (Sporitinkorn) aufweist.

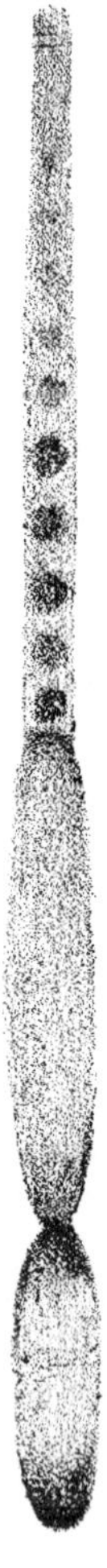

β) Das Pseudothecit.

Das Pseudothecit ist ein syntaktes Syndimychit (Synascit), das sich als Teilstück eines einheitlichen Organismus von einem größeren Individuum abgliedert, ohne aus einem Cystit einheitlich entstanden zu sein. Es bildet sich vielmehr aus einem catatacten Ascit, indem die Mych einer Teilstrecke, die sich gleichzeitig allmählich abschnürt, durch syntakte Mychomitose sich vermehren und das Teilstück sich allmählich abrundet und schließlich abgestoßen wird. Beobachtet wurde das Pseudothecit bisher nur bei *Syncrotis buccalis* (Robin) aus dem menschlichen Munde.

Zunächst fiel im Sputum vielfach die auffällige Gestalt und Größe von Bakterienindividuen auf, die langoval und sehr groß waren und doch keine Trophosomen und Trophosomellen aufwiesen. Zuweilen fanden sich in manchen Auswürfen reichlichere Exemplare davon. Sie machten durch ihre häufige Ansammlung von stärker färbbaren Reservestoffen an den beiden Polen den Eindruck von riesigen Dimychiten mit außerordentlich langer Mychostase. Da aber ihre Länge bis zu 10 μ stieg und darüber, war das ausgeschlossen.

Infolgedessen wurde bei jedem Sputum auf diesen Organismus geachtet, bis endlich ein Sputum gefunden wurde, in dem sich zahlreiche Übergänge zu dem in Fig. 185 in Abschnitt VI α A 5 a abgebildeten und häufig zu beobachtenden Synascit von der gleichen Spezies fanden. Da die Zucht dieser Art gelungen war, sich dabei die Pseudothecite aber nicht bildeten, lag die Vermutung nahe, daß es sich um Bildungen handelte, die nur im menschlichen Munde vonstatten gingen. Es wurden nun daraufhin weitere Sputa mit *Syncrotis buccalis* beobachtet,

Fig. 128. *Syncrotis buccalis* (Robin) aus Sputum. Ascit mit Trophosom und zwei Pseudotheciten. Vergr. 1 : 5000.

und schließlich gelang es auch, Ascitfäden mit deutlicher catatacter Lagerung der Dimychosen und anhängenden Pseudotheciten festzustellen, wie sie in Fig. 128 abgebildet sind.

Meist beginnt es erst nach der Abstoßung, durch Erwerb von Reservestoffen Trophosomen und Trophosomellen zu bilden und dann das für das Sputum typische riesige und körnig erscheinende Stäbchen darzustellen.

Auch wurden Stücke gefunden, die deutlich erkennen ließen, daß sich das Pseudothecit aus Ascitstücken entwickelt.

γ) Das Oothecit und das Sphaerothecit.

Arthrothecitartige Fortpflanzungskörper entwickeln sich bei der Familie der Chondromyciden aus Synascitstücken. Nach Thaxter (1897) und Baur (1904) verdickt sich bei der Bildung dieser Fortpflanzungskörper das Stäbchen (Synascit) allmählich, rundet sich immer mehr ab, erreicht schließlich die Kugelform und umgibt sich dann mit einer Membran. Beide genannten Autoren interpretieren diese Gebilde als Arthrosporen (also Gonidien), die es aber, wie aus der Entwicklung ohne weiteres hervorgeht, keineswegs sind. Ich bezeichne dieses Gebilde, das sich nur durch seine Entstehung von den Arthrotheciten unterscheidet, als Sphaerothecit. Bei anderen Formen wird die Kugelform dieses Fortpflanzungskörpers nicht erreicht, sondern das Synascitstück bleibt eiförmig, mehr oder weniger langgestreckt; es sei als Oothecit bezeichnet.

Oothecit und Sphaerothecit besitzen gegen Hitze und Trockenheit eine große Widerstandsfähigkeit; bei trockenem Aufbewahren sind sie 3—4 Wochen keimfähig, bei geeignetem feuchteren Aufbewahren vermutlich noch länger.

Sphaerothecite und Oothecite bilden sich entweder direkt im Coenobium oder in besonderen Fortsätzen oder verschieden gestalteten Anhängen desselben den Coenocysten (cf. weiter unten). Die trockenen Coenocysten platzen, und die Oothecite und Sphaerothecite werden durch den Wind verbreitet.

B. Die geschlechtliche Fortpflanzung der Bakterien.

Wie schon in Abschnitt II D erörtert, beziehen sich die wenigen Versuche, eine sexuelle Fortpflanzung für die Bakterien nachzuweisen, auf die höchste morphologische Entwicklungsstufe der Bakterie, das Synascit, die in Wirklichkeit für die sexuelle Differenzierung überhaupt nicht in Betracht kommt. Der Hauptgrund dieser Täuschungen beruht auf den irrtümlich angenommenen Beziehungen der untersuchten Formen (Spirochaetiden) zu den Protozoen, zum Teil wurden dieselben sogar als Protozoen aufgefaßt.

Bei dem Mangel einer vergleichenden Bakterienmorphologie und einer Entwicklungsgeschichte auf morphologischer Grundlage ist es nicht zu verwundern, daß weder von den sexuellen Vorgängen noch von den männlichen und weiblichen Individuen bisher irgend etwas beobachtet worden ist.

Die auf Grund der nachfolgend geschilderten morphologischen und biologischen Befunde erkannte sexuelle Fortpflanzung wurde für eine ganze Reihe von Arten, teils durch biologische, teils durch morphologische Tatsachen festgestellt. Wenn ich mich an dieser Stelle im wesentlichen auf eine Art, nämlich auf den Choleraerreger, *Microspira comma* Schröt. 1886, beschränke, so geschieht dies deshalb, weil die vorliegende Abhandlung nichts mehr als eine Skizzierung der Morphologie und Cyclogenie der Bakterien darstellen soll und nur hier und da auf einige andere Arten hingewiesen wird. Gerade an dieser Stelle würde ein Verbreitern leicht verwirrend wirken, und ein Eindringen in die Differenzen bei den verschiedenen Arten und Gruppen gehört durchaus der spezielleren Forschung an. Dann aber ist vorzüglich deshalb die Wahl gerade auf *Microspira comma* gefallen, weil diese Art einer stark euprobaen sich entwickelnden Gruppe angehört, und die einzelnen Cyclostadien mit ziemlicher Sicherheit und mit relativ geringerem Zeitverlust als bei anderen Arten immer wieder zu gewinnen sind.

Nachdem ich am 7. August 1914 die längere Zeit, wenn auch nicht vollständig, unterbrochenen morphologischen Studien an Bakterien wieder aufnahm, indem ich bei Kriegsbeginn mich der Militärbehörde zu freiwilliger bakteriologischer Tätigkeit zur Verfügung stellte, verwendete ich arbeitsfreie Stunden in privaten Studien zum Ausbau der Bakterienmorphologie. Das außerordentlich reiche und vielseitige Material, das dem bakteriologischen Institut des Stettiner Garnisonlazarettes, an dem ich in selbständiger Tätigkeit beschäftigt war, zuging, gab hierzu eine günstige Grundlage. Wenn auch bei meinen früheren Studien sich schon bestimmte Vorstellungen über Morphologie entwickelten, so war es doch vor allem die Cyclogenie, welche schon an der Grenze der Jahre 1914 und 1915 sich klarer hervorhob, wenn auch noch vielfach durch vorläufige Namen und oft durch rein gestaltliche, nicht morphologische Begriffe ausgedrückt. An diesem Zeitpunkt begann sich die Erkenntnis aufzudrängen, daß in diesem Vorstellungsbild an bestimmten Stellen immer wieder Lücken sich bemerkbar machten. So war es z. B. nicht verständlich, daß gewisse Erscheinungsformen, auf festem Nährboden ausgesät, sich als steril erwiesen und so abgestorben erschienen, während die gleichen Formen nach kurzer Passage in flüssigem Nährboden (z. B. Peptonwasser) völlig lebenskräftige Individuen ergaben. An diesen Punkten wurde nun eine intensive morphologische Beobachtung eingesetzt. So wurden Kulturen derartigen Materials von Peptonwasser nach der Aussaat alle Viertelstunden zunächst lebend, später gefärbt beobachtet und zahlreiche Skizzen und genaue Messungen angefertigt. So wurde gewissermaßen ein morphologisches Kesseltreiben veranstaltet, das am 22. Februar

1915 mit der Entdeckung der männlichen (♂) und weiblichen (♀) Individuen und der Überzeugung endete, daß bei den Bakterien wirklich geschlechtliche Fortpflanzung stattfindet. Aber erst nach etwa achttägiger intensivster, oft stundenlanger Beobachtung gelang es mir, nachdem eine ganze Reihe von derartigen Vorgängen mir aus der Gesichtsebene entwichen war, das erste Mal, tatsächlich auch eine Kopulation zwischen ♂ und ♀ sicher zu beobachten, obgleich schon am 22. Februar die in Abschnitt V B 4 beschriebenen und abgebildeten Werbungs- oder Suchbewegungen des ♂ in den Vordergrund des Interesses gerückt waren. Während die Bewegungen gewöhnlicher Bakterienformen durchaus ziellos erscheinen, ist an dem männlichen Individuum (Spermit) nicht nur eine ganz bestimmte Rhytmik der Bewegung zu erkennen, sondern man bemerkt auch ein gewisses Suchen und Auswählen mit einem Ziele, das eine Spur Bewußtsein ahnen läßt. Dieses Fünkchen Bewußtsein löste im Erkennen all die Arbeiten und Forderungen aus, die zu einer wissenschaftlichen Erkenntnis nötig sind, und als Resultat die vorliegende Durcharbeitung. War es doch sogleich klar, daß mit dem sexuellen Vorgang die morphologische Einheit entdeckt sein müsse und daß daran die Kopulation auch caryologisch erwiesen werden könne. Sofort einsetzende Versuche bestätigen dies schon am 4. April auch caryologisch. Damit war, gleichzeitig die Kerneinheit (Mych) und die Zelleinheit (Mychit) festgestellt die auch im Vergleich und im Gegensatz zum höheren Protozoenkern und zur Protozoenzelle Einheiten darstellen, wie es im Abschnitt IX C weiter begründet wird.

Ich will hier noch bemerken, daß diese grundlegenden Untersuchungen während fast zwei Jahren in überaus zahlreichen Kulturen immer und immer wiederholt, und oft die mikroskopischen Kontrollen während der ganzen Entwicklungszeit dauernd durchgeführt worden siud. Mit völliger Bestimmtheit kann so behauptet werden, daß von dem chseinbar toten Gonit-Material ohne jeden Zweifel meist nahezu alle Individuen wieder lebensfähig wurden. Vor allem war bei meinem Gonit-Material mit absoluter Sicherheit festzustellen, daß während dieser ca. 5- bis 7stündigen Entwicklungsdauer vom Gonit zum Spermit und Oit keine Spuren von Teilungsvermehrungen stattfinden. Auch wurden stets zahlreiche Kontrollaussaaten der frischen Bouillonaufschwemmungen von Goniten auf Agar Röhrchen oder Platten) ausgeführt. Diese doppelten Kontrollen gaben hinreichend Sicherheit, eine Annahme, daß die neuentstandenen Kolonien aus Bouillonkulturen von Goniten etwa aus sich in dieser Zeit aus zufällig übriggebliebenen Phytiten während der Bouillon durch Teilungsvermehrung erzeugten Individuen zurückzuführen seien, völlig von der Hand zu weisen ist.

Im übrigen sei auf die folgenden Abschnitte verwiesen. Hier soll nur noch eine übersichtliche Aufzählung der Beweise der geschlechtlichen Fortpflanzung der Bakterien folgen. Es sind im wesentlichen acht Beweise, und zwar sind sie zum Teil morphologischer Natur, zum Teil biologisch-physiologischer Natur.

Beweise der geschlechtlichen Fortpflanzung der Bakterien.

a) Morphologische Beweise.

1. Die Bildung des Gonites als Mychomerit (Halbkernzelle) mit einem Zellkern (Mychomer).
2. Die Differenzierung des Gonites in Spermit (♂) und Oit (♀) in flüssigem Nährboden (z. B. Peptonwasser bzw. Kondenswasser).
3. Die Feststellung des Spermit-Mychomer im Innern des Oites in verschiedenen Entfernungen vom wandständigen Mychomer des Oites.

b) Biologisch-physiologische Beweise.

4. Das verschiedene Verhalten des lebenden Spermites gegenüber einem Phytit und einem Oit, ferner die Rhythmik des Stoßens und die Zielstrebigkeit (Suchen, Auswählen) der Bewegung.
5. Der Eintritt der Kopulation von Spermit und Oit (lebend beobachtet).
6. Die Vermehrungs- und Wachstumsunfähigkeit von Reinkulturen der Gonite auf festen Nährböden (z. B. Agar). Das gleiche Material bildet bei Schaffung von geeigneten Bedingungen zur Bildung von Spermit und Oit nach deren Kopulation zahlreiche Kolonien (beim Choleraerreger nach Peptonwasserpassage von etwa 5 bis 7 Stunden).
7. Der Mangel an Teilungsvermehrung in der 5- bis 7stündigen Bouillonkultur von Goniten.
8. Die ungewöhnliche Koloniegröße der aus Goniten nach Bouillonkulturen entstandenen Phytitkolonien.

Auf die Bedeutung des flüssigen Nährbodens für die sexuellen Vorgänge wies ich schon hin. Wie sich nun beim Choleraerreger und zwei anderen Bakterienspezies[1]) Peptonwasser, für den Pseudodyphtherieerreger das Kondenswasser des Löffler-Serums (nicht aber Peptonwasser) als das geeignete Medium erwiesen hat, in dem sich die Gonite zu den Geschlechtszellen differenzierten und eine Kopulation zu einer neuen, vollkommenen und vermehrungsfähigen Zelle eintrat, so war es bei anderen Bakterien nicht möglich, eine hierfür geeignete Flüssigkeit zu finden. So gelang es wohl z. B. beim Typhuserreger [*Acystia typhi* (Eberth 1880)] leicht, Gonite zu erhalten, aber weder in Peptonwasser noch in irgendeinem Kondenswasser, noch in Ascitesflüssigkeit, noch in menschlichem Blutserum, noch in Bouillon war es möglich,

[1]) diese blieben leider indeterminiert.

die Differenzierung zu Spermit und Oit auszulösen und eine Kopulation der Geschlechtszellen zu veranlassen. Gleiche Erfahrungen wurden mit den Goniten des Diphtherieerregers und vieler anderer Bakterienspezies gemacht.

Es erscheint so ganz ohne Zweifel, daß auch diese Vorgänge, wie uns ja von allen Stadien der Cyclode zur Genüge bekannt geworden ist, an ganz bestimmte Bedingungen gebunden sind, daß also auch hier eine mehr oder weniger starke Mochlose überwunden werden muß. Sei es, daß diese vielleicht nur im Blute oder in bestimmten Organen des lebenden Menschen und unter besonderen Voraussetzungen zu suchen sind, sei es, daß ganz bestimmte Temperaturen oder sonstige Einwirkungen von außen her erforderlich sind, um dieselben auszulösen, jedenfalls bleibt hier noch ein weites Gebiet spezieller biologischer Forschung offen, das in hohem Grade geeignet sein dürfte, auf manche Vorgänge bei Krankheiten klärend zu wirken. Mir selbst war es bei der Fülle anderer Ziele nicht möglich, mich auf diese speziellen Fragen weiter einzulassen, obgleich mir noch weitere hierfür sehr geeignet erscheinende Bakterienspezies vorlagen.

1. Das Gonit.

Bleiben Gonidien irgendeiner Bakterienspezies unter Verhältnissen mit Nahrungsmangel, also besonders in ältren Kulturen, bei denen sie keine Gelegenheit haben, sich wieder zu vergrößern und zu teilen oder in ein höheres Cyclostadium einzutreten, so verlieren sie allmählich ihre Nahrungsreserven durch Verbrauch derselben und durch Verschwinden der Trophoconien entsteht so allmählich Atrophose. Andere Einwirkungen, z. B. auch die Einwirkung des Lichtes, längere Einwirkung von Wärme (z. B. 37^{0}), lösen ähnliche Erscheinungen aus.

Eine beginnende Mychomitose löst einen ähnlichen Vorgang aus. Beim Atrophit der Gonidie ist dies direkt bei einfacher Carbolfuchsinfärbung (1 : 10) darzustellen. Allerdings ist dazu ein äußerst dünner Deckglasausstrich auf sehr gut geputztes und mit Alkohol + Äther entfettetes Deckglas erforderlich, weil nur so das Bild dem Auge leicht faßlich erscheint, wenn die einzelnen Gonidien weit voneinander getrennt sind. Eine dichtere Lagerung der Gonidien verwirrt das Auge, indem sie das Auge von der außerordentlichen Feinheit der Färbungsdifferenzen ganz erheblich ablenkt. Die Färbung ist nur ganz kurze Zeit (wenige Sekunden) bei starker Verdünnung der normalen Carbolfuchsinlösung mit Wasser (1 : 7 bis 1 : 10) anzuwenden, da die überaus zarten Objekte sehr leicht überfärbt werden und dann nichts erkennen lassen.

Da der Stoff des Mych; das Mychin, mittelst Methylenblau nicht färbbar ist, ist diese Färbung nicht anwendbar; eine Differenzierung erfolgt nicht.

Diese Mychomitose des Atrophites, resp. Miotrophites der Gonidie zeigt Fig. 129 bis 138 vom Choleraerreger. Zunächst setzt die Mychomitose ganz normal ein. In Fig. 130 verbreitert sich das Mych ein wenig; in Fig. 131 zieht sich ein Fortsatz aus, der in Fig. 132 am Ende anschwillt und hier ein gleichmäßig hantelförmig gebildetes Mychozyg darstellt. Fig. 133 zeigt dann die Verlängerung des Mychomit, der in Fig. 134 eine Einschnürung am Mutter-Mych erkennen läßt. Gleichzeitig fällt dabei die Verflachung des Tochter-Mych auf. Ein weiteres Stadium stellt Fig. 135 dar; hier ist das Tochter-Mych mit dem Mychomit zu einer flachen Scheibe verflossen und die Abschnürung vom Mutter-Mych ist vollzogen; gleichzeitig tritt eine weitere Entfernung vom Mutter-Mych ein. Die dicht der Kugeloberfläche angelegte entstandene Scheibe wird immer flacher, wie es Fig. 136 ebenfalls von der Seite gesehen, erkennen läßt. Schließlich verflacht diese

129. 130. 131. 132. 133.

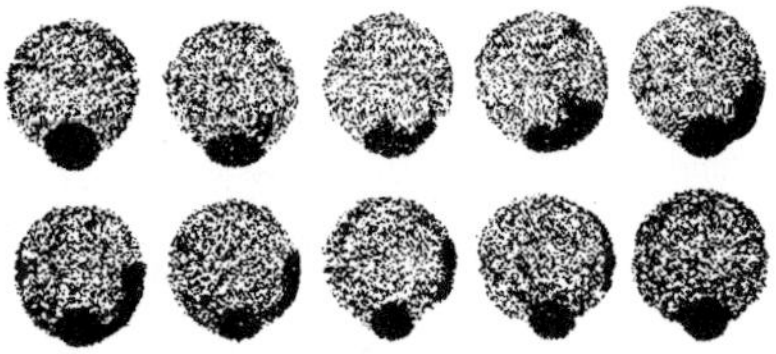

134. 135. 136. 137. 138.

Fig. 129—138. *Microspira comma* Schröter 1886. Histogenese des Gonites aus der Gonidie. Vergr. 1 : 10 000.

Scheibe, wie in Fig. 137 abgebildet ist, sich immer mehr, wird undeutlich und unscharf, um schließlich das in Fig. 138 gegebene Bild zu zeigen, bei dem das Tochter-Mych völlig verschwunden ist.

Der Teilungsvorgang ist gleichmäßig von der Seite gesehen dargestellt. Alle abgebildeten Stadien sind genau nach der Natur gezeichnet und in noch vielen weiteren Zwischenformen in unbegrenzter Anzahl beobachtet worden. Die gleichen Erscheinungen wurden auch bei anderen Bakterien festgestellt.

Wie haben wir nun diese eigenartige und von der normalen Mychomitose abweichenden Erscheinungen zu deuten? Die Antwort sei den Beweisen vorausgeschickt, um eine klarere Übersicht zu gestatten.

Wie nämlich bei einer höheren Zelle sich das Kernmaterial zur Entwicklung zu Sperma und Ei teilt und so dem Ei wie dem Sperma nur ein Halbkern (= Gonomer)[1]) zukommt, so entspricht das Mych des in Fig. 138 abgebildeten Endstadiums des geschilderten Vorgangs nur einem halben Mych oder genauer gesagt, einem nicht vollwertigen Mych, dem **Mychomer.** Das Mychit mit einem Halbkern sei Mychomerit genannt. Da das entstandene Mychomerit noch keineswegs eine männliche oder weibliche Funk-

[1]) Gonomer, von Haecker eingeführt.

tion ausübt und ausüben kann, ist das speziell hier behandelte Mychomerit, das Gonit, genannt.

Das Gonit hat beim Choleraerreger meist einen Durchmesser von ca. 0,6—1 μ. Es gibt aber auch alle Übergänge zu kleineren Goniten, deren Größe zwischen 0,5 und 0,6 μ schwankt, und die rein gestaltlich Microgonite genannt werden sollen (cf. Fig. 155). Der mechanische Vorgang der Gonitbildung dürfte folgendermaßen zu erklären sein.

Ist beim Eintritt der Mychomitose der Gonidie eine Atrophose oder wenigstens annähernd Atrophose vorhanden, so werden die Reservestoffe, die sich sonst noch vorfinden, rasch verbraucht und da von außen keine Ernährung mehr eintritt, wird das Tochtermychomer während seiner Bildung zur Ernährung des Muttermychomer verbraucht, während sich bei dem Teilungsvorgang gleichzeitig die beiden Teile des Mych nicht durch Ernährungszutritt zum vollen Volumen ergänzen können.

Den Beweis, daß es sich beim Kern des Gonites wirklich um ein Mychomer handelt, zeigt die Tatsache, daß bei einer genügend alten Kolonie (beim Choleraerreger in Zimmertemperatur und im Dunkeln nach ca. 60 bis 80 Tagen, im Sonnenlicht oder bei Wärme etc. natürlich viel schneller, cf. VI β), wenn alle Gonidien sich zu Goniten entwickelt haben, und dann keine Gonidien mehr vorhanden sind (natürlich nur wenn keine Sekundärkolonien vorhanden sind oder diese auch nur noch Gonite enthalten), die Gonite auf Agar oder andere feste Nährböden ausgesät nicht mehr keimen und die von solchem Material angelegten Kulturen auf festem Nährboden völlig steril sind. Nun wird man einwenden, die Gonite seien nicht mehr lebende Organismen, sie seien schon völlig dem Tode verfallen. Dies ist jedoch keineswegs der Fall. Wie in Abschnitt V B 2, V B 3 und V B 4 dargelegt wird, sind die Gonite vielmehr fähig, männliche und weibliche Individuen, die natürlich gleichfalls Mychomerite darstellen, nämlich Spermit und Oit zu bilden, die nach einer geschlechtlichen Vereinigung wieder typische Individuen und Kolonien der betreffenden Spezies zu bilden im Stande sind.

Viele anscheinend abgestorbene Kolonien sind daher aus Goniten zusammengesetzt.

Tatsächlich finden sich in der bakteriologischen Literatur eine überaus große Anzahl von Arbeiten und Schlüssen, die sich auf das schnelle Absterben von Bakterienkolonien beziehen, die in Wirklichkeit noch monatelang lebensfähig waren. Ja, die gesamte Bakteriologie fußt gewissermaßen auf der Ansicht, daß derartig „zerfallene“, „degenerierte“ etc. Kolonien nicht mehr lebensfähig sind; ich greife aus der Fülle der in Abschnitt VI β aufgeführten Momente nur die schnelle Gonitbildung im Sonnenlicht heraus, die hier, wie auch sonst immer, als Absterben gedeutet wird.

Speziell für den Choleraerreger erwähne ich aus der Literatur nur folgendes: Nachdem Gruber und Wiener (Arch. f. Hyg. 15, pag. 241) die Ansicht vertreten hatten, daß Cholerakulturen mit zunehmendem Alter „mit erstaunlicher Schnelligkeit ihre Virulenz einbüßen“, und Flügge (Z. f. Hyg. 14, pag. 462) bei derartigen Erscheinungen auf eine quantitative Veränderung hingewiesen hatte, erklären dies Gotschlich und Weigang (Zeitschr. f. Hyg. 20, 1895, pag. 376—396) damit, daß in den Kulturen die Zahl der lebenden Individuen mit zunehmendem Alter rapid abnimmt. Sie begründen dies auf Befunde bei Aussaaten von Cholerakulturen und Zählung der Keime. In der 44 stündigen Agarkultur bei 37 Grad C. zählen sie in der einen Versuchsreihe 7,43 %, in der anderen 11,7 % lebende Individuen, in der 68 stündigen Kultur sogar nur noch 0,8 % der ersten Reihe, 2,76 % der zweiten Reihe. Sie schließen aus diesen Befunden pag. 386: „diese Abnahme ist, da die gesamte Kultur zur Zählung verwandt wurde, als absolute Verminderung der Individuenzahl aufzufassen und beruht auf dem Absterben massenhafter Individuen in der alterndern Kultur“. Auf pag. 388 weisen sie noch darauf hin, daß das Absterben am Rande infolge besserer Ernährungsverhältnisse weniger rasch ist, und daß bei 22 gradigen Kulturen (im Gegensatz zu 37 Grad) das Maximum der Entwicklung und damit das Absterben hinausgeschoben ist, noch mehr in Kulturen bei Zimmertemperaturen. Das Ungewöhnliche, das eine derartige Naturerscheinung darbieten würde, erkannten wohl schon die Autoren selbst, wenn sie pag. 389 sagen: „Es gibt nur wenige Beispiele in der Natur, wo wie hier, Milliarden lebender Wesen in kurzer Zeit erzeugt werden, zu keinem anderen Zwecke, als um in ebenso kurzer Frist größtenteils wieder der Vernichtung anheimzufallen“.

Alle diese Schlüsse basieren in Wirklichkeit auf der falschen Annahme des Todes der in den Versuchtskulturen nicht gekeimten Individuen. Obige Befunde, richtig gedeutet, ergeben folgende Resultate: Bei der 44 stündigen Agarkultur hat sich in der ersten Reihe 92,57 % und in der zweiten Reihe 88,3 % aller Individuen schon in Gonite verwandelt, bei der 68 stündigen Kultur sogar schon 99,2 % der ersten und 97,24 % der zweiten Reihe. Ferner bilden sich im Rande weniger schnell Gonite, weil dieser Teil, als der jüngste der Kolonie, nur Phytite, Ascite und höchstens Gonidien in der Mehrzahl enthält und die Gonitbildung noch mehr im Rückstand ist. Daß schließlich die Kultur bei 22 Grad und mehr noch die bei Zimmertemperatur weniger Gonite enthält, ergibt sich aus der langsameren Entwicklung, sowohl in der Probaenogenie wie in der Auxanogenie, aus der langsameren Reifung ohne weiteres.

Das Wesentliche kurz zusammengefaßt ist somit: Das **Gonit** ist das Mychomerit der Gonidie vor der Entwicklung zum Spermit und Oit. Es ist für sich allein nicht mehr vermehrungsfähig und stirbt ab, wenn sich keine Bedingungen für eine Kopulation einstellen.

In alten Kulturen verschwinden die Gonidien immer mehr und werden durch die Gonite ersetzt. Bei einer 1 monatigen Cholerakultur in Zimmertemperatur sind z. B. schon eine ganze Anzahl Gonite gebildet, im Sonnenlicht schon nach wenigen Tagen.

Der biologische Beweis, daß das Gonit kein vollwertiges Mych mehr enthalten kann, liegt in der Unmöglichkeit seiner Keimung auf festen Nährböden, auf denen, selbst wenn sich dort Geschlechtszellen entwickelten, denselben die Gelegenheit mangelt, sich nähern zu können und durch eine dann erfolgte Kopulation eine neue keimfähige Zelle (ein Mychit) zu bilden, wie es in flüssigem Nährboden (z. B. Peptonwasser) der Fall ist.

Sehr interessant ist es bei älteren Cholerakulturen mit Sekundärkolonien, wenn der Moment eintritt, daß die primären Kolonien nur Gonite enthalten und die sekundären Kolonien noch reichlich Gonidien neben Goniten aufweisen. In einem der beobachteten Fälle trat dies im Alter der Kolonie von ca. 70—80 Tagen (bei Zimmertemperatur und ohne Lichtzutritt) ein. Letztere keimen dann noch auf Agar, erstere nicht mehr. In, anderen Fällen wurde es früher beobachtet. Häufig treten aber in älteren Kolonien Unregelmäßigkeiten auf durch Bildung von einzelnen Asciten etc., wovon man sich stets vor dem Versuch mikroskopisch überzeugen muß. Am vorteilhaftesten sind stets Gonite von Kulturen zu beobachten, bei denen Sekundärkoloniebildungen ausblieben. Cholerakulturen, bei denen sich Gonidien und Gonite schnell bilden, so z. B. im Licht, sind meist frei von Sekundärkolonien.

Daß sich durchaus nicht alle Cholerakulturen gleichmäßig eignen, reine Gonitkulturen zu erhalten, ist schon durch die Tatsache bewiesen, daß auf manchen Kolonien sich sehr frühe Sekundärkolonien bilden, auf manchen später, auf anderen wieder gar nicht. Die Sekundärkolonien können sich aus Phytiten oder Asciten bilden, welche bei der Gonitbildung übrig geblieben sind und den Ausgang neuer Kolonien darstellen. Auf Grund anderer Fälle erscheint es dagegen zweifellos, daß auch in der Gonitkolonie sich einzelne Gonite in geringerer oder größerer Anzahl schon zu Spermit und Oit entwickeln und Kopulation eintritt; aus diesen Individuen dürften ebenfalls in zahlreichen Fällen Sekundärkolonien entstehen. Besonders in älter als 4 Wochen alten Kulturen wird diese Möglichkeit immer größer und ganz reine Gonitkolonien sind daher naturgemäß Seltenheiten. Das Optimum erreicht man am besten dadurch, daß man von einer ganzen Reihe verschieden alter Kulturen je eine Öse in ca. 1 ccm Peptonwasser aussäht, bei 37 Grad hält und von der 3. oder 4. Stunde ab aller halben

Stunde 1, von der 6. ab aller Viertelstunden im hängenden Tropfen prüft, ob sich zahlreiche Spermite anfinden. Zur Sicherheit können schon die Ausgangskulturen erst im hängenden Tropfen oder im gefärbten Präparate geprüft werden, ob sich reichlich Gonite anfinden oder ob noch viele Aszite und Phytite dazwischen sind. Je mehr letzteres der Fall ist, um so weniger sind derartige Kulturen für die Beobachtung von Spermit und Oit geeignet. Auch Agarkulturen können zur Prüfung angelegt werden, je weniger Kolonien sich dabei bilden, um so besser ist das Ausgangsmaterial hierfür zu verwerten; der günstigste Fall, daß diese steril bleiben, ist gar nicht so selten zu erreichen, und ist dann lange Zeit hierfür brauchbar.

Finden sich in den Ausgangskulturen noch zu wenig Gonite oder wird durch die Peptonwasseraussaat erwiesen, daß es sich noch meistens um Gonidien handelt, die also im Peptonwasser zu Phytiten sich entwickeln, so sind die Ausgangskulturen noch zu jung und der Versuch muß nach einigen Tagen wiederholt werden.

In sehr alten Kulturen bilden sich die Spermite in Peptonwasser zuweilen schon in 3—4 Stunden, sind aber dann meist mit vielen Phytiten und Asciten untermischt.

Wie die Lebensfähigkeit der Samen von Pflanzen und der Spermatozoen und Ova der Tiere eine außerordentlich verschiedene und zeitlich mehr oder weniger kurz begrenzt ist, so ist es auch mit der Lebensdauer der Gonite der Fall. In Kulturen, die im Dunkeln bei Zimmertemperatur aufbewahrt werden, erhalten sie sich auf Wochen bis Monate lebensfähig während die Lebensfähigkeit bei Wärme (z. B. bei 37 ^{0} C.) oder im Sonnenlicht mehr oder weniger bald Einbuße erleidet und dann nur auf Wochen bis Tage sich erstrecken kann.

Der Versuch einer Erklärung der Entstehung des Mychomer wäre auch auf rein physiologischer Grundlage möglich. Durch die Ungunst der Ernährungsverhältnisse in alten Kulturen und Kolonien wird die Ernährung der Gonidie, nachdem alle Reservevorräte verbraucht und im Plasma alle Trophokonien und sonstigen Reserven verschwunden sind, auf Kosten des eigenen Eiweißmaterials des Mych fortgesetzt, und nachdem bei der letzten möglichen Teilungserscheinung das eine der entstehenden Mychteile mit zur Ernährung verbraucht worden ist, geht die Reduktion des Mych so weit, daß die Quantität und Qualität unter dem Minimum, das für die Erhaltung der Spezies erforderlich ist, liegt. Auf Grund einer solchen Vorstellung würde das Mychomer und Mychomerit eine Hungerform darstellen. Die letzten Reste von Lebenskraft würden dann zur Bildung der Geschlechtszellen (Spermit und Oit) verbraucht und so die Quantität und Qualität des Mychomer auf etwa den halben Wert der Vollzelle gebracht, so daß eine Vereinigung dieser beiden zur Erhaltung der Spezies eine physiologische Notwendigkeit würde.

2. Das Spermit.

In flüssigen Nährsubstanzen, z. B. Peptonwasser, entwickeln sich die Gonite des Choleraerregers bei 37 ° C. meist in 5—7 Stunden zum Spermit und Oit.

Ersteres ist das männliche Individuum (♂), letzteres das weibliche (♀)

Das Spermit ist durch seine außerordentlich lange und sehr kräftige Geißel zu sehr lebhafter Bewegung befähigt, die die Beweglichkeit des Phytites bedeutend übertrifft.

Als Färbung ist die gleiche wie die in V B 1 geschilderte (pag. 111) am zweckmäßigsten. Hiermit ist Kopf und Verbindungsstück mit Centriolit am besten sichtbar zu machen. Für die Geißelfärbung ist die Versilberungsmethode angewendet worden.

5—7 stündige Peptonwasserkulturen bei 37 ° C. von möglichst reinen lebenskräftigen Goniten des Choleraerregers zeigen im hängenden Tropfen ein überaus charakteristisches Bild [1]). Zwischen den nur schwach beweglichen größeren Kugeln der Oite jagen die winzigen Köpfchen der Spermite in intensivster Lebhaftigkeit umher. Ein solches Bild erinnert nicht im geringsten an das Bild der „typischen Cholera". Einzelne solcher Phytite dazwischen erscheinen wie Riesen unter den Zwergen der Spermite, und ihre schon große Beweglichkeit erscheint im Vergleich zu der Lebhaftigkeit und Kraft der Bewegung des Spermites erheblich geringer.

Bei anderen Arten erfordert die Entwicklung der Gonite zu Spermit und Oit vielfach längere Zeit. Bei unbeweglichen Arten scheint der Vorgang teilweise schwieriger zu sein. So beobachtete ich bei Goniten von *Corynobacterium pseudodiphtheriticum* folgendes: Auf Agar und Serum keimten sie nicht mehr, es handelte sich somit um Reinkulturen von Goniten. Erzeugt waren die Gonite durch etwa ¹/₄ jährige Aufbewahrung der Kultur am sonnigen Fenster. Eine 3 tägige Serumkultur blieb trotz täglichem Überlaufenlassen des Kondenswassers über die Serumfläche steril. Endlich am 4. Tage begann am Saum des Kondenswassers auf dem Serum ein wellig begrenzter krustenartiger Belag sich nach oben schmal hervorzuschieben, der eine bröcklige schwer verreibbare Masse darstellte und einen Organismus im Basitstadium ergab. Anfangs erschien mir dieser Organismus als fremder Eindringling, aber durch mehrfachen täglichen Wechsel des Serumnährbodens wurde schließlich der Ausgangsorganismus erst ins Basitstadium, dann ins Phytitstadium, später in einzelnen Exemplaren bis zum Ascitstadium

---

[1]) Sehr begünstigt wird dies öfter, wenn man diese Kultur noch ca. ½ Stunde bei Zimmertemperatur in zerstreutem Licht aufbewahrt.

wieder übergeführt. Leider wurden die Vorgänge innerhalb des Kondenswassers, die sich an den Goniten vollzogen, nicht im hängenden Tropfen geprüft. Eine Wiederholung mißglückte, weil die Gonite inzwischen abgestorben waren. Eine Wiederholung des ganzen Versuches konnte wegen Zeitmangel und anderen Zielen nicht ausgeführt werden.

a) Die Organisation des Spermites.

Das Spermit (♂) ist das männliche Mychomerit, bestehend aus dem ausschließlich das Mychomer enthaltenden Kopf, einem unbedeutenden Cytoplasmarest (das Verbindungsstück) und der langen und kräftigen Geißel.

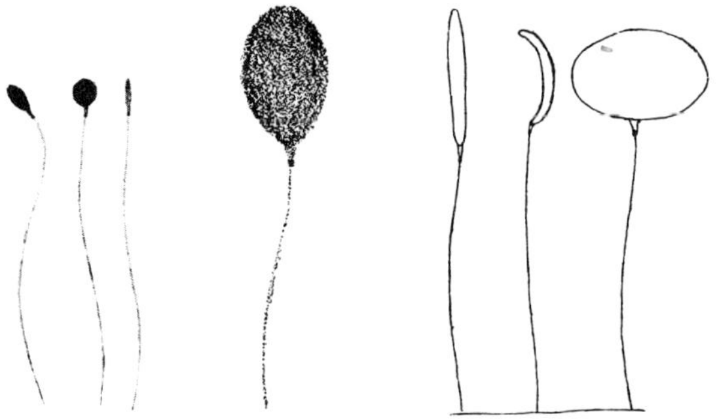

139. 140. 141. 142. 143. 144. 145.

Fig. 139—145. *Microspira comma* Schröt. 1886. Spermite.

Fig. 139. Von der Breitseite aus; vollständig. Ovale Kopfform. Vergr. 1 : 10 000. — Fig. 140. Von der Breitseite ahs; vollständig. Kreisrunde Kopfform. Vergr. 1 : 10 000. — Fig. 141. Von der Schmalseite aus; vollständig. Vergr. 1 : 10 000. — Fig. 142. Von der Breitseite aus; Geißel unvollständig. Vergr. 1 : 50 000. — Fig. 143. Von der Schmalseite aus; Kopf ungekrümmt;Geißel unvollständig. Vergr. 1 : 50 000. — Fig. 144. Von der Schmalseite aus; Kopf gekrümmt; Geißel unvollständig. Vergr. 1 : 50 000. — Fig. 145. Von der Breitseite aus; Kopf gekrümmt; Geißel unvollständig. Vergr. 1 : 50 000.

Der Hauptbestandteil des Spermites ist der Kopf. Er besteht nur aus dem Mychomer und ihm mangelt jeder Cytoplasmahülle. Seine Länge beträgt 0,25—0,35 μ. Seine Form ist mit der einer Linse zu vergleichen. nur ist die breite Seite flacher und der Umriß schwankt zwischen oval und kreisförmig. Verfolgt man längere Zeit Spermite im hängenden Tropfen, so ist deutlich zu erkennen, daß Spermite vorkommen, die einen ziemlich schlank ovalen Kopf besitzen (Fig. 139). Die Spermite mit ovaler Kopfform sind jedoch seltener als die mit kreisrunder Kopfform (Fig. 140).

Lange Zeit war ich über Erscheinungen von Spermitköpfen, die breiter als lang erscheinen, völlig im Unklaren. Nicht selten sind solche, in Fig. 145

abgebildete Köpfe zu beobachten; wenn man sie jedoch aufmerksam verfolgt, besitzen sie plötzlich wieder einen kreisrunden Kopf. Viele Bemühungen, eine Erklärung hierfür zu finden, waren vergebens, bis sich fast 2 Wochen später gelegentlich ein Spermit genau in der Schmalseite zeigte, als es eine Krümmung der Fläche ausführte, wie sie in Fig. 144 abgebildet ist. Später beobachtete ich diese Biegungsfähigkeit des Spermitkopfes noch mehrere Male. Ob eine derartige Krümmung derselben auch nach der entgegengesetzten Seite möglich ist, konnte ich nicht beobachten.

Das Mychomer, das also ausschließlich den Spermitkopf bildet, besteht aus einer mikroskopisch ganz einheitlichen Substanz. Die Begrenzung ist scharf. Seine Länge ist 0,25—0,35 μ.

Zwischen Kopf (Mychomer) und Geißel des Spermites ist ein winziges Plasmastück eingeschoben, das Verbindungsstück. Unter vergleichend morphologischer Berücksichtigung der in Fig. 146—149 abgebildeten Microgonite, bei denen dem Mychomer nur noch ein winziger Cytoplasmarest anhängt, ist kein Zweifel vorhanden, daß es sich bei dem Verbindungsstück um den letzten Rest des Cytoplasma handelt.

Es erscheint als eine kurze, sich dem Kopf anschließende, etwas verdickte Strecke der Geißel, die hinten im gefärbten Zustande mit einem winzigen stärker rot gefärbten Körnchen abschließt. Das Verbindungsstück ist etwas nach hinten zu verjüngt. Bei stark abgeblendetem Licht ist seine Anwesenheit auch am lebenden Spermit im hängenden Tropfen zu bemerken. Es färbt sich im Vergleich zum Kopf nur sehr blaß.

Das am hinteren Ende sich findende stärker färbbare Körnchen dürfte dem Blepharoplast der Protozoen, besonders der Flagellaten entsprechen und somit käme ihm die Auslösung der Bewegungsfunktion der Geißel zu. Übrigens sind auch beim menschlichen Spermatozoon der Spiralfaden und der Schlußring im Verbindungsstück als Derivate des Centriols aufgefaßt worden (O. Jensen). In Anlehnung hieran sei dieses winzige Körnchen, dessen Größe von mir auf Grund der in V B 2 b und c entwickelten Methode als zwischen 0,01 und 0,02 μ liegend angenommen wird, das **Centriolit** genannt. Weiteres hierüber findet sich in V B 2 c und IX C 1.

Die im Vergleich zum Kopf außerordentlich lange Geißel besitzt eine Länge von ca. 3 μ; sie ist also etwa zehnmal so lang als der Kopf. Vergleicht man diese Länge jedoch mit der Geißellänge eines Phytit, so erkennt man, daß sie genau der Länge einer Phytitgeißel entspricht. Das Spermit entspricht also einem auf einem einzigen Kern fast ohne Cytoplasmarest reduzierten Stäbchen mit normaler Geißel.

Durch Versilberung ist die Spermitgeißel im Ausstrichpräparat deutlich darzustellen. Während am lebenden Phytit im hängenden Tropfen die Geißel bei starker Abblendung und sehr heller und günstiger Beleuchtung nur sehr selten einmal durch momentanes Aufblitzen dem Auge sichtbar wird, — schon MIGULA weist auf eine derartige Sichtbarkeit der Geißel monotricher Bakterien am lebenden Objekt hin —, tritt ein ähnliches Aufblitzen der Spermitgeißel leichter einmal auf. Es erscheint fast, als ob die Geißel des Spermites, besonders im Basaldrittel, etwas dicker sei, als die des Dimychites. Wahrscheinlicher aber ist die Annahme, daß die geringeren Größendifferenzen beim Spermit zwischen Kopf und Geißel dem Auge für ein Erfassen günstiger sind, als die beim Dimychit zwischen Stäbchen und Geißel.

Über die Entstehung des Spermites aus dem Gonit sind die Untersuchungen noch nicht abgeschlossen. Jedenfalls kommen besonders Gonite hierfür in Betracht, die sich durch geringere Größe auszeichnen, die Microgonite. Wie Fig. 146 bis 149 zeigen, ist teilweise hier schon eine sehr starke

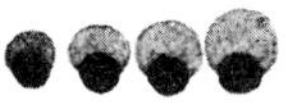

146. 147. 148. 149.

Fig. 146—149. *Microspira comma* Schröt. 1886. Microgonite. Vergr. 1 : 10 000.

Reduktion des Cytoplasma bemerkbar, besonders bei Fig. 146. Ein prinzipieller Gegensatz zu den größeren Goniten existiert jedoch keinesfalls da sich alle Übergänge in der Größe anfinden.

b) Über die Meßbarkeit ultramikrometrischer Größen.

Bei Messungen besonders winziger Größen mit dem Okularmikrometer kommt man nicht selten in die Lage, daß die zu messende Größe zwischen zwei Teilstrecken des Mikrometers liegt. Bei großen Bruchteilen der Strecke zwischen zwei Teilstrecken wie $^1/_3$, $^1/_4$ kann man sich immerhin meist noch auf das Augenmaß verlassen. Je geringer dieser Bruchteil aber wird, um so unsicherer wird das Augenmaß im Verhältnis zum Mikrometer, um schließlich gänzlich zu versagen.

Eine Methode, eine ziemlich genaue und brauchbare direkte Messung doch noch zu ermöglichen, ist die folgende: In der direkten Umgebung der zu messenden Größe werden nicht nur alle gestaltlichen Größen des Objektes, sondern auch alle zufälligen Größen, wie optische Linien, Farbbröckel, Schmutzkörner etc. möglichst genau gemesesn und so genau wie nur möglich auf ein Blatt Papier in einer Vergrößerung von 1 : 10000 oder 1 : 100000 eingezeichnet. In diese Zeichnung wird der zu messende winzige Teil genau eingezeichnet. Bald kommt man dabei auf den Standpunkt, daß eine geringe Vergrößerung derselben zu groß im Verhältnis zur Umgebung erscheint und eine geringe Verkleinerung zu klein. Wenn diese zwei eben genannten

Größen nun mit einem Millimetermaß gemessen werden, erkennt man, daß die Differenzen beider nicht bedeutend sind.

Wird nun der gleiche Vorgang an mehreren verschiedenen Objekten der gleichen morphologischen Größe (z. B. wie nachfolgend das Centriolit) vorgenommen, so entsteht ein immer mehr begrenztes und sichereres Resultat. Die direkte Millimeterabmessung auf der Zeichnung wird dabei durch die angewendete Vergrößerung dividiert.

c) Das Centriolit.

Das Centriolit ist ein vom Mych abgespaltenes und abgerücktes winziges Teilstück des Mych, das caryologisch dem Centrosom (= Centriol, = Blephacoplast, = lokomotorischer oder kinetischer Kern, = Kinetonuncleus, = Zentralkorn der Heliozoen, cf. Hertwig 1902, = Basalkörperchen der Trypanosomen) der Proto- und Metazoenzelle entspricht. Es besteht wie das Mych aus Mychin und ist daher nicht mit Methylenblau färbbar. Es ist bisher nur beim Spermit der Bakterien festgestellt. Seine Lage ist an der Basis der relativ ungewöhnlich großen und kräftigen Geißel im hinteren Ende des Verbindungsstückes. Die beste Färbung ist die mit Carbolfuchsin 1 : 10 für 2—5 Sekunden, wie es im Kap. III A 2 geschildert ist. Ob das Centriolit des Spermites vielleicht von einer Spur einer Trophoconienhülle umgeben ist und dadurch beim Spermit sichtbar wird, während es sonst nirgends gefunden werden konnte, ist nicht wahrscheinlich. Es dürfte vielmehr diese winzige Organelle eben im Bakterienstäbchen durch dessen umfangreichen Körper dem Auge nicht mehr erkennbar sein.

Die Größe des Centriolit wurde auf Grund der im vorhergehenden Abschnitt angegebenen Arbeitsmethode auf zwischen 0,01 und 0,02 μ (1 Hunderttausendstel bis 1 Fünfzigtausendstel Millimeter) liegend festgestellt (für das Spermit des Choleraerregers).

Da für die Flagellaten die Abspaltung des Blepharoplasts vom Hauptkern sicher nachgewiesen worden ist, dürfte für eine Annahme der Abspaltung des Centriolits vom Mych nichts im Wege liegen.

Näheres über die Morphologie des Centriolits ist X C 1 zu finden.

3. Das Oit.

Das Oit (♀) ist das weibliche Mychomerit. Es ist also das Bakterienei. Rein gestaltlich kann man die verschieden großen Oite als Microoite und Macrooite bezeichnen (vergl. Fig. 153 bis 157). Das Oit besteht aus einer mehr oder weniger großen Cytoplasmakugel, bei der das wandständige Mychomer ungewöhnlich stark über die Kugelfläche herausragt und so einen auffälligen warzenartigen Höcker auf dem Oit bildet. Körperlich ist dies in Fig. 150 dargestellt. Der Durchmesser des Oites ist gewöhnlich 0,6 bis ungefähr 1 μ.

Trophoconienreste sind im Cytoplasma nicht bemerkbar. Vermutlich findet die Ernährung des Oitmychomers auf Kosten des Cytoplasma statt, wie es ähnlich bei den Goniten der Fall sein dürfte.

Die Geißel scheint sehr schwach und kurz entwickelt zu sein, sie inseriert in der Mitte des warzenartig abstehenden Mychomerteiles.

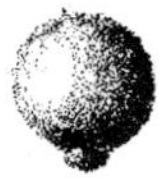

Fig. 150. *Microspira comma* Schröt. 1886. Oit. Körperlich gezeichnet. Vergr. 1 : 10 000.

Die Bewegungen des Oites sind meist undeutlich und, wenn deutlich bemerkbar, langsam. Wenn es vom Spermit angestoßen wird, scheinen sich neben den erheblichen Stoßwirkungen auch einzelne lebhaftere Eigenbewegungen bemerkbar zu machen. Die Bewegung findet in der Richtung des gegenüber der Geißelinsertion liegenden Poles statt und ist meist etwas taumelnd.

4. Das Symplast.

Wie übrigens sowohl bei Pflanzen als auch bei Tieren Spermien mit Geißeln und ohne Geißeln vorkommen, sogar auch bei Wirbeltieren finden sich diese Differenzen, bei denen Ballowitz Nematospermien und Anematospermien unterscheidet, so scheinen auch bei Bakterien gewisse Befunde dafür zu sprechen, daß auch bei manchen Formen keine Ausbildung einer Geißel beim Spermit eintritt. In solchen Fällen würden wohl die Gonite sogleich die Funktion von Gameten übernehmen können, und wie bei den Protozoen könnte man bei ungleicher Größe der Gameten von Micro- und Macrogameten und in der primitivsten Form bei gleicher Größe der Gameten von Isogameten sprechen. Gewisse Befunde scheinen letzteres z. B. für *Micrococcus aureus* in das Bereich der Möglichkeit rücken zu lassen. Es treten nämlich in alten Kulturen bei dieser Spezies Erscheinungen auf, die auf ein Zusammenfließen von Cytoplasma einer ganzen Anzahl von Mychiten zu deuten scheinen; in dieser unregelmäßig begrenzten Masse findet man nicht selten zwei der winzigen Mych resp. Mychomer stärker genähert, so daß die Möglichkeit einer Kopulation innerhalb der in dieser Weise entstandenen einheitlichen Cytoplasmamasse nicht ausgeschlossen erscheint, immerhin wenigstens in Betracht gezogen werden kann. Es würde dann auch wieder Cytoplasma die vermittelnde Rolle für die zu einer Vereinigung erforderlichen nahen Berührung der beiden Mychomer darstellen.

Als **späteren Nachtrag** zu diesen bereits 1916 niedergeschriebenen Zeilen, die von mir auch in Bakteriol. Studien V pag. 62—63 in dieser Form schon veröffentlicht wurden, füge ich folgendes hinzu:

Dieses Zusammenfließen von Individuen, wie ich es bei Bakterien aus verschiedenen niedrigeren Gruppen und Kokken beobachtet habe, und für das ich die Möglichkeit von Kopulation der sich nähernden Mychomer in Betracht zog, hat gleichzeitig auch Löhnis beobachtet und es „symblastic stage"[1]) genannt. Dieses symplastische Stadium, noch präziser das **„Symplast"**, hat zweifellos eine sehr große Bedeutung, die ich früher unterschätzt habe, die aber der erfahrene und weitsichtige Bakteriologe Löhnis mit Recht besonders hervorhebt. Allerdings schreibt demselben Löhnis als Charakteristikum Unfärbbarkeit zu.

Nach meiner Beobachtung ist auch beim Symplast die Färbbarkeit oder Unfärbbarkeit abhängig vom Trophoconiengehalt der betreffenden Gebilde; ich habe färbbare und unfärbbare vielfach beobachtet. Nach den im Kap. III entwickelten Auffassungen ist das erstere als trophisches Symplast, das letztere als atrophisches Symplast zu bezeichnen.

Im trophischen Symplast sind die Mych von Trophosomen umhüllt, im miotrophischen Symplast von Trophosomellen umhüllt, leicht als Körnchen erkennbar — Löhnis nennt hier diese „kleinsten Granula" regenerative Einheiten.

Jedoch im atrophischen Symplast dürfte auch schließlich der letzte Rest der Trophoconienhülle des Mych verschwinden, so daß in der umhüllenden Masse der zerfließenden und zusammenfließenden Bakterienleiber, wenn sie auch miotrophisch nicht oder vielmehr sehr geringe Farbstoffmengen annimmt, doch die äußerst geringen Differenzen der Färbungsunterschiede in der zu großen umgebenden Masse verloren gehen und so dem Auge konservierte Verschmelzungsstadien nicht zugänglich sind. Noch viel weniger wahrscheinlich erscheint es, solche Vorgänge am lebenden Symplast zu beobachten; hierfür sind die optischen Verhältnisse noch ungünstiger. Da es mir trotz vieler Bemühungen und trotz meiner größten Aufmerksamkeit in dieser Richtung nicht geglückt ist, tatsächlich eine Kopulation freier Mych im Symplast zu beobachten, war es mir nicht möglich, zu einer sicheren Deutung des Symplastes zu gelangen, und so habe ich auch eine solche Möglichkeit nur als Vermutung rein theoretisch ausgesprochen.

Wenn auch immerhin eine sehr große Wahrscheinlichkeit für eine solche Deutung besteht, so erscheint mir vorläufig noch eine gewisse Reserve hierbei am Platze zu sein. Hier müssen eben noch weitere Untersuchun-

---

[1]) Allerdings faßt Löhnis mit Unrecht auch Erscheinungsformen des syntacten Syndimychites als hierher gehörig auf, wie die Abbildungen zum Teil erweisen; ich präzisiere daher als Symplast nur eben genannte Erscheinungen.

gen einsetzen. Und zwar liegen meine Bedenken in dem Verdacht, daß in den von LÖHNIS angeführten Beispielen des Symplast — zumindest bei einem großen Teil derselben — Wirkungen von Bacteriophagen vorliegen. Diese Bacteriophagen, die mit allergrößter Wahrscheinlichkeit invisible und unfärbbare Microorganismen darstellen, die zu den Protota gehören (cf. IX D pag. 630 d), lösen Bakterien allmählich auf. Zum Teil mag es sich bei den als Symplast aufgefaßten Erscheinungen um Erstandeutungen von Verklebungen durch Schleimmassen handeln, wie dies bei den Chondromyciden (Myxobakterien) den Höhepunkt erreicht hat.

5. Die Befruchtung.

Der geschlechtliche Vorgang zerfällt in 3 Abschnitte; diese bestehen aus a) Aufsuchen des ♀, b) Kopulation, c) Vereinigung der Mychomer.

Während die Spermite und Oites aus dem Gonitmaterial des Cholera erregers bei 5- bis 7stündiger[1]) Kultur von Goniten in Peptonwasser bei 37° C entstehen, schließt sich die Kopulation direkt der Bildung der ♂ und ♀ an. Daß nach weiterer $^{1}/_{2}$ bis 1 Stunde im Brutschrank oder bei Zimmertemperatur schon bei einer sehr großen Anzahl von Individuen die Kopulation stattgefunden hat, erweist eine einfache Aussaat von einer Öse von $5^{1}/_{2}$ bis $7^{1}/_{2}$ stündiger Peptonwasserkultur auf Agar. Hatte man als Ausgangsmaterial reine Gonitkulturen benutzt, so ist der Gegensatz überraschend. Während die direkte Aussaat des Gonitmaterials auf Agar steril bleibt, ist die $5^{1}/_{2}$ bis $7^{1}/_{2}$ stündige Peptonwasserkultur infolge der inzwischen erfolgten Kopulation von Spermit und Oit außerordentlich lebenskräftig, so daß die anschließende Agarkultur zahlreiche sehr kräftige Kolonien aufweist, die durchschnittlich wesentlich größer sind als die gewöhnlichen Phytitkolonien.

a) Das Aufsuchen des Weibchens (Oites).

Im Abschnitt V B wurde schon erwähnt, daß in der Bewegungsart des Spermites ein Fünkchen Bewußtsein erkennbar ist. Diese psychische Tätigkeit des Bakterienmännchens soll im folgenden analysiert werden. Und zwar ist seine Bewegung nicht gleichartig, sondern läßt ein Suchen und Auswählen, also eine Zielstrebigkeit erkennen; ebenso ist die Rhythmik des Stoßens nicht gleichartig, sondern ungleichmäßig, aber doch gesetzmäßig.

Infolge der relativ außerordentlich langen und kräftigen Geißel, die etwa 10mal so lang wie der Kopf (das Mychomer) ist, besitzt das Spermit eine im Vergleich zu anderen Erscheinungsformen der gleichen Spezies

[1]) Bei verschiedenem Gonitmaterial schwankt die Zeit meist in den angegebenen Grenzen; bei dem gleichen Material ist sie jedoch ziemlich konstant. So war bei einem der zahlreichen beobachteten Gonitmateriale dieser Zeitabschnitt immer $5^{3}/_{4}$ Stunde. Es sind daher anfangs immer Kontrolluntersuchungen nötig.

außerordentlich kräftige und schnelle Bewegung. Blitzartig leuchtet oft die Bahn eines dahinschießenden Spermites auf. Bei schneller Bewegung ist nichts von der Gestalt erkennbar.

Verfolgt man ein einzelnes Spermit, so ist zunächst zu erkennen, daß es häufig ein Oit, das meist sehr wenig Eigenbewegung aufweist, vor sich her fortstößt. Bei genauerem Beobachten ist zu sehen, daß, wenn man beim Oit als Achse die zwischen Mych und entgegengesetztem Pol gedachte Linie annimmt, die jedem Stoß folgende bogenartige Fort- und Zubewegung an der Seite einen größeren Bogen beschreibt, dem Pol genähert oder am Pol selbst diese Bögen viel kürzer, dichter und schneller aufeinander folgen, die Stöße anscheinend auch kräftiger geführt werden. Fig. 152 stellt dies etwas schematisch dar. Zuweilen folgen dann wieder kreisende Bewegungen um das Oit herum. Am häufigsten finden aber die Stöße an dem dem Mych

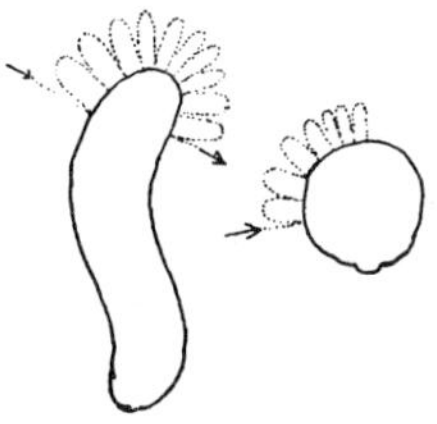

151. 152.

Fig. 151—152. *Microspira comma* Schröt. 1886. Vergr. 1 : 10 000.
Fig. 151. Didimychit mit der Bewegungskurve eines Spermites gegen dasselbe. — Fig. 152. Oit mit der Bewegungskurve eines Spermitss gegen dasselbe.

gegenüberliegenden Pole des Oites statt, und sie sind so kräftig, daß das Oit bei jedem Stoß des Spermites ein Stück fortgestoßen wird. Daß es sich dabei nicht um ein Ausweichen des Oits handeln kann, ergibt die Beobachtung eines nicht von einem Spermit umschwärmten Weibchen, das nur langsame, unbedeutende und nie ruckweise Bewegungen auszuführen imstande ist. Allerdings zeigt das von einem Spermit umschwärmte Oit nebenbei auch noch lebhaftere Eigenbewegung als sonst. Die Bemühungen eines Spermites um ein Oit kann man lange Zeit verfolgen.

Sehr interessant ist es, wenn, was gar nicht selten eintritt, ein Spermit an einem Dimychit oder Didimychit diese suchenden und stoßenden Bewegungen ausführt. Fig. 151 stellt dies ebenfalls schematisch dar. Trifft es zuerst das Stäbchen vor dem Ende, so stellen die Stoßintervalle größere Bögen dar, die nach dem Pol zu immer dichter werden, dann, wenn sie sich auf der anderen Seite wieder vom Pol entfernen, wieder sichtlich größer werden, und plötzlich schießt das Spermit mit blitzartiger Bewegung hinweg, um dieses Spiel in ähnlicher Weise an einem anderen Individuum fortzusetzen. Häufig geht dabei das Spermit bei dieser heftigen Fortbewegung dem Auge verloren, zumal es dann häufig in eine andere Gesichtsebene gelangt ist. Ist das folgende Individuum wieder ein Stäbchen, so wiederholt sich ein ähnliches Verhalten. Trifft es gleich an den Pol, so stößt es einige Male kräftig gegen denselben, um dann den zweiten Teil des geschilderten Verlaufes der Bewegungsfolge einzuhalten. Oft wendet es sich auch schneller einem anderen Objekte zu. Hat sich so ein Spermit ein oder mehrere Male mit je einem Stäbchen beschäftigt und trifft dann ein Oit an, so bemerkt man ein ganz anderes Verhalten. Hier findet dieses baldige Forteilen nicht statt, sondern hier folgt beharrlicher Wechsel von Umkreisen des Oites und Stoßen auf dasselbe besonders von der der Geißelinsertion gegenüberliegenden Polseite aus. Nicht selten wird auch ein Oit in äußerst schnellem Lauf mehrfach hintereinander umkreist. Häufig wird dieses Bemühen des Spermites um ein Oit von Ruhepausen unterbrochen, in denen die Form des Spermites im Leben leicht beobachtet werden kann und auch die Messungen auszuführen sind. Diese Ruhepausen können sehr kurze Zeit, wenige Momente, andauern oder selbst minutenlang. Bei den Stoßbewegungen ist übrigens die Körperform des Spermites ebenfalls deutlich zu erkennen, während bei dem blitzartigen Wegwenden nichts von einem Körper erkennbar ist und nur die Bahn sternschnuppenartig aufblitzt und dann meist bald durch Eintritt in eine andere Gesichtsebene dem Auge verschwindet. Selten nur erkennt man dabei eine ganze, häufig weit über das Gesichtsfeld verlaufende Bahn.

b) Die Copulation.

Zur Beobachtung der Kopulation ist es am vorteilhaftesten, ein winziges, ganz flach ausgestrichenes Peptonwassertröpfchen als hängenden Tropfen zu benutzen. Der Abschluß mit Vaseline muß natürlich vollständig sein. Dagegen ist eine Erwärmung nicht nötig, da die Spermite sowohl bei 37 ° als auch bei Zimmertemperatur gleichmäßig lebhaft sind. Die Abblendung mittels Irisblende muß, wie bei allen diesen subtilen Untersuchungen, so stark sein, wie es nur irgend möglich ist.

Nach langem vergeblichen Bemühen glückte es mir später einige Male, den ganzen Verlauf der Kopulation zu beobachten.

Bei einem der kräftigen Stöße, die an dem der Geißelinsertion gegenüberliegenden Pole stattfinden, entfernt sich das Spermit nicht sogleich wieder, sondern haftet plötzlich fest. Gleichzeitig führt es sehr heftige schüttelnde Bewegungen aus. Bis zu diesem Punkte sind die geschilderten Vorgänge nicht allzu selten zu beobachten. In diesem Augenblick verschwindet aber meist durch die hervorgerufene intensive Bewegung das

Objekt aus der Gesichtsebene. Es ist so ein Geduldspiel eigener Art, immer wieder derartige Vorgänge aufzuspähen, bis die weitere Beobachtung glückt.

Nach einigen durch winzige Zeitabschnitte unterbrochenen derartigen Schüttelperioden streckt sich das Oit eiförmig in die Länge, gleichsam als wolle sich das Mychomer des Oites entfernen, sei es, daß das Oit mittels Geißelbewegung sich dabei rückwärts bewegt, sei es, daß die Annäherung des männlichen Mychomers eine abstoßende Wirkung auf das weibliche Mychomer ausübt. Erst nach dieser ellipsoiden Streckung des Bakterienoites folgt eine Vereinigung von Spermit und Oit, bezüglich ein Eindringen des Spermitmychomer in das Cytoplasma des Oites. Über das Verbleiben der außerordentlich kräftigen, zuweilen wenigstens zum Teil sichtbaren Spermitgeißel konnte nichts festgestellt werden.

Es ist zweifelhaft, ob bei dem Suchen des Spermites eine Chemotaxis mitwirkt. Jedenfalls würde nur die Annahme einer chemotaktischen Beeinflussung in Form einer Anlockung berechtigt erscheinen. Eine rein mechanische Anziehungskraft etwa dabei annehmen zu wollen, dürfte bei der komplizierten Art der Bewegung, wie sie vorstehend geschildert wurde, ausgeschlossen sein. Allein die Tatsache, daß das Spermit zuweilen sich einem ferner liegenden Stäbchen suchend zuwendet und am näher liegenden Oit vorbeihuscht, würde einer solchen Annahme widersprechen.

Anfangs deuchte mir in dem Befunde, daß der Eintrittspunkt des Spermites in das Oit an dem entgegengesetzt zum Mychomer des Oites (und der Geißelinsertion) gelegenen Pole sich befand, entweder eine falsche Beobachtung oder ein Widerspruch zu liegen, da ja zu einer Vereinigung der beiden Mychomere jeder andere Weg als der nähere und bequemere erschien. Da sich aber immer wieder die gleichen Befunde wiederholten, versuchte ich zunächst, in der Literatur ähnliche Erscheinungen aus einem anderen Gebiete der lebenden Natur aufzufinden.

Da im allgemeinen die Kerne der Eizellen im Zentrum liegen oder wenigstens nicht wandständig sind, kommt eine derartige Frage selten in Betracht. Dies ist jedoch der Fall bei den Eiern von gewissen Krebsen, z. B. den Cyclopiden, bei denen der Eikern ebenfalls wandständig ist. Hier ist denn auch tatsächlich festgestellt worden, daß ebenfalls das Spermatozoon an dem Gegenpol zum Kern in die Eizelle eindringt und sich durch das Zellplasma hindurch seinen Weg zum Eikern bahnt. Tatsächlich wäre ja auch von außen her eine so innige Berührung der beiden elterlichen Halbkerne (Gonomeren), wie sie innerhalb des Cytoplasma der Eizelle möglich und zu einer Vereinigung erforderlich ist, gar nicht denkbar.

Die im folgenden Abschnitt niedergelegten Befunde bestätigen nun auch für die Bakterien auf cytologischem und caryologischem Wege, daß eine Vereinigung der beiden elterlichen Halbkerne (Mychomeren) innerhalb des Cytoplasmas stattfindet.

Übrigens dürfte in der Bildung des Empfängnishügels, einer winzigen Vorwölbung, die sich beim Eindringen des Spermatozoon in die Eizelle bei manchen Tieren bildet, ein Parallelismus zur ellipsoiden Streckung des Bakterien-Oites zu erblicken sein.

c) Die Vereinigung der Mychomere.

Zur Feststellung des caryologischen Vorganges der Amphigonie der Bakterien ist Gonitmaterial in Peptonwasser gebracht und 5 bis 7 Stunden einer Temperatur von 37° C auszusetzen und dann noch $^1/_2$ bis 1 Stunde in Zimmertemperatur aufzustellen. Die Ausstriche sind in gleicher Weise äußerst dünn auszuführen und nur mit schwacher Carbolfuchsinlösung (1 : 10) zu färben, wie dies schon geschildert wurde.

Da anscheinend die Vereinigung der beiden elterlichen Halbkerne Mychomere) nach Eindringen des Spermites in das Oitcytoplasma sehr

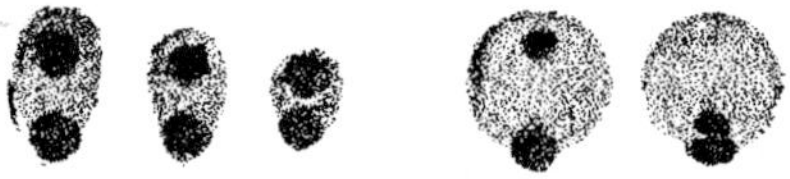

153. 154. 155. 156. 157.

Fig. 153—157. *Microspira comma* Schröt. 1886. Microoit mit dem Mychomer des Spermites. Vergr. 1 : 10 000.

Fig. 154. Desgl.., desgl. — Fig. 155. Desgl. Sehr kleines Microit mit dem Mychomer des Spermites. Vergr. 1 : 10 000. — Fig. 156. Desgl., Macrooit mit dem Mychomer des Spermites. Vergr. 1 : 10 000. — Fig. 157. Desgl., Macrooit mit dem Mychomer des Spermites kurz vor der Vereinigung. Vergr. 1 : 10 000.

schnell eintritt, ist auch beim Suchen von Spermitmychomeren im Oitcytoplasma eine erhebliche Geduld zu entwickeln. In Fig. 153—155 sind einige solche Bilder bei Microoiten, in Fig. 156—157 bei Macrooiten dargestellt. Meist ist das Spermitmychomer mehr oder weniger stark kleiner als das Oitmychomer. Fig. 153, 154 und 156 stellen den Vorgang kurz nach dem Eindringen des Spermites dar, bei Fig. 155 ist zugleich die Annäherung an das Oitmychomer infolge der Kleinheit des Microoites eingetreten. Fig. 157 schließlich stellt den Moment kurz vor der Vereinigung beider Mychomere dar. Gerade dies letzte Beispiel zeigt deutlich, daß es sich keineswegs etwa nur um Teilungserscheinungen handeln kann. Abgesehen davon, daß bei Teilungserscheinungen die Mych ohne Trophoconienhülle stets gleich groß sind, hier aber das Mychomer des Spermites meist kleiner ist als das des Oites, stellt sich das Bild der Mychomitose ja ganz anders dar. Bei dieser rücken die beiden Tochter-Mych erst weit auseinander, bevor der verbindende Strang, der Mychomit, reduziert wird. Hier aber, bei der Vereinigung der beiden Mychomere, platten sich bei der Annäherung beide stark gegeneinander ab, ehe eine Vereinigung eintritt (Fig. 157). Auch Bilder, die die erste Berührung beider darstellen, wurden beobachtet.

Auch die hier gegebenen Abbildungen stellen ausschließlich genaue Wiedergaben beobachteter Erscheinungen dar, bei denen stets möglichst genaue Messungen vorgenommen wurden.

Der Durchmesser des Spermit-Mychomer ist, wie schon erwähnt, meist kleiner als der des Oit-Mychomer. Im Vergleich zum Spermitkopf ist natürlich dasselbe nicht mehr sehr flach linsenförmige, sondern im Oit-Cytoplasma eine Kugelform annehmende Spermit-Mychomer viel kleiner; sein Durchmesser steigt bis höchstens 0,25 μ, beträgt meist etwa 0,2 μ und geht sogar zuweilen (vgl. Fig. 156) noch unter 0,2 μ hinunter.

d) Konjunktion.

Die Erscheinung der Vereinigung gleichwertiger Gonite (Mychomerite) als Gameten, die ich (pag. 122) schilderte, auf die von mir bereits in gleicher Weise 1921 pag. 63 hingewiesen worden ist, wurde von Löhnis mit Konjunktion bezeichnet. Ausführlicher ist hierüber bereits im Kapitel V B 4 (Das Symplast) berichtet.

VI. Cyclogenie der Bakterien.

Wenn die Dinge zu voller Entfaltung gelangt sind, kehrt jedes zu seinem Ursprung zurück.
Laotsze, Taoteking, 16. Kap. 7. Jahrh. v. Chr.

Die Cyclogenie [1]) der Bakterien ist der Kreislauf der morphologischen Entwicklung durch die Summe aller Generationen mit der einfachsten morphologischen Einheit (Mych resp. Mychomerit) beginnend bis zum höchsten morphologischen Aufbau, welcher der einzelnen Spezies zukommt, und endet wieder mit der Einheit (Mychit resp. Mychomerit). Eine phylogenetisch hochstehende Form durchläuft also, und zwar ist zumeist der kleinste Schritt vorwärts auf zahllose Generationen verteilt, vom Mychit ausgehend, das Dimychit und alle Erscheinungen des Syndimychites bis zum syntakten Syndimychit und wieder bis zum Mychit.

Das einmalige Durchlaufen eines cyclogenetischen Entwicklungsganges ist eine Cyclode. Die Cyclode ist zusammengesetzt aus zwei differenten

---

[1]) eingeführt von Enderlein 1916 (3), pag. 405.

Formen der Entwicklung, und zwar aus einer immerfort stattfindenden Arthrogonie, also einer vermehrenden Entwicklung durch einfache Teilung, und einer gleichzeitigen, meist sehr langsam, durch morphologische Veränderung charakterisierten, fortschreitenden Entwicklung. Die vermehrende Entwicklung ist die Auxanogenie[1]), die fortschreitende Entwicklung die Probaenogenie[1]). Beide stellen gewissermaßen ein Koordinatensystem der Entwicklung dar. Das System der beiden Koordinaten Auxanogenie und Probaenogenie ergibt die Cyclogenie. Der Vorgang des allmählichen, meist auf zahllose Generationen verteilten morphologischen Aufbaues ist die progressive Probaenogenie, die Auflösung des Resultates des morphologischen Aufbaues zu niedrigeren Komplexen bis zum völligen Zerfall zur morphologischen Einheit, dem Mychit, ist die degressive Probaenogenie.

Die Probaenogenie kann langsam durchlaufen werden (bradybaen) oder schnell (euprobaen). Es gibt so bradybaene und euprobaene-Arten. Aber dies kann auch abhängig von den äußeren Verhältnissen, den äußeren Bedingungen (vergl. VI β) sein.

Wie die Ontogenie nach HAECKELS biogenetischem Grundgesetz ein abgekürztes Durchlaufen der Phylogenie an einem Individuum darstellt, so bedeutet die Cyclogenie nichts weniger als eine wirkliche Wiederholung der Phylogenie in der Gegenwart, wenn auch in abgekürzter Form, so doch auf unzählige Generationen von Individuen verteilt. Bei der Ontogenie werden die verschiedenen Stadien der Phylogenie in gedrängter Form an einem Individuum durchlaufen, während bei der Cyclogenie die einzelnen phyletischen Stadien im Verlauf von zahllosen Generationen von Individuen wiederholt werden. Wie ferner bei jedem vielzelligen Organismus die Ontogenie nicht das Stadium der Einheit der Bausteine, nämlich die Zelle (befruchtete Eizelle — Sperma, Ei) vermeiden kann, so ist es bei den Mychoten unmöglich, aus der Cyclogenie das Stadium der Einheit, das Mychit, völlig auszuschalten. Alle Dimychoten treten bei der Cyclode durch Bildung von Gonidien, Basiten und befruchteten Oiten in das Stadium des Mychites ein.

Die einzelnen Stadien des morphologischen Aufbaues oder Abbaues sind die Cyclostadien. Das Cyclostadium ist ein streng morphologischer Begriff. Steht ein Cyclostadium in der Cyclode vor einem anderen, so handelt es sich um Prostase, folgt es einem anderen, so steht es in Metastase zu ihm. Jede Cyclode hat einen Höhepunkt des morphologischen Aufbaues (Kulmination). Jede Bakterienform besitzt einen Höhepunkt des morphologischen Aufbaus, über den es sich nicht höher hinaus entwickeln kann; dieses Cyclostadium ist die Kulminante. Jede vollständige Cyclode beginnt mit der geschlechtlichen Vereinigung zweier Mychomeren (Spermit und Oit), erreicht die Kulminante und endet mit der Mychomerbildung. Die unvollständige Cyclode kann in mannigfaltigster Weise abgekürzt werden, so kann z. B. die Mychomerbildung infolge direkter Keimung der Gonidie unterbleiben, und so ist es auch kein Erfordernis, daß in jeder Cyclode die Kulminante erreicht wird.

Erreicht eine Cyclode nicht die Kulminante, sondern tritt die degressive Probaenogenie früher ein, so ist das so kulminierende Cyclostadium die Konkulminante. Jede Spezies kann mehrere Konkulminanten besitzen. Die Feststellung der Kulmination einer Cyclode bei einer Bakterienspezies ist somit keineswegs immer identisch mit der Fixierung der Kulminante, sondern es kann sich dann auch um eine Konkulminante handeln.

Jedes Cyclostadium muß, da es aus einer mehr oder weniger großen Anzahl von Generationen zusammengesetzt wird, zwei Wuchsformen besitzen, die miteinander abwechseln. So alternieren z. B. Dimychit und Didimychit: das mikroskopische Bild zeigt dann die Anwesenheit von kurzen sowie von doppelt so langen Stäbchen. Das Dimychit wächst nach der Mychomitose zum Didimychit heran, und dieses zerfällt wieder in zwei Dimychite. Dieses geht gewöhnlich durch zahllose Generationen so weiter.

Die Gleichzeitigkeit der Auxanogenie mit der Probaenogenie kann für letztere mehr oder weniger lange unterbrochen werden. Dieses Ausschalten der Probaenogenie, die Mochlose[1]) genannt, ist unter gleichen äußeren Bedingungen, wie sie bei der in der medizinischen Praxis üblichen Bakterienkultur stets geboten wird, das gewöhnliche. Die Bakterien vegetieren dann unter diesen gleichbleibenden Verhältnissen Wochen, Monate und noch viel länger immer in dem gleichen Cyclostadium, ohne auch nur eine Spur in der Probaenogenie vorwärtszukommen. An der Mochlose ist die Bakteriologie haften geblieben. Die allgemeine Kenntnis der Bakterien bezieht sich immer auf den Zustand der Mochlose, zumal ja auch die parasitäre Lebensweise derartige gleichartige Bedingungen für die Bakterien bietet und in zahlreichen Fällen eine Mochlose veranlaßt. An das parasitäre Cyclostadium ist häufig die Pathogenität und die Virulenz gebunden; dieses Cyclostadium ist das Virostadium.

Das Aufheben der Hemmung der Cyclode durch die Mochlose ist die Mochlolyse[1]).

Zu einem besseren Verständnis des Begriffes Cyclogenie sei noch folgendes gesagt. Wie bei dem Insekt die Entwicklung Ei, mehrere Larvenstadien, das Puppenstadium und das Imaginalstadium durchläuft, so ist die Cyclogenie das Durchlaufen eines nicht minder mannigfaltigen Entwicklungsganges, mit dem Unterschiede, daß dieser nicht an einem Indi-

---

[1]) Begriff eingeführt in Enderlein 1916 (3.), pag. 405.

viduum stattfindet, sondern auf eine meist ungeheuer große Anzahl von Generationen verteilt ist. Man könnte die Cyclogenie mit einem ins Riesenhafte potenzierten Generationswechsel vergleichen, von dem noch dazu jedes Stadium, ja jede Modifikation innerhalb jedes Stadiums, in zahllosen Generationen ohne jede Veränderung sich fortzupflanzen in der Lage sein kann.

Innerhalb der Zahl der Generationen eines Cyclostadiums sind meist weitere Verschiedenheiten festzustellen, die nicht vergl. morphologischer Art sind, sondern durch gestaltliche, physiologische oder biologische Eigenschaften charakterisiert werden. Ein solcher Abschnitt, aus einer Summe konstanter Generationen bestehend, die durch mindestens eine derartige Eigenschaft sich auszeichnet, ist eine Formante.

Jede morphologische, gestaltliche, physiologische und biologische Eigenschaft, die einem Cyclostadium oder einer Formante eigentümlich sind und diese so fixieren, ist eine Designante.

Eine Bakterienkolonie, die gleiche Cyclostadien enthält, ist isostat, die verschiedene enthält, mixostat, bei Anwesenheit von gleichen Formanten ist sie konform, bei Anwesenheit verschiedener difform.

Der Begriff der Cyclogenie tritt praktisch vollkommen an die Stelle der Erklärung für Veränderungserscheinungen der B. durch die Mutationstheorie. Der Gegensatz ist in kurzen Worten folgender: Die Mutationstheorie steht auf dem Boden des Monomorphismus und erklärt jede Erscheinung der Veränderlichkeit als Neubildung, als Entstehung völlig neuer Arten, Unterarten usw.; die Cyclogenie zeigt auf Grund morphologischer Erkenntnis, daß alle Veränderlichkeiten innerhalb jeder Bakterienspezies Erscheinungen des Pleomorphismus sind, daß die Bakterienspezies je nach dem Höhepunkt ihres auf zahllose Generationen verteilten Aufbaues oder Abbaues verschiedene physiologische und biologische Eigenschaften besitzt.

Die methodische Forschung beruht bei der Embryologie in der geistigen Verbindung morphologischer Tatsachen. Diese geistige Tätigkeit birgt manche Gefahren des Irrtums in sich, die aber immer mehr ausgeschaltet werden, je enger die Schritte sind, welche die beobachteten Stadien verbinden. Die Befunde schließen sich zu einer Kette mit dem Resultate absoluten Wissens.

Die gleiche Methodik wurde zur Fixierung der Bakteriencyclogenie angewendet. Auch hier wurden die Schritte bald enger, bald weiter genommen, wie es die morphologische Erkenntnis erforderte. Bei schwierigen morphologischen Verhältnissen und unsicheren Resultaten wurden die Entwicklungsvorgänge direkt unter dem Mikroskop verfolgt, wie beim Zoit, Pseudascit etc. Bei stark euprobaenen Formen, wie dem Choleraerreger, lagen die Schritte der Beobachtung der Kulturen im wesentlichen zwischen

¼ Stunden und ½ Tag. Bei anderen Formen genügten später zum Teil sehr große Schritte, etwa zwischen 1 Tag und 8 Tagen. Die Untersuchung erfolgte zuerst stets im hängenden Tropfen lebend. In jedem Falle wurden dann Messungen angestellt, die beim gleichzeitig angefertigten Präparat kontrolliert wurden. So war es möglich, mit Hilfe des Mikrometers oft morphologische Erscheinungen, die zunächst verschiedenen Eindruck erwecken konnten, zu identifizieren.

Daß die scheinbare Fülle von Namen zur Differenzierung cyclogenetischer Stadien in Wirklichkeit eine riesige Ersparnis an Namen bedeutet, wird sich praktisch immer mehr bemerkbar machen, je mehr die als verschiedene Spezies und sogar Gattungen beschriebenen Stadien als cyclogenetische Erscheinungsformen einer Spezies erkannt werden. Die Speziesnamen aller dieser Entwicklungsformen fallen dann fort und werden in die Kategorien der cyclogenetischen Gruppen eingeordnet. An die Stelle der sonst sich immer wieder in jedem Speziesbegriff nötig machenden Artnamen für jede Erscheinungsform tritt die alles cyclogenetisch Entsprechende zusammenfassende Kategorie, die eine gruppenweise Anordnung alles biologischen Erkennens innerhalb der Spezies ermöglicht, und die sich zugleich auf alle Spezies erstreckt und anwenden läßt.

Die Kenntnis, daß gestaltliche, physiologische und biologische Differenzen von morphologischen Differenzen abhängig sein können, ist ja, wie wir hier sehen, erst im Entstehen. Viel Formanten werden sich bei morphologischer Untersuchung so als Cyclostadien erweisen. Daß dies durchaus nicht immer der Fall zu sein braucht, zeigen z. B. die ausgezeichneten Studien von Rosenow (vergl. VI a B) an Streptococcen; die 5 Arten, die sich hierdurch als Synonyma herausgestellt haben, *Streptococcus haemolyticus*, *Str. rheumaticus*, *Str. viridans*, *Str. pneumoniae* und *Str. mucosus*, haben nach dem Prioritätsgesetz alle den Namen der ältesten Spezies zu führen, dieser ist: *Mogallia pneumoniae* (Weichselb. 1886) [= *Str. lanceolatus* Gamal. 1888].

Um zu systematischen, morphologischen oder praktischen Zwecken die Erscheinungsform mit Namen auszudrücken, ist es empfehlenswert, für die verschiedenen morphologischen Erscheinungsformen dem Artnamen den Namen des Cyclostadiums, in dem sich die Spezies gerade befindet, anzufügen. Als Beispiele seien angeführt: *Zygostatis maximus* (Miller 1892) Synascit = *Bacterium binucleatum* (Swell. 1907) (nur kurzes Synascit); *Microsp. comma* Schröt. Gonascit, *M. comma* Schröt. Phytit (die typische Form); *Syncrotis buccalis* (Robin) Synascit (die Form des Mundes), *S. buccalis* (Rob.) Basit (die häufigste Form in künstlichen Kulturen); *Corynobacterium diphtheriae* (Löffl.) Cystascit (= die typische Form), *C. diphtheriae* (Löffl.) Phytit (= das in dem für *C. pseudodiphtheriticum* gewöhnlichen Stadium wachsenden cyclogenetischen Stadium, und von diesem daher gestaltlich und mikroskopisch nicht, sondern nur durch weitere Kulturen zu unterscheiden); *Cor. diffindens* Enderl. Cystascit (= das in zarten hyalinen Kolonien wachsende Stadium), *C. diffindens* Enderl. Phytit (= das in weißen, dicke Kolonien wachsende Stadium); *Sclerothrix tuberculosis* (Koch) Phytascit (= gewöhnliches Stadium), *S. tuberc.* (Koch) Gonascit (= Stadium mit Gonidienbildung), *S. tuberc.* (Koch) Gonidie (= im Zustand der Gonidie); *Migulanum anthracis* (Koch) Sporascit (= die gewöhnliche „sporogene Form"), *M. anthracis* (Koch) Gonascit (= die „asporogene Form").

Für jene Fälle aber, die sich bei Anwesenheit von gestaltlichen, physiologischen oder (und) biologischen Differenzen nicht als Cyclostadien erweisen oder erweisen lassen, bleibt vorläufig nichts anderes übrig, als hinter dem Namen die kurze Angabe der bestimmenden Designanten anzufügen, oder aber wenn ein Name schon vorhanden ist, diesen unter dem Spezies mit der Bezeichnung Formante (etwa abgekürzt „form.") anzugliedern [als Beispiel wähle ich das Rosenowsche: *Streptococcus pneumoniae* (Weichs.) *form. haemolyticus*], auch könnte man form. α, form. β etc. gebrauchen. Wenn es auch sonst ganz ungebräuchlich ist, Entwicklungsformen, etwa einer Larvenform von Insekten oder der Finne eines Bandwurms, einen besonderen Namen zu geben, so ist mir vorläufig kein anderer Weg ersichtlich, um eine Klarheit zu erreichen. Es werden sich vermutlich innerhalb der Formanten bei eingehenderen Kenntnissen noch klar abgegrenzte Gruppen und Gesetze ableiten lassen, die auch dies vermeiden. Es finden sich eben bei den Bakterien so ganz andersartige entwicklungsgeschichtliche Vorgänge, als bei allen höheren Organismen (abgesehen von einigen Protozoen), so daß auch der systematische Maßstab sich als ein ganz ungebräuchlicher ergeben muß. Ist dies schon für die großen Gruppen des Systems der Fall, da ja der phylogenetische Höhepunkt nur durch die Kulminante erkennbar ist, und die der Kulminante prostatischen Cyclostadien sich durch nichts von den Kulminanten anderer phylogenetisch niedrigerstehenden Arten unterscheiden, als durch die **eine Tatsache**, daß sie sich unter geeigneten äußeren Verhältnissen (konditionellen Faktoren) zu der metastatischen Kulminante entwickeln können, wobei gerade auf das „können" der Schwerpunkt gelegt werden muß, da ja nie mit absoluter Sicherheit festzustellen ist, ob die gebotenen konditionellen Faktoren auch wirklich die geeigneten für die Bildung der Kulminante der betreffenden Spezies sind, so tritt dies in noch viel größerem Maße innerhalb der Gattung bei der Spezies in Erscheinung.

Die ursächlichen Faktoren der Cyclogenie bestehen aus inneren Ursachen (kausale Faktoren) und aus äußeren Ursachen (konditionelle Faktoren).

VI α. Kausale Faktoren der Cyclogenie.

Die inneren Ursachen (kausale Faktoren) der Cyclogenie sind zunächst morphologische Momente. Die Veränderlichkeit physiologischer und biologischer Eigentümlichkeiten, sofern sie nicht direkt in Verbindung mit einem Cyclostadium stehen und als Charakteristikum diesem zugehören, dürften auf gestaltliche Differenzen hinauslaufen, in letzter Linie auf chemische.

Die zwei Hauptgruppen der kausalen Faktoren der Cyclogenie entsprechen den Gruppen Cyclostadien und Formanten. Die Cyclostadien besitzen Designanten vergl. morphologischer, gestaltlicher, physiologischer und biologischer Art, den Formanten fehlen von diesen die vergl. morphologischen Designanten, meist auch die gestaltlichen.

A. Die Cyclostadien.

Der Begriff des Cyclostadiums umfaßt ein Stadium der Cyclode, welches sich durch Alternieren zweier morphologischer Wuchsformen charakterisieren läßt. Bei den meisten Cyclostadien ist dies meist ein Alternieren durch zahlreiche Generationen hindurch, nur bei den Fruktifikationen, Dauerstadien und Embryonenbildungen (Gonidie, Gonit, Cystit, Endothecit, Arthrothecit), Ruhestadien (Sporit), beim Zoit und beim Pseudascit findet kein Alternieren statt.

Jedes der übrigen cyclogenetischen Stadien muß naturgemäß zwei Wuchsformen, die sich durch scharf charakterisierbare vergleichend morphologische Differenzen auszeichnen und abwechselnd in Erscheinung treten, aufweisen.

Der Begriff des Cyclostadiums hat nichts mit der äußeren Gestalt der Bakterien zu tun, sondern bezieht sich ausschließlich auf den inneren morphologischen Aufbau aus den Bausteinen: Mychit und Dimychit.

Die einzelnen Cyclostadien müssen sich immer in morphologisch voneinander ableitbarer Anordnung folgen.

Die Summe aller zu einer cyclogenetischen von einem Anfangsstadium bis zu demselben Stadium verlaufenden Entwicklung gehörenden Cyclostadien mit ihren zahllosen Generationen benenne ich **Cyclode**. Der Aufbau einer Cyclode erfolgt zunächst aufsteigend (**progressiv**) durch Summierung der morphologischen Elemente (Mychit, Dimychit). So ist das Alternieren der morphologischen Elemente Mychit und Dimychit für das **Basit**, das von Mychit und das Diplomychit für das **Basoit**, das von Dimychit und Didimychit für das **Phytit**, das des Didimychit und Syndimychit oder von längerem oder kürzerem Syndimychit für das **Ascit,** das des kürzeren oder längeren syntakten Ascites für das **Synascit.**

Hat diese Summierung morphologischer Elemente ihren Höhepunkt erreicht, so findet, ebenso allmählich, durch zahllose Generationen oder durch Fruktifikation ein Abbau statt. Das Cyclostadium, in welchem der Höhepunkt (Kulmination) der Cyclode erreicht wird, ist die **Kulminante.** Die Kulminante kann in irgendeinem der Cyclostadien der progressiven Cyclode liegen. Sie ist charakteristisch für jede Gattung. Liegt die Kulminante hoch, z. B. im Ascit, so kann noch eine zweite Kulminante auftreten, z. B. im Anaphytit. Diese sei die **Konkulminante** genannt. Zur Cyclode einer Spezies können außer einer Kulminante noch 1 oder mehrere Konkulminanten gehören (z. B. als Kulminante: Synascit, Konkulminanten: 1. Phytit, 2. Gonascit, 3. Sporascit etc.). Das Hauptstadium der absteigenden (**degressiven**) Cyclode ist das **Plastit,** die morphologischen Elemente Dimychit und Mychit alternieren hier, wie beim Basit; ferner kommen Cataphytit und Catascit in Betracht.

Die Anordnung der Cyclostadien ist in der Reihenfolge bei jeder Cyclode, mag die Kulminante liegen, wo sie wolle, immer die gleiche. Von 2 verschiedenen Cyclostadien nimmt also die eine eine mehr proximale Stellung (**Prostase**), die andere eine distale Stellung (**Metastase**) ein.

Die Cyclostadien vereinigen sich nach ihren morphologischen Elementen meist zu 2 oder 3 , zu bestimmten Stadiengruppen. Entsprechend dieser natürlichen Gliederung habe ich die Nomenklatur eingerichtet. Die Gruppen erhalten einen Sammelnamen, wie Basit, Phytit, Ascit, Plastit etc., die Benennung der Cyclostadien wird dann durch Vorsetzen der Vorsilben Pro-, Ana- und Cata- durchgeführt. Die Silbe Pro- wird bei dem ersten Cyclostadium der Gruppe, Ana- bei dem progressiven folgenden Cyclostadium, Cata- bei dem degressiven folgenden Cyclostadium angewendet. So ergeben sich die Namen Probasit, Anabasit, Prophytit, Anaphytit, Cataphytit, Ascit, Catascit, Proplastit, Cataplastit. Durch weitere Vorsetzungen von Wörtern, die morphologische Bedeutungen besitzen und gewisse morphologische Verhältnisse des Stadiums ausdrücken, werden weitere Cyclostadien charakterisiert; so wird das sporitbildende Ascit Sporascit, das gonidienbildende Ascit Gonascit, das cystitbildende Ascit Cystascit, das thecittragende Ascit Thecascit genannt, das syntakte Ascit das Synascit etc.

Im Gegensatz zu den Elementen der Morphologie, die rein vergleichend morphologisch, ohne jede Berücksichtigung biologischer Momente, fixiert sind, sind die Cyclostadien und Fruktifikationen zwar ebenfalls vergleichend morphologische Begriffe, die jedoch von biologischen Momenten abhängig sind und teilweise eine Duplizität morphologischer Einheiten umschließen können, die sie bei der Arthrogonie alternierend durchlaufen. Der vergleichend morphologische Begriff ist so zwar übergeordnet, aber der biomorphologische Begriff, wie diese Einheit genannt werden soll, kann meistens nicht ganz eingeordnet werden. So besteht z. B. die biomorphologische Einheit Phytit aus den morphologischen Einheiten Dimychit und Didimychit. Dagegen kann der morphologische Begriff Dimychit auftreten als Phytit, Sporit, Oidie, Basit, Plastit, alles biomorphologische Begriffe. Ferner besteht die biomorphologische Einheit Gonidie aus der morphologischen Einheit Mychit, während die morphologische Einheit Mychit sein kann: Gonidie, Probasit, Anabasit, Cystoid.

Es ist verständlich, daß auch diese ganz ungewöhnlichen Verhältnisse ein Verständnis der Cyclogenie bisher verhindert haben.

Das Cyclostadium, das der Virulenz einer virulenten oder pathogenen Spezies entspricht, ist das Virostadium. Näheres hierüber findet sich in Abschnitt X A.

Als Belege für die einzelnen Cyclostadien sind einige auffallende Beispiele aus der Fülle der Tatsachen herausgegriffen, die zur Demonstration dienen sollen. Beim Varieren der Kulturmittel, für das Abschnitt VI β eine Reihe von Momenten aufweist, bieten eigentlich die allermeisten Bakterien die mannigfaltigsten Anregungen, so daß man für die meisten Cyclostadien jederzeit reichliches Material sich verschaffen kann.

Weiter auf diese Verhältnisse einzugehen ist Sache der speziellen Forschung. An dieser Stelle soll nur in großen Zügen das morphologische Gerüst der Cyclogenie gegeben werden. Es soll nur der Weg angedeutet werden, den die vergl. morphologische Bakteriologie zu gehen hat.

1. Das Basit.

Aus der Fruktifikation „Gonidie" entwickelt sich das Basit durch Aufgabe des Ruhestadiums. Seine Erscheinung ist das Alternieren von den zwei Wuchsformen Mychit und Dimychit. Letzteres besitzt bei diesem Stadium, besonders auch bei den Monomychoten, nur eine sehr kurze Mychostase (stenostat) und ist vorherrschend schnell vorübergehend.

Das Probasit zeichnet sich aus durch das Auftreten zahlreicherer Mychite und weniger zahlreicher Dimychite; ersteres braucht somit längere Zeit zur Entwicklung, letzteres kürzere Zeit zur Zerteilung in zwei Mychite.

Das Anabasit ist durch eine geringere Anzahl von Mychiten und eine größere Anzahl von Dimychiten charakterisiert; die Entwicklungsdauer ist für ersteres kürzer , für letzteres länger.

Bei dem Zerfall des stark stenostaten Dimychits tritt immer auf kurze Zeit ein Diplomychit in Erscheinung. Damit ist aber nicht zu verwechseln ein Auftreten von bipolar angeordneten Trophoconien beim Dimychit;

es liegen dann die zwei Trophosome in dem stenostaten Dimychit so, daß sie nur eine sehr schmale äquatoriale Zone farblos oder blasser erscheinen lassen und es wird so leicht ein Diplomychit vorgetäuscht, wo es sich in Wirklichkeit um ein Dimychit handelt.

Da alle Bakterien das Basitstadium für mehr oder weniger lange oder kurze Zeit durchlaufen müssen, so kann bei jeder Bakterienspezies auch das Diplomychit auftreten. Die Anwesenheit von einzelnen Diplomychiten, seien sie grampositiv oder gramnegativ, ist daher durchaus kein notwendiges Anzeichen für das Vorhandensein von Diplococcen, besonders wenn sie sich unter morphologisch andersartigen Gebilden befinden. Sowohl bei *Micrococcus*, *Bacillus*, *Corynobacterium* etc., um einige Gattungen zu erwähnen, kann also auch das Diplomychit auftreten.

Als Kulminante funktioniert das Probasitstadium für folgende Gattungen: *Streptococcus*, *Planococcus*, *Phacelia* und *Micrococcus* (samt allen Untergattungen), das Anabasitstadium für *Mogallia* (*M. pneumoniae* Weichs.). Über die das B a s o i t s t a d i u m als Kulminante besitzenden Gattungen: *Sarcina*, *Paulosarcina* und *Diplococcus* vergl. Abschnitt VI α A 2.

Alle übrigen Bakteriengattungen, die also nicht das Basit oder Basoitstadium als Kulminante besitzen, stehen sonach phylogenetisch höher, da für sie die Kulminante höher liegt, und zwar in einem Stadium, dessen morphologischer Bau weiter entwickelt und aus dem Basitstadium abgeleitet ist. Alle höheren Bakterien müssen daher das Basitstadium durchlaufen, sei es für wenige Generationen, sei es für tage- oder monatelange Kulturen. Zuweilen ist die Mochlose sehr stark, so daß ein Erreichen des höheren Stadiums schwer zu erzielen ist. Solche Formen können demzufolge leicht falsch gruppiert werden. Bei anderen ist die Mochlose schwach oder fehlend, und es gehören besondere Bedingungen dazu, um das Basitstadium auf längere Zeit oder überhaupt sichtbar zu machen.

Das Probasitstadium ist unter gewöhnlichen Verhältnissen häufig anzutreffen bei *Bacillus prodigiosus* (Ehrenb. 1839). Die Mychite sind dann einzeln oder in kurzen Desmen zu 2 oder 3 oder auch mehr angeordnet. Dieses Stadium ist vorherrschend der Träger des roten Farbstoffes, der z. B. im kulminierenden Ascitstadium völlig fehlt.

Zugleich als Kulminante ist das Probasit bei allen Micrococciden (*Micrococcus*, *Streptococcus*, *Planococcus* und *Phacelia*), das Anabasit bei *Mogallia*.

Das gewöhnliche Wachstum ist das Probasit ferner bei dem *Hemallosis tardus* (Mig. 1900), dessen Kulminante im Prophytit liegt.

In jungen Kulturen auf gewöhnlichem Nährboden und besonders in flüssigen Medien tritt das Probasit bei *Pseudostreptus* auf mit dem kulminierenden Cystascit.

Bei einer *Eisenbergia spec.* (= *Proteus spec.*) aus Tonsillenabstrich (16690) wuchsen auf Agar sehr große, knochenfarbene, sehr weiche, dicke Kolonien, die ausschließlich Probasite enthielten; nach 5 Tagen hatte sich ein hyaliner, ziemlich breiter, sehr feiner, sekundärer Randsaum gebildet, der Phytite, Phytascite, Mycascite und einzelne Synascite enthielt.

Ähnlich verhalten sich die meisten Kulturen von *Syncrotis buccalis* (Robin), nur sind hier die höheren Cyclostadien sehr schwer zu erhalten und nicht in Sekundärkolonien.

Beim Choleraerreger wird das Basitstadium dadurch erzielt, daß man Gonidien auf frischen Nährboden (Agar) bringt und diese dort bei kühler Zimmertemperatur im Dunkeln weiter wachsen läßt.

Von *Corynobacterium pseudodiphtheriticum* ist das Basitstadium dadurch zu erreichen, daß man alte Kulturen, die monatelang (3—4) in der Sonne gestanden haben und ausschließlich Gonite enthalten, im Brutschrank (37 °) auf Serum in das Kondenswasser aussät; nach 2—3 Tagen erscheint noch alles steril, auch wenn man täglich das Kondenswasser über die Serumfläche laufen läßt. Erst nach einigen Tagen bildet sich am Rande des Kondenswassers eine bröcklige Masse, die, auf Serum verimpft (auch nach einer eintägigen Kultur bei 37 °), bei Zimmertemperatur monatelang im Basitstadium zu erhalten ist. Jederzeit ist aus diesem Basitstadium der Pseudodiphtherie das Phytitstadium durch mehrfaches tägliches Umimpfen auf Serum bei 37 ° zu erzeugen.

Wie bei allen phylogenetisch hochstehenden Organismen eine Abkürzung phylogenetischer Vorgänge innerhalb der Ontogenie nach Maßgabe Haeckels biogenetischem Grundgesetz stattfindet, so kann man auch bei manchen morphologisch hochstehenden Bakterienformen beobachten, daß das Basitstadium schnell durchlaufen wird, und zwar besonders bei sehr günstigen Verhältnissen. Auxanogenetische Vermehrungen im Basitstadium finden dann zuweilen nur wenige Stunden statt.

Bilden Basite Desmen (Ketten), so haben sie das Aussehen der Gattung *Streptococcus*. So sind zweifellos eine ganze Reihe von Arten, die als Streptococcen angesprochen wurden, nur Basite von Formen, deren Kulminante höher liegt. Zopf hatte diese Tatsache wohl auch erkannt, er ging aber mit seinem Schlusse zu weit, daß er auf Grund derartiger Beobachtungen die Existenz der Gattung *Streptococcus*, *Micrococcus* etc. leugnete, während er dies nur für die von ihm beobachteten Fälle durfte. Auch bei dem Influenzaerreger scheinen derartige streptococcenartige Basitdesmen unter bestimmten Verhältnissen häufig auftreten zu können. Es unterliegt heute keinem Zweifel, ganz abgesehen von einer ganz selbstverständlichen derartigen Forderung vom phylogenetischen Standpunkte aus, daß das Basit (einzeln und als Desme) auch als Kulminante funktionieren kann.

Innerhalb des Basitstadiums, besonders auch, wenn dasselbe die Kulminante darstellt, kann eine probaenogenetische Vergrößerung oder Verkleinerung der Mychite schnell oder sehr langsam (bradybaen) auftreten; für die Kulminante besonders ist dann die Minimal- und Maximalgröße des Mychites von diagnostischer Bedeutung und spezifisch zu verwerten. Auch Beobachtungen früherer Autoren sind hier einzuordnen.

So dürften die coccenförmigen Elemente, die Brudny (C. B. II, 22, 1908) bei Aussaat von *Bac. coli* aus einer Milchkultur neben normalen Phytiten sah, dem Basitstadium angehört haben. Auch Revis beobachtete solche Basite, die z. T. Gelatine verflüssigten, ebenfalls bei *B. coli.*

Das Basitstadium des Choleraerregers haben schon Finkler und Prior (1885) und nach ihnen viele andere beobachtet. Über Reinkulturen des Basitstadiums berichtet vom Choleraerreger Stamm (1914), eine davon mit weißer Farbstoffbildung; Stamm nennt sie „Staphylococcenformen".

Ebenfalls dem Basitstadium angehören dürften die von Bredemann (1909) bei *Bac. amylobacter* van Tiegh. 1877 meist unter ungünstigen, zuweilen aber auch bei ganz normalen Lebensbedingungen beobachteten Wuchsformen, wie Mychite, Dimychite etc. (Coccenformen und coccoide Kurzstäbchen genannt), die dieser Autor Microoidien nennt.

Ähnliches berichtet Grabowski von *B. luteus.* Ebenfalls das Basitstadium betrifft es, wenn Matzuschita (Bakteriol. Diagnostik 1902, pag. 297) bei *Bact. Zopfi* Kurth von Coccen spricht. Er sagt dort: „Bald Coccen, bald Stäbchen, bald Spirillen".

2. Das Basoit.

Das Basoit ist ein Basit, bei dem sich je 2 der Mychite unter gegenseitiger Abplattung zum Diplomychit vereinigen.

Dieses Stadium nimmt eine vermittelnde Stellung zwischen Probasit und Anabasit ein. Hier sind die beiden Tochtermychite schon einen näheren Verband eingegangen, das Diplomychit, das bestehen bleibt, bis eine weitere Teilung eintritt, die senkrecht quer zu der Verbindungslinie der beiden Mych des Diplomychites stattfindet.

Das Basoit steht also zum Probasit metastat und kann also schon als Kulminante auftreten. Beispiele sind die Sarciniden, wie *Sarcina, Diplococcus* und *Paulosarcina.*

Aber auch als Cyclostadium höherer Bakterien treten zuweilen auch Diplomychite in größerer Anzahl auf, als es für einen bloßen Zerfall von stenostaten Dimychiten im Basitstadium erforderlich erscheint, so daß es sich hier und da wohl auch um das Basoitstadium handeln dürfte.

3. Das Phytit.

Dem Basit oder Basoit schließt sich als weiteres cyclogenetisches Stadium das Phytit an, bei dem sich Dimychit und Didimychit abwechseln.

a) Das Prophytit.

Im Prophytit wird das Dimychit in längerer Zeit, das Didimychit in kürzerer Zeit durchlaufen. D. h. also, daß sich bei mikroskopischer Untersuchung einer Art im Prophytitstadium zahlreiche Dimychite, die Didimychite dagegen in geringerer Anzahl anfinden. Das Didimychit zeigt dann häufig schon im Entstehen die Einschnürung, und die Abtrennung vollzieht sich dann beim Heranwachsen des Dimychit zum Didimychit kurz nach Ablauf der beiden Mychomitosen. Das Prophytit ist leicht an den zahlreichen Dimychiten und den spärlichen Didimychiten zu erkennen. Auch ist häufig eine Begleiterscheinung des Prophytit eine kürzere (stenostate) Mychostase.

Als Kulminante tritt das Prophytitstadium bei der Gattung *Hemallosis* Enderl. 1917 auf.

b) Das Anaphytit.

Im Anaphytit ist der Zusammenschluß der beiden Dimychosen des Didimychit schon so gefestigt, daß das Didimychit die längere Zeit der Entwicklung im Wechsel mit dem Dimychit beansprucht. Hier sind also die letzteren seltener, die ersteren in größerer Menge in den Kulturen anzutreffen.

c) Das Cataphytit.

Das Dimychit wird in längerer Zeit, das Didimychit in kürzerer Zeit durchlaufen. Es stimmt demnach dieses Cyclostadium durch seine beiden Wuchsformen mit dem Prophytit überein. Das Cataphytit gehört aber der absteigenden Cyclode an. Es ist somit das Cyclostadium vor der Gonidienbildung aus dem Dimychit (Dichogonidienbildung). Es kann sich in der Cyclode dem Prophytit oder auch dem Anaphytit anschließen. Entweder die eine oder die andere ist demnach dann die Kulminante der Cyclode. Handelt es sich aber um eine Form, die sich morphologisch auch noch höher entwickeln kann, z. B. zum Ascit, dann ist das Prophytit oder das Anaphytit im Verhältnis zum Cataphytit die Konkulminante.

Vom Prophytit ist das Cataphytit oft nicht leicht zu unterscheiden. Beginnende Dichogonidienbildung wäre natürlich immer sicher bestimmend. Ist dies aber noch nicht eingetreten, so ist häufig die leichte Bildung von Trophosomen mit heranzuziehen. Vielfach ist aber auch die Form plumper, dicker und kräftiger entwickelt, als die des Prophytit und ist viel stärker färbbar infolge der starken Ansammlung von Reservestoffen (Trophoconien), die auch häufig gleichmäßig den Bakterienkörper anfüllen, ohne Trophosomen oder Trophosomellen erkennen zu lassen. So ist beim Choleraerreger das Cataphytit durch dicke, plumpe, ungekrümmte oder nur sehr wenig gekrümmte Stäbchen charakterisiert, die mit Reservestoffen prall angefüllt sind (Fig. 158—162).

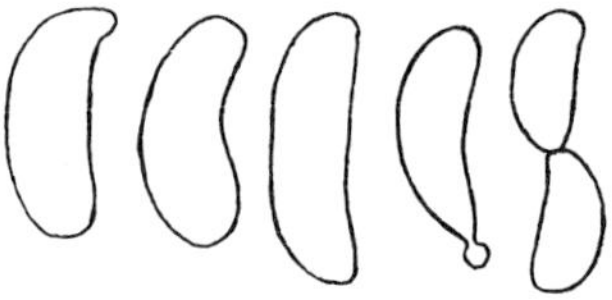

158. 159. 160. 161. 162.

Fig. 158—162. *Microspira comma* (Schröt.). 10 000 : 1. Cataphytit.
Fig. 158. Dimychit, fast gerade.
Fig. 159. ,, etwas gekrümmt.
Fig. 160. Didimychit.
Fig. 161. Dimychit mit Microgonidienabschnürung (selten).
Fig. 162. 2 jung gebildete Dimychite, vor dem Zerfall.

d) Das Sporit.

Die Cyclode wird bei einer Gruppe von Dimychoten durch eine Ruhe- und Dauerform unterbrochen, das **Sporit** [1]). Dasselbe, bisher immer als Bakterienspore bezeichnet, ist entweder ein Dimychit (das Disporit) oder ein Didimychit (das Didisporit). Die häufigere Form ist das Disporit. Das Auftreten von Disporit und Didisporit scheint an die Spezies gebunden zu sein; beide Sporitformen scheinen nicht bei ein und derselben Spezies vorzukommen. Das Charakteristische des Sporites ist, daß sich im Innern ein mehr oder weniger großes, festes Korn findet, das aus einer farblosen, hyalinen, stark lichtbrechenden, sehr schwer färbbaren und mit den meisten Färbemitteln nahezu oder ganz unfärbbaren Materie besteht, das Sporitin. Dies ist ein substantieller Begriff, kein chemischer. Beim Disporit liegt dieses Sporitinkorn (cf. auch pag. 117) zwischen den beiden Mych, deren Trophosome kalottenartig an die Wand der Pole gedrängt erscheinen. Bei dem meist langgezogenen (schlankovalen) Didisporit (Fig. 163b) werden die beiden mittelständigen Mych mit ihren Trophosomen vom Sporitinkorn eingeschlossen, und diese an sich leicht färbbaren Anteile werden durch die unfärbbare Hülle so fest eingeschlossen, daß ihre Färbbarkeit meist äußerst schwierig gelingt. Die Färbung dieser Trophosome ist Meyer mit Hilfe komplizierter Färbungen, die eben geeignet waren, die unfärbbare

[1]) Der Name Sporit wurde, um Verwirrung zu vermeiden, im Anklang an Spore gebildet.

Hülle aus Sporitin zu durchdringen, gelungen, und er faßt diese färbbare Stelle als den B a k t e r i e n k e r n auf.

Das Sporitinkorn, das öfter eine Schichtung erkennen läßt, kann in dieser Schichtung bei der gleichen Art als auch bei den verschiedenen Spezies durchaus verschieden sein. Vermutlich sind es teils Trockeneiweiße, teils schwer färbbare Reservestoffe (cf. pag. 117).

Meist füllt das Sporitinkorn den Raum zwischen den beiden Mych des Dimychites zwischen den beiden Pol-Mych des Didimychites völlig aus, so daß die Endmych, meist nur von einer unbedeutenden Trophoconienhülle umgeben, der Hülle der beiden Pole dicht anliegen.

Die Entstehung des Sporitinkornes erfolgt dadurch, daß zwischen den Mychosen eines Dimychites oder einer Dimychose in der Mitte die Reserve-

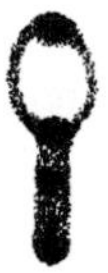

163 a.

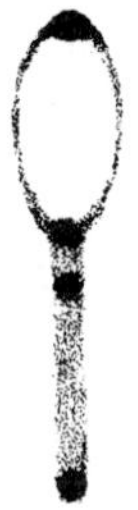

163 b.

Fig. 163 a. *Bacillus spec.* (nahe *B. subtilis* Ehrenb.), Disporit an Dimychit. Die eine der beiden Dimychosen eines Didimychites ist zum Sporit entwickelt. 10000 : 1.

Fig. 163 b. *Bacillus spec.* (nahe B. subtilis Ehrenb.), (eine andere Specis wie in 163a). Didisporit an Didimychit. (Die mittleren beiden Mych. jedes Didimychites ohne Trophosomenhülle und so nicht erkennbar. Vergr. 10000 : 1.

stoffe sich in einer anderen Form als bei den Trophoconien abscheiden, nämlich als dichteres, festes, stark lichtbrechendes, viel schwererer lösliches und sehr schwer färbbares Körnchen, das allmählich größer und größer wird, die Form des Stäbchens immer mehr verdickt und schließlich den ganzen Inhalt der Hülle des Dimychites (Dimychose) prall anfüllt und so die beiden Mych an den beiden Enden dicht an die Wand drückt, wie es Fig. 163 a darstellt. Je mehr das Sporitinkorn anwächst, um so mehr werden die Trophoconien verbraucht, die Trophosomen werden immer kleiner, um schließlich mehr oder weniger zu verschwinden, so daß um die Mych nur selten eine feine Trophoconienhülle übrigbleibt. Einen solchen Fall stellt das Gonascit mit dem Sporit in der vorstehenden Abbildung dar (Fig. 163 a). Dieser wiedergegebene *Bacillus spec.* hat eine relativ große Mychostase, vermutlich ist dies der Grund mit, daß die beiden Mych hier leichter erkennbar sind als bei kurzer Mychostase.

Daß übrigens durch Abscheidung des viel festeren Sporitinkornes der ursprünglich größere Umfang des Stäbchens stark reduziert wird, bemerkt MIGULA (II 199 pag. 640) bei *Bac. Debaryanus* Klein 1889.

Die Form des Sporitinkornes ist bei den verschiedenen Arten sehr verschieden. Sie kann kugelig, eiförmig, schlank ellipsoid und fast stäbchenförmig sein. Bei manchen Arten ist das Sporitinkorn nur sehr winzig entwickelt und liegt dann mitten zwischen den beiden Mych und von ihnen weit entfernt. Sie geben dann dieselbe Erscheinung wie die ersten Anlagen eines typischen Sporitinkornes, über die sie sich dann nicht hinaus entwickeln.

Die Sporitbildung tritt nur bei einer ganz beschränkten Anzahl von Bakterien auf, die hier zu zwei Klassen zusammengefaßt werden, die *Parascota* und *Parasynascota*.

Die Sporitbildung (Sporogenie) unterbricht wohl die cyclogenetische Entwicklung der Cyclode, sie löscht sie aber in keinem Falle aus. In allen Fällen ist es durch geeignete Einwirkungen möglich, die typische Cyclogenie bis zur Kulminante zu erlangen und mit ihr die Gonidienbildung. Derartige Auslöschungen der Sporitbildung wurden schon früh beachtet und als asporogene Erscheinungsformen gedeutet. Näheres über die Asporogenie weiter unten.

Bildet sich ein Sporit aus einem einfachen Dimychit, so stellt dieses ein Monosporit dar. Findet die Sporitbildung am Ende eines Ascites (Telosporascites) statt, so handelt es sich um ein Telosporit, im Verlauf der Strecke eines Ascites (Ascosporascites) um ein Ascosporit.

Mit der echten Spore hat das Sporit morphologisch nichts zu tun. Die echte Bakterienspore wäre die Gonidie. Es ist aber für die Bakterien nun, um Verwirrung zu vermeiden, zweckmäßig, den Namen Gonidie, der von COHN 1870 eingeführt wurde, weiter für die echte Spore zu verwenden. Morphologisch entspricht das Sporit (die fälschlich so genannte „Bakterienspore") der Oidie, ein Begriff, den von BREFELD 1889 für die Mycologie einführte, der aber viel weiter ist als der Begriff Sporit. Während nämlich bei den Pilz-Oidien die Bildung eines Sporitinkornes nicht festgestellt wurde, kann bei einem Teil der Bakterien-Oidien (nicht in dem Meyerschen außerordentlich weiten Sinne angewendet) dieselbe eintreten, bei einem größeren anderen Teile nicht. Hier sei der Vorschlag gemacht, daß auch für die Mycologie der Name Oidie ausschließlich für diejenigen Dimychite gebraucht werde, welche aus Pilzfäden durch Zerfall entstehen. Synonym zum Begriff Oidie sind die ebenfalls in der Mycologie gebrauchten Namen Sporidie und Brandspore.

Das Sporit ist weder morphologisch noch biologisch eine Spore. Morphologisch ist das Sporit ein Dimychit, wie die eben erwähnte Oidie, oder ein Didimychit, die Spore ein Mychit. Biologisch ergibt sich aus dem

Sporit ein Cyclostadium (Phytit), das sich zum Sporit in Prostase befindet, während bei der Keimung der Spore (also auch der Gonidie) ein Cyclostadium entsteht, das eine Metastase zu ihr selbst einnimmt. Aber auch physiologisch weicht das Sporit durch die außerordentliche Widerstandsfähigkeit von der Spore (Pilzspore) und mit dieser von der Gonidie (echte Bakterienspore) ab; auch hierin zeigt sich, daß das Sporit eine Sonderanpassung weitestgehender Natur darstellt.

Den Wechsel zwischen Phytit und Sporit kann man nicht als cyclogenetische Entwicklung auffassen, da das letztere nur eine Erscheinungsform des ersten darstellt. Die Bildung des Sporitinkornes geht nur in einem Dimychit- oder Didimychit-Individuum vonstatten und wird nicht etwa durch Generationen erst allmählich größer. Bei einzelnen Arten scheint aber auch letzteres der Fall zu sein. Das Sporit kann nie eine Kulminante darstellen, da mindestens das Gonascitstadium noch in Metastase folgt. Alle *Sporascota* haben als Kulminante das Gonascit, die *Parasynascota* (*Migulanum anthracis* [Koch]) sogar das Synascit.

Die außerordentliche Festigkeit und schwere Löslichkeit des Sporitinkornes ist vielleicht die Ursache davon, daß das Sporit im allgemeinen eine außerordentlich starke Widerstandsfähigkeit gegen Hitze, Kälte, Trockenheit etc. und eine auffällige zähe Lebensfähigkeit für Jahre und sogar Jahrzehnte besitzt. Diese eigenartige und gänzlich isoliert stehende Erscheinung drängt sogar die Vermutung auf, daß Teile des festen Sporitins beim Didisporit auch die beiden zentralen Mych umhüllen und so vor schädigenden Einflüssen von außen her (Eintrocknen etc.) schützen.

Die Keimung der Sporite, die Koch und andere für die gesamte ontogenetische Entwicklung der Bakterien betrachtete, ist der denkbar einfachste Vorgang. Unter Verbrauch des reservestoffhaltigen Sporitinkornes quillt das Sporit, und unter Platzen der alten Hülle tritt das mit einer neuen Hülle versehene sporitinkornfreie Dimychit bzw. Didimychit heraus. Vergleichend morphologisch betrachtet ist also aus dem sporitinkornhaltigen Dimychit bez. Did. nur ein sporitinkornfreies Dimychit bzw. Didimychit entstanden. Dabei kann der Riß der Sporithülle polar (polare Keimung) oder äquatorial (äquatoriale Keimung) auftreten. Zuweilen unterbleibt das Abscheiden der Sporithülle, die dann anscheinend vom sporitinkornfreien Dimychit oder Didimychit einfach übernommen wird (z. B. *Bac. leptosporus*) Klein).

Migula (1879) hielt die Keimung als das sichere Kriterium der Sporennatur; dieses stimmt aber auch für die Gonidie. Obgleich Migula für die Entwicklung des Gonidienbegriffes die größte Bedeutung hat, war es ihm nicht möglich, den morphologischen Gegensatz zu erkennen. So wurden denn, wie von anderen in zahlreichen Fällen, auch von ihm manche Gonidien fälschlich als Sporite aufgefaßt (z. B. bei *Spirillum sporiferum* Mig. 1897).

Die Asporogenie sporogener Formen ist meist als Degeneration oder Abschwächung aufgefaßt worden, so z. B. von BEHRING (1889) beim Milzbranderreger, der die asporogenen Stämme als weniger virulent als die sporogenen erkannte und für die Gonidien, die er als Involutionsformen und Erscheinung der Degeneration ansieht, in 3—4 Wochen alten Kolonien einen völligen Verlust der Virulenz angibt. Um eine Abschwächung handelt es sich jedoch keineswegs, sondern nur um einen Wechsel des cyclogenetischen Stadiums.

Bei der Asporogenie handelt es sich durchaus nicht um eine Degeneration, sondern um den Eintritt in cyclogenetisch und phylogenetisch höhere Stadien, also gerade um das Gegenteil von Degeneration. Es ist vielmehr das Sporitstadium und das Verharren im sporogenen Zustande eine Degeneration.

Das Entstehen der Gonascite etc. (die Degenerations- und Involutionsformen BEHRING und anderer) sind nicht Degenerationsformen, sondern Erscheinungen der cyclogenetischen Entwicklung. Das auffällig schnelle Entstehen solcher Formen beweist nur eine starke Probaenogenie, eine intensiv vorwärts zur sexuellen Reife und Fruktifikation schreitende Lebenskraft. Es ist so nur das Verhältnis der Auxanogenie (vervielfältigende Entwicklung) zur Probaenogenie (fortschreitende Entwicklung) ein anderes geworden. Während beim Sporit und Sporascit (sporogene Stadien) die Probaenogenie latent ist und die Auxanogenie ausschließlich in Erscheinung tritt, kommt bei den asporogenen Formen neben der Auxanogenie auch die Probaenogenie zur Geltung.

Daß es sich gerade bei den sporogenen Stadien (Sporit und Sporascit) um Degenerationserscheinungen handelt, sei durch folgendes klargelegt.

Es ist eine allgemeine Erscheinung in der gesamten Organismenwelt, daß je weitgehender der Parasitismus eines Organismus ist, um so mehr degeneriert dieser Organismus in seiner gesamten Organisation und Ontogenie; es gipfelt diese Erscheinung beim Entoparasitismus. Der Parasit zeigt häufig eine so starke Degeneration, daß die Verwandtschaft nur durch eingehende, vergleichend morphologische, besonders auch embryologische Studien erkennbar ist. Äußere Anhänge, wie Füße bei den Tieren, Blätter bei den Pflanzen, verschwinden. Ich erinnere nur — um aus der Fülle der Tatsachen ein Beispiel herauszugreifen — an die Pentastomiden, jene Arachnoiden (Spinnentiere), die so stark durch entoparasitäre Lebensweise degeneriert sind, daß sie im Körperhabitus durch nichts von Würmern zu unterscheiden sind.

Sollten die Bakterien ganz aus dem Rahmen der Organismenwelt herausfallen? Sollte es sich gerade hier umgekehrt verhalten?

Dem ist keineswegs so. Vielmehr tritt bei sporogenen Bakterien eine so starke Erscheinung des Parasitismus bezüglich der Saprophagie zutage, daß alle anderen Beispiele noch weit übertroffen werden, indem die Degeneration so weit geht, daß die Auxanogenie ausschließlich bestehen bleibt und die Probaenogenie, die der Ontogenie der höheren Organismen entspricht, und mit ihr die sexuelle Fortpflanzung, vollständig ausgeschaltet wird. Dem ausschließlich übrigbleibenden Phytitstadium resp. Phytascitstadium ginge aber so ein der Gonidie entsprechendes Fruktifikations- und Ruhestadium verloren. Dies wird durch ein eingeschaltetes Dauer- und Ruhestadium ersetzt, das Sporit, das morphologisch nur ein mit festeren, unfärbbaren Reservestoffen vollgestopftes Dimychit darstellt. Erst unter ganz bestimmten Verhältnissen, die auf natürlichem Wege längerer Zeit bedürfen, z. B. bei Erschöpfung des Bodens an Nährstoffen, kann allmählich die degenerative Hemmung überwunden werden. Daß es sich bei dieser Hemmung der Probaenogenie keinesfalls um eine Mochlose handeln kann, ergibt die Tatsache, daß aus dem Sporit sich durch Keimung ein phylogenetisch und cyclogenetisch niedriger stehendes Stadium entwickelt, wie man sich bei jeder Sporenkeimung leicht überzeugen kann, nämlich das Phytit. Das sich entwickelnde Stadium steht somit in Prostase zum Sporit. Von der ganzen Cyclode mit Gonidie, Gonit etc. ist bei der gewöhnlichen Entwicklung der sporogenen Bakterien nur noch das Phytit und Sporit (resp. Phytascit und Sporascit) übriggeblieben. Diese Cyclostadien stehen in ähnlichem Verhältnis zueinander wie die sämtlichen Stadien einer normalen Cyclode zu einer Fruktifikation.

Es ergibt sich also, daß die sogenannte „Degeneration in asporogene Formen" der sporogenen Arten sich in Wirklichkeit als eine **Regeneration** entpuppt. Es tritt eine Aufhebung der Ausschaltung der normalen Cyclogenie — und mit ihr der sexuellen Fortpflanzung ein. Das bedeutet ein Wiedererstarken der Probaenogenie.

Was hat nun aber das Ausschalten der normalen Cyclogenie für die parasitäre sporogene Bakterie für eine Bedeutung? Wir haben gesehen, daß die asporogenen Cyclostadien mit Ausnahme des Phytites und Phytascites keine oder eine abgeschwächte Virulenz besitzen. Solche Stadien würden also im Wirtsorganismus in Gefahr laufen, weiteren Schädigungen oder gar der Vernichtung ausgesetzt zu sein. Dies wird aber durch die Sporogenie umgangen, sie ist somit eine Anpassung an die parasitäre Lebensweise. Die gleiche Tatsache, die vom morphologischen, phylogenetischen und cyclogenetischen Standpunkt aus eine weitgehende Degeneration bedeutet, stellt sich demzufolge vom biologischen und physiologischen Standpunkt aus als eine Errungenschaft heraus.

Einen Verlust dieser biologischen Eigenschaften für gewisse Stadien höherer Entwicklung als Degeneration zu bezeichnen, würde dasselbe heißen, als wenn man die Entwicklung der parasitär lebenden Schlupfwespenlarve zur nicht parasitär lebenden geschlechtsreifen Schlupfwespe als eine Degeneration der Larve zur Imago auffassen wollte.

Die Sporogenie und Asporogenie sind somit nur Erscheinungen der cyclogenetischen Entwicklung.

Tatsächlich ist durch zahlreiche Versuche festgestellt, daß man leicht aus einer Erscheinungsform die andere sich entwickeln lassen kann, wenn man gewisse Bedingungen ändert.

Beim Milzbranderreger wurde dies durch die mannigfaltigsten Momente veranlaßt, so durch starkes Erhitzen von Material aus dem Körper auf 80° C. Aber auch aus alten Kulturen erhielt man ohne weiteres durch Auslese ein asporogenes Stadium. Mir selbst gelang Züchtung völlig asporogener Kolonien durch langes Aussetzen von Kulturen ins Sonnenlicht und zugleich mehrmaligen Wechsel des Agarnährbodens und Auswahl der Kolonien.

Aus älteren Kulturen, die meist auch asporogene Elemente enthalten oder aus Kulturen, die sporogene und asporogene Elemente gemischt enthalten, kann man auch durch ein öfteres Umzüchten (alle 24 Stunden) nach Eisenberg ohne Auslese nach 10—20 Genoden auf Schrägagar eine nur aus asporogenen Individuen bestehende Kultur erhalten. Eisenberg gibt hierfür eine durchaus befriedigende Erklärung: „Wird von einer 1- bis 2-tägigen Agarkultur eines Mischstammes übergeimpft, so sind die sporogenen Stäbchen darin zum großen Teil versport, die asporogenen noch gut lebensfähig. Auf dem frischen Nährboden können die Sporen erst nach einer Latenzzeit von 1—4 Stunden zur Keimung gelangen, um sich dann vegetativ zu vermehren, die asporogenen Stäbchen können sofort zur Vermehrung schreiten, haben also einen zeitlichen Vorsprung, der ihr quantitatives Verhältnis zu den asporogenen in einem für sie günstigen Sinne verschiebt. Summieren sich derartige Verschiebungen im Verlauf einer Reihe von Passagen, so werden eben die sporogenen Anteile durch negative Auslese zum Verschwinden gebracht." Spätere Versuche Eisenbergs stellten fest, daß auch bei achtstündiger Umzüchtung Verlust der Sporenbildung eintrat.

Durch Erhitzen von Sporenmaterial des Milzbranderregers auf 80° C (10 Min.) wurden Stämme im reinen Sporitstadium von Eisenberg erhalten, diese wurden gleichzeitig auf Glyzerinagar alle Tage und alle zwei Tage umgezüchtet, ferner auch auf gewöhnlichem Agar; in allen drei Reihen wurde eine vollständige Asporogenie erzielt, und zwar nach 14 bzw. 17 Genoden. Die Abstufung der Umwandlung erscheint nicht kontinuierlich, sondern nach einer Latenzzeit erst einzeln, dann sprungweise.

Aus einer eingegangenen Kuh züchtete M. Müller (1912) ein asporogenes Milzbrandstadium, das sich als virulent erwies.

Durch Züchtung in Karbolbouillon erzielte Migula bei *Bac. ramosus* Frankl. 1889 ein für 20 Genoden konstantes asporogenes Stadium.

Beijerinck und Minkman fanden an Kolonien von *B. nitroxus* auf Erbsenlaubagar nach einigen Wochen Sekundärerscheinungen, die sich konstant asporogen erwiesen.

In alten Kulturen von *Bac. mycoides* fanden Nadson und Adamovič (1910) neben einer Entstehung von Asporogenie auch starke morphologische Veränderung und Kapselbildung.

Bei *B. megatherium* erhielt Barber (1907) durch einfache Auslese ein asporogenes Stadium.

Durch kürzere Erhitzung veranlaßte Weil (1901) keine, durch stärkere eine Herabsetzung der Sporenresistenz bei *B. mesentericus ruber* für zwei Genoden.

4. Gruppe der catatacten Ascite.

Das dem Phytit folgende Cyclostadium ist das Ascit. Dieses wächst und vermehrt sich durch Alternieren des Didimychit und Syndimychit oder durch Alternieren von kürzeren und längeren Syndimychiten; alle diese Wuchsformen weisen aber nur catatact angeordnete Dimychosen auf, die Mych liegen also stets in einer Reihe hintereinander im Ascit (Fig. 164 u. 165).

Nach den morphologischen Eigenschaften zerfallen die Ascite in Phytascite, Sporascite, Gonascite, Catascite, Cyst- und Thecascite.

Eine weitere Gliederung der Ascite wie die vorhergehenden Cyclostadien ist nicht zweckmäßig, weil die Erscheinung des Ascites häufig außerordentlich vielgestaltig ist. Es treten in Kolonien im Ascitstadium meist kürzere und längere bis sehr lange Fäden gemischt auf. Auch ist die gestaltliche Mannigfaltigkeit eine Folge der phylogenetischen Höhe und der schon beträchtlichen Summierung der morphologischen Einheiten der Dimychosen.

Eine eigenartige Erscheinung ist das nachträgliche Wiederverwachsen zweier Ascite; die Teilung ist in solchen Fällen schon durch Einschnürung in der Mitte vorbereitet. Allmählich tritt aber wieder ein festerer Verband ein, und das Ascit entwickelt sich weiter zum Gonascit oder Cystascit, läßt aber häufig noch sehr lange seine Zusammensetzung aus zwei ursprünglich fast getrennten Asciten erkennen. Solche Ascite seien Diplascite genannt; sie treten sowohl bei Phytasciten als auch bei Gonasciten auf. Charakteristische Beispiele sind die Sclerothrichinae, die Fusiformidae (Fig. 164 u. 165), aber auch unter den Bakteriiden findet man zuweilen Vertreter, ich erinnere z. B. an das Gonascit von *Pseudomonas violacea* (Schröt.), das dem Diphtherie-Cystascit außerordentlich ähnelt. Häufig sind die beiden Hälften des Diplascites infolge der vorübergehenden Lockerung des Verbandes nicht mehr geradlinig orientiert, so daß eine mehr oder weniger deutliche Knickung oder Biegung in der Mitte resultiert, wie es Fig. 165 von *Fusiformis hastilis* (Seitz) darstellt und wie es von *Corynobacterium diphtheriae* (Löffl.) zur Genüge bekannt ist. Eine ähnliche Erscheinung ist auch für die Synascite bekannt (cf. Diplosynascit).

Für die sehr langen Ascitfäden, wie sie z. B. bei den Sphaerotiliden und Syncrotiden vorkommen, aber auch beim Typhuserreger etc. unter besonderen Bedingungen auftreten, die aber keineswegs ein besonderes morphologisches Stadium darstellen, sondern nur durch die auffällige Gestalt auffallen, kann aus praktischen Gründen — unter Berücksichtigung des Almquistschen Namens Myceloid (1904) für derartige besonders lange Fäden — der Name myceloides Ascit oder besser zusammengezogen **Mycascit** gebraucht werden.

164.

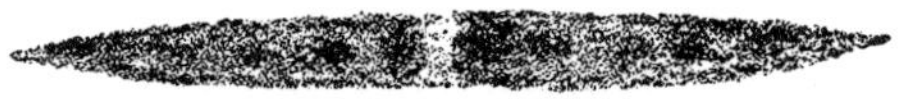

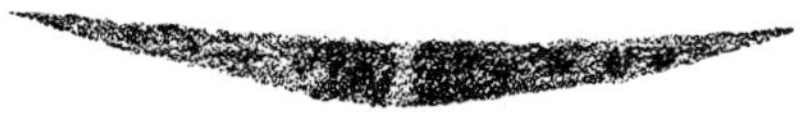

165.

Fig. 164—165. *Fusiformis hastilis* (Seitz).
Aus Tonsillenabstrich von Angina Vincenti. Vergr. 10 000 : 1.
Fig. 164. Diplascit, die beiden Ascithälften keinen Winkel bildend.
Fig. 165. „ „ „ „ einen schwachen stumpfen Winkel bildend.
(Die Lage der meisten Mych durch Trophosomellen angezeigt.)

Die Gabelbildung, Verästelung und Zweigbildung ist zwar phylogenetisch eine besondere Errungenschaft, die auch phylogenetisch höher steht als das einfache Ascit. Das gegabelte oder verästelte Ascit ist jedoch im morphologischen Aufbau nicht vom ungegabelten Ascit verschieden. Die Ursache der Gabelung liegt in der Eigentümlichkeit des Cystites, bei der Teilung des Symmychon die entstandenen Teilprodukte nicht immer in der Verlängerung der Achse des Ascites zu orientieren, sondern oft schräg oder quer zu ihr. Wenn nun bei der folgenden weiteren Teilung der Kerne des so entstandenen Arthrothecites bei einer gleichzeitigen Zellteilung nicht eine spätere Orientierung zur Achse des Ascites eintritt, so ist dies die Veranlassung zur Gabelung.

Aus diesen Gründen halte ich Gabelbildung nicht für eine Erscheinung eines besonderen Cyclostadiums. Sie tritt sowohl beim Ascit als auch beim Synascit (z. B. bei *Phragmidiothrix* Engl.) auf.

Die vermittelnden Vorgänge der Teilung des Symmychon im Cystit ist im Abschnitt über das Cystit behandelt und ebenfalls von *Corynobacterium* abgebildet. Die für den Diphtherieerreger früher festgestellten Gabelungen

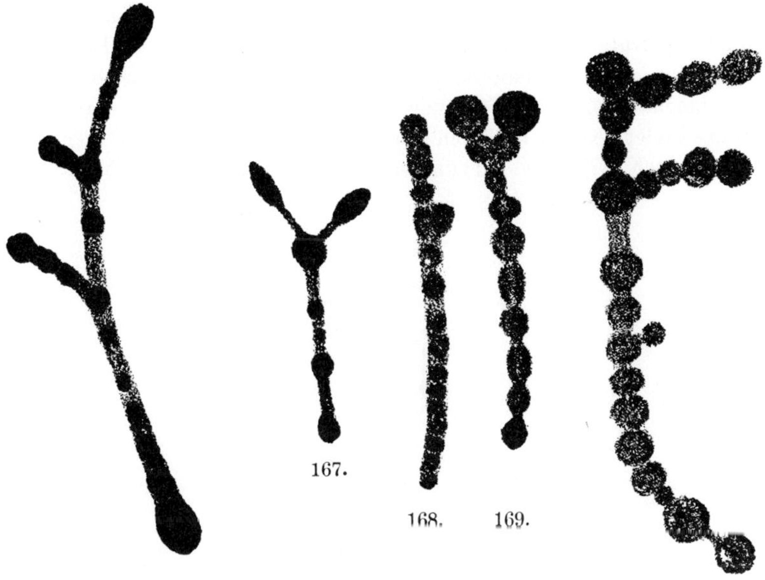

167. 168. 169.

166. 170.

Fig. 166. *Cladascus furcabilis* Enderl. Dreitägige Agarkultur. Ascit mit 2 Cystiten und 2 Seitenästen. Vergr. 10 000 : 1.

Fig. 167. *Sclerothrix tuberculosis* (Koch). Ascit mit Gabelung. (Vergr. 10 000 : 1.

Fig. 168. *Pseudostreptus pyogenes* (Rosenb. 1884), zweitägige Kultur. Ascit mit beginnender Astbildung. Vergr. 5000 : 1.

Fig. 169. Desgl., Ascit mit beginnender Gabelung und an 3 Stellen mit beginnender Synascitbildung. Vergr. 5000 : 1.

Fig. 170. Desgl., Ascit mit 3 Ästen. Vergr. 5000 : 1.

dürften sich auf *Cladascus furcabilis* Enderl. beziehen (Fig. 166). Äußerst selten ist die Gabelung von *Sclerothrix tuberculosis* (Koch) in Sputum, die unter vielen Hunderten von positiven Sputumpräparaten nur ein einziges Mal von mir beobachtet wurde (Fig. 167), während sie in Kulturen unter bestimmten Verhältnissen häufig auftreten. Gewöhnlich und häufig bilden sich Gabelungen und Verästelungen bei *Actinomyces* Harz, *Sphaerotilus* Kütz. 1833,

Chlamydothrix Mig., *Clonothrix* Schorl. 1904, *Phragmidiothrix* Engl., *Newskia* Fam. 1891. Ferner tritt auch gelegentlich bei *Pseudostreptus* Enderl. (Fig. 169, 170) Astbildung und auch Gabelung auf (hier wird durch die ungewöhnlich starke Trophosomenentwicklung der Eindruck von Streptococcen vorgetäuscht und die morphologische Deutung sehr erschwert.)

Ebenfalls ist meines Erachtens mit Sicherheit die bei Spirochaetiden von SCHAUDINN, MÜHLENS und HARTMANN (1906) und anderen als „Längsteilung" gedeutete Erscheinung als Gabelung aufzufassen. Der Spirochaetidenkörper ist durchaus ein Ascit, und eine derartige Längsteilung ist somit eine morphologische Unmöglichkeit und findet keineswegs statt. Zwei derartige Bilder gebe ich nach den beiden genannten Autoren von *Treponema dentium* (Koch 1877) (Fig. 171) und von *Treponema pallidum* (Schaud. 1905)

172.

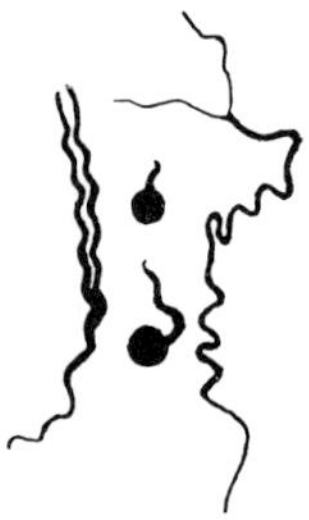

171. 173. 174.

Fig. 171. *Treponema dentium* (Koch 1877). Ascit mit Gabelung.
Fig. 172. Desgl., Gonidie (oder Cystit) mit Ascitrest.
Fig. 173. Desgl.
Fig. 174. *Treponema pallidum* (Schaud. 1905). Ascit mit Gabelung. Vergr. ca. 2200:1.

(Fig. 174). Fig. 171 bis 173 ist aus MÜHLENS und HARTMANN, 1906, Taf. III, Fig. 34 und 51 a u. b, Fig. 174 aus SCHAUDINN entnommen.

Teils die Verzweigungserscheinungen, teils andere Momente haben manche Systematiker veranlaßt, die höheren Synascoten, zum Teil auch mit *Corynobacterium* L. et N., *Sclerothrix* Metschn. und *Actinomyces* Harz, als Trichobakterien abzutrennen und als Trichobakterien oder Schizomyceten mit den Cyanophyceen (Schizophyceen) zu den Schizophyten zu vereinigen, wie dies z. B. auch MIEHE (1913) tut. Andere stellen diese zu den Hyphomyceten, so begründet KRUSE auf *Actinomyces* und Verwandte eine Hyphomycetenfamilie *Streptotricheae*, spricht aber noch von einem *Bac. tuberculosis*, worauf schon LEHMANN und NEUMANN hinweisen. LOCHNER-SANDOVAL und LEHMANN und NEUMANN fassen *Actinomyces*, *Corynobacterium* und *Sclerothrix* als nahe Verwandte (*Actinomycetes*) zusammen, eine Auffassung, die sich auch auf Grund vergleichender morphologischer Momente als durchaus haltbar erwiesen hat.

Abgesehen von den gewöhnlich im Ascitstadium wachsenden Bakterien, sind von früheren Autoren die langen Fäden bei gewöhnlich im Phytitstadium wachsenden Arten zahlreich beobachtet worden. Als wichtigste Momente weise ich auf die Feststellung von Matzuschita (1900), der die Entwicklung der Ascite durch Zufügung von Kochsalz (bis 10^0 und mehr) zum Agar veranlaßte.

Skschivan (1900) nennt die Ascite bei *Bac. pestis*: bakterielles Mycel, Almquist (1904) die ganz langen Fäden beim Cholera- und Typhuserreger: Myceloid.

Die meisten anderen Autoren faßten die Ascitbildung der gewöhnlich im Phytitstadium wachsenden Bakterien als Involutions- oder Degenerationserscheinung auf.

Reine Ascitkolonien von *Acystia coli* (= *Bact. coli* autor.) beobachtete schon Barber (1909); sie erwiesen sich zum Teil für eine Reihe von Genoden konstant; wichtig ist das gleichzeitig gesteigerte Zuckerspaltungsvermögen und Hypagglutinabilität. Diese beiden physiologischen Erscheinungen sind somit Designanten des Ascitstadiums von *Acystia coli* (Esch.) [= *Bact. coli*].

Reine Ascitkolonien isolierte Baerthlein aus alten Kulturen von Paratyphusstämmen, die perlmutterartig glänzende, saftige, trübere, irisierende Kolonien bildeten und nach 24 Stunden bereits bei Neuaussaat neben zahlreichen gleichen Kolonien einzelne helle Kolonien mit kurzen Bazillen aufwiesen; eine ähnliche Isolierung des Ascitstadiums gelang Baerthlein bei Kruse-Shiga-Ruhr und bei Flexner-Ruhr.

Bei Paratyphus- und Gärtnerstämmen beobachtete Stromberg (1911), daß die typischen Kurzstäbchen (Phytite) in kreisrunden, kuppenförmigen, erhabenen, durchsichtigen Kolonien wachsen, die kürzeren und längeren Fäden (Ascite) erhabene Kolonien mit sanft gebuchtetem Rand und Gehirnwindungszeichnung bilden.

Kolonieverschiedenheiten bei Typhus, besonders auch bei Ascitstadien, stellte Baerthlein fest. Eisenberg züchtete aus einer 9 Monate alten Blutbouillon neben normalen Kolonien winzig kleine, stärker granulierte und gestreifte Kolonien, die aus langen Asciten bestanden. Einen längere Zeit konstant im Ascitstadium wachsenden Typhusstamm isolierte Barber (1909).

Von *Acystia alcaligenes* (Mig. 1900) beobachtete Baerthlein bei Aussaat aus alten Kulturen das Entstehen zweier konstanten Formanten, die eine aus Asciten bestehend, bildete helle, zarte, durchscheinende Kolonien, während die zweite zarte, trübe, undurchsichtige, stark irisierende Kolonien bildete und äußerst plumpe Stäbchen enthielt.

Die Konstanz des Ascitstadiums beim Choleraerreger stellte schon

METSCHNIKOFF (1894) fest. Aus den Versuchen von SHIGA (1913) ist ersichtlich, daß das Ascitstadium von *Microsp. comma* dasjenige ist, das aus der cyclogenetischen Reihe am besten die Giftwirkung gewisser Anilinfarbstoffe aus der Oxazin- und Thiazinreihe ertragen kann.

Ein konstantes Ascitstadium erhielt FIRTSCH (1888) von *Microspira proteus* (Buchn. 1885) bei Aussaat einjähriger Kulturen auf Gelatine.

Gonascite finden sich bei den allermeisten Bakterien, und ich greife aus der Fülle der Beobachtungen nur einzelnes heraus.

Ein typisches Gonascitstadium, das einem Diphtheriestäbchen im typischen Stadium durch seine Krümmung, Trophosombildung und durch den bereits von zwei Telogonidien außerordentlich ähnelte, wurde von mir bei *Bacterium violaceum* (Schröt. 1880) in Gelatinekulturen beobachtet; die Kolonien verflüssigten am Rande, hier waren sie fast farblos, und hier fand sich auch das erwähnte Stadium. Auf Agarnährboden gebracht, bildete sich das typische blau wachsende Phytitstadium.

Beim Choleraerreger bildet sich im Sonnenlicht das Gonascitstadium in 1—2 Tagen, beim Typhuserreger auch im Dunkeln, besonders bei isolierten Kolonien in einigen Tagen.

a) Das Phytascit.

Das Phytascit ist ein Ascit, das weder Sporite bildet noch vor oder in der Fruktifikation steht, also keine Gonidien oder Cystite erzeugt. Die Vermehrung findet durch isomorphe Arthrogonie statt. Bei manchen Formen kommt ein Zerfall in mehrere kürzere Ascitstücke vor, also in Dimychosen, z. B. bei den meisten Formen der Familien *Sphaerotilidae* und *Syncrotidae.*

b) Das Sporascit.

Das Sporascit ist ein Ascit, welches Sporite enthält oder Sporite bildet. In einem Ascit können sich mehrere Sporite gleichzeitig oder es kann sich nur ein einziges Sporit bilden. Sie können am Ende des Ascites oder an irgendeinem Punkte der Länge sich befinden. Beim Telosporascit ist je ein Sporit an jedem Ende oder nur an einem Ende eins vorhanden. Ein solches Sporit ist ein Telosporit (Beispiel: *Plectridium tetani* [Nic.]). Beim Ascosporascit liegt einSporit oder liegen mehrere Sporite an irgendeinem Punkte des Ascites mit Ausnahme der beiden Enden. Ein derartiges Sporit ist ein Ascosporit. Nicht selten findet auch ein Zerfallen des ganzen Ascites in Sporite statt, wie z. B. bei *Bac. subtilis* (Ehrenb.), *Migulanum anthracis* (Koch) etc.

Die einem Sporit eines Sporascites zunächst liegende Dimychose übernimmt die Ernährung bezüglich die Versorgung der Sporite mit reichlichen

Reservestoffen. Daß hierüber kein Zweifel bestehen kann, ergibt die Tatsache, daß diese Dimychosen meist Atrophite darstellen und vielfach nach völliger Reifung des Sporites dem Absterben zu verfallen scheinen. Dann schrumpfen sie völlig zusammen und bilden nur noch ein unscheinbares Anhängsel an dem Sporit. Diese Dimychosen seien daher Trophodimychosen genannt.

Übrigens findet sich die Sporitbildung nur beim catatacten Ascit. Das Synascit bildet niemals Sporite, auch nicht das Synascit einer sonst Sporite bildenden Form, wie z. B. von *Migulanum anthracis* (Koch).

c) Das Gonascit.

Das Gonascit entsteht durch Probaenogenie aus dem Phytascit dadurch, daß es Gonidien in Mehrzahl oder in Einzahl am Ende oder im Verlauf der Länge des Ascites bildet. Auch das Gonascit vermehrt sich durch Arthrogonie, und zwar gleichzeitig mit der Abschnürung von Gonidien. Es dürfte sich das Gonascit bei allen Holocyclomorphen, also bei den allermeisten Bakterien finden. Allerdings ist es bei einigen der höchsten Synascoten bisher noch nicht bekannt, so z. B. bei *Schaudinnum* Enderl.

Das Gonascit, bei dem eine Gonidie an einem oder an beiden Enden sich abschnürt, kann man mit Telogonascit bezeichnen. Beim Telogonascit wird in der Regel die Gonidie (Telogonidie) nach der Reifung abgestoßen, indem sie sich zur Kugel abrundet und die Verbindung mit dem Ascit immer mehr eingeschnürt wird, bis sie nur noch ein sehr dünnes fadenartiges Verbindungsstück darstellt. Dieses Verbindungsstück ist gewöhnlich kurz, kann aber auch sehr lang sein, wie es z. B. bei *Sclerothrix tuberculosis* (Koch) vorkommt. Nach der Abstoßung der Gonidie bildet sich ein neues Telotrophosom oder wenn dies schon vorhanden war, beginnt hier eine erneute, stärkere Anschwellung der Trophoconienhülle des Endmych zur sich allmählich wieder abschnürenden Gonidienkugel.

Das Gonascit, welches eine Gonidie oder mehrere Gonidien an einer anderen Stelle, als an den beiden Endpunkten bildet, ist das Ascogonascit. Der Vorgang ist der gleiche wie beim Telogonascit. Durch die Isolierung der Gonidie (Ascogonidie) zerfällt nur das Ascit in zwei Teile, die abermals Gonidien bilden.

Häufig tritt aber beim Gonascit sowohl die Bildung von Telogonidien, als auch die von Ascogonidien gleichzeitig auf, so bei vielen Syncrotiden und Sphaerotiliden.

d) Das Cystascit.

Ein Ascit mit einem oder mehr als einem (als Maximum bis jetzt nur 2 nachgewiesen) Cystit ist ein Cystascit.

Cystascite treten bei den Sclerothrichinen, den Microspiriden und den Spirochaetiden auf. Aber auch bei den Bakteriiden kommen sie vor (z. B. *Eucystia pestis* (Yers. 1894), *Pseudomonas violacea* (Schröt.) etc.]. Auch bei *Eisenbergia* (= *Proteus*) tritt Cystitbildung auf.

Abgesehen von den Sclerothrichinen, denen ja normale Synascite fehlen, tritt die Cystitbildung allerdings vorzugsweise am Synascit auf (cf. Synascit).

e) Das Thecascit.

Als Thecascit könnte man ein Ascit bezeichnen, das aus einem Symmychit in embryonenartiger Entwicklung Arthrothecite ausbildet. Ich verweise auf V A 2 b α und β.

So ist ein älteres Stäbchen von *Corynobacterium diphtheriae* (Löffl.), bei dem das Cystit sich schon zu einem Thecit entwickelt hat, ein Thecascit. Es kommen natürlich hier nur Formen in Betracht, die das Cystit nicht abstoßen, sondern bei denen dasselbe am Ende oder auch an irgendeiner anderen Stelle des Ascites fest verbunden bleibt (letzteres z. B. bei *Heterocystia* Enderl.).

f) Das Catascit.

Das Catascit ist ein Ascit, das völlig oder wenigstens zum größten Teile in Oidien (Dimychite) oder in Gonidien zerfällt. Werden diese Teilstücke isoliert, so ist dieses Cyclostadium ein schnell vorübergehendes, nur durch eine einzige Generation dargestelltes, denn die Oidie oder die Gonidie muß sich ja erst wieder zum Ascit entwickeln, ehe die Gonidien- oder Oidienbildung neu einsetzen könnte. In vielen der vorkommenden

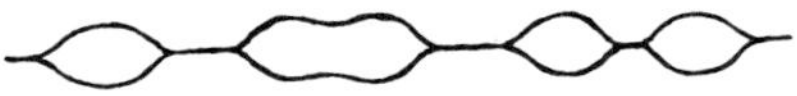

175.

Fig. 175. Zerfallendes Catascit mit sehr langen Plasmodesmen einer Stäbchenbakterie aus 3 Wochen altem Stuhl. 10 000 : 1.

Fälle vom Catascitstadium bleiben aber die Gonidien, resp. hier die Basite und die Oidien durch feine Verbindungsfäden (Plasmodesmen) untereinander verbunden und das Catascitstadium kann in dieser Form durch zahlreiche Generationen hindurch erhalten bleiben.

So ging ein lange typisch gezüchteter Stamm einer *Microspira spec.* (von einem choleraähnlichen Krankheitsfall stammend) nach langem Aussetzen des Nährbodenwechsels in das Catascitstadium mit Basitbildung über und konnte aus diesem Cyclostadium bisher nicht wieder in das Primärstadium (Phytit) übergeführt werden. Ein anderer Organismus wurde aus einem 3 Wochen alten Stuhl gezüchtet, der ebenfalls ausschließlich sich als Catascit mit Oidienbildung entwickelte und durch eine Reihe von Agarpassagen sich erhielt; hier waren die einzelnen Oidien durch außerordentlich lange Plasmodesmen verbunden; die Teilstücke waren hier Dimychite, und zwar Oidien (Fig. 175), die nur vor der Teilung kurze Zeit Didimychite (cf. Fig. 175) bildeten. Ein ganz ähnliches Bild, wie das oben abgebildete, gibt BILLET (1890) von *Bacterium osteophilum* Bill. 1890 aus faulenden menschlichen Knochen l. c. auf Taf. 5, Fig. 6—9. BILLET ordnet diese Form in sein Zerfallstadium (état dissocié). Letzterem sind aber heterogene morphologische Elemente, wie Synascite, Thecite etc., eingefügt.

5. Gruppe der syntacten Ascite.

Die syntacten Ascite sind Didimychite oder Syndimychite mit syntacter Lagerung der Dimychosen. Die Mych liegen also nicht in einer Reihe hintereinander in der Achse des Ascites, sondern sie sind ganz unregelmäßig angeordnet; die Dimychosen liegen schräg oder quer zur Längsachse des Stabes, zuweilen auch mit längsgerichteten gemischt.

Ein syntactes Ascit, das mit Synascit von mir 1917 bezeichnet wurde, entsteht also in den meisten Fällen aus einen catatactem Didimychit oder einen catatactem Ascit entweder durch Umgruppierung der syntacten Mych oder durch syntacte Mychomitose.

Spezielle Fälle stellen die Thecite dar. Das Thecit bildet sich infolge von Aufspaltungen eines Symmychon im Cystit zu mehreren bis zahlreichen Mych. Ist das Thecit als Anhang oder Abschnitt eines Ascites oder Synascites aus einem Cystit (Arthrocystit) hervorgegangen, so handelt es sich um ein Arthrothecit; hat es sich jedoch im Innern eines Synascites aus einem Symmychon gebildet, so ist es als Endothecit zu bezeichnen. Arthrothecit und Endothecit sind jedoch dem Begriff des Synascites völlig unterzuordnen.

a) Das Synascit.

Das Synascit entsteht entweder direkt aus dem Dimychit durch syntacte Gruppierung der Mych bei der Mychomitose oder durch syntacte Mychomitose aus einem normalen catatacten Ascit. Naturgemäß entsteht durch die Synascitbildung ein wesentlich dickerer Faden, da die Längsachsen der Dimychosen schräg oder quer zur Längsachse des Fadens liegen. Die Mindestanzahl der Dimychosen sind zwei.

Entweder liegen dann die Mych im Synascit ungefähr in 2 Längsreihen, meist ganz unregelmäßig und ungleichartig gruppiert (cf. Fig. 262, 263), oder im Querschnitt des Fadens liegen mehr als eine Dimychose, so daß ein außerordentlich breiter Faden entstehen kann (Fig. 265), der meist die Dimychosen ganz unregelmäßig angeordnet zeigt.

Die Mych sind entweder mit einer Trophoconienhülle umkleidet und so als Trophosome oder Trophosomellen in der Lagerung sichtbar gemacht, oder sie sind ohne Trophoconienhülle und so vollständig unsichtbar. In den vielreihigen Synasciten ist daher die Feststellung der Zusammengehörigkeit der Mych zu den Dimychosen größtenteils unmöglich gemacht, wenn nicht Trophoden vorhanden sind und einen derartigen Schluß berechtigt erscheinen lassen.

Die einfachen, höchstens zweireihigen Synascite, treten als Kulminante auf bei den Spirilliden, Migulaniden, zum Teil auch bei den Spirochaetiden, selten bei den Microspiriden, als Konkulminante bei den Sphaerotiliden, Syncrotiden und Schaudinniden neben den vielreihigen Synasciten als Kulminante. Auch bei *Pseudostreptus* tritt Synascitbildung auf.

Eine ganz isolierte Stellung in der außerordentlich hochorganisierten Synascitbildung nimmt die Gattung *Phragmidiothrix* Engler ein, bei der die Mych des Synascites zu oft sehr langen Querreihen angeordnet sind.

Zu der Synascitbildung gehört auch das Pseudothecit (cf. V A 2 b β).

Alle Familien, bei denen Synascitbildung vorkommt, wenn sie auch bei einigen selten auftritt, werden als *Synascota* zusammengefaßt. Die Sclerothrichiden bilden zwar auch als Fruktifikation aus dem Cystit embryonenartig ein Thecit, also ein Synascit, aber das Ascit selbst bleibt catatact; diese stellt man daher besser noch zu den *Ascoten*, wenn sie auch eine gewisse Zwischenstellung vertreten.

Unter den Sporitbildenden konnte bisher nur von *Migulanum anthracis* (Koch 1876) das Synascit beobachtet werden, es dürfte aber auch da weiter verbreitet sein. Der Gruppenbegriff für die Sporit- und Synascitbildenden ist *Parasynascota*.

Die cyclogenetische Entwicklung eines einfachen Synascites aus dem Dimychit soll an der Hand von *Spirillum undula* (Müll. 1786) gezeigt werden.

Mit Ausnahme der ersten Abbildung sind hier also alle Formen Synascite. Schon hier sieht man, wie außerordentlich mannigfaltig in der Gestalt und in der Anzahl der vereinigten morphologischen Einheiten der biomorphologische Begriff Synascit ist. Dabei sind die Abbildungen nur aus der Fülle von Erscheinungen herausgegriffen. Die morphologische Zusammengehörigkeit der Mych zu einzelnen Dimychosen ist bei den kleineren Formen mit weniger Dimychosen im allgemeinen leicht, wenn nicht dabei Mych ohne Trophoconienhüllen vorliegen. In solchen Fällen ist man nie sicher, ob Protozygie der anderen Dimychose oder ein Mych ohne Trophoconienhülle anzunehmen ist. Bei längeren Synasciten, wie bei Fig. 182, und bei noch längeren Exemplaren, ist ein Zählen der Dimychosen meist sehr schwierig und vielfach gar nicht möglich. Fig. 182 ist besonders aus zahlreichen Exemplaren ausgewählt. Die anscheinend zu je einer Dimychose zusammengehörigen Mych sind mit den gleichen Zahlen versehen (1—13). Aber auch hier erkennt man schon die Möglichkeiten der Erschwerung. Zunächst

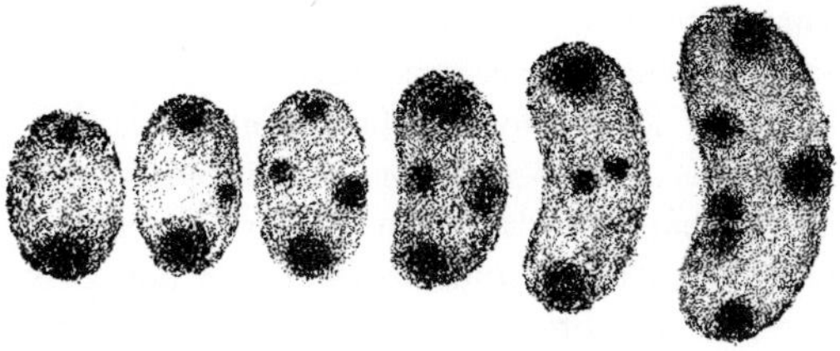

176. 177. 178. 179. 180. 181.

Fig. 176—182. *Spirillum undula* (Müll. 1786). 10 000 : 1.
Fig. 176. Dimychit; zwei Trophosome vorhanden. — Fig. 177. Didimychit; zwei Trophosome, eine Trophosomelle, das 4. Mych ohne Trophoconienhülle oder die andere Dimychose durch Protozygie früher geteilt. — Fig. 178. Didimychit. Die Mych der einen Dimychose von Trophosomen, die der anderen von Trophosomellen umhüllt. — Fig. 179. Didimychit. Alle Mych durch Trophosomen umhüllt. Die Mychostase kürzer als in der folgenden Figur. In der Mitte Pseudotrophodenbildung. — Fig. 180. Didimychit. Die zwei endständigen Mych von Trophosomen, die zwei mittelständigen Mych von Trophosomellen umhüllt. Die Mychostase länger als in der vorhergehenden Figur. — Fig. 181. Kürzester Syndimychit, aus nur 3 Dimychosen (die mittlere wahrscheinlich 2 einzelne Mychosen!!) bestehend.

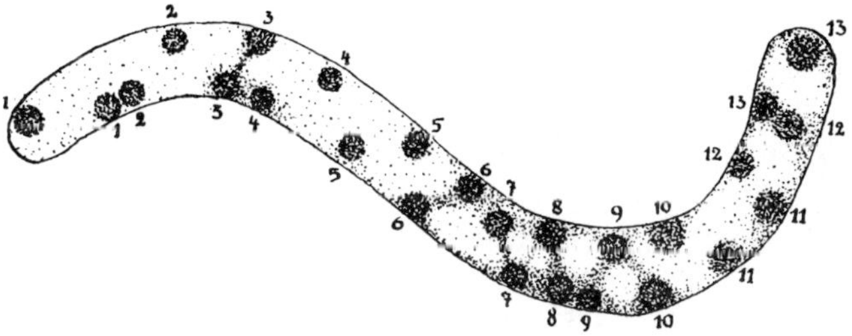

182.

Fig. 182. *Spirillum undula* (Müll. 1786). Kurzes Exemplar. Längeres Syndimychit. Aus 13 Dimychosen bestehend. 10000 : 1. Natürliche Länge 9,2 μ.

können ganze Strecken frei von Trophosomen und Trophosomellen sein, so daß hier eine Feststellung der Lagerung der Mych unmöglich wird. Ferner häufen sich die Trophoconienansammlungen an manchen Stellen oft auf längeren Strecken so stark, daß neben Trophoden Pseudotrophoden zahlreich auftreten, wie z. B. in der Figur zwischen 9 und 10, 8 und 9, 7 und 8, die schließlich so dicht erscheint, daß dann die Trophosome nicht mehr zu erkennen sind. — Beiläufig sei auch hier wieder auf die mehrfach als Kernteilung aufgefaßte zufällige Aneinanderlagerung von zwei Trophosomen hingewiesen; ohne weiteres erkennt man auch hier, daß auch sie heterogenen Dimychosen zugehören, und so gar nicht durch Mychomitose auseinander entstanden sein können (z. B. 1 und 2, 8 und 9, 12 und 13). Während bei *Spirillum* die Trophoden seltener auftreten, sind sie für die im Munde des Menschen nicht seltene *Zygostasis maximus* (Miller 1892) eine sehr häufige und geradezu charakteristische Erscheinung. Bei diesem Synascit (Fig. 183) bilden die Dimychosen außerordentlich lange Trophoden, die bei der kreuz und quer gelagerten unregelmäßigen Anordnung der Dimychosen ein „Zickzackband" vortäuschen, auf Grund dessen SWELLENGREBEL (1907) und andere diesen und anderen Bakterien den Besitz eines „spiralfadenartigen Kernes" zuschreiben. Ferner glaubte SWELLENGREBEL auf Grund von Bildern, wie sie die 3. und 4. Dimychose von links aus zeigen, eine Längsteilung der Querfäden annehmen zu dürfen. Durch die ungewöhnlich langen Mychostasen der Dimychosen erscheint *Zygostasis* für

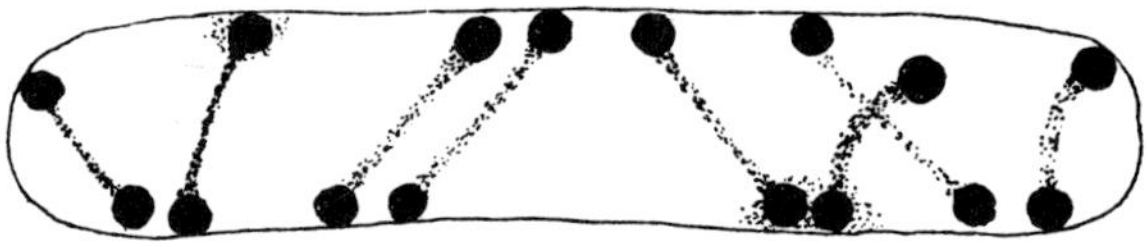

183.

Fig. 183. *Zygostasis maximus* (Miller 1892). Kleines Exemplar. Vergr. 10 000 : 1.

ein einfaches Synascit sehr breit und am Ende stark abgestutzt. Während bei *Spirillum* neben dem Synascit keine Ascite vorzukommen scheinen, habe ich bei *Zygostasis maximus* (Miller) Exemplare gesehen, die dafür sprechen, daß neben der Synascitbildung auch die Ascitbildung vorkommt, eine Erscheinung, die das Normale und Gewöhnliche darstellt.

Ein mehrreihiges Synascit, bei dem die Dimychosen im wesentlichen der Länge nach angeordnet sind und vielfach zu zweien nebeneinander liegen, bildet PERRIN (1906) für eine Spirochaetide ab, nämlich für *Cristispira Balbiani* (Certes 1882). Bei der gleichen Spezies tritt aber auch ein zweireihiges Synascit auf, bei dem die Dimychosen senkrecht zur Längsachse des Synascites angeordnet sind, wie die folgende Fig. 184 zeigt.

Bei den meisten mehrreihigen Synasciten liegen aber die einzelnen Dimychosen regellos angeordnet im Bakterienkörper. Bei den höchsten bis jetzt bekannten Formen sind so in einem einzigen Individuum viele Hunderte ja Tausende von morphologischen Bausteinen den Dimychosen vereinigt. Die meisten Dimychosen weisen in einem Bakterienexemplar die Gattung *Schaudinnum* Enderl. und *Phragmidiothrix* Engler auf. Ich verweise für diese Form auf die Arbeit von SCHAUDINN (1902), ENGLER (Über

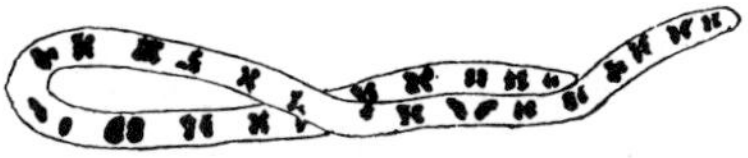

Fig. 184. *Cristispira Balbianii* (Certes 1882). Synascit; Trophosome der Dimychosen durch starke Trophoden verbunden. Vergr. 1700 : 1. (Nach Perrin, Arch. f. Protistenk. 7. 1906, Taf. 5, Fig. 29.)

die Pilzvegetation des weißen und roten Grundes in der Kieler Bucht) etc. Diese haben dementsprechend eine ganz riesige Größe, denn die Mych und sogar die Trophosomen weichen in der Größe gar nicht von dem Durchschnitt der Größen einfacher Bakterienformen, wie z. B. beim Phytit von *Bacterium coli* etc. ab. So schwankt der Durchmesser von *Schaudinnum* Enderl. zwischen 3 und 6 μ, die Länge zwischen 24 und 80 μ. Eine ähnliche Dicke hat *Phragmidiothrix* Engl., während sie der Länge nach zu außerordentlich großen Fäden auswachsen kann.

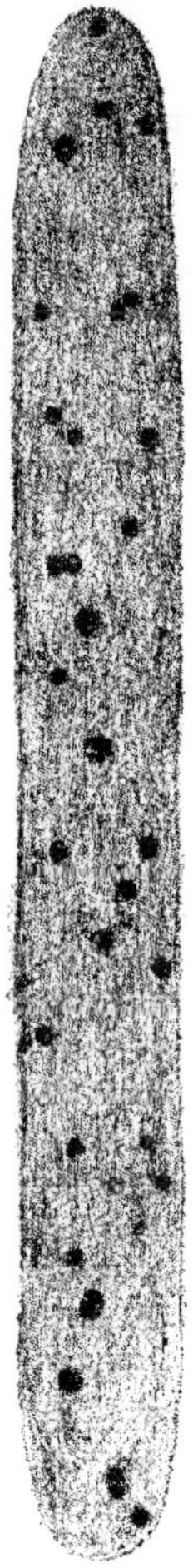

Eine sehr unregelmäßige Verteilung der Dimychosen weist im mehrreihigen Synascit die Gattung *Syncrotis* Enderl. auf. Ein nicht sehr langes mehrreihiges Synascit stellt Fig. 185 dar. Trophoden sind bei dieser Spezies selten. Auch die Trophoconienhüllen sind meist sehr dürftig, so daß allermeist nur Trophosomellen ausgebildet sind. Der Dürftigkeit des Vorhandenseins von Trophoconien entspricht die Tatsache, daß nicht selten große Partien des Stäbchens völlig ohne Trophoconien sind, und so weder Trophosome noch Trophosomellen aufweisen. Die Lagerung der hüllenlosen Mych ist dann nicht festzustellen, und wenn, wie es gar nicht selten ist, nicht eine einzige Trophosomelle anwesend ist, kann eine Feststellung, daß es sich um ein Synascit handelt, ohne weiteres gar nicht so leicht vorgenommen werden, zumal das Augenmaß ohne Mikrometermessungen außerordentlich täuscht. Eine vergleichend morphologische Untersuchung mit anderen pliotrophen oder wenigstens miotrophen Individuen stellt aber immer zweifellos die Synascitnatur fest. Aber auch durch Mikrometermessungen ist man immer ohne weiteres allein durch die Größenverhältnisse bei Bakterien bei derartigen Riesenindividuen auf ein Synascit zu schließen berechtigt. Auch bei obiger Figur dürften eine nicht geringe Anzahl von Mych ohne Trophoconienhülle und daher unsichtbar sein.

Die **Gabel- und Astbildung** ist bei den Synasciten eine

Fig. 185. *Syncrotis buccalis* (Robin). Mehrreihiges Synascit. Vergr. 10 000 : 1. Mit zahlreichen Trophosomellen und einigen Trophosomen. Aus dem Munde.

viel häufigere Erscheinung, als bei den Asciten. Dies ist ja auch morphologisch ohne weiteres verständlich, da ja eben diese Erscheinung von der syntakten Lagerung der Mych abhängig ist. Diese ist bei den Synasciten das Cha-

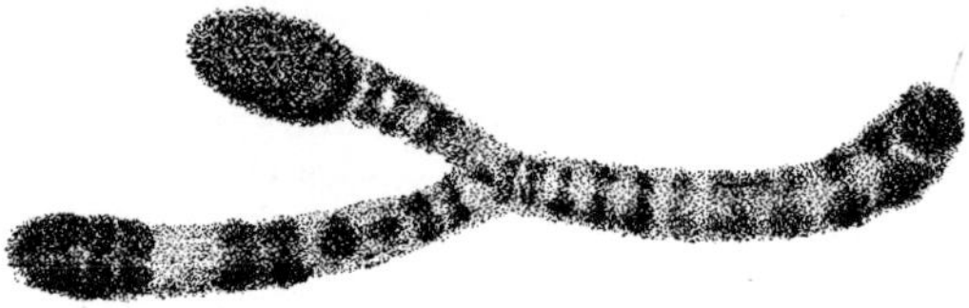

186.

Fig. 186. *Cladascus furcabilis* Enderl. Synascit mit Gabelung und 1 Arthrothecit. Vergr. 10 000 : 1.

rakteristische, während sie bei den Asciten nur ausnahmsweise durch das Cystit in Erscheinung treten kann. Hier sei auf die charakteristische Verzweigung

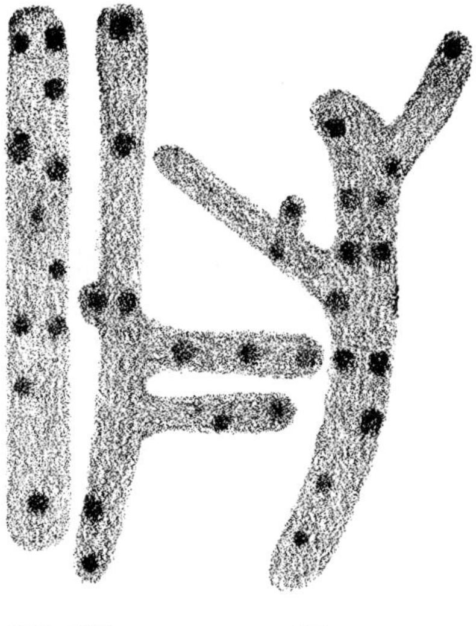

187. 188. 189.

Fig. 187—189. *Zettnowia racemosa* (Zettn. 1915). 3 Miotrophite aus dreitägiger Dieudonné-Agar-Kultur. Vergr. 10 000 : 1.

Fig. 187. Synascit. — Fig. 188. Ascit mit 3 Ästen. — Fig. 189. Synascit mit 2 Ästen, der eine wieder verästelt.

bei *Sphaerotilus* Kütz. 1833, *Chlamydothrix* Mig., *Clonothrix* Schorl. 1904, *Newskia* Fam. 1891 hingewiesen. Eine noch weiter entwickelte und höhere Zweigbildung zeigt *Phragmidiothrix* Engl., von der Engler Abbildungen gibt. Daß auch bei den Sclerothrichinen gelegentlich eine Gabelung des Synascites vorkommt, zeigt Fig. 186 bei *Cladascus furcabilis* Enderl., bei der sie gar nicht selten zu beobachten ist, trotzdem auch zahlreiche „typische Diphtheriestäbchen" zu den Erscheinungsformen dieser eigenartigen Spezies gehören. Eine sehr gewöhnliche Erscheinung ist die Astbildung bei *Zettnowia racemosa* (Zettn. 1915), wo sie sowohl bei Asciten (Fig. 188), als auch bei Synasciten (Fig. 189) auftritt. Besonders bei dieser Art ist es leicht festzustellen, daß die Astbildung durch syntacte Mychomitose eingeleitet wird, hierauf folgt eine Verlängerung der senkrecht zur Längsachse des Stäbchens stehenden Mychostase, so daß an dieser Stelle der eine Teil der senkrecht zur Stäbchenachse stehenden Dimychose warzenartig über den geraden Stäbchenrand hervortritt (cf. Fig. 188 links). Durch weitere Mychomitosen des Mych im überragenden Teil wird dieser allmählich zum Ast

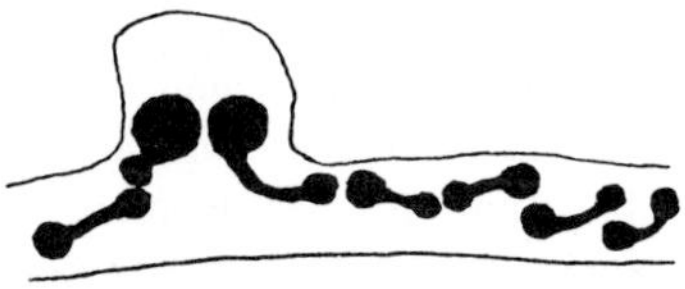

Fig. 190. *Cristispira Balbianii* (Certes 1882). Stück aus einem Synascit mit Pseudozygen und beginnender Zweigbildung. Vergr. ca. 10 000 : 1. (Vergrößert entnommen nach: Perrin, Archiv f. Protistenkunde 7, 1906, Taf. 5, aus Fig. 26.)

verlängert. Meist entwickelt sich so der Ast senkrecht zur Stäbchenachse (Fig. 268) und wird nur seltener vom rechten Winkel abgelenkt (Fig. 189).

Gleichfalls auf Astbildung des Synascites ist Fig. 190 zu beziehen, die von *Cristispira Balbianii* (Certes 1882), einem Austernparasiten, stammt.

Das **Diplosynascit.** Eine ähnliche Erscheinung, wie die Diplascit-Bildung des Ascites, kommt auch bei den Synasciten vor. Es erwähnt nämlich Schaudinn (1902) bei *Schaudinnum Bütschlii* (Schaud.) das Auftreten einer Trennungswand in der Mitte der Bakterie, die später wieder verschwindet. Schaudinn glaubt zwar in dieser Trennung und Wiedervereinigung zweier gleicher morphologischer Elemente, da er sie ja als einfachste Organismen auffaßt, eine primitivste Art der Kopulation zu erblicken und deutet dies so als primitive Art der Selbstbefruchtung. Er bezieht sich dabei auf Beobachtungen von R. Hertwig, der bei einer Protozoe, *Actinosphaerium*, die direkten Abkömmlinge einer Zelle sich miteinander kopulieren sah. Daß eine solche Deutung für *Schaudinnum* eine cytologische Unmöglichkeit ist und sein muß, ergibt sich aus dem komplizierten cytologischen Aufbau von *Schaudinnum* Enderl.; näher gehe ich noch an anderer Stelle hierauf ein.

b) Das Endothecit und das Arthrothecit.

Zu den Synasciten gehören auch das Endothecit und das Arthrothecit. Ersteres kommt bei *Schaudinnum* Enderl. vor, letzteres besonders bei den Sclerothrichiden, aber auch bei den Bakteriiden und vermutlich auch bei den Spirochaetiden. Da aber beide einen embryonartigen synthetischen Aufbau aus einem Symmychit durchmachen, also hier die Cyclogenie durch eine ganz spezielle Errungenschaft ausgeschaltet wird, sind diese beiden morphologischen Erscheinungen im Abschnitt über die Fortpflanzung (V A 2 b) behandelt.

6. Das Plastit.

Das Cyclostadium der absteigenden (degressiven) Cyclode, in dem sich Dimychit und Diplomychit abwechseln, ist das Plastit. Es stimmt darin mit dem Basit überein, das aber der progressiven Cyclode angehört. In dem Moment des Beginnens der Mychomitose beim Dimychit setzt der Beginn des Zerfallens des Kurzstäbchens schon ein, so daß die durch Arthrogonie entstehende Wuchsform immer das Diplomychit ist. Dieses Stadium tritt vor allem dann ein, wenn bei der degressiven Cyclode vom Phytit ausgegangen ist, oder wenn die Ascite durch Oidienbildung in Dimychite zerfallen sind. Es geht meist der Dichogonidienbildung voraus oder geht einfach in das Basitstadium über. Dieses Stadium tritt meist bei Kulturen ein, die auf normalem Nährboden so gezüchtet wurden, daß keine Ascite ausgebildet wurden, also z. B. im Dunkeln bei Zimmertemperatur, so z. B. bei Kulturen des Choleraerregers. Aber auch bei Kolonien, aus Asciten bestehend, die zu Oidienbildung neigen, wie bei *Syncrotis* etc. bilden sich im Dunkeln allmählich die Oidien, und diesen schließt sich nach einigen Tagen oder Wochen das Plastitstadium an.

Das Proplastit weist zahlreiche Dimychite und weniger zahlreiche Diplomychite auf, die Entwicklung liegt hier also hauptsächlich im Dimychit, das bei der Mychomitose bald zerfällt und dann die sich schnell zum Dimychit anwachsenden Diplomychite bildet.

Das Cataplastit läßt mikroskopisch zahlreiche Diplomychite erkennen und nur weniger Dimychite. Hier liegt der Schwerpunkt der Entwicklung auf dem Diplomychit, das beim Eintritt der Mychomitose zerfällt, dann kurze Zeit ein Dimychit darstellt, um sehr schnell schon wieder in einen lockeren Verband als Diplomychit einzutreten.

7. Das Zoit.

Das Zoit, ein Symmychit, ist ein aus manchen Cystiten schlüpfendes Entwicklungsstadium, das neben einer sehr lebhaften Eigenbeweglichkeit befähigt ist, seine Körperform willkürlich zu verändern. Die Veränderung der Körpergestalt ist von kugelförmig bis gestreckt walzenförmiger Gestalt mit schraubig gedrehter Gleitfläche. Es besitzt eine Geißel am spitzen Pol. Seine Länge ist ca. 3—4 μ im gestreckten Zustande.

Beobachtet wurde das Zoit bis jetzt nur beim Choleraerreger, und zwar nur bei solchen Stämmen, die kurze Zeit vorher den menschlichen Darm als Parasiten durchlaufen hatten. Während die Zoite anfangs in den Reinkulturen sehr häufig zu sein pflegen, nimmt ihre Anzahl nach zwei bis drei Monaten stark ab, um dann ganz zu verschwinden. In Laboratoriumskulturen fehlen sie ganz, wie bei diesen auch die Cystitbildung und Pseudascitbildung verloren gegangen ist.

Bringt man Material von einer Reinkultur des Choleraerregers, die etwa 4 Wochen im Dunkeln bei Zimmertemperatur aufbewahrt wurde und neben massenhaften Gonidien auch eine mehr oder weniger große

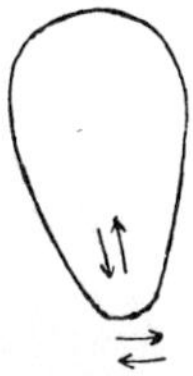

Fig. 191. *Microspira comma* (Schröt.). Vergr. 10 000 : 1. Cystit nach 1¼ Stunde in Peptonwasser bei 37°.

Anzahl von Cystiten enthält, in Peptonwasser bei 37 ° C., so findet man schon nach 1¼ Stunde eine Anzahl dieser Cystite geschlüpft und als Zoite entwickelt, während alle Gonidien völlig unverändert erscheinen. Unter den noch unveränderten Cystiten findet man dann zuweilen Exemplare, die ihre Kugelgestalt durch eigenartige pumpende Bewegung zur Eiform verändern. Bei Exemplaren, welche die Eiform so schon angenommen haben (Fig. 191), kommt zu dieser pumpenden Bewegung noch eine am spitzen Pol einsetzende, pendelartig hin und her schüttelnde Bewegung hinzu. Sowohl die pumpende, als auch die schüttelnde Bewegung, beide in der Abbildung durch Pfeile angedeutet, setzen vielfach auf kürzere oder längere Zeit aus, um immer wieder aufgenommen zu werden. Die Bewegung erweckt durchaus den Eindruck, als ob sich das Individuum der dicken Cystitmembran entledigen wolle. Tatsächlich tritt der Moment ein, in dem das Exemplar eine freiere Beweglichkeit und eine starke Fähigkeit, die Körperform nach Belieben zu verändern, erreicht. Ob dabei die Membran tatsächlich platzt und ein Schlüpfen eintritt, ist optisch nicht festzustellen, da vermutlich die abgestreifte Membran ein außerordentlich schwaches Lichtbrechungsvermögen besitzt. Dagegen konnte in einem Falle bei der Geißel eines

Zoites am hinteren Ende eine sehr feine zerknitterte Membran beobachtet werden, deren das Zoit durch besonders geartete ungeschickt aussehende Bewegungen sich zu entledigen trachtete. Dieses Exemplar erschien durch dieses ungewöhnliche Haftenbleiben des anscheinend die Cystitmembran darstellenden Fremdköpers in seiner Beweglichkeit stark gehemmt, so daß es längere Zeit der Beobachtung nicht entging. Bei starker Abblendung wurde bei diesem Exemplar wie auch bei einzelnen anderen die Geißel für einen winzigen Zeitabschnitt aufblitzen gesehen. Ein Entfernen des Fremdkörpers gelang jedoch nicht.

Die pumpende und schüttelnde Bewegung wurde bei einem Stück etwa ¼ Stunde lang verfolgt. Die anscheinend lange Dauer dieser Bemühungen hat vermutlich zur Folge, daß nach 3¼ Stunde Verweilen des Materiales in Peptonwasser bei 37 ⁰ diese Bewegung viel häufiger anzutreffen ist. Zu diesem Zeitpunkt beginnt erst die erste schwache Beweglichkeit der Gonidien. Nach 4 Stunden sind meist ausschließliche, vollentwickelte Zoite vorhanden, die nur eine für die Zoite typische Vorwärtsbewegung erkennen lassen. Es dürfte kein Zweifel obwalten, daß die Kombination dieser Bewegungen geeignet ist, die Cystitmembran zu platzen und abzustreifen.

Der ganze spitze Pol des Zoites wird durch einen stark lichtbrechenden Körper ausgefüllt, der fixiert und gefärbt als ein kräftiges Trophosom erkannt wird. Dem gegenüberliegenden stumpfen Pole ist kein derartiges Gebilde eigen. Es ist daher zweifelhaft, ob es sich beim Zoit um ein Symmychit oder um ein Dimychit (bei dem die beiden Mych jede den Wert eines Symmychon hat) handelt. Bei dem außerordentlich stark entwickelten Cytoplasma ist ja die Feststellung eines nackten Mych unmöglich. Die eigenartige Fähigkeit, fortdauernd die Körpergestalt verändern zu können und dabei auch die Kugelgestalt auzunehmen, veranlaßt mich, theoretisch die Annahme vorläufig zu erheben, daß es sich beim Zoit um ein Symmychit handelt. Die caryologische Wertigkeit ist aber sicher eine polydyname, wie aus der Entwicklung zum Pseudascit und dem weiteren Verhalten ersichtlich ist.

Die willkürliche Veränderlichkeit der Körpergestalt soll durch Fig. 192—197 verständlich gemacht werden.

Wenn das Individuum ruht, nimmt es eine Kugelgestalt an, wie sie Fig. 192 darstellt; diese Kugel scheint immer eine sehr seichte eingedrückte oder abgeflachte Stelle zu besitzen. Bewegt sich das Exemplar langsam, so verlängert sich die Gestalt etwas und mit ihr auch die abgeflachte oder eingedrückte Stelle, die aus den nachstehend entwickelten Gründen „Gleitfläche" genannt werden soll. Die folgenden 4 Abbildungen zeigen nun, wie bei schneller werdender Bewegung auch die Körperform gewechselt wird, und zwar streckt sich der Körper immer mehr, bei Fig. 195 beginnt eine schwache schraubenartige Drehung und die Gleitfläche einzusetzen, die in Fig. 196 deutlich und in Fig. 197 stärker wird. Man erkennt dann am lebenden Zoit, daß die Bewegung durch die Flüssigkeit schraubenartig an der Gleitfläche gleitend ist. Tritt die Ruhestellung ein, so nimmt der Körper sogleich wieder die Kugelform ein, und ein plötzlich aus der Ruhestellung fortschnellender Zoit nimmt sogleich die in Fig. 197 dargestellte Körperform ein. Die Veränderungen der Gestalt erinnern so außerordentlich an die eines Blutegels im Wasser.

Diese protozoenartige Veränderlichkeit der Gestalt ist unter den Bakterien völlig isoliert stehend, denn auch selbst die Biegsamkeit der

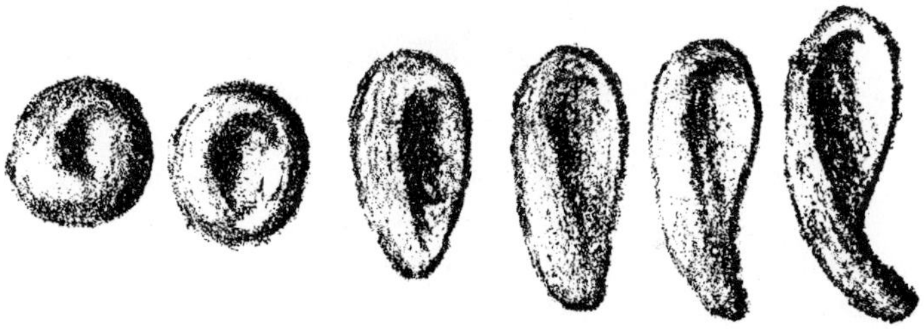

192. 193. 194. 195. 196. 197.

Fig. 192—197. *Microspira comma* (Schröt.). Zoit. Vergr. 10 000 : 1. Darstellung der willkürlichen Veränderlichkeit der Körpergestalt. Gezeichnet von Herrn Kunstmaler Paul Flanderky nach Ton-Modellen.

Spirochaetiden dürfte mehr zufälliger Natur sein, und die anscheinende Schlängelung ist sicher bei einem großen Teil nur Bewegung einer starren Spirale.

Diese Tatsache verbunden mit der polydynamen Wertigkeit des Symmychon hat ohne Zweifel phylogenetisch eine sehr wichtige Bedeutung, auf die ich in Abschnitt X A weiter eingehen werde.

Anfangs erschienen mir bei den Beobachtungen von Zoiten die Volumenverhältnisse der Exemplare in Ruhestellung und der in Bewegung, wie es ja auch die Abbildungen erkennen lassen, so außerordentlich verschieden, daß ich lange mit einer Täuschung rechnete. Schließlich fertigte ich aus Ton sechs gleichgroße Kugeln mit einem Durchmesser von 16 mm an, also in der Größe der Abbildung Fig. 192 und bildete die übrigen fünf in Fig. 193 bis 197 abgebildeten Körperformen daraus. Das Resultat war, daß tatsächlich der gleiche Eindruck der Volumenverschiedenheit an den in 10000-facher Vergrößerung angefertigten Tonmodellen erweckt wurde, wie bei

Beobachtung der lebenden Zoite. Die Modelle stimmen völlig mit den Fig. 192—197 überein.

Aus dem Zoit entwickelt sich bei ungünstigen Verhältnissen das Pseudascit (VI a A 9), bei günstigen Ernährungsverhältnissen erhält es es sich sehr lange. Ob eine Vermehrung der Zoite durch Arthrogonie stattfindet, konnte nicht festgestellt werden.

Als zugehörige Eigenschaften (Designanten) physiologischer Natur möchte ich für das Zoit folgende Tatsachen heranziehen, die ebenso für das Pseudascit in Betracht kommen können. W. BUROFF und A. BUROFF (1911) berichten nämlich, daß auf künstlichen Nährböden, bei sämtlichen Cholerastämmen im Laufe der Zeit die haemolytischen, milchkoagulierenden und proteolytischen Eigenschaften stark abgeschwächt

Fig. 198. *Microspira comma* Schröt. Pseudascit. Vergr. 10 000 : 1.

werden und diese schließlich ganz verloren gehen. Erstere geht nach 7 bis 12 Monaten gänzlich verloren.

Da nun die einzigen morphologischen Momente, die gleichfalls nach einigen Monaten verloren gehen, durch das Cystit, Zoit und Pseudascit dargestellt werden, so ist die Annahme wohl berechtigt, diese in Verlust geratenen physiologischen Erscheinungen den ebenfalls verschwundenen morphologischen Erscheinungen zuzuschreiben. Da eine nur aus Zoiten bestehende Kultur des Choleraerregers (wenigstens vorläufig) eine Unmöglichkeit ist, wird ein sicherer Nachweis dieser Verhältnisse mit Schwierigkeit verknüpft sein.

8. Das Pseudascit.

Bringt man Zoite in ungünstigere Ernährungsverhältnisse, z. B. in physiologische Kochsalzlösung, so fangen sie sehr bald an, sich zu strecken, um schließlich sich in sehr lange, schwach S-förmig gebogene Stäbchen umzuwandeln, die Asciten außerordentlich ähneln und wie diese Syndimychite darstellen (Fig. 198).

Dieser Vorgang ist leicht im hängenden Tropfen in physiologischer Kochsalzlösung zu beobachten und ist meist nach $1^3/_4$ Stunde abgeschlossen. Daß es sich keineswegs um ein Phytascit handelt, ergibt sich aus dem weiteren Verhalten. Bald beginnt nämlich unter weiterem Strecken eine allmähliche Einschnürung zu vielen hintereinander gelagerten Dimychiten, die sich immer mehr differenzieren und schließlich eine aus einer mehr oder weniger großen

Anzahl von Dimychiten zusammengesetzte Kette (Desme) darstellen. Auch diesen Vorgang kann man im hängenden Tropfen verfolgen, und er ist meist nach etwa 2 Stunden abgeschlossen. Nach 3—4 Stunden findet man also im hängenden Tropfen in physiologische Kochsalzlösung gebrachte Zoite in Dimychitdesmen verwandelt. Diese Ketten sind zuweilen außerordentlich lang und aus zahlreichen Dimychiten (10, 15 und mehr) zusammengesetzt und zerfallen später in einzelne Phytite.

Demnach ergibt sich folgendes:

Das Pseudascit entsteht aus dem Zoit durch mehr oder weniger fortgesetzte Teilung des Symmychon mit einer Formveränderung (hier starke Streckung) und stellt ein Syndimychit dar. Es zerfällt in Phytite, die als Ketten (Desmen) zusammenhängen bleiben. Seine Länge beträgt meist $3^1/_2$—$5\,{}^1/_3$ μ.

Weitere Beweise gegen eine Deutung seiner Natur als Ascit (Phytascit) sind die beiden folgenden:

Pseudascite, auf Schrägagar gebracht, bilden zuerst Phytite, ehe sie zu Asciten werden (z. B. im Sonnenlicht).

Phytascite in physiologische Kochsalzlösung (im hängenden Tropfen) gebracht, entwickeln sich auch nach Tagen und Wochen niemals zu Phytiten, sondern bleiben unverändert Phytascite oder bilden höchstens später Gonidien, werden somit Gonascite.

Auch das Pseudascit ist bisher nur bei dem Choleraerreger festgestellt worden. Es ist kein Zweifel, daß es biologisch dem Arthrothecit außerordentlich nahesteht und von diesem auch morphologisch nur durch die catatacte Lagerung der Dimychosen sich unterscheidet; während aber das Arthrothecit aus dem Cystit sich meist ohne erhebliche Gestaltveränderung entwickelt, ergibt sich bei der Bildung der Pseudascites aus dem Zoit eine erhebliche Gestaltveränderung durch die Streckung zu einem schwach S-förmig gebogenen Stäbchen. Das Pseudascit ist bei der Desmenbildung ein Catascit. Das Phytascit, bevor es sich zum Catascit entwickelt, hat jedoch die Fähigkeit der isomorphen Arthrogonenbildung, die das Pseudascit nicht besitzt.

Über die Möglichkeit, gewisse physiologische Verhältnisse des Choleraerregers dem Zoit und Pseudascit zuzuschreiben, verweise ich auf das bei dem Zoit Gesagte. Auch bei dem Pseudascit ist vorläufig die Möglichkeit, eine Reinkultur ohne Anwesenheit anderer Cyclostadien herzustellen, als unwahrscheinlich zu bezeichnen.

Das Pseudascit stellte die erste Beobachtung der polydynamen Wertigkeit des Symmychon dar. Die Tatsache, daß in wenigen Stunden aus einem Cystit sich unter Durchlaufen von Zoit und Pseudascit zahlreiche Phytite bei Abwesenheit von genügenden Nährstoffen bilden konnten, während bei den gleichzeitig anwesenden, viel zahlreicheren Gonidien etc. meist eine Weiterentwicklung in physiologischer Kochsalzlösung ganz unterblieb, konnte nur durch eine Vielwertigkeit des Mych im Cystit Erklärung finden. Weitere Eigenschaften des Cystit ergeben gleiche Resultate für eine derartige Forderung in mannigfaltigster Weise und in großem Umfange.

9. Die Fruktifikationen.

Hierher gehören alle aus einem Mychit bestehenden und aus diesem sich durch Vielwertigkeit des Mych (polydynames Mych = Symmychon) sich ergebenden (Symmychit)Ruhe- oder Dauerformen. Dies sind: Gonidie, Cystit und Cystoid. Hier sei auf Abschnitt V A 2 verwiesen.

10. Das Coenobium.

Bei den Chondromyciden vereinigen sich schleimbildende Ascite durch einfaches Verkleben zu einem höher organisierten Gebilde, dem Coenobium, das von einer festeren Hüllmembran umgeben wird. Die Bildung für diese Familie spezifischer Fortpflanzungskörper von Kugelgestalt (Sphaerothecite) oder von eiförmiger Gestalt (Oothecite, cf. pag. 213 b) findet entweder direkt im reifenden Coenobium statt, oder es bilden sich vom Coenobium sich abschnürende Coenobiumteile, die gleichfalls von einer festen Membran umhüllt sind, die Coenocysten; in diesen geht dann die Entwicklung der Synascite zu Ootheciten oder Sphaerotheciten vor sich. Bei den am höchsten entwickelten Chondromyciden übernimmt ein Teil der das Coenobium bildenden Synascite die Ausbildung eines Stieles für den Fruchtkopf, auf dem die Coenocysten in verschiedener Gestalt radiär oft dicht gedrängt angeordnet sind und zuweilen kettenartig hintereinander angeordnet erscheinen.

B. Die Formanten.

Jeder cyclogenetische Abschnitt innerhalb eines Cyclostadiums, der durch eine gestaltliche physiologische oder biologische Eigenschaft (Designante) charakterisierbar ist und eine Summe von konstanten Generationen darstellt, ist eine Formante. Jedes bestimmende Charakteristikum einer Formante ist gleichzeitig eine Designante des betreffenden Cyclostadiums, wenn es auch nicht für die ganze Dauer desselben in Erscheinung tritt. Die bestimmende Designante kann von anderen gestaltlichen, physiologischen und biologischen Designanten begleitet sein.

Bei Entstehung einer neuen Formante (z. B. durch Bildung von Sekundärkolonien) kann man die Anfangsformante als Primärformante, die resultierende Formante als Sekundärformante bezeichnen. Man muß jedoch dabei im Auge behalten, daß dieses Verhältnis sich auch umwechseln kann, wenn man eine Sekundärformante als Ausgangsform benutzt und die Primärformante z. B. ebenfalls durch Bildung von Sekundärkolonien entsteht.

Kann man, wie es häufig der Fall ist, ein Cyclostadium nicht rein erhalten, so sollte nur von einer mixostaten Formante gesprochen werden. In einem reinen Cyclostadium handelt es sich um eine isostate Formante.

Da bei den allermeisten bisher festgestellten Formanten auf morphologische Charaktere nicht geachtet worden ist, oder auch nicht mit reinen Cyclostadien gearbeitet wurde oder werden konnte, so wird ein guter Teil der Charakteristika von Formanten sich allmählich als bloße Designanten eines Cyclostadiums herausstellen, sich also mit anderen Worten auf den ganzen Abschnitt des Cyclostadiums und nicht bloß auf einen Teilabschnitt beziehen. Wenn auch so mit der Wahrscheinlichkeit zu rechnen sein wird, daß bei besserer Kenntnisnahme zahlreiche Formanten in das Gebiet der Cyclostadien abwandern werden, nämlich sobald ihre bestimmenden Eigenschaften als Charakteristika eines oder mehrerer Cyclostadien erkannt werden, so ist das eine schon jetzt mit Sicherheit zu konstatieren, daß noch ein außerordentlich großes Gebiet für die Formanten übrigbleibt.

1. Gestaltliche Designanten. — Die Cyclostadiellen.

Jeder cyclogenetische Abschnitt innnerhalb eines Cyclostadiums, der durch eine gestaltliche Differenz (Designante) (abgesehen von den für das betreffende Cyclostadium charakteristischen morphologischen Differenzen) charakterisierber ist, also eine Summe von konstanten Generationen, stellt eine gestaltliche Formante (Cyclostadielle) dar. Die bestimmende gestaltliche Designante kann von anderen gestaltlichen Designanten und von physiologischen und biologischen Disignanten begleitet sein. Es können z. B. in Betracht kommen: Mychostase, Atrophose, Pliotrophose, Membran, Geißeln etc.

Ausgezeichnete Resultate erzielten die Umzüchtungsversuche von Rosenow (1914), der durch Einflüsse wie Tierpassagen, Alternlassen von Blutagarkulturen, Züchtung auf Blutagar, erhöhte Sauerstoffspannung, Symbiose mit einem *Bac. subtilis*-Stamm und mit einem haemolytischen *Bact. coli*-Stamm, etc. Unterschiede der Gestalt (Größe, Desmenbildung, Anordnung zu zwei oder eins), Schleimbildung, des Zuckerspaltungsvermögens, der Agglutinabilität, Parasitismus, Virulenz etc. erreichte und feststellen konnte, daß *Streptococcus haemolyticus*, *Str. rheumaticus*, *Str. viridans*, *Str. pneumoniae* (Weichs. 1886) und *Str. mucosus* nur Erscheinungsformen (also Cyclostadien, Cyclostadiellen und Formanten) einer einzigen

Spezies sind. Auf Grund von hervorragend umfangreichen Materialien und Studien gelang ihm die Umzüchtung aller der 5 Erscheinungsformen aus jedem einzelnen. Rosenow faßt alle diese Erscheinungen als Mutation auf und nennt die in Kulturen erfolgende „retrogressiv“, die im Tierkörper „progressiv“.

a) Mychostase.

Auch der Abstand der beiden Mych, die Mychostase, im Dimychit oder in der Dimychose kann Veranlassung zu Differenzen der Erscheinung geben. Daran knüpfen sich gleichfalls zuweilen physiologische oder biologische Verschiedenheiten, so daß auch Differenzen der Mychostase einen designanten Charakter für eine Formante abgeben können.

Als Beispiel sei folgendes angeführt:

Züchtet man den Choleraerreger aus Gonidien, so sind die bald entstehenden Dimychite anfangs längere Zeit sehr stenostat; sie stellen nur 0,5—0,75 μ lange, kaum gekrümmte Stäbchen dar (im Gegensatz zu 1,5—2 μ des normalen gekrümmten Stäbchens); die Kolonieform ist kleiner, flacher und in der Mitte ohne den seichten Höcker, der für das typische Phytitstadium charakteristisch ist. Durch tägliches Umzüchten auf neuen Agarboden kann diese Formante einige Tage erhalten werden, sie geht aber schon nach einem Tag leicht in das typische Phytitstadium über.

Vermutlich lag diese stenostate Prophytitformante schon Koch bei seinen Züchtungen vor, da er mehrfach Zweifel über die Vibrionennatur des Choleraerregers äußerte und Wuchsformen in Stäbchengestalt erwähnt.

b) Geißeln.

Auf phenolhaltigen Nährboden erzielte Villinger (1894) aus einem geißeltragenden coliverwandten Stamm nach 5 Genoden eine Formante, bei der Verlust der Begeißelung und des Indolbildungsvermögens eingetreten war.

Einen Cholerastamm, aus geißellosen unbeweglichen Individuen bestehend, züchtete Stamm (Z. H. 76, 1914) nach 18 fünftägigen Fluß- und Leitungswasserpassagen; weitere Designanten dieser Formante waren: Inagglutinabilität ohne Indolbildung, stark gehemmtes Wachstum bei 37 ^{0}, daneben aber normales agglutinogenes Verhalten.

Die Feststellung von Ellis, daß gewisse Bakterien neben unbegeißelten Formen auch begeißelte aufweisen können, z. z. B. *Streptoc. tyrogenus*, *Micr. helvolus*, *M. grossus*, *M. citreus* (schon als *Planococcus* aufgefaßt!), *Sarcina pulmonum*, *S. aurescens*, *S. flavescens*, *S. rosea*, *S. flava*, *S. olens*, *S. ventriculi*, *S. fuscescens*, *S. gasoformans*, *S. striata*, *S. vermiformis*, *S. marginata*, ferner die schon als *Planosarcina* beschriebenen *Pl. mobilis*, *Pl. Samesii* und *Pl. ureae*, veranlaßt Meyer (1902, C. B. I, 31), sich gegen die Verwendung der Begeißelung für systematische Zwecke, wie dies MIGULA tut, zu wenden. Vom Standpunkt der Cyclogenie ist auch dies hinfällig, da sich ja verschiedene Cyclostadien und Cyclostadiellen auch in der Begeißelung verschieden verhalten können. Unter Beachtung der Kulminante ist die Frage maßgebend, kommt in der Cyclode der Spezies eine Begeißelung vor oder nicht.

2. Physiologische und biologische Designanten.

Die physiologischen und biologischen Designanten umfassen ein unbegrenztes Gebiet, nämlich die gesamten Lebenserscheinungen der Bakterie. Es kann sich hier z. B. handeln um Schleimbildung, Farbstoffbildung, Farbstoffausscheidung aus farbstoffhaltigen Nährböden, Kohlehydratspaltung, alkoholische Gärung, Alkalogenie, Acidogenie, Eiweißspaltung, Gelatineverflüssigung, Virulenz, Pathogenität, Leuchtfähigkeit, Agglutinabilität, Haemolyse, Parasitismus, Symbiose, Sauerstofftoleranz, Anaërobiose, Milchkoagulation, diastatische Eigenschaft (Stärkespaltung), Thermoresistenz, Widerstandsfähigkeit gegen Gifte, Säuren, Alkalien, Antigene, Licht, Elektrizität, Plasmolysierbarkeit, Abhängigkeit von gewisser Nahrung wie Schwefel, Eisen, Mangan und vieles andere. Jede Veränderung irgendeiner solchen Eigenschaft, die allein für unsere Zwecke in Betracht kommt, ist durchaus als eine Erscheinung der Cyclogenie aufzufassen. Daß es sich in keinem Falle um eine mutationsartige Erscheinung, also um Auftreten neuerworbener Charaktere und somit um Bildung von neuen Arten oder auch Unterarten handeln kann, ist durch vorliegende Arbeit klar erwiesen. Theoretisch ist naturgemäß dabei keineswegs die Möglichkeit bestritten, daß eine Mutation auch bei Bakterien wirksam sein kann. Aber die Schwierigkeit und Langsamkeit, mit der Neubildungen in der Natur vor sich gehen, kennt jeder Zoolog und jeder Botaniker. Für die Bakteriologie gehörten dazu ganz andere Kautelen und Zeitabschnitte für die Untersuchungen. Die erste Vorbedingung hierzu wäre eine klare und sichere Kenntnis aller morphologischen, physiologischen und biologischen Eigenschaften aller cyclogenetischen Stadien der zu untersuchenden Spezies. Davon sind wir aber weit entfernt. Ich glaube in der Annahme nicht fehlzugehen, daß noch eine stattliche Reihe von Jahrzehnten vergehen dürfte, bis dies auch nur von einer einzigen Spezies gesagt werden kann. Und selbst das würde ja bei weitem noch nicht genügen, Studien über Mutation dieser schwierigen und winzigen Organismen auch nur zu beginnen, bei denen wir von der Klarheit über den Speziesbegriff entfernter sind, als in irgendeiner anderen Gruppe.

a) Schleimbildung.

Die Schleimbildung (Kapselbildung) kann an ein bestimmtes Cyclostadium gebunden sein, wie es z. B. beim Milzbranderreger der Fall zu sein scheint. Aber auch bei Abschnitten innerhalb eines Cyclostadiums kann die Schleimbildung vorhanden sein oder fehlen. So wächst der *Micrococcus* (*Leuconostoc*) *mesenteroides* (Cienc. 1878) auf zuckerfreiem Nährboden ohne, auf zuckerhaltigem mit einer sehr stark entwickelten Schleimhülle. Ein sehr bekanntes Beispiel ist der *Pneumoniecoccus*, der als Parasit Schleim produziert, auf künstlichem Nährboden dagegen nicht, beides im Probasitstadium.

Daß auch diese Eigenschaften an bestimmte Abschnitte der Cyclogenie (eventuell auch innerhalb eines Cyclostadiums) gebunden sind, erweisen Versuche von Beham (1912) und Baerthlein; ferner auch die sorgfältigen Untersuchungen von Toeniessen (1915) am Friedländerschen Pneumoniebacillus; derselbe züchtete aus alten Kulturen Formen (er nennt sie Fluktuanten und erklärt sie durch Mutation entstanden) ohne Schleimhülle, die auch nach zahlreichen Tierpassagen erst allmählich eine Annäherung an normale Formen mit Schleimhülle erkennen lassen. Wenn die Annahme Toeniessens über die Funktion der Schleimhüllen als Schutz der Bakterien gegen die bakteriziden Kräfte des Tierkörpers richtig ist, die Schleimbildung also ein Reagieren auf diese Kräfte bedeuten würde, so ist es tatsächlich verwunderlich, daß der schützende Vorgang des Parasiten nicht eintritt. Der Gedanke, eine Erklärung mit Mutationserscheinungen zu versuchen, ist naheliegend. Vom cyclogenetischen Standpunkte ist aber hiermit das Vorhandensein einer Mochlose erwiesen. Eine entsprechende Deutung der Ergebnisse der Tierpassagen, daß nämlich die schwach abgelenkten Formen sogleich wieder Individuen mit Schleimhülle ergeben, die stark abgelenkten nur eine ganz allmähliche Annäherung an die Formante mit Schleimbildung erkennen lassen, wäre durch folgendes möglich: Nennt man die Formante mit Schleimbildung α, die ohne Schleimbildung β, so bedarf es nur der Annahme einer Metastase von β. Die schwach abgelenkte Form dürfte dann ein Gemisch von α und β sein, und bei der Tierpassage kommt nur Formante α zur starken Entwicklung, während β gar nicht aufkommt. Die stark abgelenkte Form würde dagegen ausschließlich von Formante β repräsentiert, und da eine Metastase in der Cyclode gewöhnlich nicht in eine Prostase umschlägt, so könnte nur durch Gonidienbildung Formante α neu entstehen; der Möglichkeit einer Gonidienbildung scheint aber in diesem Falle weder der angewendete Nährboden, noch die Tierpassagen günstig zu sein. Die obige Annahme einer Metastase von Formante β dürfte aber auch auf Grund der tatsächlichen Befunde berechtigt sein. Betrachtet man nämlich Fig. 11 von Toeniessen, welche die Gestalt der Formante β darstellt, so erkennt man ohne Schwierigkeit, daß eine abweichende Form vorliegt; wie auch aus der dazugehörigen Beschreibung ersichtlich ist, stellen sich diese Exemplare dicker und plumper dar. Es dürfte sich somit wohl bei Formante α

um ein Prophytit und bei Formante β um ein dem Cataphytit schon erheblich genähertes Prophytit handeln, wenn man nicht gar ein Cataphytit in Betracht ziehen will. Eine Entscheidung ist naturgemäß nur an der Hand der Kulturen möglich.

Zu anderen Resultaten betreffend die Gründe der Schleimbildung kommt PREISZ (1904) an der Hand vom Milzbranderreger; hier wird die schleimbildende Formante in flüssigem Nährboden (Bouillon) gebildet.

Dagegen ist BAIL (1915) wieder der Ansicht, daß kapsellose Bakterien des Milzbranderregers nicht mehr pathogen seien und auch die Kapselbildung nicht mehr annehmen.

Die Bildung einer stark schleimbildenden Formante stellte JAFFÉ (1912) bei einem gramnegativen *Streptococcus* fest und erhielt auch aus dieser wieder die Ausgangsform.

Durch Syntrophose mit einer Rahmhefe aus Lab erzielten BURRI und THÖNI (1909) bei dem zur Gruppe der langen Milchsäurebakterien gehörenden *B. casei* E. eine schleimbildende Formante.

Über Formantenbildung mit starker Schleimerzeugung bei *Lamprella fluoresens* (Fl. 1886) berichtet EISENBERG.

Bei *B. herbicola* züchtete GROENEWEGE (1913) Formanten, von denen die einen auf Rohrzuckernährböden Schleim bildeten und sich bei Bildung von wenig Trypsin als stark phytopathogen erwiesen, während die anderen viel Trypsin und keinen Schleim bildeten und nur schwach pathogen waren.

Eine außerordentlich viel stärkere Schleimhülle bildet *Calymmatobacterium pneumonicum* (Friedl.) in Kulturen im Licht oder im direkten Sonnenlicht, als im Dunkeln.

WRESCHNER (1921) erzeugte durch fortgesetzte Kulturpassagen vom *Micrococcus tetragenus* eine Form ohne Kapsel, die nicht wieder zur gekapselten Form zurückzuführen war. Die Virulenz war gleichzeitig verlorengegangen; Verfasser schließt hieraus, daß die Kapsel die eigentliche Ursache der Virulenz des *Micrococcus tetragenus* sei; es handelt sich aber auch hier in Wirklichkeit um nichts anderes, als um eine Designante einer Formante; ferner ist der Grund des scheinbaren Verlustes von Virulenz und Kapselung einer besonders starken Mochlose zuzuschreiben.

b) Farbstoffausscheidung aus farbstoffhaltigen Nährböden.

Der erste, welcher auf Schwankungen der Fähigkeit, Farbstoffe aus farbstoffhaltigen Nährböden auszuscheiden, hingewiesen hat, ist MASSINI (1907), auf welche Arbeit (im Manuskript) sich auch NEISSER (1906) bezieht. Auf Grund dieser Befunde wird von beiden zuerst der Begriff Mutation in die Bakteriologie eingeführt. Die hier behandelten Erscheinungen bei *Bact. coli mutabile* Neiss. 1907 sind kurz folgende: Die Primärkolonien auf Endoagar haben eine weiße, die nach 2—3 Tagen sich bildenden Sekundärkolonien eine rötliche bis rote Farbe (anfangs gelblichweiß); sie finden sich zu 2—200 auf einer Primärkolonie. Die isolierten Sekundärkolonien ergeben bei Weiterzucht immer rein rote Kolonien, während die Primärkolonien immer nach einigen Tagen beide Formanten aufweisen. Zahlreiche ähnliche Beispiele bei Colistämmen beobachteten später Burk, Müller (1912), Sauerbeck (1909), Hübener (1909), Baerthlein, Penfold, Baerthlein und Gildemeister (1913) und andere. Kowalenko (1912) stellte fest, daß die Bildung beider Formanten auch im Tierkörper stattfindet. Klein (1912), der das *B. coli mutabile* Neiss. und andere Arten untersucht, wendet sich gegen die Auffassung dieser Erscheinung als Mutation. Denselben Standpunkt vertreten Bernhardt und Markoff ebenfalls an der Hand von *B. coli mutabile*, die die Sekundärformante durch Mäuse- und Kaninchenpassagen wieder in die Primärformante überzuführen vermochten und somit die erworbene Eigenschaft nur als eine „Standortsmodifikation" deuten. Baerthlein hält diesen Einwand gegen die Deutung als Mutation für unberechtigt. Die gleiche Bildung der Primärformante aus der Sekundärformante stellten Baerthlein und Hübener in 6—7 Tage alten Agarkulturen fest.

c) Farbstoffbildung.

Daß die Farbstoffbildung in vielen Fällen an besondere Cyclostadien gebunden ist, erscheint zweifellos.

So weist die bei 37° wachsende farblose Form des *Dicrobacter prodigiosum* (Ehrenb.) eine anscheinend längere und fester gefügte Stäbchenform auf, als die bei Zimmertemperatur wachsende rote Form; letztere scheint mehr dem Basitstadium, erstere dem Phytitstadium anzugehören. Noch klarer erscheint dies bei Anwendung von Kochsalzzusatz (6—10 %) zu Agar als Nährboden; in diesem Falle finden sich lange Ascite, und eine Farbstoffbildung unterbleibt in diesem Stadium immer. Bei dem Ascit des *D. prodigiosum* (Ehrenb. 1839) ist also das Ausfallen der Farbstoffbildung eine Designante. Besonders interessant ist es, daß nach 2 Monaten Sekundärkolonien mit tiefroter Farbe im Basitstadium die Mochlolyse anzeigen. Durch Kultur bei 40,5—41,5° erreichte Schottelius (1887) eine konstante farblose Formante. Aber auch durch Aussaat von alten Kulturen auf Kartoffel gelang es ihm, sehr blasse und rote Kolonien mit allen Übergängen und durch wiederholte Auslese konstant farblose zu erhalten. Als begleitende Designante stellte Wasserzug (1888) bei einer konstant farblosen Formante den Verlust der Fähigkeit, aus Dextrose Alkohol zu bilden, fest. Durch Sonnenbelichtung erhielt Laurent (1890) ebenfalls eine farblose Formante.

Daß bei einer langsamen Anpassung an höhere Temperaturen die Bedingungen für eine Mochlolyse umgangen werden können, zeigen die Versuche von DIEUDONNÉ (1894), der die rot gefärbte Formante bis an 43,5° C gewöhnte.

Weitere ausführliche Arbeiten über die Designante des Verlustes der Farbstoffbildung von *B. prodigiosum* sind HEFFERAN (1906) und BEIJERINCK und BAERTHLEIN zu verdanken.

Aber auch innerhalb der einzelnen Cyclostadien ist eine Formantenbildung bezüglich der Farbstoffbildung eine nicht seltene Erscheinung. So züchtete NEUMANN (1897) aus dem ockergelben *Micrococcus pyogenes aureus* durch bloße Auslese eine rosafarbene, eine zitrongelbe und eine rein weiße Formante; die beiden letzterwähnten Formanten züchtete ich gleichfalls aus einer typisch orangefarbenen Kultur. Auch konnte ich feststellen, daß in alten Kulturen die blasseren Formanten zuweilen ausschließlich noch vorhanden sind. WOLF (1909) erreichte erst in der 22. und 23. Passage die weißfarbige Formante. BAERTHLEIN (1913), der ebenfalls aus alten Kulturen von *Micr. aureus* eine konstante weiße Formante erzielte, war der erste, der darauf hinweist, daß diese Formante etwas plumpere Mychite (Probasite) besitzt. Interessant ist die Beobachtung desselben Autors von einer bräunlichweißen Formante von *Micr. citreus*, ebenfalls mit plumperem Probasit. Umgekehrt fand NEUMANN (1897) in einer 3 Monate alten Kultur eines seit Jahren farblos gewordenen *Micr. aurantiacus* die gelbbräunliche Ausgangsform wieder auftreten, die wieder unveränderlich weitergezüchtet werden konnten. Eine Steigerung der Farbstoffbildung erzielte ABBOTT (1912) mit Hilfe der Einwirkung von 1 ‰ Sublimat, ⅔—1 % Phenol und gesättigter Sodalösung durch Weiterzüchtung der überlebenden Exemplare; eine begleitende Designante war dabei Hypagglutinabilität.

Von *B. pyocyaneum* züchtete WASSERZUG (1887) aus einer alten Bouillonkultur neben der typischen grünen auch farblose Formanten. Spätere Untersucher haben dies weiter verfolgt und kommen zu dem Resultat, daß *B. pyocyaneus*, *B. fluorescens* und *B. pacticum* nur Formanten einer Spezies seien (RŮŽIČKA, BURRI und STUTZER, LEHMANN und NEUMANN, DIEUDONNÉ etc.).

Bei *B. violaceum* stellte ich selbst fest, daß die typischen dunkelblauen Kolonien auf Agar einfache Phytite darstellen, während auf Gelatinenährboden zuweilen sehr blasse, verflüssigende Kolonien auftreten, die Gonascite enthalten, welche den typischen Diphtheriestäbchen außerordentlich ähneln und die auf Agar sogleich wieder die typische Form ergeben. Bei der gleichen Spezies stellte EISENBERG differente Designanten betr. Farbstoffbildung und Kolonieform bei Neuaussaat alter Kulturen fest.

Nach 16 fünftägigen Passagen in Fluß- und Leitungswasser erzielte STAMM (1914) eine Formante des Choleraerregers mit weißer Farbstoffbildung.

Über Formantenbildung mit und ohne Pyocyanin und Fluorescin berichtet Eisenberg für *Pseudomonas aeruginosa* (Schröt. 1872) [= *A. pyocyaneus* Gess. 1882], *Lamprella fluorescens* (Flügge 1886).

Aus einer alten Kultur von *Azotobacter chroococcum* erhielt Prazmowski (Bull. Ac. Sc. Cracovie 1912, pag. 928) bei Neuaussaat neben den typischen schwarzbraunen Kolonien auch farblose; letztere besaßen eine größere Beweglichkeit, kräftigeres Wachstum, waren ziemlich konstant, bildeten aber leicht die Primärformante.

Eine fast farblose Formante, die gleichzeitig Gelatine verflüssigte, von *Pseudomonas violacea* (Schröt. 1880) wurde von mir bei Gelatinekulturen beobachtet; wahrscheinlich ist diese Erscheinung an das Gonascitstadium gebunden, das sich dabei zum größten Teile vorfand; auf Agar gebracht, wurden bald die typischen blauen Kolonien erzeugt.

d) Kohleyhdrat-Spaltung (Zucker-Vergärung).

Veränderlichkeiten im Spaltungsvermögen von Kohlehydraten sind neuerdings vielfach beobachtet.

Es kommen dabei je nach den untersuchten Arten alle Zuckerarten in Betracht, so Rohrzucker (Laktose, Saccharose, Raffinose), Hexosen (z. B. Glukose [Traubenzucker], Fruktose, Galaktose) und Pentosen (Arabinose, Rhamnose [= Isodulzit]), aber auch Alkohole, wie Glyzerin.

Vielfach ist dabei festgestellt worden, daß die gleiche Spezies Formanten mit und ohne Vergärungsvermögen bilden kann. Möglicherweise sind derartige Differenzen zum Teil auch Differenzen der Cyclostadien zuzuschreiben.

Bei Streptococcen stellten Houston (1905), Gordon (1905), Andrews und Horder (1906), Walker (1911) und Beattie und Yates (1911) eine starke Variabilität der Zuckervergärung fest.

Verlust der Fähigkeit, Zucker (Dextrose, Lävulose und Mannose) zu vergären, beobachtete Baerthlein an einer aus alter Bouillonkultur gezüchteten Formante, die zugleich folgende Designanten besaß: kurze, plumpe Stäbchen, fehlende Virulenz, feine, bläuliche, durchscheinende, bröcklige Kolonieform. Ähnliche Resultate hatte Römer (1914).

Bildung einer Formante mit der Fähigkeit, Saccharose zu vergären, als Begleiterscheinung von Sekundärkoloniebildung beobachtete Burri (C.-B. I, 54, 1910; II, 28, 1910) bei nicht gärenden Grascolistämmen und bei einem Stamme aus Kuhkot am 4.—5. Tage. Die Primärformante der Grascolistämme nennt er *Acystia coli imperfecta* Burri, die Sekundärformante *A. coli perfecta* (Burri). Diese beiden Formanten stellen naturgemäß cyclogenetische Erscheinungsformen einer Spezies dar; ich schlage für diese völlig von *Acystia coli* abweichende Spezies den Namen *Acystia Burriana* nov. spec. vor. Thaysen (C.-B. I, 67, 1912) verfolgt diese Stämme weiter und züchtet Zwischenformen, die er als Argument gegen die Deutung mit Mutation anwendet. Wichtig für die cyclogenetische Auffassung ist die Tatsache, daß mit Laktose behandelte Stämme mehr Gas aus Dextrose bilden als die Ausgangsstämme.

Die Spaltung in zwei Formanten mit und ohne Laktosevergärung fanden SOBERNHEIM und SELIGMANN bei *Bac. typhoides duplex* sowohl in Laktosebouillon als auch auf Endoagar.

Interessante Veränderungen von Zuckervergärungsfähigkeiten stellte PENFOLDT als Sekundärwirkung bei Züchtung von *B. coli*-Stämmen auf Agar mit Natriumchlorazetat und auf Monochlorhydrinagar fest; auf letzterem Nährboden ging auch die Fähigkeit, Ameisensäure zu spalten, verloren.

Eine ganze Serie von Formanten erzielte REVIS bei einem *Acystia coli*-Stamm mit Malachitgrünbouillon bei fortdauernder dreitägiger Umzüchtung; nach 22 Genoden (1 : 1000) war das Traubenzucker-Vergärungsvermögen völlig verloren, nach 59 Genoden (1,5 : 1000) die Salizinspaltung, später Verlust der Milchkoagulation und der Dulzitspaltung. Die Endformante lag somit in der physiologischen „Typhusgruppe".

Durch 24stündige Syntrophose von *B. lactis aerogenes* und *B. coli* wurde von REVIS Verlust der Gasbildung aus Laktose und Saccharose des ersteren beobachtet.

Von einem ein Jahr lang alle 2—3 Tage auf neuen Nährboden gebrachten Paratyphusstamm berichten LÖWENTHAL und SELIGMANN eine Formantenbildung ohne Vergärungsvermögen von Dextrose und Mannit, während die selten umgezüchtete Kultur durchweg die normale Zuckerspaltung behielt.

Durch Zusatz von Natriummonochlorazetat zu Agar wurde die eben erwähnte, Zucker nicht vergärende Formante bei Paratyphus von PENFOLDT nach 1 Genoden veranlaßt; die Sekundärformante befanden sich hierbei in knopfartigen Sekundärkolonien.

Durch fortgesetzte Genoden von Paratyphus in Saccharose-Peptonwasser erzielte TWORT (1907) eine Formante mit der Fähigkeit, Saccharose zu vergären.

Durch fortdauernde Züchtung in Peptonwasser mit Laktose (erst nach zweijähriger Zucht) resp. Dulzit (in kürzerer Zeit) bei 14tägigen Umzüchtungen erhielt TWORT (1907) bei einem Typhusstamm eine Formante, die diese Zuckerarten vergärte, agglutinatorisch sich aber noch wie Typhus verhielt; nach Meerschweinchen- und Agarpassagen ging diese Eigenschaft nicht verloren. PENFOLD arbeitete mit dem Laktosestamm TWORTS weiter und stellte fest, daß derselbe auf Laktose-Galle-Neutralrot-Agar rote und weiße Kolonien (zum Teil auch Übergänge) bildeten; die roten Kolonien enthielten die Laktose vergärende Formante, die weißen Kolonien waren normal. Erstere war die mochlolytische Formante, ergab bei Weiterzucht also rote und weiße Kolonien, letztere die mochlotische Formante, ergab also später nur typische weiße Kolonien. Die roten Kolonien geben nach 5—20 Genoden in Peptonwasser ohne Laktose rein weiße Kolonien; diese bilden aber auf Laktoseagar knopfförmige Sekundärkolonien, die die mochlolytische Formante wieder enthalten.

KUWABARA (1909) züchtete aus Typhusstuhl einen agglutinatorisch normalen Typhusstamm, der Laktose und Saccharose spaltete; diese Eigenschaft ging aber nach 12—15 Genoden verloren.

Stärkere Vergärung von Dulzit und Arabinose erreichte PENFOLD bei normalen Typhusstämmen; bei Zucht auf Neutralrotdulzitagar bildete der normale Typhusstamm farblose Kolonien mit roten Sekundärkolonien; letztere enthielten die starken Vergärer und stellten gleichzeitig die mochlolytische Formante dar. Auch BRADLEY (1913) berichtet ähnliches.

Einen vom typischen Typhus durch Mangel des Glyzerinspaltungsvermögens abweichenden, jedoch virulenten Stamm züchtete MANDELBAUM (C.-B. I, 63, 1912) jahrelang fort, er wurde anfangs von ihm deshalb als besondere Art aufgefaßt (*B. metatyphi*); in alten Kulturen traten knopfähnliche Sekundärkolonien auf, welche die typische Typhusformante enthielt. Verf. glaubt deshalb, daß alle derartigen Erscheinungen als mutationsartige Wiedererlangung verlorengegangener Eigenschaft aufzufassen seien („Remutation"). EISENBERG (1914) weist auf die Möglichkeit der Entstehungsweise dieser Formante auf eine Beobachtung von MESSERSCHMIDT (1913) hin, daß durch Kaninchenpassagen (Gallenblasenimpfung) die sonst in 24 Stunden erfolgende Säurebildung aus Glyzerin eine Verzögerung von 5—10 Tagen erfahren kann. PENFOLD fand bei drei alten Typhuskulturen ein Gemisch der glyzerinspaltenden und nicht spaltenden Formante.

Durch längeres Züchten auf mit Saccharose versetztem Nährboden erzielte TWORT (1907) bei Kruse-Shiga- und Flexner-Ruhr sowie bei *Bac. acidi lactici* (Hüppe 1884) Formanten mit der Fähigkeit, Saccharose zu vergären.

SCHROETER und GUTJAHR (1911) züchteten aus zwei Y-Ruhrstämmen zwei Formanten, die eine hatte glattrandige Kolonien und spaltete Maltose, die andere mit strahligen Kolonien ohne Maltosevergärung; ferner erreichten sie für Kruse-Shiga- und Y-Ruhr bei achtmonatiger Züchtung in Maltose-Peptonwasser Gärvermögen für Maltose, zum Teil gleichzeitig auch für Rhamnose, für Flexner- und Y-Ruhr durch Anwendung von Saccharose Gärvermögen dieses Zuckers. Einige Stämme wiesen nach Mäusepassagen Verlust des Gärvermögens auf.

Ähnliche Beobachtungen machte BERNHARDT (1912) bei Y- und Flexner-Ruhr bei Kulturen auf Lackmusagar, die maltosespaltende rote

Sekundärknöpfe erzeugten; letztere blieben konstant, jedoch wurde in alten Kulturen und bei Tierpassage (Y-Ruhr an Rhesusaffen verfüttert) die Ausgangsformante erzielt.

Interessante Versuche über das Schwanken des Gärvermögens der Milchsäurebakterien stellte SCHIERBECK (1900) an, die auch praktisch von Bedeutung sind.

Aus cystitischem Harn züchtete ARKWRIGHT (1913) 2 Stämme von *B. acidi lactici*, von denen der eine aus verschiedenen Kohlehydraten und Alkoholen Säure und Gas, der andere nur Säuren bildete; letzterer dürfte nach dem Verf. nur als Formante des ersteren aufzufassen sein.

e) Alkalogenie.

Bei *Acystia alcaligenes* (Mig. 1908) wurden von BAERTHLEIN zwei Formanten gezüchtet, die aber in den physiologischen Eigenschaften keine Differenzen beobachten ließen.

f) Acidogenie.

Über Variabilität der Säurebildung bei Diphtheriebacillen berichtet GOODMAN (1908); ähnliche Versuche von BERRY und BANZHAF (1912) ergeben negative Resultate. WINSLOW und WALKER (1909) sowie EISENBERG (1914) machen jedoch für die Resultate GOODMANS die in den Genoden produzierte Säure verantwortlich.

Durch 24stündige Syntrophose von *B. lactis aërogenes* mit *B. coli* wurde bei ersterem Verlust der Säurebildung aus Adonit und Inulin bewirkt.

LÖHNIS stellte fest, daß die nitrifizierende Funktion von Bodenbakterien nicht sich zeigte, solange nur einfache Stäbchen in jungen Kulturen vorhanden waren, mit der Bildung verzweigter Stäbchen diese jedoch sogleich begann.

g) Eiweißspaltung.

Veränderungen der proteolytischen Eigenschaft sind mehrfach beobachtet worden. So berichten BUROFF, W., und BUROFF, A. (1911) vom Choleraerreger, daß dieser bei längerer Fortzüchtung auf künstlichen Nährböden eine mehr oder minder starke Einbuße erfährt. Dabei ist beachtenswert, daß die Abnahme auf verschiedenen Nährsubstraten eine ungleiche ist, am längsten dauert sie in Gelatine, am kürzesten in Blutserum.

h) Gelatineverflüssigung.

In der Verflüssigungszone von Gelatinekolonien des *Pseudomonas violacea* (Schröt. 1880) wurden mehrfach fast völlig farblose Bakterienmengen angetroffen, die zugleich sich im Gonascitstadium befanden, während die typischen blauen Kolonien ausschließlich Phytite enthielten. Auf Agar gebracht, bildeten sich bald wieder die typischen blauen Phytite enthaltende Kolonien aus ihnen.

Bei *Bacterium Jaegeri* (Mig. 1900) ist die Designante der Gelatineverflüssigung nicht Charakteristikum einer Formante, sondern eine der Designanten eines Cyclostadiums. Dies erweist sich aus einem Klatschpräparat H. Jaegers, das Heim (Lehrb. d. Bakt. 1906, pag. 447, Taf. VI, Fig. 38) abbildet und das die Grenze zwischen verflüssigtem und nicht verflüssigtem Bezirk scharf erkennen läßt. Im nicht verflüssigten Teil finden sich Mycascite, im verflüssigten Teil Basite.

i) Virulenz und Pathogenität.

Auch die Virulenz und Pathogenität sind zwei besondere Designanten, die sich beide decken, aber auch gegenseitig ausschließen können. Sie können für den ganzen Umfang eines oder mehrerer Cyclostadien als Designanten funktionieren, können aber auch bloß für eine Formante charakteristisch sein. Meist sind sie an ein Stadium gebunden, das Virostadium, oder wenigstens das Maximum der Virulenz oder Pathogenität.

So ist auch Schwächung und Stärkung der Virulenz und Pathogenität eine Erscheinung der Cyclogenie. Zumindest ihr Maximum kann an ein bestimmtes Cyclostadium gebunden sein. Bei Wechsel des Cyclostadiums oder der Formante kann Virulenz oder Pathogenität neu auftreten oder vorhandene völlig schwinden.

Sehr interessant ist die Feststellung von Davis (1921), daß der Influenzaerreger mit anderen Bakterien (*Streptococcus*, Diphtherieerreger) auch auf blutfreien Medien wächst (Ammenkolonien!).

Bereits Behring (1889) erwähnt einen im Kaiserl. Gesundheitsamt in Berlin aus virulentem Stamm gezüchteten „ganz abgeschwächten Milzbrand“, der, obgleich er weder in bezug auf die Sporenbildung, noch sonst in irgendeiner Richtung sich von einem voll virulenten unterscheiden ließ, keine Mäuse mehr tötete. Aber auch die Beobachtung eines vollvirulenten asporogenen Milzbrandstammes wird schon von Lehmann (1887) berichtet.

Eine von Schläfrig (1901) aus Ozaenasekret isolierte, für Mäuse, Meerschweinchen und Kaninchen pathogene und auf Agar Schleimkapseln bildende *Sarcina*-Spez. wurde in 2 Monate alter Kultur flach, trocken und dürftiger und verlor gleichzeitig die Pathogenität, die auch durch Tierpassagen nicht wieder erworben wurde. Gleichfalls eine pathogene *Sarcina* mit Kapselbildung auf Agar erhielt Pollack (1913) aus einer Pneumonie, die auf 4—5 Wochen alter Agarkultur weiße, punktförmige Sekundärkolonien bildete, die konstant blieben, auf Agar keine Kapseln mehr bildeten und eine für die Maus stark verminderte Virulenz beobachten ließen. Durch Tierpassage (Bauchhöhle des Meerschweinchens) wurde jedoch die virulente kapselbildende Ausgangsform wieder erreicht. Einen ähnlichen Erfolg hatte Pollak bei näheren Untersuchungen der von Schläfrig behandelten *Sarcina*.

Bei Züchtung von typischer Diphtherie aus alten Bouillonkulturen beobachtete Baerthlein eine Spaltung in typ. Diphtherie und in eine Formante, die auf Agar feine bläuliche durchscheinende bröcklige Kolonien bildete, aus kurzen, plumpen, keilförmigen Stäbchen zusammengesetzt war und der außer Zuckervergärung auch die Virulenz verlorengegangen war. Zufolge der morphologischen Differenzen dürfte es sich um ein differentes Cyclostadium handeln. Ähnliche Resultate hatte Römer (1914). Formanten mit abgeschwächter Meerschweinchenvirulenz beobachtete Sargo und Suess (1917) bei *Sclerothrix tuberculosis* (Koch).

Von typischen virulenten Pestbakterien züchtete Gottschlich eine konstante avirulente Formante, die auf Agar sich schnell entwickelte, runde saftige Kolonien ohne gezähnelten Rand bildete und Hypagglutinabilität aufwies; ältere Agarkulturen (2 Monate) bildeten die Primärformante.

Eine stark phytopathogene Formante von *B. herbicola* wurde von Groenewege (1913) auf Rohzuckernährböden, bei Bildung von viel Schleim und wenig Trypsin gezüchtet, eine schwach pathogene Formante mit viel Trypsin- und fehlender Schleimbildung.

k) Leuchtfähigkeit (Phosphoreszenz).

In älteren Kulturen nimmt nach Beijerinck die Leuchtkraft von *Photobacterium indicum* stetig ab. Eine Formante mit fast erloschener Leuchtfähigkeit bildet sich bei Züchtung in Fischbouillon mit 3 % Kochsalz in Temperaturen von mehr als 25—30 ° C.

l) Agglutinabilität.

Im allgemeinen ist für alle Cyclostadien, Cyclostadiellen und Formanten die Agglutinabilität vollkommen die gleiche. Beim Choleraerreger z. B. konnte von mir in keinem Falle irgendeine Abweichung derselben festgestellt werden.

Daß aber auch in dieser Designante Abweichungen vorkommen können, zeigen die Versuche von Abott (1912), der durch 1 ‰ Sublimat-, $^3/_4$—1 % Phenol- und durch gesättigte Sodalösung bei Micrococcen neben stärkerer Farbstoffbildung Hypagglutinabilität beobachtete.

Sehr wichtige Feststellungen konnte R. Müller (1911) an älteren Kulturen des zwischen Gärtner- und Paratyphus-Gruppe stehenden Stammes Rumfleth und Haustedt machen; eine Neuaussaat wies zwei Formanten auf: 1. Kolonien ohne Schleimwälle, keine Agglutination mit Gärtnerserum, auf 10 prozentigem Ziegenblutagar hämolysierend; 2. Schleimwallbildende Kolonien, typische Agglutination mit Gärtnerserum, nicht hämolysierend. Formante 1 war zahlreich, Formante 2 einzeln vertreten.

HAENDEL und BAERTHLEIN (1913) zeigten, daß mit Chininpräparaten vorbehandelte Typhus- und Paratyphusstämme Abweichungen in der Agglutination aufwiesen; Chininparatyphusstämme wurden von Chinintyphusserum stärker mitagglutiniert als normaler Paratyphus durch gewöhnliches Typhusserum, ebenso Chinintyphus stärker von Chininparatyphusserum als normaler Typhus von gewöhnlichem Paratyphusserum.

SOBERNHEIM und SELIGMANN fanden einige Stämme aus der Paratyphusgruppe, die durch Paratyphusserum und außerdem durch Gärtnerserum mehr oder weniger stark agglutiniert wurden. Mit diesen Stämmen erzeugte Sera erwiesen sich jedoch wie typische Paratyphussera. Bei Kulturenauslese erhielten sie zwei Formanten, die eine mit kreisrunden, durchsichtigen Kolonien agglutinierte nur bei Anwendung von Paratyphusserum, die andere mit undurchsichtiger und körniger Oberfläche war durch Paratyphus- und Gärtnerserum beeinflußbar. Ferner beobachteten die gleichen Autoren bei den Stämmen Rumfleth und Haustedt, die nur von eigenem Serum beeinflußt werden, das Entstehen einer Formante, die auch bei Gärtnerserum Agglutination zeigte. Weitere Verfolgungen von Kulturen des Stammes Haustedt nach neunmonatiger Aufbewahrung in 3 verschlossenen Röhrchen ergaben schließlich 3 Formanten, einen vom Typus des Gärtnerstammes, einen Typhusstamm und die Ausgangsformante, sowie bei Züchtung auf Milchzuckeragar einen 4. Stamm, der dem *Bact. coli mutabile* verwandt war.

Hier ist auch der Versuch BODDAERTS zu erwähnen (cf. pag. 211).

Schwankungen der Agglutinabilität bei Formanten, teils auch unter Begleitung anderer Designanten, stellten BERNHARDT und ORNSTEIN (1913) fest.

Einen inagglutinablen, aus sehr kleinen, unbeweglichen, geißellosen Individuen bestehenden Cholerastamm erzielte STAMM (Z. H. 76, 1914) nach 18 fünftägigen Fluß- und Leitungswasser-Passagen. Derselbe war normal agglutinogen, ohne Indolbildung, und zeigte bei 37 ^{0} stark gehemmtes Wachstum. Nach 16 solchen Passagen wurde eine Formante mit weißer Farbstoffbildung erzielt.

Eine vollständige Einbuße der Agglutinabilität beobachtete ZLATOGOROFF (C. B. I 58, 1911) beim Choleraerreger nach Passagen durch den menschlichen und tierischen Körper.

Daß aber ein großer Teil dieser Agglutinabilitätsveränderung Eigenschaften verschiedener Cyclostadien darstellen wird, also von morphologischen Verschiedenheiten abhängig ist, darauf weisen schon die Verhältnisse bei einem einzigen der näher verfolgten Beispiele.

Ein Ruhrstamm vom Typus Flexner, der die typische Agglutinabilität verloren hatte, bildete nach 4 Monaten Sekundärkolonien. In diesem Zeitpunkt enthielten die Primärkolonien: Phytite, die Sekundärkolonien Gonascite, Cystascite etc. Eintägige Endokulturen der Primärkolonien ergaben folgende Befunde: Kolonien: blaß rosa, unregelmäßig rundlich, Rand ziemlich gerade, wenig oder nicht gewellt, mit breitem, flachem Randsaum, der von der ziemlich stark gewölbten Zentralpartie stark abgesetzt ist. Keine Traubenzuckervergärung. Agglutination: Y = 0, Flexner = 0, Kruse-Shiga = +, Ty = +, Normalserum = +. Morphologischer Befund: ziemlich lange Phytascite.

Eintägige Endokulturen der Sekundärkolonien ergaben folgende Befunde: Kolonien: farblos, rund, Rand glatt, ohne Randsaum. Keine Traubenzuckervergärung. Agglutination: Y = +, Flexner = +, Kruse-Shiga = +, Ty = +, Normalserum = +. Morphologischer Befund: typische Phytite.

Bei Kolonien, deren Rand etwas zackig erschien, fanden sich neben Phytiten auch einzelne Phytascite.

Obige Agglutinationsproben wurden von eintägigen Agarkulturen vorgenommen, die von den Endoplatten abgeimpft waren.

Bei zahlreichen Formen aus der Ruhrgruppe wurde von mir selbst in zahlreichen Prüfungen von Sekundärkolonien eine außerordentlich verschiedene Agglutinabilität festgestellt; diese Versuche wurden aber abgebrochen, weil die festgestellte Mannigfaltigkeit ins Uferlose sich gestaltete. Ob Formverschiedenheiten dazu parallel gingen, wurde noch nicht beachtet.

m) Hämolyse.

Daß auch das hämolytische Vermögen eine cyclogenetische Designante ist und so starken Schwankungen unterworfen sein kann, zeigen Befunde von Jaffé (1912) und E. Rosenthal (1913) an *Streptococcen*; es kam so durch wenige Genoden über Blutagarplatten vorher fehlendes Blutlösungsvermögen in Erscheinung. Eine Verwendung dieser Eigenschaft für spezifische Differenzierung ist so nur unter Berücksichtigung der Cyclogenie möglich.

Bei der zarten, durchscheinenden Kolonieform der Formante eines *Streptococcus* beobachtete Baerthlein hämolytische Eigenschaft, die die trübe, gelblichweiße Kolonieform nicht besitzt.

Hämolysierende und nicht hämologisierende Formanten der gleichen Spezies züchtete R. Müller (1911) innerhalb der Gärtner-Paratyphusgruppe (vergl. pag. 183).

Buroff, W., und Buroff, A. (1911) stellen fest, daß beim Choleraerreger die hämolytische Eigenschaft bei Zucht auf künstlichen Nährböden meist nach 7—12 Monaten völlig verlorengeht (ebenso die Milch koagulierende Eigenschaft nach 12—15 Monaten; auch die proteolytische Eigenschaft nimmt stark ab).

n) Parasitismus.

Daß der Parasitismus an bestimmte Cyclostadien oder Formanten gebunden ist, ist eingehender im Kap. X A behandelt.

Wie bei anderen parasitären Organismen ein Wechsel der Wirte in verschiedenen Stadien der Entwicklung eintreten kann — ich erinnere nur an Bandwurm und Finne —, so ist auch bei verschieden cyclogenetischen Stadien und Formanten der Bakterien in gewissen Fällen eine Annahme derartiger Wechsel begründet.

So beobachtet Wyschelewsky (C. B. I, 48, 1909) beim Schweinerotlauferreger zwei Formanten auf Gelatineplatten: 1. matte, punktförmige Kolonien, in Stichkulturen wolkenartiges Wachstum und trichterförmige Verflüssigung; 2. größere, durchscheinende Kolonien, in Stichkulturen mit kugelförmigen Kolonien besetzt und ohne Trichterbildung. Formante 1 bei 11—28 Nährbödengenoden und in 5 Mäuse- und Taubenpassagen konstant. Bei Formante 2 Eintritt von Mochlolyse und Bildung von Formante 1 neben 2. Die Wuchsform der Formante 1 ist des typischen Schweinerotlaufs, die der Formante 2 entspricht dem Typus der Mäuseseptikämie; hieraus wird geschlossen, daß der Schweinerotlauferreger aus Mäuseseptikämieerregern gebildet wird.

Schroeter und Gutjahr (1911) beobachteten bei Ruhrstämmen nach Säurepassagen Verlust des Gärvermögens.

o) Sauerstofftoleranz, Anaërobiose.

Einen Verlust der Anaërobiose beobachtete Römer (1914) beim Diphtherieerreger nach Meerschweinchenpassagen bei gleichzeitigem Verlust von Virulenz, Säurebildung und der schlanken Stäbchenform.

p) Thermoresistenz.

Beijerinck beobachtete bei *Photobacterium phosphoreum* das Verschwinden einer charakteristischen Kolonieform bei höheren Temperaturen, die bei Kulturen mit Temperaturen von 10—15° C erhalten blieb.

q) Kolonieform.

Die Differenzen in der Kolonieform bei der gleichen Spezies dürften sich allmählich immer mehr als Begleiterscheinung morphologischer, gestaltlicher, physiologischer und biologischer Designanten von Cyclostadien und Formanten erweisen. Es ist natürlich nicht ausgeschlossen, daß auch bloße Koloniedifferenzen unter gleichen Verhältnissen ohne andere begleitende Charaktere auftreten könnten. Da bisher gerade auf die Kolonieform das „morphologische" Schwergewicht gelegt worden ist, ist naturgemäß von zahlreichen solchen Differenzen in der Kolonieerscheinung ohne Beobachtung weiterer Designanten berichtet worden.

Aus dem anfangs erwähnten Grunde sei an dieser Stelle nicht weiter auf die Kolonie eingegangen und auf das sich hier anschließende Kap. VI a C verwiesen.

C. Die Kolonie.

Daß eine Bakterienspezies auf dem gleichen Nährboden verschiedene Kolonieformen aufweisen kann, ist eine schon lange bekannte Tatsache — auch sie ist fast ausschließlich für mutationstheoretische Zwecke verwertet worden. Morphologische Momente sind bisher nicht dazu herangezogen worden, oder wenn einzelne derartige Beobachtungen gemacht waren, fanden sie nur beiläufig Erwähnung.

Daß auf verschiedenen Nährböden die gleiche Spezies verschiedene Kolonieformen erzeugt, ist eine ganz allgemein bekannte Erscheinung, an die ich hier nur zu erinnern brauche. Der Grund ist auch hier bisweilen bei größeren Differenzen darin zu suchen, daß auf verschiedenen Nährböden verschiedene Cyclostadien zur Entwicklung kommen; dieses tritt aber zurück, meist kann das gleiche Cyclostadium auf verschiedenen Medien in verschiedenen Kolonieformen wachsen.

Für cyclogenetische Zwecke kommen naturgemäß ganz besonders die Differenzen auf gleichem Nährboden in Betracht. Entgegen allen bisherigen Auffassungen sind auch diese Verschiedenheiten direkt abhängig von Verschiedenheiten der morphologischen Stadien. Aber auch auf verschiedenen Nährböden, z. B. Agar und Serum, werden bei manchen Arten schon verschiedene Cyclostadien erzeugt.

Alle Kolonien zerfallen in zwei Hauptgruppen, die primären Kolonien und die sekundären Kolonien.

1. Die Primärkolonie.

Eine primäre Kolonie ist eine Kolonie jungen oder alten Datums, die als eine Einheit erscheint und keine Auswüchse von Kolonieformen auf ihrer Oberfläche oder an ihrem Rande, oder auch in ihrem Inneren aufweist. Da diese zuweilen sehr klein sind und in ihrem Anfange (cf. sekundäre Kolonie) naturgemäß mikroskopisch klein sein müssen, ist nicht immer mit Sicherheit zu sagen, ob eine primäre Kolonie frei von sekundären ist. Die Form und Erscheinung einer Kolonie ist analysierbar durch: Umriß, Randform, Wölbung, Oberflächenskulptur, Konsistenz, Lichtdurchlässigkeit, Farbe, Verhältnis zum Nährboden.

Der Umriß kann sein: kreisrund, unregelmäßig rundlich, zackig, strahlig, verästelt, baumförmig etc.

Die Randform kann sein: glatt, wellig, zackig, buchtig etc.

Die Wölbung kann erscheinen: flach, stark gewölbt, halbkugelig, fast kugelig, flach oder steil kegelförmig, in der Mitte mit einem nicht oder mehr oder weniger abgesetzten Höcker, in der Mitte kraterartig vertieft[1]); am Rande wallartig erhaben, mit zwei oder mehreren, zuweilen weit hinausgeschobenen konzentrischen, flachen Wällen, die einen buckligen oder welligen Rand haben können und der Kolonie ein rosettenartiges Aussehen verschaffen, mit ringartiger Furche näher dem Zentrum oder näher dem Rande etc.

Die Oberflächenstruktur kann sein: glatt, poliert glatt, matt, rauh, körnig, runzlig, fein geritzt oder skulpturiert, gestrichelt, mit Wülsten, die zuweilen mäandrisch angeordnet sind (z. B. Typhuserreger auf Blauplatte), mit strahligen Riefen oder Furchen etc.

Die Konsistenz kann sein: weich, leicht verreibbar, trocken, feucht, zerfließend, schleimig, zäh, fadenziehend, bröcklig, gallertartig, nicht zerreißbar, fest, hart (die Kolonie läßt sich in toto fortschieben), mit Schleimhülle etc.

Nach der Lichtdurchlässigkeit kann man an den Kolonien unterscheiden: hyalinund farblos, trüb, matt, durchscheinend, undurchscheinend etc.

Die Farbe ist in den Möglichkeiten unbeschränkt.

Das Verhältnis zum Nährboden kann sein: verflüssigend, nicht verflüssigend, sich einsenkend, verfärbend, entfärbend, gärend, Geruchstoffe produzierend etc.

Alle diese Momente und viele andere sind geeignet zur Charakterisierung einer Kolonieform. Das geeignetste Instrument zu Beobachtungen der wesentlichsten Strukturformen der Kolonie ist eine gute Handlupe. Da derartige Strukturverschiedenheiten häufig spezifische Eigenschaften besitzen, darf die Lupe auch vom Bakteriologen nicht „als ungeeignetes Hilfsmittel“ angesehen werden.

Bei systematischer Prüfung von auftretenden Differenzen der Kolonieformen bei gleicher Spezies und gleichem Nährboden ergibt sich unter Berücksichtigung der Cyclogenie die Tatsache, daß parallel zu diesen Differenzen Verschiedenheiten der Cyclostadien oder wenigstens der Formanten nachzuweisen sind. Jede Differenz in der Kolonieform auf gleichem Nährboden entspricht also einer Differenz in der Zusammenstellung der Designanten.

Wenn man eine Gruppierung aller Kolonieformen einer Spezies vom cyclogenetischen Standpunkt anstreben will, unter Berücksichtigung aller Möglichkeiten der Zusammensetzung aus Designanten, so resultieren folgende Gruppen:

1. Isomorphe Kolonie. Eine Kolonie, bei der nicht nur betr.

[1]) z. B. beim Cholera-Erreger als Phytit sehr schwach.

Stadien, Stadiellen und Formanten Einheit herrscht, bei der also alle Designanten gleichartig sind, sondern die auch morphologisch einheitlich ist. Eine solche ist naturgemäß nur bei den ausschließlich Fruktifikationsstadien oder Dauerstadien enthaltenden Kolonien möglich. Die ganze Kolonie besteht hier also aus Gonidien, Goniten, Cystiten, Theciten oder Sporiten.

2. Heteromorphe Kolonie. Eine vegetative Kolonie muß immer mindestens zwei Wachstumsformen enthalten, die innerhalb eines Cyclostadiums alternieren. So z. B. das Basit, aus Mychiten und Diplomychiten bestehend; das Phytit, aus Dimychiten und Didimychiten zusammengesetzt. Berücksichtigt man hierzu noch, daß sie entweder die gleichen Cyclostadiellen oder Formanten (konform) oder ungleiche Cyclostadiellen oder Formanten (difform) enthalten kann, so kommen drei Möglichkeiten der Zusammensetzung einer Kolonie in Betracht. Die heteromorphe Kolonie kann sein:

a) isostat konform. Eine Kolonie mit gleichem Cyclostadium und gleicher Cyclostadielle oder Formante, die aber morphologisch nicht völlig gleichartig ist, sondern die zwei Wuchsformen der vegetativen Cyclostadien enthält. Alle Designanten sind wie bei 1 gleichartig, aber an Wuchsformen finden sich zwei verschiedene.

b) isostat difform. Eine Kolonie mit gleichem Cyclostadium, aber ungleicher Cyclostadielle oder Formante. (Die Designanten sind also nicht gleichartig.)

c) mixostat. Eine Kolonie enthält zwei oder mehr Cyclostadien. Da die Cyclostadiellen dann nicht gleichartig sein können, ist eine Spaltung in konform und difform unmöglich, obwohl trotzdem Differenzierung in Formanten nicht einzutreten braucht. (Die Designanten sind also ebenfalls ungleich.)

Alle vier Gruppen der Koloniezusammensetzung eignen sich zur Heranziehung zur Artdiagnose, am besten natürlich I, II a und II b. Aber auch II c wird vielfach nicht umgangen werden können, weil es bei manchen Formen sehr schwer ist, isostate Kolonien zu erzeugen. Am leichtesten ist dies noch, wenn man von einer Fruktifikation ausgeht oder vom reinen Gonit (rein beim völligen Versagen der Keimfähigkeit auf festen Nährböden), oder aber von einer Photomorphose. Auch in solchen Fällen, in denen sich schnell Sekundärkolonien bilden, in denen also die Mochlolyse leicht eintritt, sind völlig isostate Kolonien kaum zu erhalten. Reine isostate Kolonien sind auch leicht durch Isolierung von Sekundärkolonien zu erhalten. Jede isolierte, reingezüchtete Sekundärkolonie ist wieder eine Primärkolonie.

Bei Primärkolonien kann auch ohne Bildung von Sekundärkolonien

Mochlolyse eintreten, indem ein Teil oder alle Individuen derselben sich zu dem neuen Cyclostadium durch Probaenogenie allmählich entwickeln. Ich erinnere dabei nur an das Phytitstadium des Choleraerregers, das im Sonnenlicht in 1—2 Tagen zum Ascitstadium sich entwickelt und an das Phytitstadium des *Corynobacterium diffindens* Enderl. (die sekundären weißen Kolonien), die erst nach 4 Monaten auf Agar mit 7proz. Kochsalz sich in das Ascitstadium umwandeln.

Ich erinnere hier noch an die **Tupfkolonien** (Tupfkulturen). Mit diesem Namen habe ich Kolonien (bzw. Kulturen) bezeichnet, die durch weit isoliertes Auftupfen von Bakterienmaterieal mit einer gebogenen Platinnadel erzeugt sind. Von diesem Punkt aus wachsen die Organismen, oft riesige Kolonien bildend, radiär über die freie Nährbodenmasse sich ausbreitend, immer weiter, besonders wenn man, was für viele Zwecke sehr günstig ist, nur die Mitte einer großen Petrischale einmal betupft. Auch hier bilden sich, wie ich an anderer Stelle näher ausgeführt habe, oft andere Cyclostadien, und die Kolonieform und -struktur ist meist ganz besonders eigenartig und für die Spezies charakteristisch. Dies ist auch von den Bakteriologen der Gärungstechnik schon genügend beachtet worden, so z. B. von BENECKE 1912 (pag. 69). Hier wurden sie bisher als Riesenkolonien bezeichnet. Dieser Name ist jedoch nicht bezeichnend, da ja Riesenkolonien auch sonst auftreten können und Tupfkulturen durchaus nicht immer Riesenkolonien erzeugen.

Wie überhaupt die Kolonieform, so ist auch die Form der Tupfkolonie zur Spezies-Charakteristik gehörig. So hat GEROLD (B. C. II, 1909, Bd. 24, pag. 13) dieselbe zur Unterscheidung von verschiedenen Spezies der Essigbakterien verwendet.

Die gestaltliche Festlegung der Kolonieformen der einzelnen Cyclostadien resp. Formanten bei jeder Spezies ist eine Sache spezieller Forschung. Sie gehört zur Artdiagnose, und an dieser Stelle hier ist naturgemäß nicht speziell auf sie einzugehen. Daß aber auch in dieser Beziehung für Gruppen, Gattungen, Familien etc. weiter umfaßte Gesichtspunkte aufzufinden sein werden, zeigen die schönen Feststellungen von NYBERG (1912) für die Gattung *Lamprella* Enderl., ebenso auch für die cyclogenetischen Abteilungen, wie Cyclostadien und Formanten.

Aus der außerordentlichen Fülle der Literatur über die Verschiedenheiten der Kolonieform innerhalb der gleichen Spezies sei nur einiges herausgegriffen. Vielfach werden auch diese Beispiele sich direkt auf Designanten von Cyclostadien beziehen und nicht bloß immer auf Formanten.

Bei Weiterzüchtung alter Glyzerinkulturen vom Froschtuberkelerreger erhielten BAERTHLEIN und TOYODA (Z.-B. I, R. 57, 1913, Beih.) zwei Formanten, 1. trockene, bröcklige, blumenkohlartige Kolonien mit kurzen, plumpen Stäbchen; 2. feuchte, glänzende, glatte Kolonien mit längeren schlankeren Stäbchen. Weitere Mochlolyse dieser Formanten wurde nicht beobachtet.

Große Verschiedenheiten in der Form der Kolonien vom Typhus stellten Baerthlein, Bernhardt und Ornstein (1913), Sachs-Mühe (1913) und Lingelsheim (1913) fest.

Abweichungen in der Koloniebildung beobachtete Kruse, Ritterhus, Kemp und Metz (1907) bei Agaraussaat von Ruhr etc. aus Pferdemilzbouillon und von Typhus und Paratyphus aus stark konzentrierter Peptonbouillon.

Bei *Actinomyces annulatus* beobachtet Beijerinck Kolonien ohne die typische Ringbildung bei manchen Sektoren.

Bei zahlreichen Arten aus der Gattung *Lamprella* Enderl. (Typus *L. fluorescens* [Flügge 1886]) stellt Nyberg (1912) gleichmäßig zwei Formanten fest, die eine gleichartige Erscheinung darboten; die Primärformante (α-Form genannt) bildet meist ausgebreitete, flachere, durchscheinende Kolonien mit glatter Oberfläche, zuweilen mit Weinblattzeichnung, Gehirnwindungen oder paralleler Strichelung; die Sekundärformante (β-Form genannt) bildet kleinere, kompakte, undurchsichtige Kolonien von trockener, rauher, unebener, oft gewulsteter Oberfläche mit zerrissenen Rändern, die meist von fester Konsistenz sind und sich so leicht im Ganzen abheben lassen. Letztere vermag Agar zu verflüssigen, erstere meist nicht. Das gewöhnliche Wachstum von 140 untersuchten Stämmen war bei 130 in der Primärformante, bei 10 in der Sekundärformante. Sekundärkolonien der Primärformante enthielten meist die Primärformante selbst, Sekundärkolonien der Sekundärformante beide Formanten. Die α-Kolonien scheinen reine Cyclostadien zu sein, die β-Kolonien stellen dagegen unreine Cyclostadien dar.

Vier Formanten mit verschiedenen Kolonieformen erhielt Beijerinck bei Aussaat aus alten Kulturen in Würze oder Würzegelatine von *B. herbicola*. Der gleiche Autor wies auch bei *Photobacterium phosphoreum* das Auftreten einer Formante mit abweichender Kolonieform nach, die aber bei höheren Temperaturen unwiederbringlich verloren geht.

Zahlreiche Beobachtungen wurden über Verschiedenheiten der Kolonieformen von *Microspira comma*, zum Teil parallel laufend mit morphologischen Abweichungen der Keime gemacht, ich erwähne nur Namen wie Metschnikoff (1894), Kruse (1894), Baerthlein, Eisenberg (1912), Trautmann (1913), Csernel (1913). Besonders wurden neben hellen, klaren Kolonien auch trübe, gelblichweiße beobachtet. Zum Teil wurde aus den Formanten wieder die Ausgangsformante gezüchtet, während z. B. von Kruse in einzelnen Fällen selbst durch Meerschweinchenpassagen dies nicht erreicht werden konnte.

Bei Aussaat einer 33tägigen und älteren Kultur von *Microspira proteus* (Buchner 1885) erhielt FIRTSCH (Arch. H. 8, 1888) eine Formante mit braunen, bröckligen, mit Buckeln und Höckern besetzte Kolonien auf Gelatine, die bei dreitägiger Abimpfung konstant blieb, bei 4—8tägiger jedoch die Primärformante wieder erzeugte. Aus einjährigen Kulturen erhielt er eine Kolonieform mit langen Asciten.

Bei *Bact. mobile* beobachtete SALZMANN (1914) frühestens nach $30^1/_2$ Stunden unter vielen kleinen Kolonien einzelne abweichende große; bei Weiterzüchtung blieben letztere konstant, während die kleinen immer wieder große bildeten. Diese Differenzen zeigten sich auf allen Nährböden mit Ausnahme von Ascitesagar.

2. Die Sekundärkolonie.

Von fundamentaler Bedeutung ist die Einführung des Begriffes „sekundäre Kolonie" in die Bakteriologie durch GÜNTHER (1895).

Eine sekundäre Kolonie ist eine Kolonie, die auf, am Rande oder in einer primären Kolonie entsteht und der gleichen Spezies angehört, wie die Ausgangs-Kolonie. Sie hat häufig einen vollständig andersartigen Habitus als die Primärkolonie und erscheint dem Unkundigen als eine fremde, verunreinigende Kolonie. Sie kann von vollständig anderer Form, Struktur, Konsistenz, Farbe, Lichtdurchlässigkeit etc. als die Primärkolonie sein. Ich erinnere an dieser Stelle nur an die Sekundärkolonien vom Diphtherie und vom Choleraerreger. Sie kann als winziger Höcker, Knöpfchen oder flacher Auswuchs an der Oberfläche oder winziges Körnchen im Innern erscheinen und kann auch schnell die Primärkolonie völlig überwuchern. In ihren ersten Anfängen ist sie mikroskopisch klein und nicht erkennbar.

Eine Primärkolonie kann eine oder mehrere Sekundärkolonien aufweisen, sie kann aber auch dicht von ihr besät sein; die Sekundärkolonien können auch massenhaft am Rand entstehen, so daß durch Verschmelzen derselben ein andersartiger Randwall auftritt. Aber auch sonst können die Sekundärkolonien zusammenfließen. Bei der gleichen Spezies können bei einer Primärkolonie eine oder mehr oder zahlreiche Sekundärkolonien auftreten, auch Randwallbildung, ebenso Oberflächen- und Innenkolonien (Beispiel: *Corynobacterium diffindens* Enderl.).

Die am Rande entstehenden Sekundärkolonien rücken bei manchen Spezies von der Primärkolonie weit ab, so daß bei Verschmelzung vieler solcher Kolonien ein flacher Randsaum entsteht, der sich mehrfach nach außen hin wiederholen kann. Solche Formen bilden oft in kurzerZeit, zuweilen schon bei eintägigen Kulturen, Kolonien, die von 2, 3, 4 oder noch mehr solchen Zonen umgeben sind und so ein rosettenartiges Aussehen erhalten und riesigen Umfang erreichen können. Solche Rosetten bilden sich meist leichter auf

Endo- oder Blauplatten als auf reinem Agar. Diese Randsäume weisen häufig ein anderes Cyclostadium als die Primärkolonie auf.

Die Randkolonien oder die Säume fallen durchaus in den Begriff der Sekundärkolonie, wenn sie auch einen ganz anderen Eindruck erwecken als die auf der Oberfläche oder im Inneren der Kolonie entstandenen.

Den Begriff einer Tertiärkolonie oder noch weitere Begriffe einzuführen, wie es zum Teil geschehen ist, dürfte ganz unzweckmäßig sein, da der Begriff Sekundärkolonie ganz relative Bedeutung hat und nur das Verhältnis zur Ausgangskolonie ausdrückt, zumal auf einer Primärkolonie verschiedene Arten von Sekundärkolonien entstehen können.

Sekundärkolonien können schon nach 24stündiger Kultur reichlich entstanden sein, z. B. bei den Rosettenbildnern, die aus Stuhl oder Urin nicht selten gezüchtet werden, sie können aber auch erst nach Monaten entstehen, wie z. B. bei *Corynobacterium diphtheriae* (Löffl.). Eine Abhängigkeit von der Zeit bei dem Begriff der Sekundärkolonien annehmen zu wollen, ist daher nicht angängig.

Auch die Entstehung der Sekundärkolonien wurde bisher fast ausschließlich in mutationstheoretischem Sinne gedeutet. Nur wenige Autoren erhoben dagegen Einspruch, ohne eine andere Erklärung zu geben.

Auf Grund der Cyclogenie ist die Erklärung sehr einfach. Die Sekundärkolonie stellt ein anderes Cyclostadium, eine andere Cyclostadielle oder eine andere Formante als die Primärkolonie dar. An der Hand zahlreicher Beispiele konnte das morphologisch, gestaltlich, physiologisch oder biologisch erwiesen werden. Ich erinnere wieder an *Corynobacterium diffindens* Enderl., bei dem die hyaline, flache, unscheinbare Primärkolonie das Ascitstadium, die weiße, stark gewölbte, dicke und groß anwachsende Sekundärkolonie das Phytitstadium repräsentiert.

Die Sekundärkolonie kann zur primären in Metastase oder auch in Prostase stehen, bei eben erwähntem Beispiele handelt es sich um Prostase.

Die Entstehung der Sekundärkolonie ist der Mochlolyse zuzuschreiben. Ist die Mochlose schwach, bilden sie sich schnell, ist sie stark, spät oder gar nicht. Bei Arten derselben Gattung kann dies völlig verschieden sein. So bildet sich auf Agar bei *Corynobacterium diphthericum* (Löffl.) die Sekundärkolonie erst nach 3—5 Monaten, bei *Cor. diffindens* Enderl. nach 2 Tagen.

Jede durch Abimpfen isolierte Sekundärkolonie ist dann eine Primärkolonie. Auf ihr kann wieder die Ausgangskolonie als Sekundärkolonie entstehen, oder auch andersartige Sekundärkolonien.

Ist schon bei den Differenzen der Primärkolonien unter Berücksichtigung der Designanten der spezifisch diagnostische Wert ein bedeutender, so erreicht er durch die Beziehungen der Sekundärkolonie zur Primärkolonie, obgleich es sich ja dabei um dieselben Kolonien handelt, eine ganz hervorragende Bedeutung.

Betreffs der Mochlolyse ist entweder die Primärkolonie stärker oder die Sekundärkolonie. Bei mochlotischer Sekundärkolonie ist die Primärkolonie meist mochlolytisch, in diesem Falle wird die Mochlolyse der Primärkolonie meist durch besondere Einwirkung veranlaßt.

Der erste Beobachter der Sekundärkolonien ist, wie bereits erwähnt, GÜNTHER (1895). Zahlreiche Beispiele fanden später BAERTHLEIN, EISENBERG und andere bei Kolonien von Bakterien aus allen Gruppen.

MASSINI (1907) fand sie bei *Bact. coli mutabile* Neiss. 1906, dieses Beispiel wird in Kap. VI *a* C 1 b weiter berichtet.

Bei Typhuskolonien auf Lackmuslaktoseagar beobachtete R. MÜLLER kleine, knopfförmige Sekundärkolonien nach 11 Tagen, die sich als echter Paratyphus mit Schleimwallbildung ergaben. Derselbe stellte bei mehr als 120 verschiedenen Typhusstämmen die Neigung zur Bildung knopfartiger Sekundärkolonien auf Agar mit Zusatz von Rhamnose fest. Die Primärkolonie erzeugt dann stets Primärkolonien, die Sekundärkolonie beide; ein Rhamnosespaltungsvermögen kommt aber beiden nicht zu. Mit Recht hält MÜLLER diese Erscheinung als zur Artdiagnose gehörig. PENFOLD und GILDEMEISTER bestätigten obige Befunde; ebenso SAISAWA (1913), der sie auch bei mehreren Ruhrstämmen beobachtete (Y, Flexner, Strong) und bei Pseudodysenterie; ein Fehlen dieser Erscheinung wurde für Paratyphus A und B, Gärtner, Mäusetyphus, *B. coli* erwiesen. Für alle Typhusstämme fand SAISAWA die gleiche Erscheinung bei Anwendung von Arabinose. GILDEMEISTER stellte die Rhamnosereaktion ebenfalls bei Flexner- und Y-Ruhr fest und ihr Fehlen bei alcaligenes, Paratyphus, Gärtner, Kruse Shiga und Strong. Zahlreiche Beobachtungen von Sekundärkolonien machte BAERTLEIN (1911—1914); bei Streptococcen wurden aus alten Kulturen zarte durchscheinende Kolonien mit kleinen und feinen Mychiten neben trüben gelblichweißen Kolonien mit plumperen Mychiten gezüchtet, die nach einigen Monaten wieder einzelne Kolonien der ursprünglichen Formante erscheinen ließen.

Die Bildung von Sekundärkolonien beim Choleraerreger berichtet besonders EISENBERG (1912).

Sekundärkolonien beobachtete ENGELLAND (1913) bei Anwendung von Agar mit 0,2 % Brechweinstein bei *Micrococcus albus* und *Micr. aureus*; sie überwucherten die viel kleineren Primärkolonien und waren stärker gefärbt, als diese.

Sekundärerscheinungen mit asporogenen Elementen erscheinen nach einigen Wochen auf Erbsenlaubagar bei *Bac. nitroxus* nach BEIJERINCK und MINKMAN. Die Beobachtung von Sekundärkolonien ist nach eigenen

Versuchen bei den allermeisten Bakterienformen nach kürzerer oder längerer Zeit möglich. Bei manchen muß man allerdings große Geduld haben und es dauert zuweilen 3—4 Monate. Beim Diphtherieerreger wurden nach Aussetzen einer Aufschwemmung auf 47 ° C. $^1/_2$ Stunde lang und folgender Aussaat auf Agar Sekundärkolonien erst nach 3 Monaten beobachtet, ohne diese Erhitzung meist noch viel später.

Ein prachtvolles Schulbeispiel für Sekundärkolonien ist folgendes, auf das ich auch hier besonders hinweisen will; eine Kultur von *Bact. prodigiosum* (Ehrenb.) auf Agar mit $6^1/_2$—8 % Kochsalz bildet lange Ascite, die völlig ohne Bildung von Farbstoff wachsen. Nach 2 Monaten sind einzelne bis 2 mm große, meist viel kleinere Sekundärkolonien gewachsen, die eine prachtvolle tiefrote Farbstoffbildung zeigen und die Individuen im Basitstadium enthalten.

D. Die Mochlose und Mochlolyse.

Die Mochlose ist eine mehr oder weniger starke Unterbrechung der Probaenogenie und ausschließliches Herrschen der Auxanogenie. Die Aufhebung der Mochlose ist die Mochlolyse.

1. Die Mochlose.

Meist tritt eine derartige Hemmung des cyclogenetischen Vorwärtsschreitens (Mochlose) ein, wenn gleichartige äußere Einflüsse sich geltend machen. Schon eine länger als eintägige Kultur kann diese Bedingungen durch Verbrauch des Nährbodens, Abscheidungsprodukte etc. verändern, so daß Mochlolyse eintritt. Eine tägliche Überimpfung auf neuen, gleichartigen Nährboden ist in sehr vielen Fällen die geeignetste Bedingung für die Mochlose. Das sind demnach Verhältnisse, wie sie in der praktischen Bakteriologie üblich sind. Sind doch gerade alle die Vorschriften derselben für die Zusammensetzung des Nährbodens und für das Arbeiten mit ganz frischen Kulturen aus der Erkenntnis entsprungen, daß unter anderen Verhältnissen Abweichungen gestaltlicher, physiologischer und biologischer Art eintreten, die allerdings entweder als Erscheinungen der Degeneration, des Absterbens oder als Mutationsvorgänge, oder als das Auftreten neuer Arten und Unterarten etc. gedeutet wurden. Man kann so mit Recht sagen, daß an der Mochlose die wissenschaftliche Erkenntnis der ganzen Bakteriencyclogenie gescheitert ist. Steht doch heute die ganze Bakteriologie auf dem Standpunkt, daß die für eine Spezies, z. B. im pathogenen Zustande, charakteristische Wuchsform die einzige und typische Wuchsform des Organismus ist, und daß die eventuell auftretenden Abweichungen nur Abnormitäten sind. Da alle Bedingungen der künstlichen Kultur, wie Zusammensetzung des Nährbodens,

Temperatur etc. nur auf das Virostadium zugeschnitten sind, wurde naturgemäß diese Auffassung immer wieder erfahrungsgemäß bestätigt. Daß bei Unterlassung des Nährbodenwechsels einer Ruhrkultur die Agglutinationsfähigkeit verloren gehen konnte, die Individuen der Cholerakultur in Kugeln (Gonidien) zerfallen konnten, waren unbequeme Begleiterscheinungen, die vermieden werden mußten und durch ausschließliches Arbeiten mit frischen Kulturen vermieden werden konnten.

Dementsprechend war z. B. für den Choleraerreger diejenige Wuchsform als charakteristisch und für die Spezies typisch angesehen, die dem Phytit entspricht, für den Diphtherieerreger das dem Cystascit entsprechende, für den Influenzaerreger das dem Anabasit entsprechende etc.; dieses alles sind aber in Wirklichkeit nur die Virostadien dieser Arten. Neben den Virostadien bestehen aber zahlreiche andere Cyclostadien für alle die genannten Arten wie für alle höheren Bakterien überhaupt. Daß diese anderen Stadien bei der üblichen Behandlung jedoch nicht auftreten konnten, das ist der Mochlose zuzuschreiben.

Die Mochlose und natürlich dann auch die Mochlolyse kann bei jedem Cyclostadium und auch bei jeder Formante in Wirksamkeit treten. Manche Cyclostadien und Formanten neigen stärker zur Mochlose als andere, ebenso zur Mochlolyse. Man kann deshalb direkt von mochlotischen und mochlolytischen Stadien und Formanten sprechen. Aus der Fülle der Beispiele greife ich wieder nur ein einziges extremes heraus, und zwar *Corynobacterium diffindens* Enderl.; hier hat das in großen weißen Kolonien wachsende Phytitstadium eine so starke Mochlose, daß eine Mochlolyse bisher erst in 4 Monate alten Kulturen auf Agar mit 7 % Kochsalz erreicht werden konnte, während das in zarten, durchsichtigen Kolonien wachsende Gonascitstadium schon nach 1—2 Tagen neben dem Gonascit auch Phytite bildet. Ersteres ist somit ein ausgesprochenes mochlotisches Stadium, letzteres ein stark mochlolytisches.

Bei stark mochlolytischen Cyclostadien oder Formanten können naturgemäß auch gleichartige Verhältnisse nicht verhindern, daß eine Mochlolyse eintritt, eine Erscheinung, die praktisch jedem Bakteriologen bekannt ist, der trotz aller Vorsichtsmaßregeln nicht verhindern kann, daß eine Wuchsform plötzlich ihm unter den Händen verschwindet und auch oft nicht wieder zu erreichen ist.

Ferner gibt es auch Beispiele, bei denen durch gleichartige Verhältnisse, bei häufigem Wechsel des Nährbodens, nicht Mochlose eintritt, sondern gerade Mochlolyse. Das kann auch gerade bei stark bradybaenen Arten der Fall sein, bei denen nur unter sehr günstigen Ernährungsverhältnissen die Mochlose überwunden wird und die Probaenogenie eintreten kann. Hier sei z. B. *Corynobacterium pseudodiphtheriticum* erwähnt, das bei häufigem Nährbodenwechsel bei 37° C vereinzelte Gonascite zu bilden in der Lage ist.

Euprobaene Arten oder Cyclostadien sind so von starker Mochlolyse, bradybaene Arten oder Cyclostadien von starker Mochlose abhängig.

So löst sich die Mochlose des Phytitstadiums bei *Microspira comma* nach 1—2 Tagen im Sonnenlicht für die Entwicklung zum Ascitstadium, bei *Corynobacterium diffindens* Enderl. nach 4 Monaten auf Agar mit 7 % Kochsalz ebenfalls zum Ascitstadium. Bei beiden findet in diesem Falle keine Bildung von Sekundärkolonien statt, sondern die ganze Masse der Individuen tritt in das neue Cyclostadium ein; gleichzeitig beginnt die weiße, undurchsichtige Färbung zu verschwinden, und die Kolonien werden mehr oder weniger farblos und durchsichtig.

Corynobacterium diffindens Enderl. ist gleichzeitig ein Beispiel dafür, daß innerhalb der Spezies die verschiedenen Cyclostadien sich gänzlich verschieden bezüglich der Mochlose und Mochlolyse verhalten können. Wie eben erwähnt wurde, ist das Phytitstadium außerordentlich bradybaen, also mit starker Mochlose versehen, während das Ascitstadium schon nach 1—2 Tagen Sekundärkolonien bildet mit dem Phytitstadium und so stark euprobaen erscheint, also einer stark wirkenden Mochlolyse ausgesetzt ist.

Biologische Gesichtspunkte zur Mochlose werden noch in Kap. VII in den ersten einleitenden Seiten gebracht, auf die hier verwiesen sei.

Die Hemmung der cyclogenetischen Weiterentwicklung, die das Wesen der Mochlose ausmacht, darf nicht verwechselt werden mit Wachstumshemmungen der Kulturen und Kolonien, etwa auf gewissen Nährböden oder unter bestimmten Verhältnissen; diese haben nichts mit der Mochlose zu tun.

2. Die Mochlolyse.

Die Mochlolyse ist, wie schon erwähnt, die Aufhebung der Mochlose.

Die Hemmungen, die in der Natur der Mochlose liegen, werden aufgehoben durch die Einwirkungen äußerer oder innerer Einflüsse. Dabei kommt es durchaus nicht auf die Art derselben an; die gleiche Wirkung kann veranlaßt werden durch Einwirkung eines wenig veränderten Nährbodens, durch chemische Einwirkung, wie durch Alkalien, Säure, Salze, Gifte etc., durch Einwirkung von Lichtstrahlen etc. Eine ganze Anzahl derartiger mochlolytischer Faktoren sind in Abschnitt VI *b* über die konditionellen Faktoren der Cyclogenie zusammengestellt.

Mochlolyse tritt aber auch ein in jeder alten Kultur durch Bildung der Sekundärkolonien (cf. Abschnitt VI *a* C 2) oder durch allmähliches Eintreten alter Individuen einer Kolonie in ein neues Cyclostadium. Vermutlich bilden sich dann innerhalb der Kolonie Abscheidungsstoffe, die geeignet sind, die Mochlose aufzuheben, vielleicht sind es Veränderungen des

Nährbodens durch den immer weiter gehenden Verbrauch desselben. In ersterem Falle könnte man auch mit der Bildung spezifischer Stoffe rechnen, die nur für die eigene Art mochlolytisch wirken. Es würde dann die Spezies sich selbst die Vorbedingungen schaffen, in der Cyclogenie weiter fortzuschreiten.

Man könnte so von natürlicher und künstlicher Mochlolyse sprechen. Dies ist jedoch nur eine Einteilung für praktischen Bedarf; an sich liegt hierin kein Gegensatz, weil die Mochlolyse eben ein innerer Vorgang ist, dem wohl durch äußere Verhältnisse die Bedingungen geschaffen werden können, der aber nicht in Wirklichkeit künstlich erzeugt werden kann.

Entsprechend der cyclogenetischen Entwicklung ist der Erfolg jeder Mochlolyse nachstehend (metastat) zu dem Ausgangsstadium. Das erscheint zunächst nicht so einfach zu sein. Hat z. B. sich, wie bei *Corynobacterium diffindens* Enderl., aus dem Gonascit resp. Cystascit durch Mochlolyse das Phytitstadium gebildet, so erscheint dies zunächst prostat. Dies ist aber meist nicht der Fall. Denn aus den Gonidien resp Cystiten des Gonascites resp. Cystascites haben sich erst allmählich durch Verlauf durch das Basitstadium das Phytit gebildet, so daß in Wirklichkeit das erreichte Phytitstadium, wie es scheint, metastat zum Ausgangstadium liegt. Ein derartiges Verhalten hat sich durch die Beobachtung zahlreicher Formen ergeben, so daß von einem metastatischen Moment der Mochlolyse gesprochen werden kann.

3. Die Pseudomochlose.

Ganz eigenartige Verhältnisse finden sich bei jenen Formen, die Arthrothecite und Endothecite bilden. Diese entwickeln sich, wie schon erörtert, aus Cystiten, welche nicht abgestoßen werden, sondern mit dem Mutterexemplar verbunden bleiben. Unter gewissen Verhältnissen kann bei diesen Formen, hierher gehören z. B. die Corynobacteriinen und Schaudinniden, die Bildung isolierter Gonidien ganz unterbleiben, so daß dann, abgesehen von Arthrogonie, die Fortpflanzung ausschließlich auf die Arthrothecit- und Endothecit-Bildung beschränkt bleibt. Diese von den angrenzenden Dimychosen (Trophodimychosen) ernährten Gebilde entsprechen, wie schon bemerkt, durchaus embryoartigen Bildungen, und die Abstoßung erfolgt erst, wenn der Embryo wieder ein fertiges Cystascit darstellt. Hier wird also die ganze Cyclogenie ausgeschaltet, hier tritt zum ersten Mal eine wirkliche Ontogenie auf, bei der alle Stadien sowohl der Cyclogenie als auch der Phylogenie an einem einzigen Individuum durchlaufen werden.

Bei solchen Spezies, wie sie z. B. *Schaudinnum Bütschlii* Schaud. und *Corynobacterium diphtheriae* (Löffl.) darstellen, treten als Parasit im Virostadium keine anderen Verhältnisse ein, und es erfolgt, trotzdem Cystitbildungen eintraten, doch keine Mochlolyse. Obgleich hier in Wirklichkeit, allerdings nur im Virostadium, keine Mochlolyse vorliegt, kann doch nicht von Mochlose gesprochen werden, da hier ja an die Stelle der Cyclogenie die Ontogenie des Embryos getreten ist. Diese Erscheinung ist daher mit Pseudomochlose zu bezeichnen.

Das Aufheben der Pseudomochlose ist jedoch ebenfalls mit Mochlolyse zu bezeichnen.

4. Die Pseudomochlolyse.

Eine ähnliche Ausschaltung der Cyclogenie findet bei der Oidienbildung und mit dieser bei der Sporitbildung statt. Hier entsteht z. B. aus dem Phytascit das Phytit, aus dem Sporascit das Sporit. Hier handelt es sich nicht um eine Bildung metastatischer Cyclostadien, sondern die Cyclostadien stehen prostat zu den Ausgangsstadien. Demgemäß fehlt das erforderliche metastatische Moment der Mochlolyse. Bei derartigen Erscheinungen ist somit von Pseudomochlolyse zu sprechen.

E. Die Cyclode.

Die Cyclode ist das einmalige Durchlaufen des cyclogenetischen Entwicklungsganges. Eine vollständige Cyclode enthält außer allen Cyclostadien auch die Amphimixis. Der unvollständigen Cyclode fehlt eins oder mehrere der Cyclostadien oder die Amphimixis.

Die in mutationstheoretischem Sinne als Rückschläge (besonders: Beijerinck, Eisenberg), ständig rückschlagende Sippen (Eisenberg), Rückmutation (Wolf) etc. bezeichneten und gedeuteten Erscheinungen sind in der Natur der Cyclode begründet.

Die durch die Cyclode gekennzeichnete Anordnung der Cyclostadien, deren morphologische Kulmination die Kulminante für die Spezies und das Genus charakteristisch ist, schließt ein Rückwärtsentwickeln in dem Sinne, daß einem Cyclostadium ein prostates Cyclostadium folgen könnte, aus. In der Cyclode folgen alle Cyclostadien dem vorhergehenden metastatisch. Eine Ausnahme macht nur das Sporit, das eben nur eine Ausschaltung der Cyclode bezüglich ein Verharrenbleiben im Phytitstadium darstellt sowie die Oidienbildung. Die Prostase eines Cyclostadiums ist dabei, wie schon erwähnt, die Stellung eines Cyclostadiums vor irgendeinem späteren in der Cyclode, die Metastase die Stellung eines Cyclostadiums hinter irgendeinem früheren Stadium der Cyclode. Manche Organismen durchlaufen die Cyclode oder Teile derselben schnell (euprobaen), andere langsam (bradybaen).

Die Entwicklung der Cyclode von den einfachsten morphologischen Elementen bis zum Höhepunkt der morphologischen Entwicklung ist progressiv. Dieser Höhepunkt ist die *Kulmination*, das kulminierende Cyclostadium die *Kulminante*. Der Kulminante folgt das mehr oder weniger schnelle Zerfallen in niederere oder niedrigste morphologische Einheiten, die Cyclode ist *degressiv*.

Jede Bakteriengonidie muß, um wieder die Kulminante zu erreichen, den cyclogenetischen Entwicklungslauf, d. h. also eine Cyclode durchmachen (*cyclogenetisches Grundgesetz!*). Sie rekapituliert somit die gesamte Phylogenie, die aber nicht, wie bei der *Ontogenie*, an einem einzigen Individuum durchlaufen wird, sondern in einer mehr oder weniger großen Anzahl bis zu ungeheuer zahlreichen Generationen sich abspielt.

Um mit der einfachsten Cyclode zu beginnen, soll zunächst nur die Cyclode der *Monomychoten* erörtert werden.

Da bei diesen die geschlechtliche Fortpflanzung nicht mit Sicherheit festgestellt ist, will ich diese hier auch vorläufig fortlassen. Eine Einordnung der Amphimixis wäre hier an der gleichen Stelle vorzunehmen wie bei den Dimychoten, wie dies in der Tabelle für die Dimychoten ersichtlich ist.

Einen Überblick über die cyclogenetische Entwicklung der Monomychoten, also über die Formen, welche in ihrer Cyclode des Dimychites entbehren und nur Mychite oder Diplomychite darstellen und sich so morphologisch vom einfachsten Baustein, dem Mychit, nur nach der Mychomitose und bei der Zellteilung entfernen., gestattet folgende Tabelle.

	Fructifikationen			Fructifikationen
biomorphologisch:	Gonidie Cystoid	Probasit ⟶	Anabasit ⟶	Gonidie Cystoid
vergleichend morphologisch:	Mychit	Mychit langzeitig	Mychit kurzzeitig	Mychit
		Mychite und Dimychit abwechselnd		

Bei den Monomychoten sind nur 2 Cycloden überhaupt möglich. Alle die sich bei der Cyclode höherer Dimychoten ergebenden Schwierigkeiten fallen hier fort, so daß einige der erforderlichen Begriffe hier vielleicht am leichtesten verständlich gemacht werden können.

Die einfachste Cyclode, die überhaupt bei den Protomychoten möglich ist, wird durch das Probasit als Kulminante fixiert. Eine Konkulminante ist hier nicht denkbar. Prostase und Metastase fallen zusammen, da nur ein cyclostatischer Wechsel von Gonidie oder Cystoid mit dem Probasit stattfindet. Auch ist die Differenzierung der Fruktifikation noch wenig ausgeprägt, so daß die Feststellung von Gonidien nicht immer leicht ist. Gonidien und Cystoide scheinen sogar bei manchen Formen zu fehlen, so daß nur das

Alternieren der beiden Wuchsformen des Probasit restiert, nämlich des Mychit und Dimychit. Als Beispiel für die Cyclode mit der Kulminante Probasit ist die Gattung *Micrococcus* zu erwähnen. Die Gonidien- und Cystoidbildungen zeichnen sich durch stärkere Ansammlungen von Trophoconien aus, und besonders die Cystoide fallen oft durch eine recht ansehnliche Anschwellung auf. Das typische mikroskopische Bild einer Micrococcuskultur zeigt oft gleichzeitig neben den beiden für das Probasit typischen Wuchsformen, und zwar das Mychit in Mehrzahl und das Diplomychit in geringer Anzahl, auch die Gonidien und die Cystoide. Noch auffälliger sind diese Verhältnisse bei der Gattung *Streptococcus*.

Ein phylogenetischer Schritt weiter ist die Erreichung des Anabasitstadiums als Kulminante. Beim Wechsel von Mychit und Dimychit herrscht dann in der Kulminante das Dimychit vor. Als Beispiele führe ich *Mogallia* Enderl. an. Bei *Mog. pneumoniae* (Weichselb. 1886) wurde schon MIGULA infolge des Auftretens von Dimychiten veranlaßt, sie zu *Bacterium* zu stellen.

Eine besondere Stellung nehmen diejenigen Formen ein, bei denen wohl der Zerfall des Dimychites schnell eintritt, aber die beiden Mychite eine engere und festere Beziehung zu einander behalten und als Diplomychit weiter bestehen. Dies ist das Basoitstadium. Als typisches Beispiel ist Diplococcus gonorrhoeae (FLÜGGE 1886) zu erwähnen. Ein Probasitstadium ist hier noch nicht festgestellt worden.

Cystite sind bei der Cyclode der Monomychoten nicht festgestellt worden, und ihr Vorkommen ist gänzlich unwahrscheinlich. Ein Auftreten von Arthrothecit, Endothecit etc. ist naturgemäß ausgeschlossen.

Eine Zusammenstellung aller bei den Dimychoten von mir beobachteten Cyclostadien habe ich in folgender Tabelle dargestellt. Es umfaßt dieselbe alle beobachteten Entwicklungsmöglichkeiten der Cyclode.

Unter dem Doppelstrich findet sich der Ausdruck der morphologischen Bedeutung der einzelnen Cyclostadien, so daß diese Tabelle einen Überblick über die gesamte Bakteriencyclogenie gewähren kann. Die in derselben aufgeführten Cyclostadien sind natürlich nicht alle auch für eine einzige Art festgestellt, und es liegt auch keine große Wahrscheinlichkeit vor, daß sie auf eine Spezies vereinigt sein können. Für diesen Fall müßte ein Sporenbildner auch Arthro- und Endothecite, Synascite und Zoite zu produzieren vermögen.

Am meisten Cyclostadien vereinigen noch die am höchsten entwickelten Schaudinniden (*Schaudinnum* Enderl.) in ihrer Cyclode. Dieser fehlt nur das Arthrothecit, das Sporit und das Sporascit. Das Auftreten letzterer beiden ist auch für sie aus vergleichend systematischen und phylogenetischen Gründen ausgeschlossen. Gonidien und Basite sind zwar noch nicht beobachtet worden, kommen aber sicher bei allen Dimychoten vor.

Übersicht über alle Möglichkeiten

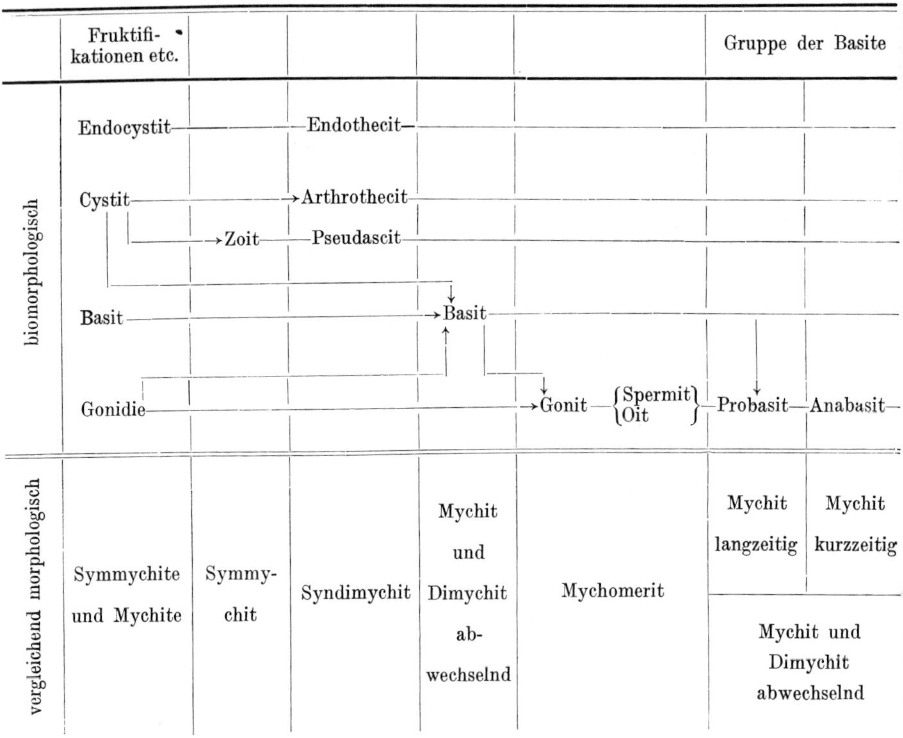

Unter den Sporenbildnern nimmt *Migulanum anthracis* (Koch 1876) die höchste Stelle ein. Die Culminante ist das Synascit; Sporit und Sporascit sind charakteristisch; dagegen fehlen Endothecit, Arthrothecit, Cystit, Cystascit, Zoit und Pseudascit.

Einige Beispiele seien aus der Fülle des Materials noch herausgegriffen. So hat der Cholera-Erreger eine sehr vielseitige Cyclode, der nur Arthrothecit, Endothecit, Sporit und Sporascit fehlt.

Dem Diphtherie-Erreger fehlt dagegen: Endothecit, Synascit, Zoit, Pseudascit.

Die einzige Möglichkeit einer systematischen Gruppierung derartig labiler Organismen ist naturgemäß die Gruppierung nach der Kulminante. Dies ist von morphologischem, phylogenetischem und biologischem Standpunkt aus durchaus begründet. Daher hat die Kulminante eine bestimmende Bedeutung und hervorragende Wichtigkeit. Bei der außerordentlichen Schwierigkeit, für eine Form mit Sicherheit von einem Höhepunkt der Ent-

der Cyclode der Dimychoten.

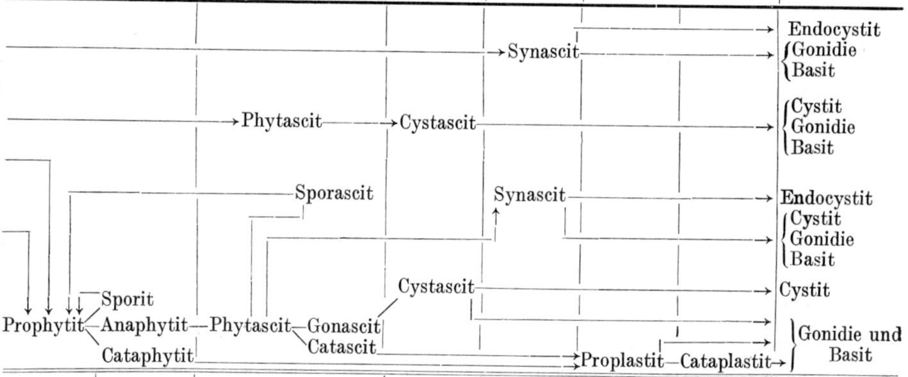

Gruppe der Phytite		Gruppe der Ascite		Synascit	Gruppe der Plastite		Fruktifikationen etc.
Prophytit und Cataphytit mit langzeitigem Dimychit	Anaphytit mit kurzzeitigem Dimychit	catatactes Syndimychit und catatactes Didimychit oder nur catatacte Syndimychite	catatacte Syndimychite	syntacte Syndimychite	Dimychit langzeitig	Dimychit kurzzeitig	Symmychite und Mychite.
Dimychit und Didimychit abwechselnd. Das Sporit nur als Dimychit. Das Sporit nur als Dimychit.					Dimychit und Mychit abwechselnd		

wicklung sagen zu können, ob es sich um eine Kulminante oder um eine Konkulminante handelt, wird die systematische Einordnung sehr vieler Bakterien noch sehr großen Schwankungen unterworfen sein. Besonders kommen dabei die Ascota in Betracht, da für einen großen Teil der zu *Bacterium* etc. bisher eingeordneten Spezies die Kulminante gar nicht feststeht und diese häufig in einem zur Kulminante prostaten Cyclostadium wachsen und in diesem bekannt sind.

Die niedrigste Kulminante in der Dimychotencyclode ist das **Prophytit.** Die einfachste Form stellt *Hemallosis tarda* (Mig. 1900) dar, eine früher als *Micrococcus* aufgefaßte Spezies, die aber nach den Zuchtresultaten von Matzuschita (1900) auf Agar mit Kochsalzzusatz Dimychite und Didimychite bildet.

Dem **Anaphytit** als Kulminante dürften eine ganze Reihe der zu *Bacterium* bisher eingeordneten Arten angehören.

Das **Gonascit** als Kulminante besitzen alle *Ascota*, also die Gattungen:

Fusiformis Hoelling 1910, *Bacterium* Ehrenb. 1828, *Acystia* Enderl., *Eucystia* Enderl., *Pseudomonas* Mig. 1894, *Lamprella* Enderl. sowie alle *Parascota*, also die Gattungen *Bacillus* Cohn 1872, *Bactrillum* A. Fisch. 1897, *Plectridium* Fischer 1897, *Kochella* Enderl. und *Fischerinum* Enderl.

Das Sporit und Sporascit sind nie Kulminante, da sie morphologisch nur Erscheinungsformen des Phytites und des Phytascites sind. Das Sporit ist daher auch nicht als Konkulminante aufzufassen, während man dem Sporascit den Charakter als Konkulminante zusprechen kann, weil das entstehende Sporit wieder durch Phytit und Phytascit zum Sporascit sich cyclogenetisch entwickelt und so eine wenn auch stark verkürzte Cyclode übrig bleibt.

Das Cystascit kann nicht Kulminante sein, weil es von dem entweder aus dem Ascit oder aus dem Cystit entstehenden Synascit morphologisch überholt wird.

Außerordentlich vielseitig ist das Synascit als Kulminante. Zunächst kann die Lagerung der Mych nur zweireihig in der Kulminante sein, wie z. B. bei *Zygostasis maximus* (Mill. 1892). Oder ist diese mehr- bis vielreihig. Hierzu kommen dann noch Astbildungen, wie z. B. bei den Sphaerotiliden.

Näheres über die Bedeutung der Kulminante ist im Abschnitt über die Klassifikation (VII) zu ersehen.

Daß auch die Virulenz und Pathogenität an bestimmte Cyclostadien gebunden sind, darauf soll später weiter eingegangen werden (XA).

An einem Beispiel soll hier die ganze Cyclode rekapituliert werden, und zwar von dem *Syncrotis buccalis* (Robin) aus der Mundhöhle des Menschen. Dieser Organismus wächst je nachdem er bei 37° oder bei Zimmertemperatur oder im Sonnenlicht, oder auf was für Nährboden er kultiviert wird, je nachdem welche Ausgangsform benutzt wird, einmal als Basit, das andere Mal als Phytit, oder als Ascit oder als Synascit. Die Abhängigkeit von äußeren, oft zufälligen Bedingungen ist so groß, daß er, einmal aus dem Munde entnommen, auf künstlichem Nährboden in dem einen Cyclostadium, das andere Mal in einem anderen wächst. Meistens erhält man nach eintägiger Kultur von Material aus dem Munde (Sputum etc.) das Basit- oder das Phytitstadium und erscheint meist dem nicht über die Veränderlichkeit orientierten Beobachter des Organismus als nicht gewachsen, da er ja nicht das Ausgangsstadium des Synascites, wie es sich im Munde meist vorfindet, erkennen läßt. Nur in einem Falle wurde auf Agar direkt aus dem Sputum das Ascit und Synascit gezüchtet.

Eintägige Kulturen bei Zimmertemperatur sind meist im Basitstadium, wie es Fig. 199—206 zeigen, und zwar finden sich dann zahlreiche miotrophische Individuen, teils auch atrophische.

In 7—8 Wochen alten Kulturen, ebenfalls dem Basitstadium angehörend, herrschen dagegen die pliotrophischen Individuen stark vor (Fig. 207—210).

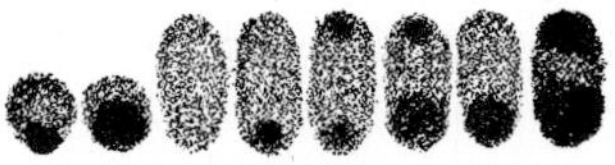

199. 200. 201. 202. 203. 204. 205. 206.

Fig. 199—206. *Syncrotis buccalis* (Robin). Aus Sputum. Aus eintägiger Agar-Reinkultur bei Zimmertemperatur. Vergr. 10 000 : 1.
Fig. 199. Atrophisches Mychit. — Fig. 200. Miotrophisches Mychit. — Fig. 201. Atrophisches Dimychit, ohne Trophosomellen. — Fig. 202. Miotrophisches Dimychit, mit 1 Trophosomelle. — Fig. 203. Desgl., mit 2 Trophosomellen. — Fig. 204. Desgl., mit 1 Trophosom u. 1 Trophosomelle — Fig. 205. Desgl., mit 1 Trophosom. — Fig. 206. Desgl., mit 2 Trophosomen.

In Tupfkulturen im Sonnenlicht oder auch bei häufigem Wechsel des Nährbodens im Brutschrank entsteht schnell das Phytit, das Ascit und das Synascit. Die in Fig. 211—221 abgebildeten Wuchsformen entstammen einer frisch aus Sputum gezüchteten Reinkultur. Neben diesen fanden sich in derselben zahlreiche außerordentlich lange Fäden, oft schlangenartig gewunden oder S-förmig gekrümmt. Hier ist auch Fig. 185 u. 128 zu vergleichen.

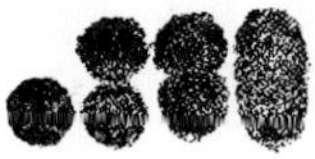

207. 208. 209. 210.

Fig. 207—210. Desgl., aus 8 Woch alter Agar-Reinkultur. Vergr. 10 000 : 1.
Fig. 207. Pliotrophisches Mychit (= Gonidie). — Fig. 208. Pliotrophische Desme, aus 2 Mychiten. — Fig. 209. Pliotrophisches Diplomychit. — Fig. 210. Pliotrophisches Dimychit.

Als weiteres Beispiel sei der Tuberkulose-Erreger *Sclerothrix tuberculosis* (Koch) ausgewählt. Während sich meist ausschließlich oder fast ausschließlich körnchenlose Ascite oder Diplascite im Sputum erkennen lassen, finden sich hier zuweilen andere Wuchsformen und gelegentlich ein großer Formenreichtum, auf den in der umfangreichen Literatur über den Tuberkulose-Erreger zur Genüge hingewiesen worden ist. So wies schon Much (Beiträge zur Klinik der Tuberkulose, Bd. 8 u. 11. Münchener med. Wochenschr. 1908) auf feinste Körnchen hin, die Granula, die er in Beziehung zu dem Tuberkel-Erreger brachte und für Entwicklungsformen desselben hielt, und die z. T., wie ich hier feststelle, mit Sicherheit Gonidien darstellen. Aber auch andere, wie Geipel (1909), Liebermeister, Schottmüller (1908), Wirths (1908), Gasis (1909), von Betegh (1908, Kroll (1911) etc., beobachteten diese Körnchen, die sich zuweilen weniger säurefest als die Stäbchen erweisen, und teilweise auch als Sporen aufgefaßt wurden. Auch Spengler (Deutsch. med. Wochenschr. 1907) hält diese ebenfalls von ihm mit dem Namen „*Splitterchen*" bezeichneten Körnchen für Sporen. Bei weniger langer Behandlung mit Alkohol treten sie leichter rot gefärbt in Erscheinung. Alle Zweifel, daß diese Gonidie zu den Erscheinungsformen des Tuberkulose-Erregers gehören, wie sie z. B. Kolle und Hetsch

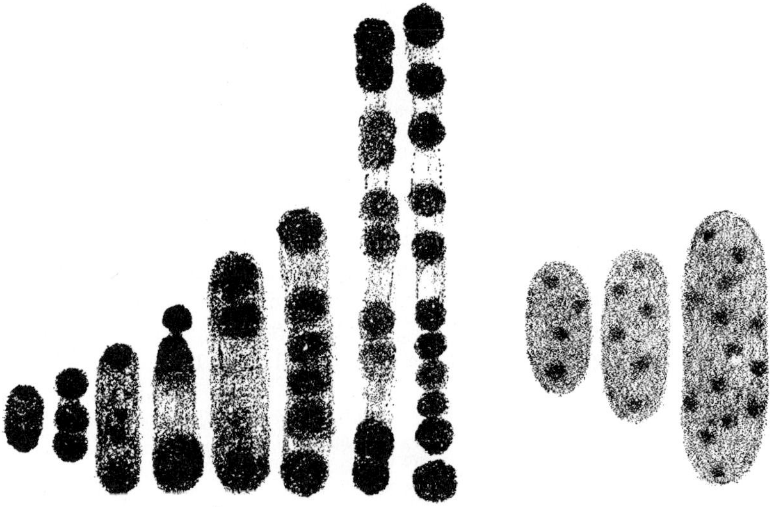

211. 212. 213. 214. 215. 216. 217. 218. 219. 220. 221.

Fig. 211—221. *Syncrotis buccalis* (Rob.), eintägige Agar-Reinkultur enthaltend Phytite, Ascite und Synascite. Vergr. 10 000 : 1.

Fig. 211. Dimychit mit Miotrophose. — Fig. 212. Pliotrophisches Dimychit, das eine der beiden Mych durch Protozygie verdoppelt, das andere schon etwas isolierter zur beginnenden Abstoßung als Gonidie. — Fig. 213. Catatactes Didimychit mit Miotrophose, an den Polen kleine Trophosomen, in der Mitte Trophosomellen. — Fig. 214. Kurzes Ascit mit Gonidie.— Fig. 215. Kurzes Ascit. — Fig. 216. Desgl. Fig. 217. Etwas längeres Ascit mit beginnender Oidienbildung. — Fig. 218. Etwas längeres Ascit mit beginnendem Zerfall in Gonidien. — Fig. 219. Syntactes Didimychit. — Fig. 220. Kurzes Synascit (aus 3 Dimychosen bestehend). — Fig. 221. Etwas längeres Synascit (anscheinend aus 7 Dimychosen zusammengesetzt).

(3. Aufl. 1911, pag. 529) äußern, werden durch das Auftreten von Individuen mit sich bildenden Gonidien, wie sie Fig. 226 darstellt, widerlegt, abgesehen von dem Hinweis auf die allgemeine Bedeutung der Gonidienbildung für alle Bakterien. Bei manchen Sputis haben sie zweifellos auch diagnostische Bedeutung, da zuweilen die Stäbchen äußerst vereinzelt sind und die Gonidien vorherrschen, so daß zumindest die Anwesenheit säurefester Körnchen die Anwendung des Antiforminverfahrens erforderlich macht, um einzelne Stäb-

chen aufzufinden. Aber auch die winzigen Kurzstäbchen wurden schon hier und da mit dem Tuberkulose-Erreger in Beziehung gebracht, so von Unna (*Coccothrix*), die dem Didimychit und Dimychit entsprechen dürften. Übrigens weist auch schon Bruns, H. (Ein Beitrag zur Pleomorphie der Tuberkelbazillen. Dissert. Straßburg 1895, pag. 1—24, I. Taf.) auf verschiedene Erscheinungsformen dieses Organismus hin.

Zum Teil sind auch weitere spezielle Namen für einzelne Wuchserscheinungen in Gebrauch gelangt, so „Ziehlsche Form", „Muchsche Form", „Einzelkörner" etc. (cf. z. B. Kroll 1912). Individuen aus einem ungewöhnlich formenreichen Elemente enthaltenden Sputum sind in Fig. 222—231 und Fig. 234 abgebildet, dem noch drei weitere Formen aus einem anderen

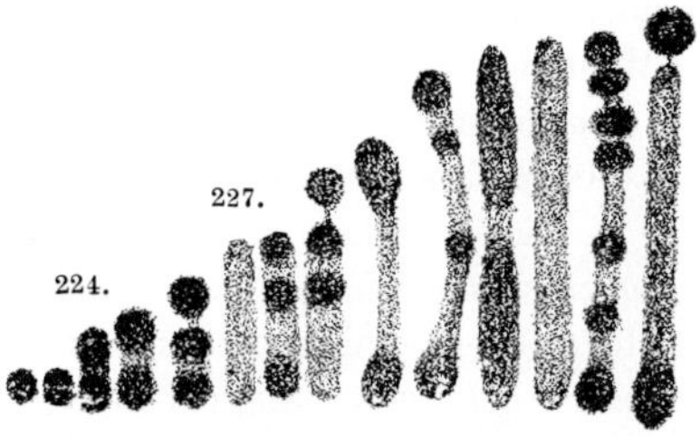

222.223. 225.226. 228.229.230.231.232.233.234.235.

Fig. 222—231 und 234. *Sclerothrix tuberculosis* (Koch) aus Sputum. Fig. 232, 233 und 235 aus einem anderen Sputum. Vergr. 10 000 : 1.

Fig. 222. Gonidie. — Fig. 223. Diplomychit. — Fig. 224. Dimychit. — Fig. 225. Dimychit mit 2 Trophosomen. — Fig. 226. Dimychit mit 1 Gonidie. — Fig. 227. Didimychit. — Fig. 228. Didimychit mit 3 Trophosomen. — Fig. 229. Didimychit mit 2 Trophosomen und 1 Gonidie. — Fig. 230. Ascit mit 2 Telocystiten. — Fig. 231. Ascit aus 4 Dimychosen bestehend, mit 2 Telotrophosomen und 2 Ascotrophosomen. — Fig. 232. Ascit aus 4 Dimychosen bestehend, ohne Trophosome und in der Mitte etwas gelockert (Diplascit); häufiges Bild. — Fig. 233. Ascit aus 4 Dimychosen bestehend, ohne Trophosome (gewöhnliches Bild). — Fig. 234. Ascit aus 5 Dimychosen bestehend, am oberen Ende zum Teil in Gonidien zerfallend. — Fig. 235. Ascit mit Telocystitbildung.

Sputum beigefügt werden. Alle diese Formen finden sich natürlich, wenn auch meist sehr einzeln, in fast jedem tuberkulösen Sputum. In der dargestellten Anordnung geben sie ein klares Bild, daß auch der Tuberkuloseerreger von der cyclogenetischen Entwicklung keine Ausnahme machen kann und wie alle Bakterien dem cyclogenetischen Grundgesetz unterworfen ist. Daß auch die Körnchen (Granula) des Tuberkulose-Erregers Reservestoffe enthalten, und zwar besonders auch Lipoide und Alkohole (vor allem das Mykol), ist durch die Untersuchungen von Tamura (1913, 1914) klargestellt, weil gerade die Grampositivität, Säurefestigkeit und Alkalifestigkeit an das Mykol gebunden sind (vergl. pag. 99).

Lubarsch (1899), Kossel (1913) etc. halten die Keulenformen etc.

(Cystascite) für Hemmungsmißbildungen und pathologische Bildungen (Involutionsformen).

Ob ferner der *Bac. pluton* White, der Erreger der Bienenfaulbrut, das Ascitstadium des *Streptococcus apis* Massen darstellt, ist durch weitere Untersuchungen festzustellen (cf. K. J. Geiger, Microorganismen als Erreger von Bienenkrankheiten; in: Mikrokosmos 16, 1923, pag. 154—158); diese beiden Formen finden sich im 1. Stadium (Sauerbrut) dieser Larvenkrankheit, werden aber im 2. Stadium (stinkende Faulbrut) vom *Bac. alvei* ganz oder größtenteils verdrängt.

Biologisch betrachtet stellt die Verschiedenheit der Bedingungen, welche die einzelnen Cyclostadien einer Bakterienspezies benötigen, nichts anderes dar, als wie wir es bei anderen Organismen gewöhnt sind. So kann sich eben die Larve einer Libelle nur im Wasser entwickeln, während die Imago außerhalb des Wassers lebt; die Finne des menschlichen Bandwurms lebt nur im Rind, wie dieselbe sich eben nur im Menschen zum Bandwurm entwickelt; die Larve von Meloë lebt im 1. Larvenstadium in Blüten, in den folgenden Stadien in Bienenstöcken, als Imago im Freien; ich erinnere ferner noch an die Verschiedenheiten der Lebensbedingungen, welche für die verschiedenen Stadien von Rostpilzen etc. erforderlich sind.

Der einzige, der bisher der Vorstellung der Cyclode am nächsten kam, ist Fuhrmann (1907). Auf Grund von Untersuchungen von *Eucystia cerrevisiae* (Fuhrm. 1906) etc. stellte er Verschiedenheiten des Wuchses fest, wie Körnchen, Stäbchen, verlängerte Stäbchen, Fäden, keulenförmig aufgetriebene Stäbchen, Endkolben etc. Das Durchlaufen der verschiedenen Formen nennt er Entwicklungscyclus, und er erkennt bereits, daß die einzelnen Formen durch viele Generationen hindurch bewahrt bleiben können. Die oben angegebenen Fuhrmannschen Bezeichnungen (vergl. pag. 61 b) sind keine morphologisch fixierten Begriffe, man kann sie aber im wesentlichen auf Gonidien, Phytit, Ascit, Mycascit, Gonascit und Cystit beziehen. Die Fuhrmannsche Auffassung hat leider infolge seiner Skizzenhaftigkeit keine Beachtung gefunden. Hier ist auch auf das über Nyberg (1912) pag. 34 und über Prell (1917) pag. 66 b Gesagte zu verweisen.

Daß meine Auffassung über die Cyclogenie (1916) allmählich beginnt Fuß zu fassen, zeigen eine Reihe von Arbeiten aus der neuesten Zeit. So erkennt auch Almquist (1922) in verschiedenen Erscheinungsformen der Erreger von Typhus, Ruhr, Cholera etc. Glieder eines gesetzmäßigen Lebenscyklus an. Auch Lieske (1922) hält es für sicher, daß viele jetzt als Arten beschriebenen Bakterien nur Entwicklungsformen anderer Species darstellen. Wie tief aber die Gesamtbakteriologie noch in dem Monomorphismus steckt, dafür sei aus allerneuester Zeit als Beispiel auf eine Gegenäußerung gegen die eben zitierte Ansicht Lieskes und zwar auf einige Worte von PRINGSHEIM hingewiesen (1923, pag. 373): „Woher er [Lieske] diese Sicherheit schöpft, ist unerfindlich. Es ist sehr zu bedauern, daß die alte Irrlehre vom Pleomorphismus hier wieder auftaucht.“

VI β. Conditionelle Faktoren der Cyclogenie.

Wurden im Abschnitt VI *a* die Faktoren festzulegen versucht, welche die inneren organischen Gründe der Cyclogenie darstellen, so handelt es sich in diesem Abschnitte um die Faktoren, die von außen her die Cyclogenie ermöglichen. Vorherrschend im letzten Dezennium sind alle diese Faktoren fälschlich für den Ausbau der auf die Bakteriologie übertragenen Mutationstheorie (DE VRIES 1901) benutzt worden. Man verwendete sie als Mittel zur „Erzeugung“ angeblich neuer, anders physiologisch, biologisch oder morphologisch sich verhaltenden Formen, Varietäten, ja sogar Arten, die größtenteils als Mutanten, zuweilen auch als Fluctuanten aufgefaßt wurden. Man legte in diese Faktoren somit eine Kausalität, die ihnen gar nicht innewohnte, wie auf Grund der cyclogenetischen Entwicklung ohne weiteres ersichtlich ist. Die einzelnen Cyclostadien und Formanten der Cyclode wachsen eben in die neuen Verhältnisse, die sich ihnen bieten, hinein, wenn diese Stadien bessere Lebensbedingungen in diesen finden als das Ausgangsstadium. Ein Parallelismus wäre z. B. die Kaulquappe, die sich nicht zum Frosch entwickelt, sondern die Quappenform dauernd behält, oder noch besser die Blattlausamme, die in fortdauernden Generationen immer wieder parthenogenetisch Ammen bildet, wenn sie nicht in biologische Verhältnisse kommt, die für die sexuelle Form zum Lebensbedarf geeignet sind. Das Ergebnis ist: es handelt sich nicht um kausale, sondern um bedingende (konditionelle) Faktoren, auch bei unseren Bakterien.

Gruppiert man diese bisher im Sinne der Mutationstheorie gedeuteten Faktoren, so ergeben sich 5 Gruppen nach dem Verhalten bei verschiedenen Ernährungsmöglichkeiten, gegen chemische, termische, elektrische und Gaseinflüsse. Hierzu kommt dann noch das Verhalten gegen Licht und Dunkelheit. Darnach ergibt sich eine Gruppierung der resultierenden Cyclostadien, Cyclostadiellen und Formanten in folgende 6 Gruppen:

Trophomorphosen, Chemomorphosen, Thermomorphosen, Aëromorphosen, Photomorphosen und Elektromorphosen.

Die Fälle ausgezeichneter Beobachtungen aus den 4 ersten Gruppen, die bisher fast ausnahmslos im Sinne der Mutationstheorie verwertet wurden, verlieren durch diesen falschen Schluß natürlich nichts von ihrer hervorragenden Bedeutung, sie werden vielmehr durch die erforderliche Umwertung erst in das geeignete Licht gerückt und ordnen sich zwanglos in das natürliche System der Cyclogenie ein.

Eine außerordentlich wichtige Bedeutung haben die konditionellen Faktoren in der Praxis für die Überwindung der Mochlose. Die Mochlolyse ist für den Botaniker und Mediziner von gleicher Wichtigkeit.

Alle Morphosen können das Bereich der Cyclostadien, der Cyclostadiellen und der Formanten betreffen. Die Differenzen der Reaktion auf verschiedene äußere Einflüsse liegen also nicht bloß auf morphologischem oder gestaltlichem Gebiet, sondern können auch physiologische oder biologische Tatsachen betreffen.

A. Trophomorphosen.

Die Trophomorphosen sind diejenigen Erscheinungsformen der Cyclogenie, die durch die Art der Ernährung direkt bedingt sind. Es sollen auch hier nur einige Beispiele angeführt werden.

1. Fester neutraler Nährboden.

Die Tatsache, daß eine Bakterienspezies auf verschiedenen festen Nährboden verschiedenes Wachstum, besonders auch in der Form der Kolonie, aufweisen kann, ist längst bekannt, und ich brauche nur an die Koloniedifferenzen des Diphtherieerregers auf Agar und auf Serum zu erinnern. Eine Fülle derartigen Materials ist leicht zusammenzutragen.

In zweiter Linie kommen diejenigen Veränderungen in Betracht, die im Laufe der Zeit auf festem Nährboden entstehen; sie können in der Entwicklung selbst begründet sein, hier kommen jedoch vor allem auch Veränderungen durch Ausnutzen des Nährbodens oder Stoffwechselprodukte in Betracht.

Die Veränderungen selbst können auf morphologischem, gestaltlichem, physiologischem oder biologischem Gebiete des Bakterienindividuums liegen, können aber auch Veränderungen der Kolonieform oder Bildung sekundärer Kolonien betreffen.

Asporogenie wird nach Preisz (1904) beim Milzbranderreger besonders durch fortgesetzte Züchtung neuer Kulturen auf Agar veranlaßt.

Bei langer Fortzüchtung des Choleraerregers auf künstlichen Nährboden verliert er nach Buroff, W. und Buroff, A. (1911) sowohl 1. die hämolytische Eigenschaft, als auch 2. die Milch koagulierende Eigenschaft; gleichzeitig tritt eine Schwächung der proteolytischen Eigenschaft ein.

Durch Anwendung von Blutagarplatten beobachtete Jaffé (1912) und E. Rosenthal (1913) Neuerscheinung haemolytischer Eigenschaften bei Streptococcen. Auch die Züchtung auf Früchten und anderen Pflanzenteilen gibt zuweilen hervorragende Momente für die Mochlolyse.

So züchtete Winogradsky auf Kartoffeln und Mohrrüben lange Mycascite bei *B. amylobacter*.

Durch Agar mit Rhamnose erhielt R. MÜLLER sekundäre Kolonien beim Typhuserreger.

2. Flüssiger neutraler Nährboden.

Auch für die Beeinflussung der Cyclogenie durch flüssige Nährböden sind leicht bekannte Tatsachen anzuführen. So wachsen manche *Streptococcen* auf festem Nährboden als einzelne Probasite, während sie in flüssiger Materie Desmenbildung bevorzugen. Ähnliches ist auch bei Vertretern der Familie Bacillidae zur Genüge bekannt.

Nach PREISZ (1904) wird die Schleimbildung beim Milzbranderreger in flüssigem Nährboden (Bouillon) begünstigt.

Aus einer alten Bouillonkultur von *B. pyocyaneus* züchtete WASSERZUG (1887) 4 Röhrchen mit typischer, 15 mit abgeschwächter, 6 ohne Farbstoffbildung.

Bei Anwendung stark konzentrierter Peptonbouillon erzielten KRUSE, RITTERHAUS, KEMP und METZ (1907) Abweichung der Koloniebildung bei Typhus und Paratyphus in nachfolgender Agarkultur, ebenso mittels Pferdemilzbouillon bei Dysenterie und Pseudodysenterie.

3. Parasitismus, Symbiose.

Die Tatsache, daß der Parasitismus und die Virulenz vielfach an bestimmte Cyclostadien gebunden sind, ergibt die Erkenntnis, daß wenn dieses Stadium mit allen Hilfsmitteln der Kultivierung nicht gelingt, dies im menschlichen Körper erreicht wird. Als ein in den meisten Fällen anwendbarer Ersatz ist der Tierversuch, die Tierpassage, anzusehen. Als bekanntestes Beispiel sei an den Pneumococcus erinnert, der auf allen Kulturmitteln ohne Schleimhülle vegetiert, während er bei der Tierpassage (Maus, Meerschwein usw.) die dem Virostadium eigene Kapselbildung aufweist.

In den meisten Fällen ist aber das Virostadium durch die übliche Kulturmethode bei 37° und auf den üblichen Nährböden wie Agar, Serum, Ascites, Blutagar, Bouillon, Peptonwasser usw. zu erreichen, da ja eben diese Verhältnisse die dem Parasiten im menschlichen oder tierischen Körper gebotene Ernährungsweise bis ins feinste nachahmen und so meist ein anderes Stadium ausschließen. Hierher gehört auch das in dem Abschnitt über Thermomorphosen Gesagte (VI β c). Nach ZLATOGOROFF (1911) soll der Choleraerreger im menschlichen und tierischen Körper seine Agglutinationsfähigkeit vollkommen einbüßen können.

Die rote Formante des *Bact. coli mutabile* Mass. 1907 mit sehr starker Mochlose ist zur Mochlolyse nach BERNHARDT und MARKOFF (1912) durch Mäuse- oder Kaninchenpassagen zu veranlassen.

Durch zwei Kaninchenpassagen erzielte BODDAERT (1910) bei einem typischen Paratyphusstamm Abschwächung, nach dreien Verlust der Agglutinabilität durch eigenes Serum; die durch Mäusetyphusserum erlitt keine Änderung und eine schwache Agglutination durch Gärtnerserum trat neu auf. Nach ZUELZER (1917) verändert sich der Habitus der Weilschen Spirochaete in den verschiedenen Versuchstieren nicht unerheblich.

4. Syntrophose.

Von den Bakteriologen wurde bisher das gleichzeitige Züchten von zwei oder mehr Bakterienarten auf dem gleichen Nährboden mit Symbiose bezeichnet. Da die Symbiose in der Biologie ein gänzlich anderer Begriff ist, nämlich sich nur auf das Zusammenleben verschiedener Organismenarten bei wechselseitigem Nutzen und gleichzeitiger gegenseitiger Anpassung bezieht, sei für obigen Begriff der Ausdruck Syntrophose [1]) eingeführt.

Auch die meist ungünstig auf die Auxanogenie wirkende Syntrophose ist vielfach geeignet, Mochlolyse oder Gonidienbildung zu veranlassen. Die Ursachen werden teils biologischer, teils physiologischer Natur sein, und zwar je nach den Arten und äußeren Umständen verschieden. Bei schnell wachsenden Arten wird es der schnellere Eintritt von Nahrungsmangel, bei säurebildenden Arten die Säure, bei alkalibildenden das Alkali, bei giftbildenden das Gift sein, und so sind die Möglichkeiten unbeschränkt.

Die 24stündige Synthrophose von *B. lactis aerogenes* und *B. coli* wurde von REVIS bei ersterem Verlust der Vergärung von Lactose und Saccharose und der Säurebildung aus Adonit und Inulin veranlaßt.

Bei Syntrophose mit einer Rahmhefe aus Lab ergab sich nach BURRI und THÖNI (1909) von dem zur Gruppe der langen Milchsäurebakterien gehörenden B. casei E. eine schleimbildende Formante.

B. Chemomorphosen.

Die Chemomorphosen umfassen diejenigen Erscheinungsformen, deren Entstehung in Einwirkung chemischer Einflüsse begründet ist. Diese Gruppe kann man nach Art der Chemikalien in eine Reihe von Untergruppen zerlegen, von denen die nachstehenden einige Beispiele darstellen.

1. Alkalien (Alcalomorphosen).

Alkalischer Nährboden befördert auf Grund der bisherigen Erfahrungen die Gonidienbildung, vielleicht auch die Basitbildung.

---

[1]) Syntrophose ist nicht zu verwechseln mit Syntrophie der Flechten! (Cf. A. Minks, Beitr. z. K. d. Baues u. Lebens der Flechten. II. Die Syntrophie, eine neue Lebensgemeinschaft. Verh. Zool.-Bot. Ges. Wien. 42. Bd. (1892), 1893, pag. 377—508). Die Syntrophie steht der Symbiose nahe, während die Syntrophose nichts mit ihr zu tun hat.

Auch in diesem Sinne ist WASSERZUG (1888) der erste, der an der Hand von Versuchen an *B. prodigiosus* und *B. pyocyaneus* diese Tatsache feststellte.

2. Säuren (Oxymorphosen).

Schon die Versuche von WASSERZUG (1888) erweisen den Einfluß von Weinsteinsäure auf die cyclogenetischen Formen der Bakterien (*B. prodigiosus*, *B. pyocyaneus*).

Saurer Nährboden scheint nach den bisherigen Resultaten vor allem die Entwicklung der Culminante zu begünstigen oder auch die Gonidienbildung zu verhindern.

Daß er auch einer Mochlolyse gegenüber sich als hemmend erweisen kann, scheinen die Versuche BEIJERINCKS zu beweisen, deren *B. prodigiosus* in saurer Bouillon in Farbstoffbildung unbegrenzt unverändert erhalten wurde.

Durch Karbolbouillon erzielte MIGULA bei *Bac. ramosus* Frankl. 1889 eine für 20 Genoden konstant asporogene Form.

3. Salze (Halomorphosen).

Einen ganz hervorragenden Einfluß auf die Bildung der Culminante und höherer Fructificationen haben Salze.

Die ersten, welche derartige Versuche anstellten, waren GAMALAIA (1900) mit Lithiumsalzen und Koffein, MATZUSCHITA (1900) mit mehr oder weniger starkem (bis zu ca. 10 %) Zusatz von Kochsalz zum Agarnährboden an zahlreichen Formen. Die besten Resultate machen sich bei Kochsalz mit 6—7 % bemerkbar. Mit Chlorammonium erzielten Erfolge HAMMERL, ebenso FUHRMANN (1907).

ABOTT (1912) erzielte mit gesättigter Sodalösung bei Micrococcen eine Steigerung der Farbstoffproduktion und eine ausgesprochene Hypagglutinabilität; beides verlor sich auf normalem Nährboden allmählich.

Auf Agar mit Natriummonochlorazetat fand PENFOLDT bei 0,7 ‰ bei Bact. coli-Stämmen normale Kolonien (einzelne mit Sekundärkolonien), bei 0,5 ‰ kleine und eine geringere Anzahl große bis sehr große mit Sekundärkolonien, bei 1—15 ‰ ausschließlich große Kolonien. Parallel gingen hierzu Veränderungen von Zuckervergärungsfähigkeit.

Nach Behandlung von Material vom Choleraerreger in Kochsalzlösung (8 Tage bei 42 °) findet BAIL (1915) eine stark erhöhte Neigung zur Bildung ungewöhnlicher Kolonieformen bis zu $^9/_{10}$ der Kolonieanzahl. Die Kolonien stimmen im wesentlichen mit den von EISENBERG (1912) beschriebenen und abgebildeten überein, die aus frischen, unbehandelten Kulturen stammten.

Ich selbst konnte an der Hand zahlreicher Bakterienformen die mochlolytische Eigenschaft von Kochsalz (6—10 %) in gewöhnlichem Agar bestätigen.

MAASSEN (1904) benutzte die Neutralsalze der Alkalimetalle, besonders die Chloride von Natrium, Lithium, Kalium, Rubidium, Caesium und Ammonium zur Veranlassung von Formveränderungen, die er gleichfalls als teratologische Wucherformen auffaßte. Besonders das Lithiumchlorid und das Caesiumchlorid zeichneten sich durch besondere Stärke der Wirkungen aus, die aber im Vergleich zueinander Verschiedenheiten unter sich und an den übrigen Chloriden aufwiesen, während letztere eine gleichartige Wirkung unter sich erkennen ließen. Interessant ist bei diesen Versuchen besonders die Feststellung, daß die Wirkung des Caesiumchlorides nur in Mengen, die 0,6—1,1 % Lithiumchlorid aequimolekular waren, also bei einem Gehalte von 2,1—4,2 % eintrat.

Eingehendere Untersuchungen über die Einflüsse von Salzen usw. auf Bakterien unternahm PÉJU, G. und RAJAT, H. (cf. C. R. Soc. Biol. 60, 1906, pag. 816—817, 1013—1014, 61, 1906, pag. 477—479, 63, 1907, pag. 427—429, 681—682).

Hier sind noch zu erwähnen die Untersuchungen von HATA, S. (Über die durch bestimmte organische Salze verursachten Degenerationsformen bestimmter Bakterienarten. C. B. I. 46, 1908, pag. 289—292.

Eine neuere Arbeit über diese Erscheinungen ist die von WINSLOW und FALK (1922).

4. Gifte (Toxomorphosen).

Bei der meist als Anpassung gedeuteten Beeinflussung durch Gifte handelt es sich größtenteils gleichfalls um cyclogenetische Veränderungen. Vermutlich tritt allmählich dasjenige Stadium oder diejenige Formante in vegetatives Übergewicht, dem gegenüber das Gift den geringsten Einfluß hat. Dies beweist schon die Tatsache, daß auch unter Giftwirkung bald Gonidienbildung eintritt, aus der sich entweder die entsprechenden Stadien und Formanten entwickeln, oder es bleibt das Gonidienstadium bestehen, da dieses als völliges Ruhestadium sich der Aufnahme von Bestandteilen von außen enthält und so gänzlich von der Giftwirkung abgeschnitten ist.

Daß es sich keineswegs um eine erworbene Festigkeit gegen Gifte handelt, zeigt der KÖHNsche Versuch am Schweinerotlauferreger, bei dem im Tierversuch die „erworbene" Arsenfestigkeit sofort wieder verlorenging. Es trat eben beim Tierversuch der Parasit sogleich wieder ins Virostadium ein, dem eine Designante „Arsenfestigkeit" nicht zukommt.

Mit Malachitgrün operierte SEIFFERT (1912) an Kolistämmen, es werden 2 Formanten erzeugt; die Primärformante (α) hat weißliche Kolonien, die Sekundärformante (β) leuchtend rote Kolonien auf Endo; α bildet dauernd α und β, β bildet dauernd β und hat zugleich eine neue Eigenschaft erlangt, nämlich die des Traubenzuckervergärens.

Ferner verwendete PENFOLD Monochlorhydrinagar, ALTMANN und RAUTH (1910) Phenol bei Bac. coli-Stämmen zur Formantenbildung.

Daß der von EMMERICH, LÖW und KORSCHUN (1902, C. B. I. 31) angewendete Auszug aus *Pseudomonas aeruginosa* (Schröt. 1872) [= *P. pyocyanea* Gess. 1882] (Alkoholniederschlag der auf $^1/_{10}$ Volumen konzentrierten, filtrierten und dialysierten Kultur) zu Einwirkungen auf Kulturen verschiedener anderer Bakterien keine Auflösung oder Abtötung derselben durch Anwesenheit eines bakteriolytischen Enzyms (Pyocyanase genannt) verursacht, wird schon von DIETRICH (1901, Dissert.) und von KLIMOFF bezweifelt und von ISABOLINSKY (E. B. I. 67, 1912) widerlegt. Jedenfalls könnte man auch nach Fig. 7 und 8 (Typhuserreger) auf eine sehr schnelle Bewirkung (in 4 Stunden) von Gonidienbildung infolge der Giftwirkung schließen, die bei einstündiger Einwirkung (Fig. 7) eingeleitet wurde. Nach den Feststellungen von ISABLOLINSKY tritt nur früher Fruktifikation ein, und zwar schon nach 3—4 Tagen (er nennt dies Bildung von Involutionsformen und Zerfallen).

Starke Einwirkung auf die Designanten erzielte ENGELLAND (1913) durch Anwendung von Agar mit 0,2 % Brechweinstein bei *Micrococcus albus* und *M. aureus*; es wurden größere sekundäre Knöpfe mit stärkerer Färbung beobachtet, welche die winzige Primärkolonie stark überwuchern.

Bei *Micrococcen* veranlaßte ABBOTT (1912) durch Anwendung von $^3/_4$ bis 1% Sublimat und Phenol eine Formante mit starker Hypagglutinabilität und Steigerung der Farbstoffproduktion; auf normalem Nährboden gingen diese Designanten allmählich wieder verloren.

Durch 3 je zweistündige Passagen von *Streptococcus pneumoniae* (Weichselb. 1886) durch Aethylhydrocupreïn wurde von TUGENDREICH und RUSSO (1913) die Toleranzgrenze von 1 : 100 000 auf 1 : 50 000, bei 12 auf 1 : 500 verschoben. Bei ähnlichen Einflüssen im Tierkörper beobachteten HAENDEL und BAERTHLEIN (1913) keine, KÖHNE (1914) eine geringe Erhöhung der Resistenz. Für die gleiche Form konnte ROSENTHAL (1914) durch Einwirkung (10 Min.) von Kampfer eine auch im Tierkörper bestehenbleibende Kampferfestigkeit erreichen.

Arsenfestigkeit gegen 2—$2^1/_2$fache hemmende Dosen erzielte KÖHNE (1914) beim Schweinerotlauferreger durch Behandlung mit Salvarsanbouillon, die jedoch beim Tierversuch sogleich wieder verlorenging.

Widerstandsfähigkeit gegen Chininchlorhydrat, andere Chininpräparate und Aethylhydrocupreïn erzielten HAENDEL und BAERTHLEIN (1913) durch lange andauernde Fortzüchtung ($1^1/_2$ Jahr) von Typhus und Paratyphus auf Nährböden mit diesen Giften; die Formanten bildeten zartere Kolonien und neigten mehr zur Formantenbildung. Die Beweglichkeit sowie die Virulenz war dabei stark vermindert.

Innerhalb 3 Jahre gelang es MARKS (1910), die Resistenz eines Paratyphusstammes aus der Hog-Choleragruppe gegen arsenige Säure um das achtfache zu steigern; wichtig für die cyclogenetische Auffassung dieser Erscheinung ist die Tatsache, daß die Anpassung etappenweise erfolgte und daß die resultierende Formante gleichzeitig ein um das 40fach gesteigerte Antimonfestigkeit aufweist.

Mittels Einwirkung von Anilinfarbstoffen aus der Oxazin- und Thiazinreihe erzielte SHIGA (1913) beim Choleraerreger das Ascitstadium.

Bei Spirochaeten (*gallinarum* und *recurrentis*) erreichte GONDER im Tierkörper eine Salvarsanfestigkeit; diese erhielt sich auch nach 10—20 Tierpassagen und auch bei einer Passage durch den Zwischenwirt (Zecke: *Argas persicus* und *Ornithodorus moubata*).

5. Andere Einwirkungen.

Nach SELTER (C. B. 37, 1904) und EISENBERG unterdrückt Glyzerinagar trotz üppigen Wachstums infolge von eintretender Säurebildung die Sporenbildung nach einer Reihe von Genoden vollständig.

C. Thermomorphosen.

Die Versuche, durch Erhitzen eine Beeinflussung der Form oder Virulenz von Bakterien zu erzielen, begannen schon zeitig. Schon PASTEUR unternahm derartige Versuche mit dem Milzbranderreger. So sind durch längeres Erhitzen auf höhere Temperatur asporogene Milzbranderreger zu züchten. HEWLETT und KNIGHT (1898) erhielten durch Erhitzen von Diphtherieerregern auf 45° C (17 Stunden lang) eine Wuchsform, die für Meerschweinchen vollkommen avirulent geworden war, und die nur kurze, plumpe Stäbchen ohne Telocystite (Polkörperchenfärbung) enthielt. Ebenso weist auch LAFAR (1897, I. p. 347) auf den „gestaltgebenden Einfluß der Temperatur“ hin.

Starkes Beeinflussen der cyclogenetischen Stadien ist ferner durch Anwendung von kälteren Temperaturen und vor allem von Zimmertemperatur erreichbar. Bei vielen Bakterien kann man so durch Tupfaussaaten auf festen Nährboden von Gonidienmaterial große bis sehr große Kolonien im Basitstadium sich schnell entwickeln sehen. Verbunden mit Licht tritt bei vielen aber auch dann eine schnelle Ausbildung des Ascitstadiums ein. Aus der Fülle der beobachteten Tatsachen sei nur *Coryno-bacterium pseudodyphthericum* erwähnt, das man bei Zimmertemperatur monatelang im gerade vorhandene Cyclostadium weiterzüchten kann. Ich verweise auf den Abschnitt über Cyclostadien.

Die allermeisten Bakterien, auch die meisten pathogenen oder parasitären, sind leicht ganz ohne Brutschrank zu kultivieren. Gerade so ist viel leichter die außerordentliche Vielseitigkeit ihrer Erscheinung zu erkennen. Man ist demnach wohl in der Lage, ein bakteriologisches Laboratorium ganz ohne Brutschrank zu betreiben, besonders wenn mit Reinkulturen gearbeitet werden kann. Allerdings muß man dann in vielen Fällen gerade auf das Stadium der Virulenz, das Virostadium verzichten. Auch werden in vielen Fällen die Reinkulturen nicht so leicht und so sicher zu erreichen sein wie mit Brutschrank. Für vergleichend morphologische Studien wäre ein Verzicht auf Brutschrank bei Variieren des Nährmediums durchschnittlich ertragreicher als das in der medizinisch-bakteriologischen Praxis übliche ausschließliche Züchten bei 37° auf den gewöhnlichen Nährböden, wie Agar, Serum, Ascites, Blutagar usw. Ist doch gerade diese medizinisch-bakteriologische Kulturmethode auf das Virostadium resp. das parasitäre Stadium der Cyclogenie zugeschnitten, indem die Temperatur die menschliche Körpertemperatur und die Nährböden auf Grund jahrzehntelanger, mit allen Mitteln der Intelligenz durchgeführter Versuche auf das Raffinierteste die Ernährungsverhältnisse des Virostadiums und des Parasitismus nachahmen. Solche Verhältnisse sind meist eben nur für das Virostadium geeignet. Auch die Gewohnheit, ja sogar die Vorschrift, nur mit frischen Kulturen zu arbeiten, beruht ja letzten Endes nur auf der Ausschaltung aller jener Erscheinungen der Cyclogenie, die eben dem Praktiker im Laufe der Zeit immer als störend unangenehm aufgefallen sind und so als Erscheinungen der Degeneration, Abnormität, Involution und schließlich als Mutation gedeutet worden sind.

Hierher gehört auch die Beeinflussung der Farbstoffbildung durch die Temperatur; bei höheren Wärmegraden unterbleibt dieselbe bekanntlich. Das am besten bekannte Beispiel ist die *A. prodigiosa* (Ehrenb. 1839). Auf Grund von vergleichenden Züchtungsversuchen scheint es mir, daß die bei 37° farblos wachsende Form längere und fester gefügte Stäbchen enthält als die bei Zimmertemperatur erhaltene farbige; das eine ist sicher, daß die auf mit Kochsalzzusatz auf Agar gezüchtete auch bei Zimmertemperatur meist keinen Farbstoff bildet; somit erscheint erwiesen zu sein, daß die Farbstoffbildung an ein bestimmtes Cyclostadium gebunden ist.

D. Aëromorphosen.

Auch der Einfluß von verschiedenen Gasen veranlaßt cyclogenetische Veränderungen. Viele Bakterien bedürfen für ihre Entwicklung ausschließlich den Stickstoff, während die gleichzeitige Anwesenheit von Sauerstoff hemmend auf die Entwicklung wirkt und so andere Cyclostadien entstehen läßt.

So wachsen manche Sporitbildner bei Sauerstoffabschluß in flachen kleinen Kolonien, während sie bei Anwesenheit von O. größere Kolonien aufweisen und Sporen bilden.

So beobachtete auch GRASSBERGER (1904—5) bei beweglichen Buttersäurebakterien, die anfangs 2 Tage bei Sauerstoffabschluß gezüchtet wurden, bei aërober Züchtung gewisse morphologische Veränderungen.

Versuche über Anpassung von Anaërobiern und aërobe Verhältnisse unternahmen ROSENTHAL (1906), CHUDIAKOW (1898), BELFANTI und andere.

PENFOLDT züchtete bei anaërober Kultur auf Laktose-Galle Neutralrot aus einem *B. coli*-Stamm (spec. ?) gelbe Kolonien mit Sekundärknöpfchen, letztere bildeten anaërob keine Sekundärkolonien. Bei aërober Kultur der gleichen Spezies bildeten sich nur rote Kolonien ohne Sekundärkolonien.

Auch die Assimilationsfähigkeit des freien Stickstoffs durch Bakterien dürfte bestimmten Cyclostadien charakteristisch sein (cf. BEIJERINCK und DELDEN, C. B. II. 1902, pag. 1—43). Zu erwähnen ist ferner noch: JOHNSON, J. Ch., On well-marked aërotropic growth of *Bacillus megaterium*. Ann. of Botany 26, 1912, pag. 949—950.

E. Photomorphosen.

Gegenüber der allgemeinen Annahme eines schädigenden oder sogar tötlichen Einflusses des Lichtes und besonders des direkten Sonnenlichtes auf die Bakterien, wie sie z. B. von DOWNES und BLUNT (1877) vertreten wurde, hatte sich später immer mehr Beobachtungsmaterial angesammelt, auf Grund dessen schon RAUM (1889) feststellen konnte, daß nur noch die Annahme berechtigt sei, daß das Licht auf manche pathogene Bakterienarten schädigend einwirkt.

Durch den von mir durchgeführten biomorphologischen Nachweis einer cyclogenetischen Weiterentwicklung bei einer großen Anzahl von Bakterienarten, darunter zahlreiche pathogene Arten, im direkten Sonnenlicht ist aber auch diese eingeschränkte Annahme Raums vollkommen widerlegt. Es machen vielmehr alle Bakterien in dem Sonnenlicht mehr oder weniger schnell einen Fruktifikationsprozeß durch, indem sie zumeist Gonidien bilden, zuweilen auch Cystite oder Arthrothecite. Daß aus den Gonidien sich Gonite direkt oder nach Durchlaufen eines kürzeren oder längeren Basitstadiums bilden können, wurde schon ausgeführt.

Manche Arten, wie z. B. *Microspira comma* Schröt., entwickeln aber vor der Gonidienbildung lange bis sehr lange Ascite, in dem direkten Sonnenlicht oft in ein bis zwei Tagen so stark, daß sie dann Reinkulturen des Ascitstadiums darstellen. Erst dann schnüren die Ascite die Gonidien ab. Solche Arten erreichen also im Sonnenlicht einen phylogenetisch viel höherstehenden morphologischen Bau, nehmen somit auch cyclogenetisch eine höhere Stellung ein. Wenn man Spuren solcher Kolonien auf neuen Nährboden überimpft und diese bei Zimmertemperatur sogleich wieder dem Sonnenlicht aussetzt, so wachsen diese zu Kolonien, zuweilen sogar zu ganz ungewöhnlich großen Kolonien aus. Bringt man so z. B. von Kulturen von *Microspira comma* Schr. im Ascitstadium auf Agarboden Spuren, so bilden sich im Sonnenlicht wieder große Kolonien mit Asciten; das Basitstadium desselben Organismus bildet wieder Basite.

Wie verhält es sich nun mit der scheinbar schädigenden Wirkung des Sonnenlichtes auf die Bakterien? Wir werden sehen, daß es sich wieder um einen Fehlschluß handelt.

Infolge der stark beförderten Probaenogenie und des Wachstums wird der Nährboden aufgebraucht. Dann ist der Zeitpunkt gekommen, in dem sich aus den Gonidien und Basiten die Gonite bilden; die dazu erforderliche Zeitspanne ist naturgemäß bei den verschiedenen Arten sehr verschieden groß. Wenn nun, wie dies auf festem Nährboden meist ausgeschlossen ist, den Goniten nicht die Möglichkeit geboten wird, sich in flüssiger Materie zu Spermiten und Oiten zu entwickeln und so auch eine Kopulation vereitelt wird, tritt nach einer je nach der Art verschieden großen Zeitspanne der Tod ein.

Dies wäre ja nur in Wirklichkeit die Schädigung, von der immer gesprochen wird. Tatsächlich tritt ja im Sonnenlicht, besonders bei einer dichten Besäung des Nährbodens, der Tod schneller ein als im Dunkeln, da ja im Sonnenlichte die Gonite ungleich schneller gebildet werden. Kann man aber dabei logischerweise wirklich von einer Schädigung sprechen?

Zwei Vergleichsbeispiele sollen alle langen Erörterungen hierüber abschneiden.

Beispiel I.

a) Eine bestimmte, etwa 1 bis 2 Jahre alt werdende Pflanzenspezies wächst im direkten Sonnenlicht. Sie wird relativ klein bleiben, aber bald Blüten und Früchte bilden. Nach der Fruchtbildung stirbt sie ab.

b) Andere Exemplare der gleichen Spezies sind einer besonders schattigen Stelle ausgesetzt. Die Pflanze wird viel größer, die Blätter üppiger, aber die Blütenbildung wird stark hinausgeschoben, vielleicht sogar ganz verhindert.

Beipsiel II.

a) Ein Weizenkorn entwickelt sich im Sonnenlicht im Lauf eines Sommers wieder zur Frucht. Die Frucht kann eine größere Reihe von Jahren lebensfähig erhalten werden.

b) Eine Eichel entwickelt sich im dichten Wald in vielen Jahren erst zu einem fruchttragenden Baum. Die Früchte bleiben nur eine geringere Reihe von Jahren lebensfähig.

So paradox diese Beispiele auf den ersten Blick erscheinen, ist doch außerordentlich viel aus ihnen zu entnehmen. Wird man bei denselben die Annahme berechtigt finden, das Sonnenlicht habe eine hemmende Wirkung auf die Entwicklung ausgeübt oder gar einen frühzeitigen Tod gebracht? Gewiß nicht.

Aber genau dieselben Verhältnisse wie bei diesen Pflanzen liegen bei den Bakterien vor. Der Parallelismus bei Beispiel I a ergibt sich aus folgendem: In der Sonne: bildet die Pflanze weniger Zellen, die Bakterie ebenfalls, da sie ja schneller das Gonitstadium erreicht (die Auxanogenie wird auf Kosten der Probaenogenie geschwächt); lebt die Pflanze kürzere Zeit, wie auch die Bakterienkultur; bildet früher Früchte, wie auch die Bakterie. Im Schatten (Beispiel I b) sind die Verhältnisse umgekehrt.

Das zweite Beispiel schließlich soll zeigen, daß eben bei verschiedenen Arten und Gattungen die Dauer des Kreislaufes von Frucht zu Frucht verschieden lang ist. Das Sonnenlicht ist dafür nicht verantwortlich. Die Fruchtbildungen (Eichel, Weizenkorn, Gonidie, Gonit) haben eine spezifisch verschiedene Lebensdauer, die nicht von der Dauer des Kreislaufes von Frucht zu Frucht und auch nicht vom Licht abhängig ist.

Alle Diskussionen über die Frage der Schädlichkeit des Sonnenlichtes oder des direkten Lichtes werden aber abgeschnitten durch folgende Versuche.

Bringt man auf ein Agarröhrchen mittelst einer am Ende gebogenen Nadel Spuren von Material aus Reinkultur pathogener oder nicht pathogener Bakterien, indem der Nährboden an einem oder einigen weit voneinander entfernten Punkten mit der Nadel berührt wird (Tupfkultur), so wachsen diese winzigen Kulturmengen in kurzer Zeit ohne Brutschranktemperatur im direkten Licht am Südfenster und sogar im unmittelbaren Sonnenlichte bei Zimmertemperatur zu großen Kolonien aus, oft sogar zu ganz ungewöhnlich großen Kolonien.

Dabei wachsen viele der Formen erst zu Asciten, teilweise zu langen bis sehr langen (wie z. B. bei *Microspira comma* Schröt.) Asciten aus, ehe sie Gonidien abschnüren oder zu Gonidien zerfallen. Andere, wie z. B. *Syncrotis buccalis* (Robin), zerfallen sogleich äußerst schnell in Gonidien, diese wachsen aber zu Basiten aus, und durch stark eingesetzte Vermehrung im Basitstadium bilden sich riesige Kolonien.

Aber noch viel mehr! Verwendet man Material von alten Bakterienkolonien, die Wochen oder sogar Monate im direkten Sonnenlichte sich befunden haben, aber außer Goniten noch Gonidien enthalten, zu diesen Versuchen, so wachsen die winzigen Kulturmengen auf dem Agar im Sonnenlicht ebenfalls zu den bei verschiedenen Arten naturgemäß verschieden großen Kolonien aus. Bei einer Untersuchung der morphologischen Elemente solcher Kolonien zeigt sich der überraschende Befund, daß die Gonidien nach ungefähr 2 Tagen bei manchen Formen nicht etwa zu Basiten oder Phytiten, sondern sogar zu Gonasciten ausgewachsen sind, so z. B. bei *Microspira comma* Schröt., *Acystia typhi* (Eberth 1880) usw.

Andere Arten wachsen in anderen Cyclostadien, die aber gar nicht von der Kulminante abhängig sind. So wachsen unter gleichen Bedingungen z. B. die Gonidien von *Syncrotis buccalis* (Rob.) zu Basiten aus, während z. B. die Gonidien von *Corynobacterium pseudodiphtherirum* als Probasite weiter vegetieren und erst durch vielfache Wärmeanstöße (37°), verbunden mit zahlreichem Nährbodenwechsel, ganz allmählich das Anabasitstadium und schließlich das Phytitstadium erreichen. Das Gonascitstadium bildet sich bei letztgenannter Spezies nur unter ganz besonderen Verhältnissen, die an anderer Stelle Erwähnung finden.

Wir sehen so, das Sonnenlicht ist nicht nur nicht imstande, die Weiterentwicklung der Bakterien zu verhindern, auch nicht diese zu hemmen, sondern sie befördert dieselbe sogar. Nicht nur, daß die Bakterie weiter sich stark vermehrt, das hätte sie ja auch im Brutofen getan, nein, sie erreicht auch cyclogenetisch in zahlreichen Fällen das höchste morphologische Stadium, das in der Cyclode jeder Spezies möglich ist.

Somit ist der Beweis abgeschlossen. Das Sonnenlicht hemmt die Auxanogenie nicht und befördert die Probaenogenie, die sich in zahlreichen Fällen bis zur Kulminante steigern kann.

Hiermit erweist sich aber die Lichteinwirkung und speziell der Einfluß des Sonnenlichtes als ein ganz hervorragendes Hilfsmittel für phylogenetische, cyclogenetische und vergleichend morphologische Studien.

Die Erzeugung von höheren Entwicklungsstadien von Bakterien durch das Licht und speziell das Sonnenlicht (Photomorphosen) wird noch eine große Rolle in der wissenschaftlichen Bakteriologie spielen.

In der Dunkelheit ist dagegen die Entwicklung der Probaenogenie meist ausgeschaltet, die Gonidien bilden sich viel schwerer, später oft gar nicht, ebenso unterbleibt die Ascitbildung auch nach vielen Monaten oder sie tritt nur ganz vereinzelt auf (z. B. *Microspira comma* Schröt.) oder äußerst selten. Dagegen kommen auch einige Arten vor, bei denen nach längerer (viel längerer als im Sonnenlicht) Zeit Ascite gebildet werden, die eine viel bedeutendere Länge erreichen als die im Sonnenlicht gebildeten; hierher gehört z. B. *Acystia typhi* (Eberth 1880), die so riesige Kolonien (6—7 mm Durchmesser nach 4 Tagen) bildet und dann eine rauhe, rissige Kolonieoberfläche zeigt; Länge der Ascite bis 70 μ (bei Zimmertemperatur).

Photomorphotische Befunde.

Einige der Befunde der von mir angestellten Lichtversuche seien kurz notiert.

Acystia dysenteriae (Kruse 1896), (Y-Ruhr).

Aussaat von Material im Phytitstadium mit Nadel auf Agar; nur Zimmertemperatur und Sonnenbelichtung (März); nach 2 Tagen Koloniegröße fast 2 mm. Nach 8 Tagen 6—7 mm; morphologischer Befund: in der primären Kolonie vorherrschend Phytite, in einer sekundären hyalinen Randzone lange Phytascite und einzelne Gonascite.

Acystia typhi (Eberth 1880).

1. Tupfkultur von Material im a) Gonidienstadium, b) Phytitstadium mit Nadel auf Agar; nur Zimmertemperatur mit Sonnenbelichtung (März); nach 2 Tagen Koloniegröße 3—4 mm. Morphologischer Befund: Ascite und Gonascite. Nach 8 Tagen Koloniedurchmesser 8—10 mm.

2. Tupfkultur von Phytiten; erst ½ Tag 37°, dann 3½ Tag in Dunkelheit in Zimmertemperatur. Koloniegröße 6—7 mm. Morphologischer Befund: Ascite bis 70 μ Länge.

Syncrotis buccalis (Robin).

1. Aussaat von Material im Synascitstadium mit Nadel auf Agar (Tupfkultur); nur Zimmertemperatur mit Sonnenbelichtung (November); morphologischer Befund nach 2 Tagen: nur Basite.

2. Tupfaussaat von Material im Gonidienstadium auf Agar; nur Zimmertemperatur mit Sonnenbelichtung (28. 2.—4. 3. 1916); nach 5 Tagen Koloniegröße 6—7 mm. Morphologischer Befund: nur Basite.

Microspira comma (Schröt. 1886).

1. Tupfkultur von Phytiten auf Agar; Zimmertemperatur mit Sonnenbelichtung (April); Koloniegröße nach 4 Tagen 2½ mm, nach 15 Tagen 4—5 mm. Morphologischer Befund: nach 2 Tagen Gonascite, nach 15 Tagen Gonidien. Tupfkultur auf großer Petrischale zuweilen mehrere Zentimeter groß.

2. Tupfkultur von Phytiten; Zimmertemperatur mit Sonnenbelichtung (Juli); nach 1 Tag: morphologischer Befund: ausschließlich sehr lange Ascite.

3. Tupfkultur von Material aus alter Kolonie, die nur aus Gonidien und Goniten bestand; Zimmertemperatur mit Sonnenbeleuchtung (März); nach 2 Tagen: Koloniegröße fast 1 mm. Morphologischer Befund: kurze Gonascite und einzelne neu gebildete Gonidien (Didimychite und etwas länger).

Corynobacterium pseudodiphtheriticum Lehm. et Neum. bildet im Sonnenlicht bald das Basitstadium.

Bacterium pneumoniae Friedl.

Im Licht und im direkten Sonnenlicht bildet diese Art außerordentlich viel stärkere Schleimhüllen als im Dunkeln und gleichzeitig auch häufig Ascite, während das am häufigsten angetroffene Cyclostadium das Phytit ist. Tupfkolonien wachsen im Sonnenlicht auffällig schnell riesig an.

Mittels ultravioletter Strahlen veranlaßte Henri (I. R. Ac. Sc. 1914) Veränderungen von Designanten beim Milzbranderreger.

An dieser Stelle sei auch verwiesen auf. Barnard, Photogenie bacteria (Tr. Jenner Inst. Prevent. Medic. 2. 1899, pag. 81—112. 2 plates).

F. Elektromorphosen.

Auch der elektrische Strom dürfte einen Einfluß auf die Cyclogenie aufweisen.

Bei Einwirkung von Wechselströmen von hoher Frequenz (etwa 800 000 Oscillationen in der Sekunde) für 10—60 Minuten auf *Bacterium aeruginosum* (Schröt. 1872) [= *B. pyocyaneus* Flügge 1886] wurden nach d'Arsonval und Charrin die Bakterien nicht getötet, aber die Farbstoffproduktion geschwächt, wenn sie längere Zeit dieser Einwirkung ausgesetzt waren.

Thiele und Wolf (C. B. I. 25. 1899) konnten eine Schädigung durch Einwirkung der Elektrizität in keinem Falle beobachten; auf Beeinflussung von Designanten wurde jedoch hierbei nicht geachtet.

VII. Grundlagen für eine vergleichend morphologische Bakterien-Klassifikation.

In noch viel höherem Grade, wie dies bei anderen Organismen der Fall ist, kommen bei den Bakterien infolge der Cyclogenie für die Klassifikation morphologische Charaktere in Betracht, die in der einen Gruppe Erscheinungen der Entwicklung darstellen, in der anderen generelle Charaktere sind, welche die geeignete Basis zur Charakterisierung von Gattungen, Familien und noch höheren Gruppen abgeben.

Die vorstehenden Ausführungen über die grundlegenden Elemente einer Bakterienmorphologie haben zur Genüge erwiesen, daß die Gesamtheit der Bakterien keineswegs ein einfaches morphologisches Gebiet darstellt und daß es sich durchaus nicht um einheitlich organisierte Organismen handelt, wie bisher allgemein angenommen worden ist. Wir haben es vielmehr mit Organismen zu tun, bei denen die einfachsten gleichzeitig morphologisch die Einheit, den Baustein für die höheren und höchsten darstellen; bei letzteren häuft sich diese Einheit, das Mychit, zu einer bemerkenswerten

Vielheit. Hiermit ist aber die Kenntnis erlangt, daß in der Gruppe der Bakterien Organismen vereinigt sind, die morphologisch im gleichen gegensätzlichen Verhältnis stehen wie z. B. die Protozoen zu den Metazoen, die Urtiere zu den höheren Tieren.

An dieser Stelle soll auch auf die Versuche, physiologische Momente zur Klassifikation der Bakterien heranzuziehen, eingegangen werden. Das Bestreben der Physiologen, ganz im allgemeinen die Physiologie als Grundlage für die Phylogenie und Systematik lebender Organismen anzusehen, ist schon alt. Hat doch schon der Altmeister der vergleichenden Morphologie, R. Leuckart [1]) (Z. f. wiss. Zool. 2, 1850), mit klaren und bestimmten Worten gegen Angriffe Ludwigs die völlige Ausschaltung der Physiologie für Fragen der Phylogenie und Klassifikation als erstes Erfordernis hingestellt. Die Physiologie befaßt sich nur mit den Fragen des Zweckes, der Zweckmäßigkeit und der Funktion des Baues, während die vergleichende Morphologie das Gesetz des Baues erweisen soll. Ein einziges Beispiel Leuckarts genügt, um hierüber jeden Zweifel auszuschalten, und zwar der Hinweis darauf, daß der Flügel des Vogels trotz seiner eigentümlichen Entwicklung und Verwendung dasselbe Gebilde ist wie der Arm des Menschen und die Flossen der Fische und trotz aller Ähnlichkeit der funktionellen Bedeutung verschieden von dem Flügel des Insekts.

Die vergleichend morphologische Untersuchungsmethode ist der einzige Weg, der für ein natürliches System, auf phylogenetischer Grundlage erbaut, zum Ziele führt und zum Ziele führen kann. Das ist heute Allgemeingut aller geworden, nachdem sich seit eben erwähntem Protest Leuckarts die vergleichende Morphologie in der Zoologie und Botanik die ihr allein gebührende Stellung für Beurteilung der Phylogenie und Klassifikation errungen und die glänzendsten Erfolge erzielt hat, ich erinnere nur an Darwin, Haeckel, Leuckart, Engler. Heute wird es niemand in den Sinn kommen, physiologische Momente hier heranzuziehen.

Daß das gleiche auch für die Bakterien gilt, erweist schon ein Blick in das Gebiet der Formanten. Jeder Bakteriologe ist im täglichen Gebrauch umgeben von derartigen cyclogenetischen Erscheinungen der Veränderlichkeit physiologischer Eigenschaften, daß ein aufmerksamer Beobachter gar nicht den sich aufdrängenden Tatsachen entgehen kann. Tatsächlich beweist dies ja auch die Fülle derartiger Beobachtungen in der Literatur der letzten Dezennien. Hier verändert sich die Farbe einer Kultur, dort verliert eine nicht regelmäßig übergezüchtete Ruhrkultur ihre Agglutinationsfähigkeit, dort geht einem coli-Stamm in wenigen Tagen die Fähigkeit verloren, auf

---

[1]) Als ersten, welcher in neuerer Zeit die Wichtigkeit der vergl. Morphologie erkannte, kann man Pallas bezeichnen, der bereits 1766 (Elenchus Zoophytorum, cf. p. 23—24) auf ihren Wert für die Phylogenie hinwies (vgl. Thienemann, Zool. Anz. 37, 1911, pag. 417).

Endo dunkelrote Kolonien zu bilden, da ändert sich die Gärungsfähigkeit. Es ergibt sich so, wie es ja auch im Hinblick auf die gesamte übrige belebte Natur gar nicht anders sein konnte, die absolute Tatsache, daß ein System auf physiologischer Grundlage einem natürlichem System diametral gegenüberstehen muß. Die Formanten einer einzigen Art würde man in verschiedenen Gattungen, Familien usw. zu suchen haben, resp. in diese eingliedern müssen.

Die Tatsache, daß die Physiologen die Bakteriologie für ihr ureigenes Gebiet betrachten, und die außerordentliche Vernachlässigung der vergleichend morphologischen Seite der Bakteriologie ist wohl der Grund, daß hier immer noch die Versuche, ein physiologisches System durchzusetzen, Erfolg haben. Ist schon die Heranziehung von Farbeigentümlichkeiten für ein natürliches System von allergrößten Bedenken, wie dies Winogrodsky und andere getan haben, so erreicht das System von O. Jensen (1909) das Extremste wohl, was je in der Systematik geleistet worden ist. Es unterliegt keinem Zweifel, daß die Gruppen, die Jensen aufstellt, für physiologische Arbeiten von großem Werte sind. Den Anspruch auf ein natürliches System, den Jensen fordert, kann es in keiner Weise machen, es versagt da in allen Punkten. Dies erkennt auch Benecke (1912, pag. 207). Von morphologischem und natürlichem Standpunkte werden die heterogensten Formen vereinigt und die nahe verwandten, ja die verschiedenen Cyclostadien und Formanten der gleichen Art, weit auseinandergerissen. Die vielen neuen Namen, die Jensen einführt, haben naturgemäß für ein Bakteriensystem keine Bedeutung, da sie, nur durch physiologische Charaktere fixiert, nicht den Nomenclaturregeln entsprechen und auch typisch nicht fixiert sind.

Es bleibt so auch für die Bakterien das Resultat, daß ein natürliches System ausschließlich auf vergleichend morphologischer Grundlage möglich ist. Den morphologischen Anforderungen entsprechen noch am besten die Systeme von Lehmann und Neumann, Migula und A. Meyer. Das Fehlen einer vergleichenden Morphologie der Bakterien machte aber auch hier eine Gliederung in größere systematische Gruppen unmöglich. Auch sie enthalten noch physiologische Momente.

Daß auch dem praktischen Hygieniker dieser fundamentale Mangel einer vergleichenden Bakterienmorphologie zum Bewußtsein kommt, hierfür gebe ich einige Worte wieder, die E. Saul in der Münchener medizinischen Wochenschrift 52, 1905, pag. 446 (Beiträge zur Morphologie der pathogenen Mikroorganismen, Diphtherie- und Pseudodiphtheriebazillus) publiziert: „Mit den starken Objektiven ermittelt der Bakteriologe im wesentlichen, ob es sich um runde oder eckige, fixe oder Wanderzellen handelt. Eine Reihe fundamentaler Fragen, die sich auf die Differenzierung der Arten beziehen, kann er auf diese Weise nicht entscheiden; er verwertet daher den Tierversuch im ausgedehntesten Maße. Die in systematischen Betrachtungen geübten Botaniker und Zoologen haben diesen Weg niemals gewählt. Da die Artunterscheidung auf morphologischem und nicht auf physiologischem Gebiete liegt, so sind sie bemüht, die Differenzierung der Arten durch morphologische Methoden herbeizuführen. — Man könnte die Unterlassung des Bakteriologen konzedieren, wenn er seinen Zweck erreicht hätte. In Wahrheit herrscht auf keinem Gebiete mehr Unsicherheit und Polemik, als in demjenigen der Bakteriologie."

Welches ist nun aber der Weg, wie diese fundamentale Frage zu lösen ist. Immer und immer wieder klagt der praktische Bakteriologe über die Fülle der Formen, die einen morphologischen Vergleich der Arten und Formen nicht gestatten. Wie oft ist z. B. auf die Unmöglichkeit hingewiesen worden, die verschieden agglutinierenden Diphtheriestämme morphologisch zu vergleichen, da eine uferlose Mannigfaltigkeit herrscht, die jedes Arbeiten in dieser Richtung unmöglich macht. Man glaubt, zwei Arten nicht vergleichen zu können, weil jede Art nicht eine Form, sondern viele Formen hat, weil die Kugeln der Spezies a den Kugeln der Spezies b, die Kurzstäbchen der Spezies a den Kurzstäbchen der Spezies b, die längeren Stäbchen der Spezies a den längeren Stäbchen der Spezies b, die Keulenstäbchen der Spezies a den Keulenstäbchen der Spezies b, und so uferlos fort, völlig bis in die kleinste Einzelheit gleichen.

Ein solcher Weg ist eben nicht der richtige Weg. Die Frage hat nicht die richtige Form. Sie betont zwar das morphologische Moment, sie müßte aber das **vergleichend** morphologische Moment als Grundlage erheben.

Eine richtige Formulierung der Frage in diesem Sinne muß aber — um es in kurze Worte zu fassen — lauten:

„Welche Wuchsformen kommen bei der Spezies a vor und welche nicht und ferner, welche Wuchsformen kommen bei der Spezies b vor und welche nicht.

Sind aber alle diese gleich, auch dann ist der „Pleomorphist" noch nicht am Ende seiner Tätigkeit. Das ganze Heer der „konditionellen Faktoren" wird er auffahren lassen, um alle Möglichkeiten der Lösung noch versteckter Mochlosen ausfindig zu machen. Hat er nach mühevoller Arbeit, vielleicht erst nach Monaten, eine Differenz der Kulminanten der Spezies a und b, so hat er die Wahrscheinlichkeit, daß die Spezies a und b zwei verschiedenen Gattungen angehören, deren eine sich durch Besitz einer oder der anderen Wuchsform oder auch mehrerer Wuchsformen von der anderen unterscheidet, wenn ihn nicht noch eine oder mehrere hartnäckige Mochlosen genarrt haben. Aber diese Wahrscheinlichkeiten werden von Erfahrung zu

Erfahrung größer und größer, bis sie der Sicherheit über vom Menschen zu erlangender Wissenschaftlichkeit wie ein Ei dem anderen gleichen.

Ob zu einem so durchgearbeiteten System ein Menschenleben hinreichend ist oder ob Generationen darüber hingehen, wer würde diese Frage als wesentlich erachten.

Wie nun z. B. zur Feststellung der Gattung und Art der Larve eines sogen. Maiwurms (*Meloë*), dessen 1. Larvenstadium in Blüten von Pollen lebt, dann auf Bienen überspringt und sich in ihr Nest einschleppen läßt, wo sie erst als Räuber die jungen Bienenlarven auffrißt, später als Futterschmarotzer sich von den Bienen füttern läßt, bis die Puppe und schließlich der fettgefressene Käfer sich aus ihr entwickelt, alle die Kenntnisse dieser Momente der äußeren Lebensbedingungen erforderlich sind, so ist auch zur Kenntnis einer jeden Bakterienspezies erforderlich, alle die mochlolytischen Momente zu kennen, die auch die versteckteste Mochlose zu lösen imstande sind. Ist doch schließlich die Mochlose biologisch nichts anderes als die Weigerung eines Bakterienorganismus, sich in ein folgendes Stadium probaenogenetisch weiter fortzuentwickeln unter Bedingungen, die ihm in diesem Folgestadium gar nicht zusagen. Genau so weigert sich das 2. Larvenstadium obiger Meloë-Larve, auch fernerhin noch Blütenpollen zu verzehren. Nur ist die Larve gegenüber einer Bakterie in einem fundamentalen Nachteile: findet sie keine Biene, so geht sie zugrunde, wie es der allergrößten Mehrzahl ihrer Geschwister in der Natur immer ergeht; da das Meloë-Weibchen viele Tausende von Eiern ablegt, würden sehr bald alle Bienen vernichtet sein, wenn das 1. Larvenstadium die gleiche Fähigkeit besäße wie die Bakterie, in einem solchen Falle sich einfach durch Teilung fortgesetzt solange auxanogenetisch zu vermehren, bis sich die günstige Gelegenheit einmal, und sei es durch Zufall, bietet.

Daß auch die Bakteriologie nicht allein dasteht mit der Tatsache, Entwicklungsstadien von Organismen als besondere Gattungen und Arten aufgefaßt zu haben, dafür kann aus der Fülle wieder das gleiche Beispiel herausgegriffen werden; das 1. Larvenstadium der Meloë-Arten wurde als besondere Tierform aufgefaßt und für sie eine besondere Familie begründet (Triunguliden).

Aus der Tatsache, daß den Bakterien im Entwicklungsgang eine mannigfaltige Erscheinungsform zu eigen ist, nun folgern zu wollen, wie dies frühere Pleomorphisten getan haben, es gibt bei den Bakterien nicht nur keine Genera, sondern auch keine Arten, diese Schlußfolgerung ist natürlich völlig ungerechtfertigt und hat seinerzeit allen Pleomorphismus — so leider mit Recht — in Mißkredit gebracht. Trotzdem die Triunguliden als 1. Meloë-Larvenstadium erkannt wurde, gibt es doch von dieser Käfergruppe zahlreiche Arten und Gattungen, die keineswegs durch Übergänge verbunden sind und ein zusammenhängendes Ganzes bilden. Ganz genau so ist es auch bei den Bakterien. Auch hier sind die einzelnen Arten und Gruppen völlig scharf begrenzte Einheiten, mit denen klar operiert werden kann.

Die in vorliegender Bearbeitung durchgeführte vergleichende Bakterienmorphologie gestattet die Aufstellung eines Systems auf vergleichend morphologischer Grundlage, das in folgendem Abschnitt VII B kurz skizziert ist. Eine kurze Übersicht desselben wurde bereits 1917 veröffentlicht.

Für die Praxis ist zur Determinierung der Gattung einer Bakterienspezies, die nicht der Kulminante angehört, ein lebender Stamm in noch viel höherem Grade nötig als bei der Kulminante selbst. Besonders ist dies der Fall, wenn das Cyclostadium nicht das gewöhnlich erscheinende ist, wie z. B. das Phytitstadium der Cholera und des Typhus usw. sondern ein ungewöhnliches, und wenn es stark prostat zur Kulminante liegt. In solchen Fällen ist eine morphologische Determination ohne Weiterzucht meist ausgeschlossen. Zur vollen Kenntnis gehören alle Cyclostadien. Die Kulminante ist für die Erkennung der systematischen Stellung unbedingt nötig. Es unterliegt somit keinem Zweifel, daß zur systematisch richtigen Eingruppierung der allermeisten Bakterienspezies noch die Feststellung der Kulminante unerläßlich ist. Da dies, wie aus dem Auftreten von Konkulminanten ersichtlich ist, nicht immer ohne Schwierigkeiten möglich ist, wird bei mancher Spezies eine ganz allmähliche Wanderung an die richtige systematische Stelle stattfinden. Es sind dies Schwierigkeiten, die sich ja auch in anderen organischen Gebieten bemerkbar machen, wenn auch nicht in so hohem Grade wie hier bei der Cyclogenie, und die nicht zu umgehen sind. Man wird dabei noch manche Überraschung erleben.

Es wäre jedoch nicht zweckmäßig, ein natürliches System zu unterdrücken, weil aus praktischen Gründen vielleicht die Möglichkeit eintreten könnte, daß einzelne noch nicht genügend bekannte Organismen zunächst falsch gruppiert werden. Machen doch in allen Gebieten der Biologie, Phylogenie und Systematik gerade die Formen die meisten Schwierigkeiten, die in ihrer Entwicklungsgeschichte und Morphologie nicht genügend durchforscht sind.

Es ist somit zur Klassifikation einer Bakterienspezies stets eine Zucht bis zur echten Kulminante erforderlich. Wenn diese durch mehr oder minder starke Mochlosen behindert ist, wie dies ja meist der Fall ist, ist eine Einwirkung von Einflüssen nötig, die günstig für die Probaenogenie wirken, wie sie aus dem Kap. VI β über die konditionellen Faktoren der Cyclogenie ersichtlich sind. Derartige mochlolytische Faktoren sind so lange anzuwenden, bis man auf verschiedenem Wege immer wieder zu dem gleichen Endresultate gelangt. Eine fortdauernde Kontrolle bei der Zucht ist natürlich unerläßlich, da ja die Kulminante bei vielen Arten sich sehr schnell zum Gonidienstadium entwickelt und man dann genötigt ist, von vorn anzufangen.

Es werden alle diese Schwierigkeiten für eine folgerichtige und morphologische Klassifikation der Bakterien manchem heutigen Bakteriologen unverständlich erscheinen. In Wirklichkeit liegen aber hier die Verhältnisse genau so wie in anderen Gebieten lebender Organismen. Man ist hier in derselben Lage, in der ein Zoologe bei der Determination z. B. einer Larve der meisten Fliegenarten sich befindet, besonders wenn sie ein ganz junges Entwicklungsstadium darstellt. Ohne Zucht bis zur Imago ist dies in den allermeisten Fällen einfach unmöglich. Aber wie hier in diesem Gebiete eingehendere morphologische Kenntnisse mit absoluter Sicherheit diese Unmöglichkeit beheben würden, so halte ich es durchaus nicht für ausgeschlossen, daß auch bei der Bakteriologie, in einem späteren Stadium morphologischer Kenntnis, selbst für die jugendlichen Cyclostadien und vielleicht sogar für ihre Determination — sei es auch nur für systematisch höhere Gruppen (Familie, Gattung) — noch manches erreicht werden mag. So möge darauf hingewiesen sein, daß Bakterien mit hochliegender Kulminante im Basitstadium im mikroskopischen gefärbten Präparate meist einen völlig anderen Eindruck erwecken als das kulminierende Basit z. B. eines Micrococcus. Bei letzterem findet man meist (eine Ausnahme ist z. B. *Diplococcus intracellularis* Weichselb. 1887)) eine sehr große Anzahl von Individuen, die mit Trophoconien so vollgepfropft sind, und die so durch eine stärkere Lichtbrechung auffallen; das prostate Basitstadium ersterer enthält dagegen meist Individuen, die Miotrophie darstellen und so keine stärkere Lichtbrechung bemerken lassen. Auch ist die Größe des Mych sicher abhängig von der Höhe der phylogenetischen Stellung; der Durchmesser eines Mych des Basitstadiums von *Micrococcus* ist viel kleiner als das einer höherstehenden Form.

Für die Determination der Spezies, häufig für alle Cyclostadien, bleibt ja — abgesehen von allen biologischen und physiologischen Unterscheidungsmethoden — die serologische Prüfung ein ausgezeichnetes physiologisches Hilfsmittel, wenn auch die Formanten eine gewisse Einschränkung erforderlich machen. Die Speziesdeterminierung ist ja in der Praxis keineswegs auf die Kulminante, sondern meist auf das Virostadium angewiesen, da alle Kulturmittel möglichst den parasitären Verhältnissen angepaßt sind; so werden für die wichtigsten in der Praxis vorkommenden Spezies die physiologischen und biologischen Hilfsmittel genügen, wenn es sich um das Virostadium handelt.

Zur Differenzierung von Spezies innerhalb einer Gattung ist aber zumindest erforderlich, daß die Arten im gleichen Cyclostadium verglichen werden. Dies ist keineswegs gleichmäßig gehandhabt worden. So sind z. B.

die Arten der Gattung *Microspira* zum Teil im Phytitstadium beschrieben und bekannt, andere Arten aber im Ascitstadium charakterisiert worden. Daß dies nicht angängig ist, zeigt schon allein die Tatsache, daß einzelne Arten nach wochenlanger Kultur im Phytitstadium plötzlich in das Ascitstadium übergehen, aus dem man erst in Monate alten Kulturen aus Sekundärkolonien wieder das Ausgangsstadium erhält. Das wäre ungefähr das gleiche, als wenn man einen Baumweißlingsschmetterling mit einer Kohlweißlingsraupe zwecks spezifischer Differenzierung vergleichen wollte. Bei *Bacillus* und *Bacterium* ist das Erwähnte in noch viel größerem Maße der Fall.

Der Vorteil der cyclogenetischen Betrachtungsweise der Bakterien auch für die Determination der Spezies ist ein gewaltiger. Während bisher der Artcharakter unter der Variationsbreite in morphologischer, physiologischer und biologischer Hinsicht verlorenging und von dieser Fülle für die Erkenntnis leicht erstickt wurde, fixiert ein Vergleich in demselben Cyclostadium alle Charaktere für ein morphologisch immer wieder festzustellendes Stadium.

Soll so z. B. eine *Microspira* speziell im Ascitstadium etwa mit dem Choleraerreger im Phytitstadium verglichen werden, so muß erstere zumindest erst in das Phytitstadium übergeführt werden. Oder ist ein als Mychit und Dimychit wachsendes Basit oder Phytit auf Diphtherieerreger oder Verwandte zu prüfen, so ist erst zu versuchen, durch die verschiedensten Kultureinflüsse das Ascitstadium zu erreichen; etwa schon nach eintägiger Kultur von einem Kurzstäbchen (Dimychit) sagen zu wollen, das ist eine Pseudodiphtherie und keine Diphtherie, wäre der cyclogenetischen Erkenntnis völlig widersprechend.

Für die Verwendung der Geißelbildung für die Systematik muß naturgemäß ebenfalls die Cyclogenie berücksichtigt werden. So ist es zweckmäßig, wenn Geißellosigkeit und monotrische Begeißelung bei der gleichen Spezies in verschiedenen Cyclostadien auftritt, der letzteren die ausschlaggebende Bedeutung zuzuweisen. Ist monotriche und lophotriche oder lophotriche und peritriche, oder monotriche und peritriche Begeißelung vorhanden. so hat immer die letztgenannte die generelle Bedeutung.

Schließlich noch einige Worte über die Nomenclatur. Nach den nomenclatorischen Gesetzen der Botanik und Zoologie gelten nur die ersten für einen Art- oder Gattungsbegriff angewendeten und genügend fixierten wissenschaftlichen Namen. Würde man von diesem Prinzip abweichen, so wäre der Willkür Tür und Tor geöffnet. Diese Gesetze haben so längst internationale Geltung erlangt, da überhaupt nur so eine allen wissenschaftlich in einem Gebiete Arbeitenden zugängliche und verständliche Sprache geschaffen wird.

Diese alle Bedenken völlig abweisenden Vorteile scheinen dem praktischen Bakteriologen noch nicht gänzlich zum Bewußtsein gekommen zu sein. Neuerdings haben zwar LEHMANN und NEUMANN in ihrem auch morphologisch und systematisch ausgezeichneten Werk in dankenswerter Weise sich bemüht, auch diesem Rechnung zu tragen und die nomenclatorisch berechtigten Namen auch in der medizinischen Bakteriologie zur Geltung zu bringen. Ob allerdings mit Erfolg, bleibt abzuwarten.

So ist vor allem der Gattungsname *Staphylococcus* immer noch an Stelle des viel älteren *Micrococcus* allgemein gebräuchlich.

An dieser Stelle sei noch über die Gültigkeit der von O. F. MÜLLER 1773 (Vermium fluv. et terr. historia. 1773; und: Zoologiae Danicae prodromus. Hafniae, 1776, pag. 203; und: Animalcula infusoria. Havniae, 1786, pag. 43) aufgestellten Gattung *Vibrio* folgendes bemerkt.

Die Gattung *Vibrio* Müll. 1773, von MÜLLER als Wurmgruppe aufgefaßt, enthält in der ursprünglichen Fassung nicht nur Bakterien aus verschiedenen Gruppen [*V. lineola* Müll., (Nr. 2446), *V. bacillus* Müll. (Nr. 2446), *V. undula* Müll. (Nr. 2451)], sondern auch Protozoen [*V. vermiculus* Müll. (Nr. 2450), *V. intestinum* Müll. (Nr. 2452), *V. utriculus* Müll. (Nr. 2458), *V. fasciola* Müll. (Nr. 2459), *V. colymbus* Müll. (Nr. 2460), *V. cygnus* Müll. (Nr. 2456), *V. anser* Müll. (Nr. 2455), *V. color* Müll. (Nr. 2453), *V. falx* Müll. (Nr. 2454)] und Würmer [*V. serpentulus* Müll. (Nr. 2449), *V. anguillula* Müll. (Nr. 2448)], denen er später sogar noch Algen, und zwar Diatomeen [*V. tripunctatus* Müll., *V. paxillifer* Müll., *V. lunula* Müll.], hinzufügt.

Von Bakterien bringt er später (1786) noch drei andere Formen hinein, und zwar *V. serpens* Müll. (ein Spirillum!), *V. spirillum* Müll. (vermutlich zur Gattung *Spirillobacillus* Metschn. gehörig!) und *V. rugula* Müll. 1786 (ein Spirillum!).

Für die Festlegung des Typus der Gattung *Vibrio* kommen also in Betracht: 3 Bakterienarten, 9 Protozoen und 2 Würmerspezies.

Von den 3 Bakterienspezies wurde schon 1833 durch EHRENBERG die Spezies *V. undula* Müll. 1776 eliminiert und als Typus der Gattung *Spirillum* Ehrenb. 1833 gewählt. Diese Art kommt so für *Vibrio* nicht mehr in Betracht.

Von den zwei übrigbleibenden ist *V. lineola* Müll. überhaupt nicht wiedererkennbar, und *V. bacillus* Müll. könnte vielleicht eine Bacterium-(= *Pseudomonas*)-Art sein. Aber auch dies wäre eine Annahme, aus der man keinesfalls die Berechtigung ableiten könnte, die Gattung *Bacterium* Ehrenb. 1830, als Synonymon zu *Vibrio* Müll. zu setzen.

Da MÜLLER selbst 1786 die zwei Würmer aus der Gattung *Vibrio* ausschaltet und auf sie die Gattung *Anguillula* Müll. 1786 mit dem Typus *anguillula* Müll. 1776 begründet; so bleiben nur noch Protozoen übrig, von denen eine als Typus der Gattung *Vibrio* einzutreten hätte. Jedenfalls ist das eine sicher, daß die Gattung *Vibrio* für Bakterien überhaupt nicht in Frage kommt.

So wäre zunächst auf rein nomenclatorischem Wege erwiesen, daß *Vibrio* dem Gattungsnamen *Microspira* Schröt. 1886 zu weichen hat. Aber abgesehen von diesem nomenklatorischen Fehler ist die Anwendung von *Vibrio* für *Microspira* völlig falsch, weil, wie vorstehend erwiesen ist, die Gattung *Vibrio* überhaupt keine Art der Gattung *Microspira* enthalten hat. Keine der 3 Bakterienarten, die MÜLLER neben den 9 Protozoen und 2 Würmern in der Gattung *Vibrio* aufführt, stellt eine Art der Gattung *Microspira* Schröt. (= *Vibrio* neuerer Autoren) dar.

Somit ist der Name *Vibrio* völlig aus der Bakteriologie eliminiert.

A. FISCHER stellt 1895 (Jahrb. f. wissensch. Botanik, 27. Bd., 1895, pag. 141—148) eine Anzahl Gattungsnamen rein theoretisch auf, für die er selbst angibt, daß Vertreter noch nicht bekannt sind. Diese Namen sind naturgemäß hinfällig, FISCHER läßt sie daher selbst auch 1897 größtenteils fallen.

Von sporenbildenden Formen benennt er so: *Paracloster*, *Paraplectrum*, *Clostrinium*, *Plectrinium*, *Arthrobactrinium*, *Clostrillum*, *Plectrillum*; von nicht sporenbildenden Formen: *Arthrobacter*, *Arthrobactrillum*, *Arthrobactridium*.

Über andere Systeme habe ich vorstehend berichtet. Erwähnen möchte ich noch die von BENECKE (1912) und PRINGSHEIM (1923). Sehr bemerkenswert sind die im Anschluß eines von LIESKE (1922) angewendeten Systemes, das er selbst als „Notbehelf“ bezeichnet, geäußerten schweren Bedenken gegen alle bisherigen Systeme, die alle eine umfassende morphologische Grundlage und Berücksichtigung der Variabilität (also des Pleomorphismus) ermangeln.

A. Die organischen Beziehungen der Mychoten.

Alle Organismen, die aus dem morphologischen Urelement der Zelle dem Mychit, bestehen oder aus diesem einfachen Baustein aufgebaut sind, sollen als *Mychota* zusammengefaßt sein. Alle übrigen höheren Organismen, die Tiere und Pflanzen (abgesehen von den *Protota* cf. IX C 3), stehen diesen durch den komplizierten Bau der Zelle, die aus einer mehr oder weniger potenzierten Vergesellschaftung von Mychiten hervorgegangen ist, gegenüber und stellen die *Metamychota* dar.

Ob und wie weit unter den niedrigsten Vertretern der bisher in den *Myceta* (Pilze) und den *Phyceta* (Algen) gestellten Formen den Mychoten einzuordnen sind, überlasse ich weiteren Untersuchungen. Gewisse Befunde scheinen mir es wahrscheinlich zu machen, daß bei manchen niedrigen Myceten der Kernapparat nur durch zahlreiche, über den ganzen ungegliederten

Schlauch verteilte *Mych* dargestellt wird. Auf die nahen Beziehungen der niedrigen Pilze zu den Bakterien weist schon A. MEYER (1912) hin. Für die Phyceten (Algen) erscheint das Vorkommen von Mych noch wahrscheinlicher, besonders müßten die Nostocaceen, Chroococaceen daraufhin nachgeprüft werden, die ja bisher meist als kernlos aufgefaßt worden sind.

Der morphologische Aufbau des Zellkernes ist meines Erachtens gerade hier für die systematische Gliederung von allergrößter Bedeutung. Zweifellos werden in dieser Beziehung nicht nur die Myceten, sondern auch die Protozoen revidiert werden müssen, wie ja z. B. die Spirochaetiden entschieden nicht zu den Protozoen zu stellen sind, ebensowenig wie die Chlamydozoen.

Die *Mychota* sind also Urzellorganismen, die nur aus einem Mychit bestehen oder aus einer Anzahl solcher zusammengesetzt sind.

Bei einer weiteren Gliederung der Mychoten kommt vor allem wieder der morphologische Aufbau in Betracht. Einesteils findet sich eine Reihe von Organismen, die aus der Einheit des Bausteines, dem Mychit, selbst bestehen, während ein wesentlich größerer Teil Organismen enthält, die aus mehr als einem Mychit zusammengesetzt sind. Erstere wurden *Monomychota*, letztere *Dimychota* genannt.

Bei den Monomychoten können mehrere Exemplare einer Art kolonieartig zusammenhaften bleiben, so daß Ketten (Desmen), Tafeln, Tetraden, Pakete oder unregelmäßige Haufen entstehen. Ähnliche Zusammenhäufungen treten bei den Cyanophyceen auf, so bei Nostocaceen und Chroococcaceen; wenn hier nun tatsächlich der Kern auf der gleichen Urstufe stehen sollte, würde der Gegensatz zwischen der phycocyanhaltigen Algenzelle und der monomychoten Bakterienzelle im wesentlichen nur im Besitz oder im Fehlen dieses Farbstoffes begründet sein. Tatsächlich sind die nahen morphologischen Beziehungen beider von früheren Systematikern gewürdigt worden, es sei nur an COHNS (1875) System erinnert, das diesen Gesichtspunkten weitgehend Rechnung trägt.

In einem derartigen organischen Gebiet, bei dem die Differenzierung morphologischer Gegensätze noch im Entstehen ist, dürften jedoch derartige Gegensätze, die zwar physiologischer Natur, doch auch nicht ganz einer morphologischen Grundlage entbehren, eben den Besitz oder den Mangel eines Stoffes, des Phycocyans, immerhin von so großer Bedeutung sein, daß sie wohl phylogenetisch eine so wesentliche Rolle zu spielen befähigt sein könnten, um eine Trennung einzuleiten, die schließlich in dem Gegensatz Tier und Pflanze gipfelt; es wäre gewissermaßen ein erster Anlauf hierzu.

Der einem Phylum-Begriff entsprechenden Gruppe *Monomychota* kann noch als Gegensatz zu den Holocyclomorphen und Hemicyclomorphen der Dimychoten als Kreisbegriff der Name *Acyclomorpha* untergeordnet werden.

Hierher gehören die Familien *Micrococcidae*, *Sarcinidae* und *Mogalliidae*. Über den Umfang der Familien folgt weiter unten Näheres.

Die *Dimychota* zerfallen in zwei Gruppen; die eine zeichnet sich durch unvollständige Cyclogenie aus, der jede Ascitbildung fehlt, die andere erreicht mit der Kulminante mindestens die Ascitbildung. Erstere nannte ich 1917 *Hemicyclomorpha*, letztere *Holocyclomorpha*. Dem Kreisbegriff *Hemicyclomorpha* ist der Klassenbegriff *Anascota* mit der Familie *Hemallosidae* (den sogen. *Pneumococcus* etc. enthaltend) untergeordnet.

Die Holocyclomorphen enthalten 2 Klassen, die *Gonascota* und *Sporascota*. Bei den ersten tritt Gonidienbildung, dagegen nie Sporitbildung auf. für die letzteren ist neben der nie fehlenden Gonidienbildung auch das Auftreten von Sporiten charakteristisch. Die Erkenntnis, daß die Sporitbildner einen isolierten, phylogenetisch relativ jugendlichen Seitenzweig darstellen. ist eines der Hauptresultate dieses auf rein morphologischer Grundlage aufgebauten Bakteriensystems. An der Vorstellung, daß die Sporitbildung das Ursprüngliche sei und nicht, wie es tatsächlich der Fall ist, eine spezielle Sonderanpassung, scheiterte die ganze bisherige Klassifikation der Bakterien, speziell der Bacteriiden und Bacilliden, obgleich hervorragende Kenner der Bakteriologie, wie Lehmann und Neumann (1904), gegen eine derartige Auffassung Einspruch erhoben. Sie erkannten schon sicher an der Hand der Tatsache, daß es ganz zweifellos sporitfreie Arten gibt, die große Bedeutung für die Systematik gegenüber der vor allem von A. Fischer vertretenen Ansicht, daß auch alle bisher als sporitlos betrachtete Arten Sporite entwickeln und nur für ihre Bildung geeignete Bedingungen nicht bekannt seien.

Daß die von Fischer und an deren erhobenen Bedenken gegenstandslos sind, erweist ein Vergleich des hier auf morphologischer Grundlage aufgestellten Bakteriensystemes. Wir sehen alle höher organisierten Familien. wie die Sphaerotiliden, Syncrotiden, Schaudinniden, Spirilliden, Spirochaetiden, Microspiriden, Sclerothrichiden entbehren der Sporitbildung, ebenso wie auch die Bakteriiden und Hemallosiden. Es wäre doch eine ganz seltsame Tatsache, daß bei den Bacilliden und Migulaniden in zahlreichen Beispielen die Sporitbildung festgestellt wurde, während sie bei allen den hochorganisierten Familien nicht in einem einzigen Falle beobachtet wurde. Die wenigen Fälle, wo dies für solche angegeben wurde, erwiesen sich zwanglos als Irrtümer, so z. B. das von Schaudinn der Gattung *Schaudinnum* Enderl. 1917 und *Theciobactrum* Enderl. 1917 zugeschriebene Sporit als Endothecit, das beim *Spirillum sporiferum* Mig. 1900 gefundene Sporit als Trophosom oder als Gonidie. Ich verweise hier auf den in diesem Abschnitt weiter unten eingefügten Familienstammbaum, der diese Beziehungen klar erkennen läßt. Der Ausgangspunkt der *Gonascota* ist ganz ohne Zweifel bei den Bacteriiden zu suchen, bilden doch hier gerade Formen mit winziger Sporitanlage geradezu den Übergang zu den Bacteriiden, unter denen diese Differenzierung erworben worden ist. Auch diejenigen Spezies, die bei der Sporitkeimung keine Abstoßung der Hülle erfolgen lassen, wie z. B. *Bacillus leptosporus* Klein, nehmen eine vermittelnde Stellung ein.

Die *Gonascota* umfassen so den größten Teil der Holocyclomorphen; sie sind in zwei Ordnungen zu zerlegen, die *Synascota* und die *Ascota*. Letztere bilden in der Kulmination ihrer Entwicklung nur Ascite, niemals Synascite, wenn man von einzelnen Ausnahmen, die sich vielleicht finden sollten, bei denen sich vielleicht aus den Cystiten Arthrothecite entwickeln, wie z. B. bei *Eucystia* Enderl. 1917 (*E. pestis* Yers. 1894), absieht. Zu den *Ascota* gehören die *Bacteriidae* und die *Fusiformidae*. Zweifellos werden innerhalb der *Bacteriidae* noch eine große Reihe von Formen bei genauer cyclogenetischer Kenntnis und Feststellung der Kulminante zu den Synascoten gebracht werden müssen, besonders aus der Gattung *Bacterium*, die von jeher ein Asyl für systematisch unklar festgelegte Spezies war. Die *Synascota* bilden außer den Asciten in der Kulmination auch mehr oder weniger häufig oder selten Synascite. Gewöhnlich ist dies für die Familien *Schaudinnidae*, *Sphaerotilidae*, *Syncrotilidae* und *Spirillidae*, seltener ist dies der Fall bei den Familien *Spirochaetidae*, *Microspiridae*, vereinzelt und selten tritt das Synascit bei den Sclerothrichiden auf. Die letztere Familie bildet so ein interessantes Zwischenglied, das morphologisch und systematisch eine vermittelnde Stellung einnimmt.

In gleicher Weise wie die *Gonascota* sind die *Sporascota* in zwei Ordnungen zu zerlegen, die *Parasynascota* und die *Parascota*. Erstere bilden neben Asciten in der Kulminante Synascite, letztere nur Ascite und niemals Synascite. Für die *Parasynascota* konnte bisher nur eine einzige Art, die *Migulanum anthracis* (Koch 1876) festgestellt werden. Sicher werden sich aber aus der heterogenste Arten umfassenden Gattung *Bacillus* neben anderem auch manche zu *Migulanum* Enderl. 1917 gehörige Spezies finden lassen. Diese Gattung ist der Typus für die Familie *Migulanidae*.

Die *Parascota* enthalten schließlich die Familie *Bacillidae*.

B. Systematische Übersicht über die Mychota.

Die Verteilung der zunächst morphologisch festlegbaren Gattungen der Monomychoten und der Dimychoten auf Familien ergibt 15 Familien, die mehr oder weniger scharf voneinander abgegrenzt sind. Eine Reihe von Gattungen, deren morphologischer Wert vorläufig nicht genügend fixiert werden konnte, sind ausgelassen worden, sie sind aber zweifellos bei genügen-

Übersicht über die Mychota.

Regnum	Phylum	Kreis	Klasse	Ordo	Familie
Mychota	Dimychota	Holocyclomorpha	Gonascota	Synascota	Schaudinnidae Chondromy-cidae Sphaerotilidae Syncrotidae Spirillidae Spirochaetidae Microspiridae
				Ascota	Fusiformidae Bacteriidae
			Sporascota	Parasynascota	Migulanidae
				Parascota	Bacillidae
		Hemicyclomorpha	Anascota	....	Hemallosidae
	Monomychota	Acyclomorpha	....	....	Mogalliidae Sarcinidae Micrococcidae

der Kenntnis denselben leicht einzuordnen. Vielen wird aber wahrscheinlich das Verhängnis nicht ausbleiben, als Cyclostadien höherer Kulminanten erkannt zu werden, wie es z. B. bei dem größten Teil der Gattungen Winogradsky's (1888) der Fall ist. Diese fallen dann als Synonyma mit anderen Gattungen zusammen.

Ebenso wird eine große Anzahl von Arten, besonders aus den alten Gattungen *Bacterium* und *Bacillus*, auf andere Gattungen noch zu verteilen sein, unter denen sich auch zweifellos viele finden werden, deren Kulminante das Synascit ist.

Über die Verwendung der Geißelbildung für generelle Gliederung ist das pag. 230 Gesagte zu vergleichen.

Die Stellung von *Ascococcus* Billr. [Typus *A. Billrothi* (Cohn)] ist unsicher. *Myconostoc* Cohn (*M. gregarium* Cohn) wächst in durch eine außen fest begrenzte Gallerthülle umgebenen Kolonien, die in Sumpf- und Abwässern etc., nie auf Kulturen gedeihen; seine Stellung bei den Bacteriiden ist unsicher.

Bestimmungstabelle der Familie der Bakterien.

1.	Morphologische Einheit das Mychit ... (*Monomychota*)	2.
	Morphologische Einheit das Dimychit ... (*Dimychota*)	4.
2.	Einziges Entwicklungsstadium das Probasit .	3.
	Kulminante das Anabasit	**Mogalliidae.**

3. Mychite nur ganz vorübergehend zu Diplomychiten gegeneinander abgeplattet .... **Micrococcidae.**
Mychite zu Diplomychiten gegeneinander abgeplattet und vereinigt (Basoitstadium) .... **Sarcinidae.**

4. Kulminante: Prophytit ... (*Hemicyclomorpha*; *Anascota*) .... **Hemallosidae.**
Kulminante: Metastat zum Phytit ... (*Holocyclomorpha*) .... **5.**

5. Neben Gonidienbildung auch Sporitbildung ... (*Sporascota*) .... **6.**
Neben Gonidienbildung nie Sporitbildung ... (*Gonascota*) .... **7.**

6. Kulminante: Ascit ..... (*Parascota*) ...... **Bacillidae.**
,, Synascit .. (*Parasynascota*) .. **Migulanidae.**

7. ,, Ascit ..... (*Ascota*) .... **8.**
,, Synascit .. (*Synascota*) ...... **9.**

8. Ascite zugespitzt; häufig Diplascitbildung ... **Fusiformidae.**
,, nicht zugespitzt .... **Bacteriidae.**

9. Ascite und Synascite mehr oder weniger spiralartig gebogen .... **10.**
Ascite und Synascite meist völlig gerade oder (bei langen Fäden) unregelmäßig gebogen .. **12.**

10. Ohne Cystitbildung. Die syntakte Lagerung der Mych wird schon im Didimychit bemerkbar. Gabelung selten .... **Spirillidae.**
Mit Cystitbildung. Eine syntakte Lagerung der Mych wird erst im Synascit bemerkbar . **11.**

11. Ascit und Synascit meist nicht zugespitzt. Gabelungen nur bei einer Gattung .... **Microspiridae.**
Ascit und Synascit an den Enden zugespitzt; biegsam (nicht starr wie alle übrigen Bakterien). Gabelung zuweilen auftretend .... **Spirochaetidae.**

12. Mit Cystitbildung. Synascite meist selten .. **Corynobacteriidae.**
Ohne ,, ,, häufig ...... **13.**

13. Individuen (Synascite) in Schleimmasse eingeschlossen, die eine mehr oder weniger regelmäßig geformte, fruchtkörperartige Gestalt (Coenobien) annehmen; mit Abschnürung cystenartiger Coenobienstücke (zahlreiche Oothecite oder Sphaerothecite enthaltend) .... **Chondromycidae.**
(= Myxobacteria)

Individuen nicht in Schleimmasse; keine Coenobienbildung .... **14.**

14. Ohne Gabelung. (Membran verdickt oder nicht verdickt) .... **15.**

Mit Gabelung. Ohne Cystitbildung. (Membran mehr oder weniger scheidenartig verdickt) .. **Sphaerotilidae.**

15. Ohne Endothecitbildung. (Membran verdickt oder nicht verdickt) .... **Syncrotidae.**

Mit Endothecitbildung. (Membran nicht verdickt) .... **Schaudinnidae.**

Stamm: **Mychota.**

Unter-Stamm: **Dimychota.**

Kreis: *Holocyclomorpha.*

Klasse: *Gonascota.*

Ordo: *Synascota.*

Die Ordnung *Synascota* enthält 7 Familien.

Sporitbildung tritt niemals auf.

1. Fam. Schaudinnidae.

In der Kulminante vielreihiges Synascit mit Endothecitbildung.

Diese Familie enthält 2 Genera, und zwar: *Schaudinnum* Enderl. 1917 und *Theciobactrum* Enderl. 1917.

Bestimmungstabelle der Gattungen der Schaudinniden.

1. An beiden Polen des Synascites bildet sich je ein Endothecit, selten nur eins an einem Pole. Der Keimling des Endothecites ist ein Synascit. Gabelungen kommen nicht vor .... **Schaudinnum** Enderl. 1917.

In der Mitte des Synascites bildet sich nur ein Endothecit. Der Keimling des Endothecites ist ein Ascit. Gabelungen treten vereinzelt beim Synascit auf . **Theciobactrum** Enderl. 1917.

Schaudinnum Enderl. 1917.

[Typus: *S. Bütschlii* (Schaud. 1902).]

Schaudinnum, Enderlein, Sitzungsber. Ges. Naturf. Freunde Berlin, 1917, pag. 311.

Die Kulminante aus einer sehr großen Anzahl von Dimychosen zu einem vielreihigen Synascit zusammengesetzt. Diese Riesenformen unter den Dimychoten lassen auch im Querschnitt zahlreiche Mych erkennen.

In der dichten Anordnung der massenhaft vereinigten Trophosomellen glaubte SCHAUDINN die wabige Struktur eines diffusen Kernes zu erblicken. Begeißelung ist peritrich; die ganze Oberfläche ist dicht mit langen Geißeln besetzt.

Fortpflanzung: 1. Arthrogonie, 2. Jedes Synascit bildet in der Reife zwei Endothecite aus, die embryonenartig sich an den Polen des Stäbchens entwickeln (von SCHAUDINN als Sporen aufgefaßt). Selten erfolgt nur die Bildung eines Endothecites; vermutlich außerdem Gonidienbildung etc.; bei der Keimung des Endothecites entsteht zugleich ein Synascit, die Keimung ist polar.

Nach den Abbildungen entsprechen die Maschenknoten und ihre Abstände durchaus den Durchschnittsgrößen der Trophosomellen und der Mychostasen. SCHAUDINN (1902) gibt als Durchmesser der Netzmaschen 0,5—1 μ an.

Keine Sporitbildung.

Gewidmet wurde diese Gattung dem Andenken SCHAUDINNS.

Die bei allen Schaben (Blattiden) symbiotisch besonders im Fettgewebe lebenden Bakterien, z. B. *Bacillus cuenoti* Merc. in *Periplaneta*, sind wesentlich kleiner und scheinen nicht hierher zu gehören (cf. BUCHNER 1921, pag. 148).

Schaudinnum Bütschlii (Schaud. 1902).

Bacillus Bütschlii, Schaudinn, Arch. f. Protistenk. I, 1902, pag. 306, 1 Taf.
Bacillus Bütschlii Schaud., Dobell. Quart. Journ. of microsc. Soc. 52, 1908, pag. 121.
Schaudinnum Bütschlii (Schaud.), Enderlein, Sitzungsber. Ges. Naturf. Freunde Berlin 1917, pag. 311.

Schaudinnum flexile (Dob. 1908).

Bacillus flexilis, Dobell, Quart. Journ. of microscop. Sc. 52, 1908, pag. 121—128. Taf. 6.
Schaudinnum flexile (Dob.) m.

Im Dickdarm von *Bufo vulgaris* L. (Länge 15—35—39,5 μ, Dicke 2—3 μ). Größe des Endothecites 5 μ × 2 μ.

Schaudinnum ranicolum Enderl. nov. spec.

„Grüner Kaulquappenbacillus". Frenzel, Z. f. Hyg. 11. Bd., 1892, pag. 210—236. Taf. 14.

Im Darm von Kaulquappen. Argentinien. (Länge 15—54 μ, Dicke 2,7—5 μ.)

Schaudinnum blaberae Enderl. nov. spec.

Bacillus spec. Frenzel, Z. f. Hyg., 11. Bd., 1892, pag. 209—210, Fig. 1—3.

Im Darm von *Blabera* spec. (Riesenschabe), Argentinien. (Länge 20 μ, Dicke 4 μ.)

Theciobactrum Enderl. 1917.

Typus: *Th. sporonema* (Schaud. 1903).

Theciobactrum, Enderlein, Sitzungsber. Ges. Naturf. Freunde, Berlin, 1917, pag. 311.

Das Synascit bildet nur ein medianes Endothecit, das übrige Synascit wächst dann wieder zu einem langgestreckten Ascit aus. Das Endothecit keimt nicht als Synascit, sondern als Ascit, und zwar äquatorial. Sonst wie *Schaudinnum*. Gabelungserscheinungen treten am Synascit vereinzelt auf. Begeißelung peritrich.

Theciobactrum sporonema (Schaud. 1903).

Bacillus sporonema Schaudinn, Arch. f. Protsitenk. 2. Bd., 1903, pag. 421—444. Taf12, Fig. 1—67. *Theciobactrum sporonema* (Schaud.), Enderlein, Sitzungsber. Ges. Naturf. Freunde Berlin, 1917, pag. 311.

Im Meerwasser der Adria (Rovigno). Länge des länglichovalen Endothecites beträgt 2 μ und mehr.

2. Fam. Chondromycidae.

= *Myxobacteria*, Thaxter, Botonical Gazette 17, 1892; 23,1897; 37, 1904. = *Myxobacteriaceae*, Thaxter, l. c. = *Myxobacteria*, Baur, E., Myxobakterienstudien. Arch. f. Protisten V, 1904, pag. 92—121.

Myxobacteriales, Jahn, Kryptogamenflora d. M. Brandenb. 1911. V. Pilze I. Lief. 2.

Myxobacteria, Quehl, A. Untersuchungen Myxobacterien C. B, II. 16. 1906 Wettstein, R., Handb. d. Syst. Bot., 3. Aufl., 1. Bd., 1923.

Chondromycidae, Enderlein, Bemerkungen. Systematik d. C., Berlin. 9. Okt., 1924. 6 pg.

Polyangiden, Jahn, Beitr. z. bot. Protistologie. 1924. (Nov.) 107 pag., 2 Taf.

Die Einzelindividuen sondern Schleimmassen ab. Durch diese Schleimmassen verkleben dieselben zu Komplexen, die eine gemeinsame höhere Organisation annehmen, die Coenobien genannt werden. Dieselben nehmen häufig eine pilzähnliche, zuweilen auch eine flechtenähnliche Gestalt an, wodurch sie eine sehr auffällige Ähnlichkeit mit Myxophyten, aber auch mit höheren Pilzen in ihrer Erscheinung erlangen können, die aber nur analoger Natur ist. Das Coenobium differenziert sich zu Schwarm und Fruchtkörpern, die meist von flüssigem, zähem oder verhärtetem Schleim umhüllt sind; da in letzterem die Einzelstäbchen anders gestaltet sind (meist kürzer, als in dem die Basis bildenden Schwarm, so stellt der Frkp. gewissermaßen eine Sekundärkolonie dar, die einem anderen Cyclostadium angehört. Gonidienbildung ist als sicher anzunehmen, Thaxter beschreibt 1892 den Zerfall von Asciten in Gebilde, die vermutlich Gonidien darstellen. Die vorherrschende Art der Fruktifikation ist aber ein Fortpflanzungskörper höherer Organisation, und zwar ein Thecit; bei den Chondromycinen ist dieses oval (Oothecit), bei den Myxococcinen kugelig (Sphaerothecit). Ob für die Bildung dieser Thecite zum Teil ein Cystit als Ausgangspunkt in Frage kommt, ist unsicher; Thaxter (1897) und Baur (1904) beschreiben eine Entwicklung, die eine weitere Möglichkeit des Aufbaues darstellt; darnach verdickt ein Stäbchen (Synascit) sich immer mehr, verkürzt sich, rundet sich (bei Myxococcus) allmählich immer mehr zu einer Kugelform und umgibt sich schließlich mit einer Membran; hiernach handelt es sich um Pseudothecite. Die Sphaerothecite und Oothecite bilden sich in cystenartigen Coenobiumstücken, die sich allmählich vom Coenobium abschnüren und anfangs zahlreiche Synascite enthalten, welche den Ausgangspunkt für die Thecite darstellen. Von diesen Coenobiumstücken, Coenocysten genannt, können bei höheren Formen sekundäre Fortsätze ausgehen, oder auch strecken sich die Coenocysten zu langen Schläuchen. Diese sekundären Fortsätze werden bei noch höheren Formen von der Primär-Coenocyste abgeschnürt und bilden dann Sekundärcoenocysten, die entweder in der Primärcoenocyste eingeschachtelt liegen oder bei den höchsten Formen (Chondromyces etc.) als zahlreiche Sekundärkapseln auf dem Kopfe der Primärcoenocyste radiär angeordnet sind. Bei einigen höheren Gattungen sind die Coenocysten oder der ganze Komplex der Sekundärcoenocysten beerenartig und sitzen auf einem Stiel des Coenobiums (Cystophor). Der Stiel kann kurz bis sehr lang, einfach und gegabelt, zuweilen auch mehrfach gegabelt sein.

Bei Chondromyces sind die Einzelsynascite im Coenobium radiär oder wenigstens strahlenartig oder zugartig orientiert, bei anderen Gattungen ist dies weniger der Fall, bei Myxococcus anscheinend gar nicht mehr.

Diese Gruppe, die von Thaxter als Ordnung aufgefaßt wird, steht den Sphaerotiliden sehr nahe (cf. auch das unter Newskia Gesagte); ob sie mit dieser Familie zusammenfällt, muß erst noch eingehender geprüft werden.

Manche Chondromyciden sind Cosmopoliten. *Chondromyces apiculatus* Thaxt. ist aus Deutschland, Österreich, Canada, Liberia und von den Philippinen bekannt.

Die Chondromyciden leben vorzugsweise in Kot von Tieren; so sind sie beobachtet worden in Kot von Hunden, Hasen, Schafen, Schweinen, Antilopen, Pferden, Kühen, Kaninchen, Bisamratten, vom Birkhuhn etc.; nur wenige Arten, wie z. B. *Polyangium vitellinum* (Link 1795), leben auf faulem Holz, Blättern etc., an ganz feuchten Stellen sowie in Moos an Seeufern etc.; die eben genannte Art ist eine der wenigen Arten, die nicht auch auf künstlichen Nährböden gezüchtet werden können. Zur Kultur ist Licht nicht erforderlich; Temperaturoptimum 30—35°.

Auf frischem Kot finden sich die Chondromyciden nicht, sondern nur auf älterem; dem Kot werden also durch den Wind erst die Thecite der zerplatzenden Coenocysten zugetragen. Die meisten Arten sind häufig; so findet sich auf Kot vom Wannsee nach Quehl stets *Ophiocystia gephyra* (Jahn 1924). Im Freien sind die Fruchtkörper nur äußerst selten zu beobachten, da sie vom Wind vermutlich sehr schnell zerstreut werden.

Ob das in Sumpf- und Abwässern lebende und in durch eine außen fest begrenzte Gallerthülle umgebenen Kolonien wachsende Genus *Myconostoc* Cohn Beziehungen zu den Chondromyciden besitzt, ist unsicher.

Bestimmungstabelle der Genera der Familie Chondromycidae

1.	Thecite oval (Oothecite) [für *Newskia* nicht angebbar] ... [Subfam. *Chondromycinae*] ...	**2.**
—	Thecite kugelig (Sphaerothecite); niemals ein Cystophor entwickelt [Subfam. *Myxococcinae*]	**11.**
2.	Coenobium fächerförmig gelappt	**Newskia**-Fam. 1891.
—	Coenobium mit pilzförmigem Fruchtkörper oder anders geformt	**3.**
3.	Coenobium gekröseartig oder mit fingerförmigen Fortsätzen	**4.**
—	Coenobium bildet Cysten von bestimmter Gestalt	**5.**
4.	Frkp. als schlangenartig ineinander verschlungene Schläuche	**Ophiocystia** Enderl.
—	Frkp. fingerartig abstehend [*St. muscorum* (Thaxt. 1904)]	**Stelangium** Jahn.
5.	Cysten eckig und klein	**Cystoecemia** Enderl.
—	Cysten rundlich (nicht eckig)	**6.**
6.	Ohne Cystophor (Stiel)	**7.**
—	Mit Cystophor (Stiel)	**8.**
7.	Cysten rund, meist in Anzahl in Schleimhülle	**Polyangium** Link 1795.
—	Cysten gestreckt eiförmig, apical zugespitzt und zu Kugeln oder Scheiben vereinigt ...	**Apelmocoena** Enderl.
8.	Cysten einzeln am Stielende	**9.**
—	Cysten in Anzahl radiär a. d. Ende des gegabelten oder ungegabelten Stieles	**10.**
9.	Cyste scheibenförmig, wie ein Pilzhut angeheftet [Typus: *M. boletus* Jahn 1924]	**Melittangium** Jahn.
—	Cyste rundlich oder verlängert	**Monocystia** Enderl.
10.	Cysten einfach	**Chondromyces** B. et C. 1857.
—	Cysten zu Ketten vereinigt	**Cystodesmia** Enderl.
11.	Oothecite in lockerem Schleim. Frkp. kugelig oder säulenförmig	**Myxococcus** Thaxt. 1892.
—	Oothecite in bestimmten Frkp. aus zähem Schleim	**12.**
12.	Frkp. fingerartig oder korallenartig	**Dactylocoena** Enderl.
—	Frkp. cystenartig [*A. disciformis* (Thaxt. 1904)]	**Angiococcus** Jahn.

Chondromyces B. et C. 1857.

Typus: *C. crocatus* B. et C. 1857.

Chondromyces, Berkeley et Curtis, Introd. Crypt. Bot., 1857, p. 313, Fig. 70 a (sine descr.) *Chondromyces*, desgl. in Grevillea III, 1874, pag. 64.

Fruchtkörper mit Cystophor, Cystophor kurz oder lang, gegabelt oder ungegabelt. Coenocysten einfach, oval bis langgestreckt spindelförmig auf dem meist kugeligen Kopf des Coenobiums meist in großer Anzahl radiär angeordnet. Oothecit kurz bis gestreckt eiförmig, je nach der Spezies 1—3 μ lang. Hierher gehören: *C. pedicellatus* Thaxt. 1904 (Cystophor meist gegabelt, oft mehrfach; Coenocysten oval mit langem Anhängsel); Cystophor selten oder kaum verzweigt: *C. crocatus* B. et C. 1857 (Coenocysten langoval), *C. aurantiacus* Berkeley 1874 (Coenocysten langoval), *C. apiculatus* Thaxt 1897 (Coenocysten spindelförmig, auf beiden Seiten, und zwar nach der Basis und nach der Spitze zu, stark zugespitzt.

Cystodesmia Enderl. 1924.

Typus: *C. catenulata* (Thaxt. 1904), USA.

Fruchtkörper mit Cystophor. Coenocysten zu Ketten vereinigt, die vom Kopf des Cystophors aus strahlenförmig ausgehen.

Monocystia Enderl. 1924.

Typus: *M. gracilipes* (Thaxt. 1897), Europa, USA.

Syn.: *Podangium* Jahn 1924, p. 80.

Fruchtkörper mit (zartem) Stiel, auf dem sich nur eine Coenocyste bildet. Hierher noch: *M. erecta* (Schröt. 1886) u. *M. lichenicola* (Thaxt. 1892) USA.

Ophiocystia Enderl. 1924.

Typus: *O. serpens* (Thaxt. 1892), USA.

Syn.: *Archangium* Jahn 1924, p. 66.

Fruchtkörper ohne Stiel. Die Coenocysten in Form von schlangenartig ineinander verschlungenen Schläuchen. Hierher: *O. primigenium* (Quehl 1906), *O. Thaxteri* (Jahn 1924), *O. flava* (Kofl. 1913), *O. gephyra* (Jahn 1924).

Apelmocoena Enderl. 1924.

Typus: *A. sessilis* (Thaxt. 1904), USA.

Syn.: *Synangium* Jahn 1924, p. 79.

Ohne Cystophor. Coenocyste mehr oder weniger gestreckt eiförmig. Hierher gehören außer dem Typus: *A. lanuginosa* (Kofl. 1913), *A. Thaxteri* (Faull 1916), USA.

Polyangium Link 1795.

Typus: *P. vitellinum* Link 1795.

Polyangium, Link, Dissertationes botanicae, 1795, pag. 42 (als Gasteromycet!).
Cystobacter, Schröter, Cryptogamenflora von Schlesien. III, 1886.
Myxobacter, Thaxter, Botanical Gazette vol. 17, 1892, pag. 403.
Polyangium Link, Zukal, Ber. d. D. Bot. Ges. 15, 1897, pag. 17.

Coenocysten gerundet, einfach, gemeinsam von einer dichten Schleimmasse umhüllt, oder eng zusammengedrängt.

Das Oothecit ist je nach den verschiedenen Spezies ca. 1—3 μ lang.

Hierher gehören: *P. fuscum* (Schröt. 1886), *P. vitellinum* Link 1795 [synonym: *Myxobacter aureum* Thaxt. 1892], *P. simplex* Thaxt. 1897, *P. stellatum* Kofl. 1913, *P. morula* Jahn 1924.

Cystoecemia Enderl. 1924.

Typus: *C. septata* (Thaxt. 1904), USA.

Syn.: *Sorangium* Jahn 1924, pag. 73.

Coenocysten unregelmäßig gerundet bis langgestreckt, beim Typus durch meist 2—3 (auch mehr oder weniger) Querwände geteilt, bei *C. composita* (Thaxt. 1904) werden die Primärcysten in eine sehr große Anzahl Sekundärcysten geteilt, die in Schaumstruktur gegeneinander kantig abgeplattet sind. Hierher: *P. sorediata* (Thaxt. 1904), USA., *C. composita* (Thaxt. 1904), USA., *C. Schroeteri* (Jahn 1924).

Myxococcus Thaxt. 1892.

Typus: *M. fulvus* (Cohn 1875, Schröt. 1886) [= *M. rubescens* Thaxt. 1892].

Myxococcus, Thaxter, Botanical Gazette vol. 17, 1892, pag. 403.

Fortpflanzungskörper ein Sphaerothecit. Die Sphaerothecite sind 3—4 Wochen bei trockenem Aufbewahren keimfähig (bei feuchterem wahrscheinlich länger) und sehr widerstandsfähig gegen Hitze und Trockenheit. Das Sphaerothecit bildet sich aus einem Synascit; Thaxter (1897) und Bauer (1904) beschreiben die Entwicklung folgendermaßen: das Stäbchen verdickt sich, rundet sich allmählich immer mehr zu einer Kugelform und umgibt sich schließlich mit einer Membran. Coenocyste auch in der Kulminante von einfacher kugeliger oder mehr oder weniger gestreckter Form bis zu etwa 1 mm Größe, ohne Bildung eines Cystophors und ohne Bildung von Fortsätzen.

Hierher gehören: Coenocyste gestreckt: *M. stipitatus* Thaxt. 1897 (kugelig, unten stielförmig ausgezogen), *M. cirrhosus* Thaxt. 1897 (unten verdickt); kugelig: *M. virescens* Thaxt. 1892, *M. cruentus* Thaxt. 1897.

Dactylocoena Enderl. 1924.

Typus: *D. coralloides* Thaxt. 1892. [= *D. digitata* (Quehl 1906), *M. clavatus* Quehl 1906.]

Syn.: *Chondrococcus* Jahn 1924 pag. 83.

Coenocyste in der Kulminante mit kurzen bis langen, fingerartigen Fortsätzen; sonst wie *Myxococcus*. Hierher noch: *D. cirrhosus* (Thaxt. 1897), USA., *D. megalosporus* (Jahn 1924).

Newskia Fam. 1891.

[Typus: *N. ramosa* Fam. 1891.]

Newskia, Famintzin, Arb. bot. Lab. K. Ac. Wiss. Petersburg (Mélanges biol. XIII, 1891, pag. 169).

Coenobium fächerförmig gelappt.

Billet (1890) bildet auf Taf. 3, Fig. 14—21, von *Sphaerotilus dichotoma* (Cohn) fächerförmige gelappte Formen ab, die vielleicht obige Formen repräsentieren. Wenn die Beobachtung Billets richtig ist, wäre dann *Newskia* synonym zu *Sphaerotilus*, und es würde sich dann bei *Newskia ramosa* Fam. um eine Erscheinungsform von *Sphaerotilus dichotoma* (Cohn) handeln. Diese Verhältnisse müßten noch weiter geprüft werden.

Ähnliche Bilder geben auch Erscheinungsformen des aus Ingwer-Bier gezüchteten *Bacterium vermiforme* Ward 1892 (Philos. Transact. 183, 1892, B. 125, 6 plates); es erscheint aber nicht sicher, ob diese Spezies in diese Gattung gehört.

3. Fam. Sphaerotilidae.

Die Kulminante mit mehrreihigem Synascit, Verästelung oder Gabelung tritt häufig auf. Gonidienbildung vorhanden. Cystitbildung noch nicht festgestellt. Meist mit Scheidenbildung, *Phragmidiothrix* ohne Scheide. Niemals Sporitbildung.

Hierher gehören: *Phragmidiothrix* Engler, *Sphaerotilus* Kützing 1833, *Chlamydothrix* Mig. 1900, *Clonothrix* Schorler 1904.

Bestimmungstabelle der Kulminanten der Gattungen der Sphaerotiliden.

1. Das Synascit hat die Mych zu regelmäßigen Querreihen angeordnet. Scheide fehlt ...... **Phragmidiothrix** Engl. 1882.
— Das Synascit mit unregelmäßig verteilten Mych 2.
2. Synascite nach der Spitze zu nicht zugespitzt. Verzweigung selten .... **Chlamydothrix** Mig. 1900.

— Synascite nach der Spitze zu zugespitzt. Verzweigung häufig .... 3.

3. Isolierte Oidienbildung mit Begeißelung auftretend .... **Sphaerotilus** Kütz. 1833 (= Cladothrix Cohn 1875).

— Keine isolierten Oidien .... **Clonothrix** Schorl. 1904.

Phragmidiothrix Engler 1882.

[Typus: *P. multiseptata* Engler 1882, Deutschland.]

Phragmidiothrix, Engler, Bot. Ver. Prov. Brandenb. (Bericht der Kommiss. zur Erforschung deutscher Meere), 1882, pag. 19, Fig.

Synascitfäden sehr lang, 3—6 μ dick; die Mych zu Querreihen geordnet. Zum Teil mit feiner Seitenästelung, die aus Asciten besteht. Keine stark entwickelte Scheide.

In der Ostsee (Kieler Bucht), auf *Gammarus locusta.*

Sphaerotilus Kützing 1833.

[Typus: *S. natans* Kützing 1833, Europa.]

Sphaerotilus, Kützing, Linnaea, VIII, 1833, pag. 385.
Cladothrix, Cohn, Beitr. z. Biol. d. Pfl. I, Heft 2, 1875, Jg. 185.
Cohnidonum, O. K. [Typus: *C. dichotomum*]. Heft 2.

Nach Migula ist *Cladothrix* Cohn 1875 synonym zu *Sphaerotilus.*

Molisch meint pag. 18 [1]): Migula sagt, die Gattung *Sphaerotilus* erzeuge dichotom verzweigte Fäden ohne Gegensatz von Spitze und Basis. Aber die Fäden der *Cladothrix dichotoma*, die er zu *Sphaerotilus* stellt, lassen doch deutlich Spitze und Basis unterscheiden.

Kulminante: Fäden lang, an der Spitze etwas dünner als an der Basis.. Im Kulminationsstadium mit syntakten Dimychosen. (Fadendicke durchschnittlich 2 μ.) Verzweigung: unecht dichotom. Scheiden: dünn und fest. Oidienbildung: Oidien und auch längere Stäbchen entstehen durch Zerfall der Mycascite; mit lophotricher Begeißelung (Schwärmer). Gonidien: anscheinend echte Gonidienbildung vorhanden. Gehört zu den Eisenbakterien.

Häufigste Art: *S. dichotoma* (Cohn 1875), Europa.

Zu vergleichen ist auch: Eppinger, Über eine neue pathogene *Cladothrix* und eine durch sie hervorgerufene Pseudotuberculosis (cladothrichica) (Beitr. z. pathol. Anat. 9, 1890, pag. 287—328. 2 Tafeln).

Chlamydothrix Mig. 1900.

Chlamydothrix, Migula, Syst. d. Bakterien. 2. Bd., 1900, pag. 1030.
Leptothrix p. p., Kützing, Phycologia generalis, 1843, pag. 198.
Streptothrix Cohn.

Fäden lang, gleichmäßig dick; im Kulminationsstadium mit syntakten Dimychosen (nach Molisch 1910, Fig. 10, pag. 42). Scheide bei jungen

Fäden farblos und fein, später dick und gelb bis braun durch Einlagerung von Eisen- oder Mangan-Oxydhydrat.

(Die widerstandsfähigen Scheiden wirken bei der Bildung des *Raseneisensteines* mit.)

Verzweigung: pseudodichotom, selten.

Oidienbildung: Mehr oder weniger lange, zylindrische, begeißelte Schwärmer (Phytite und Ascite) entstehen durch Zerfall der Fäden (Mycascite).

Gonidien: Von Ellis, 1910, pag. 226, Gonidienbildung beobachtet. Sie sollen quer durch die Scheide hindurchtreten. [Durch Behandlung mit 2—5 proz. Salzsäure löst sich das Eisenoxyd. Durch Behandlung mit gelbem Blutlaugensalz (4 proz.) und 5 proz. Salzsäure wird die Haftscheibe und die Scheide der basalen Fadenteile blau gefärbt.]

Gehört zu den Eisenbakterien.

Hierher noch: *C. parasitica* (Kütz.).

Cf. Claypole, E. J., On the classification of the Streptothrices, particularly in their relation to bacteria (Journ. Exp. Medic. 17, 1913, pag. 99—116, 3 pl.).

Chlamydothrix ochracea (Kütz. 1843).

Kützing, Phytologia generalis, 1843, pag. 198.

Dicke der jungen Fäden 0,9 μ.

Häufigste Eisenbakterie.

Hierher noch *C. hyalina* (Mig. 1895), *C. epiphytica* (Mig. 1895) und *C. fluitans*, Mig. 1895, die aber wahrscheinlich nur Cyclostadien von *Chl. ochracea* (Kütz.) darstellen.

Chlamydothrix sideropus Molisch 1910.

Mit brauner, eisenhaltiger Haftscheibe (Durchmesser 3—30 μ). Fadenlänge bis 600 μ und länger, unverzweigt.

Clonothrix Schorler 1904.

Typus: *C. fusca* Schorler 1904.

Clonothrix, Schorler, C. B. II, 12, 1904, pag. 689.

Fäden lang, an der Basis dicker, nach der Spitze zu verjüngt. Im Kulminationsstadium mit katatakten Dimychosen. Verzweigung: pseudodichotom oder unregelmäßig. Scheide stets vorhanden, in jungem Faden dünn, später dicker und *Eisenoxyd* oder *Manganoxyd* aufspeichernd. Die Oidienbildung scheint in der festen Scheide vor sich zu gehen, ohne gänzliche Abtrennung folgen zu lassen. Gonidienbildung vorhanden (kugelige G.). Gehört zu den Eisenbakterien.

Clonothrix fusca Schorler 1904.

Scheide an der Basis 5—7 μ, an der Spitze 2 μ dick.

4. Fam. Syncrotidae.

Die Kulminante mit zwei- bis mehrreihigem Synascit und ohne Gabelung oder Verästelung. Gonidienbildung (bei einigen Gattungen noch nicht festgestellt). Cystitbildung vermutlich bei allen Gattungen fehlend. Niemals Sporitbildung.

Hierher gehören: *Syncrotis* Enderl. 1917, *Zygostasis* Enderl. 1917, *Crenothrix* Cohn 1875 und *Beggiatoa* Trev. 1841.

Bestimmungstabelle der Kulminanten der Gattungen der Syncrotiden.

1. Feste Scheide vorhanden (Eisenbakterie) . **Crenothrix** Cohn 1870.
— Ohne Scheide .... **2.**
2. In den Trophosomen und Trophosomellen kann Schwefel abgelagert werden. Zum Teil rotgefärbte Arten...................... **Beggiatoa** Trev. 1841.
— Niemals mit Schwefelablagerungen, nie rot gefärbt............................ **3.**
3. Synascit mehrreihig .... **Syncrotis** Enderl. 1917.
— ,, nur zweireihig .... **Zygostasis** Enderl. 1917.

Syncrotis Enderlein 1917.

[Typus: *S. buccalis* Robin.]

Syncrotis Enderlein, Sitzungsber. Ges. Naturf. Freunde Berlin, 1917, pag. 312.
Nec: *Leptothrix*.

Fig. 128, 185, 199—221.

Kulminante: Synascit mit oft zahlreichen Reihen. Mychite ohne Scheide und ohne Gabelung.

Keine Cystitbildung, dagegen Pseudothecite vorhanden, jedoch nie in der Kultur.

Syncrotis buccalis (Robin).

Leptothrix buccalis Robin, Vignal, Archives de physiologie t. 186, pag. 337.
Bacterium buccale (Robin), Migula, Syst. Bact. II, 1900, pag. 445.
Syncrotis buccalis (Robin), Enderlein, Sitzungsber. Ges. Naturf. Freunde, Berlin, 1917, pag. 312.

Im Munde des Menschen. In der Kultur auf Agar tritt meist das Basitstadium ein, so daß die Zugehörigkeit erst durch weitere Zucht erkannt werden kann. Isolierte Kolonien bilden bei Zimmertemperatur gewachsen Synascite.

Im Munde häufig Pseudothecitbildung und meist in dieser Form im Speichel zu finden.

Agar-Kolonie: flaeh, mit unregelmäßig zahnartig buchtigem Rand, ziemlich klein, wasserklar; mit der Lupe erkennt man kleine, unregelmäßige, weißlichgraue, sich vielfach berührende Punktflecken.

Serum-Kolonie: ziemlich gewölbt, Rand meist kreisrund, zuweilen in der Mitte flach eingedrückt, das Zentrum etwas schwach kegelförmig erhaben.

Syncrotis gastrophilus nov. spec.

Diese Art findet sich bei Magenerkrankungen zuweilen im Mageninhalt. Die Erscheinung ist dieselbe wie von *S. buccalis* (Rob.) bei Exemplaren aus dem Munde, ein Pseudothecit, und zwar ein vielreihiges Synascit. Die Fig. 128 würde auch für diese Spezies passen. Dagegen scheint diese Art der künstlichen Kultur viel größere Schwierigkeiten entgegenzusetzen; eine Kultur ist weder auf Agar, Serum, Bierwürzagar noch auf Ascites geglückt. Gewachsene Formen im Basitstadium etc. ergaben selbst auf Agar mit Na Cl (6—8%) keine Ascite oder Synascite, gehörten somit wohl nicht zu dieser Art.

Zygostasis Enderl. 1917.

[Typus: *Z. maximus* (Mill. 1892) an den Zähnen des Menschen].

Zygostasis Enderlein, Sitzungsber. Ges. Naturf. Freunde, Berlin, 1917, pag. 312. Fig. 183, pag. 160.

Kulminante: Synascit mit ca. 2 Reihen Mych; ohne Scheide, ohne Gabelbildung. Keine Cystitbildung.

Zygostasis maximus (Mill. 1892).

Bacillus maximus buccalis Miller. Die Microorganismen der Mundhöhle. 2. Aufl. Leipzig, 1892.

Bacillus maximus buccalis Miller, C. B. I, 16, 1894.

" " " Miller, Swellengrebel, C. B. II, 1907, 16, pag. 617—628, 673—681; Taf.

Bacterium binucleatum Swellengrebel, C. B. II, 19, 1907, pag. 193—201; 21 Fig.

Zygostasis maximus (Miller), Enderlein, Sitzungsber. Ges. Naturf. Freunde, Berlin, 1917, pag. 312.

Länge 8—20—27 μ, Dicke 1,4—1,9 μ

Der Name *buccalis* muß nach der binären Nomenclatur fallen. *B. binucleatum* Sw. halte ich für eine Formante des Ascites von *Z. maximus* (Mill.).

Zygostasis spirogyra (Dob. 1908).

Bacillus spirogyra Dobell, Quart. Journ. of microscop. Science 52, 1908, pag. 121.

Im Rectum von Fröschen und Kröten. Länge 8—11 μ, Dicke 1,2—2 μ

Crenothrix Cohn 1870.

[Typus: *C. polyspora* Cohn 1870 Europa.]

Crenothrix Cohn, Beitr. z. Biol. d. Pflanzen. I, Heft 1, 1870, pag. 108—132, Taf. 6.

Kulminante: Fäden lang, meist gleichmäßig dick oder nach der Spitze zu oft breiter werdend. Meist mit syntakten Dimychosen. Sitzen häufig auf gallertartigen Eisenoxydflocken (hierdurch die rostgelbe Farbe). Verzweigung: unverzweigt. Scheiden meist farblos, fest. Oidienbildung: mehr oder weniger kurze Oidienbildung innerhalb der festen Scheiden, keine Abtrennung. Gonidien: Bildung innerhalb der Scheiden

(Zerfall in Gonidien). Durchmesser 1,9—4 μ. Gehört zu den Eisenbakterien.

Hierher noch C. KÜHNIANA (Rabenhorst) etc. (cf. GIARD, C. R. Ac. Paris 95, 1882, pag. 247—249).

Crenothrix polyspora Cohn 1875.

Crenothrix polyspora Cohn, Beitr. z. Biol. der Pflanzen. I, 1875, pag. 108—131.

Der Brunnenfaden.

Beggiatoa Trev. 1841.

[Typus: *B. alba* (Vauch.), Europa.]

Beggiatoa, Trevisan, Prospetta della Flora Euganea. 1841.
Lamprocystis Schröter, Kryptog. Flora von Schlesien. 1881, pag. 151.
etc.

Hierher gehören mit aller Wahrscheinlichkeit als Synonyme eine große Anzahl von Gattungsnamen, die Cyclostadien von *Beggiatoa* darstellen. Vgl. Abschnitt II B.

Teils farblose, teils durch Bacteriopurpurin (+ Bacteriochlorin) rot gefärbte Arten [z. B. *B. roseo-persicina* (Kützing 1849)].

Kulminante: Synascit; ohne Scheide; keine Gabelung. Oidien- und Gonidienbildung.

Die Arten dieser Gattung vermögen als Trophoconien auch Schwefel abzuscheiden, die Trophosomen und Trophosomellen sind daher, wenn Schwefelwasserstoffzufuhr dies ermöglicht, schwefelhaltig.

Über die zahlreichen von WINOGRADSKY (1888) aufgestellten Gattungen von Schwefelbakterien, die sehr wahrscheinlich alle oder zum größten Teil Cyclostadien von *Beggiatoa roseo-persicina* (Lank. 1873) darstellen, ist Abschnitt II B pag. 23—24 zu vergleichen.

Hierher gehören noch: *B. leptomitiformis* Trev., *B. arachnoidea* Rabh. etc.

Hier ist ferner zu vergleichen die soeben erschienene Arbeit von RAVENDAMM, W., Die farblosen und roten Schwefelbakterien des Süß- und Salzwassers. Grundl. zu einer Monographie. Jena 1924. 2 Taf. u. 10 Fig. (Pflanzenforschung, herausg. von KOLKWITZ).

5. Fam. Spirillidae.

Kulminante mit zwei- bis mehrreihigem Synascit. Keine Gabelung. Keine Scheide. Keine Cystitbildung. Schon im Didimychit beginnt die syntakte Lagerung des Mych. Synascit am Ende breit gerundet, nie zugespitzt. Bei *Spirillum volutans* Ehrenb. 1838 und *Sp. rubrum* Esmarch 1887 sind verzweigte Formen bekannt geworden.

Hierher gehört: *Spirillum* Ehrenb. 1833, *Dicrospirillum* Enderl. und *Gallionella* Ehrenb. 1836.

Bestimmungstabelle der Kulminanten der Spirillidengattungen.

1. Synascit einfach bis S-förmig gebogen oder mit wenigen Windungen. Unipolare oder bipolare lophotriche Begeißelung .... 2.
— Synascit lang, spiralig gewunden, oft zu 2 und mehr zopfartig zusammengedreht. Ohne Geißeln .... **Gallionella** Ehrenb. 1836.
2. Gabelung fehlt stets .... **Spirillum** Ehrenb. 1833.
— Gabelung auftretend .... **Dicrospirillum** Enderl. 1917.

Spirillum Ehrenb. 1833.

[Typus: *S. undula* (Müll. 1776).]

Spirillum Ehrenberg, Infusionstierchen. 1833.
Vibrio O. F. Müller, Zoologiae Danicae prodromus. 1776, pag. 203.
Vibrio O. F. Müller pp., Animalcula infusoria. 1786, pag. 43.
Spirillum Ehrenb., Enderlein in dieser Abh. pag. 231.

Kulminante: Synascit meist nur zweireihig. Einfach oder S-förmig gebogen, oder mit wenigen Windungen. Unipolare oder bipolare lophotriche Begeißelung.

Im Wasser und in faulenden Flüssigkeiten eine Reihe von Arten.

Die den Arten *Spirillum sporiferum* Mig. 1900 und *Sp. endoparagogicum* Sor. 1887 zugeschriebenen Sporitbildungen sind keine Sporite, sondern Trophosome, bei ersterer vielleicht Arthrothecite; im letzteren Falle wäre die Zugehörigkeit zur Gattung fraglich.

Dicrospirillum Enderl. 1917.

[Typus: *D. volutans* Ehrenb. 1838.]

Dicrospirillum, Enderlein, Sitzungsber. Ges. Naturf. Freunde, Berlin, 1917, pag. 313.

Dieses Genus unterscheidet sich von *Spirillum* durch das Auftreten von Gabelungen (Verzweigungen). Nach den Untersuchungen von Massen (1904, pag. 393) gehört auch *D. rugula* hierher, sowie nach Sorokin (C. B. 1890) auch *Spirillum endoparagogicum* Sorok. 1887, ferner auch *D. rubrum*.

Gallionella Ehrenb. 1836.

[Typus: *G. ferruginea* Ehrenb. 1836.]

Gallionella, Ehrenberg, in: Poggendorfs Annalen, II. Reihe, Bd. 8, 1836, pag. 217.
Spirophyllum Ellis, Proc. Roy. Soc. Edinb. 27, 1907, Part I, Nr. 6, pag. 21.
Nodofolium Ellis, C. B. II, 26, 1910, pag. 321.

Fäden lang, meist gleichmäßig dick; im Kulminationsstadium meist mehr oder weniger bandartig verbreitert und mit syntakter Lagerung der Dimychosen; einfach oder zu zwei dicht schraubenartig aufgedreht, daher oft ein zopf- oder kettenartiges Aussehen. Keine Verzweigung. Keine Geißeln. Fäden in der Jugend farblos, später eisenoxyd- oder manganoxydhaltig und gelbbraun bis rostrot.

Scheide: nicht nachweisbar.

Das kettenartige Aussehen einzelner Fäden gab früher fälschlich zur Annahme von Sporenbildung Veranlassung.

Gehört zu den Eisenbakterien.

Hierher noch:

Gallionella taeniata nov. spec.

Spirophyllum ferrugineum Ellis, Proc. Roy. Soc. Edinb. 27, 1907, pag. 21.
„ „ Ellis, C. B. II, 19, 1907, pag. 502.
Nodofolium „ Ellis, C. B. II, 26, 1910, pag. 321.

Die beiden Ellisschen Arten stellen eine wegen Homonymie mit dem Genustypus neu zu benennende Spezies dar.

6. Fam. Spirochaetidae

Kulminante: Synascit oder Ascit. Synascit tritt nicht häufig auf und scheint nach den bisherigen Kenntnissen manchen Arten zu fehlen. Ascit und Synascit scheinbar biegsam und an den Enden meist zugespitzt. Gabelung zuweilen auftretend.

Gonidienbildung, zuweilen Cystitbildung.

Die Gabelung wurde von verschiedenen Autoren fälschlich als Längsteilung gedeutet. Durch die vorliegende Abhandlung ist erwiesen, daß es sich um eine Längsteilung nicht handeln kann.

Perrin (1906), Krystallowitz et Siedecki (1909), Doflein (1911) und andere stellen die Spirochaetiden zu den Protozoen. Krystallowitz und Siedecki begründen deshalb auf diese Familie eine besondere Protozoen-Unterklasse, die sie *Spiroflagellata*, Doflein später: *Proflagellata* nennen.

Durch den Nachweis des Aufbaues des Spirochaetidenkörpers aus Dimychiten in der vorliegenden Abhandlung ist die morphologische Stellung der Spirochaetiden mitten unter die Bakterien in die Dimychota fixiert. Die rein durch die äußere Gestalt begründete Ähnlichkeit der Spirochaetiden mit den Trypanosomen hat die erwähnten Autoren zu der unrichtigen Auffassung verleitet. Vergleichend morphologisch betrachtet, haben sie nichts miteinander zu tun, und direkte Beziehungen zueinander sind ausgeschlossen. Die Spirochaetiden gehören ausgesprochen zu abgeleiteteren Bakterien und Dimychoten, die Trypanosomen sind Protozoen. Wie in Abschnitt IX näher ausgeführt wird, dürfte der Ausgangspunkt der Protozoen unter den Dimychoten im Zoit, also im Symmychit, zu suchen sein. Ein die Bakterienzyklogenie ausschaltendes Zoit, das sich somit überhaupt nicht mehr in isolierte Mychite zerteilen kann, würde die Entstehung der Protozoe aus der Bakterie bedeuten.

Ohne morphologisch differenzierte Membran. Die einzige Gruppe mit wohl ausgebildeter Flexibilität, die m. E. allerdings wohl meist nur scheinbar ist.

Bestimmungstabelle der Kulminanten der Spirochaetidengattungen.

1. Cystitbildung tritt auf (*Treponeminae*)	**2.**
— Cystitbildung fehlt (*Spirochaetinae*)	**3.**
2. Mit undulierender Membran längs des ganzen Ascites oder Synascites	**Cristispira** Groß 1910.
— Ohne undulierende Membran	**Treponema** Schaud. 1907.
3. Ohne Endgeißeln, ohne undulierende Membran	**Entomospira** Enderl. 1917.
— Mit Endgeißeln.........................	4.
4. Ohne undulierende Membran	**Spirochaeta** Ehrenb. 1838.
— Mit undulierender Membran	**Cacospira** Enderl. 1917.

Subfam. *Treponeminae*.

Cristispira Groß 1910.

[Typus: *C. veneris* Groß 1910.]

Cristispira Groß, Mitt. Zool. Stat. Neapel, vol. 20, 1910, pag. 41.

Hierher noch *C. Balbianii* (Certes 1882), *C. anodontae* Keyss. und viele andere aus Muscheln.

Treponema Schaud. 1907.

[Typus: *T. pallidum* (Schaud. 1905).]

Treponema, Schaudinn, Arb. Kaiserl. Gesundheitsamt, vol. 26, 1907, pag. 11.
Leptospira.

Hierher gehören z. B. *T. dentium* (Koch), *T. Vincenti* (Blanch. 1906), *Tr. plicatilis* (Zuelz.), *Tr. stenostrepta* (Zuelz.), *Tr. icterohaemorrhagiae* (Inada) [= *icterogenes* Uhlenh. et Fromme, = *nodosa* (Hübener et Reiter)], der Erreger der Weilschen Krankheit, etc.

Subfam. *Spirochaetinae*.

Spirochaeta Ehrenb. 1833.

[Typus: *Sp. plicatilis* Ehrenb. 1833.]

Spirochaeta Ehrenberg, Die Infusionstierchen. Abh. Berl. Akad. 1833, pag. 313, und Leipzig, 1838, pag. 38.

Cacospira Enderl. 1917.

[Typus: *C. recurrentis* (Lebert 1874).]

Cacospira, Enderlein, Sitzungsber. Ges. Naturf. Freunde, Berlin (1916), 1917, pag. 313.

Keine Cystitbildung. Mit Endgeißeln und mit undulierender Membran. Nach Novi und Knapp (1906) kommt bei *C. recurrentis* niemals Gabelbildung vor (die von ihnen wie in der ganzen Literatur als Längsteilung aufgefaßt wird), während sie MacKinnon (1909) abbildet. Synonym zu *C. recurrentis* (Lebert 1874) ist *C. Obermeieri*. In diese Gattung gehört noch *C. Duttoni* unter *C. Novii*, die Erreger des afrikanischen bezw. amerikanischen Rückfallfiebers.

Entomospira Enderl. 1917.

[Typus: *E. culicis* (Jaffé 1907).]

Entomospira, Enderlein, Sitzungsber. Ges. Naturf. Freunde, Berlin (1916), 1917, pag. 313.

Keine Gabelbildung. Ohne Geißeln und ohne Membran.

Hierher Formen, die in Insekten leben, wie *E. glossinae* (Novi et Knapp) in Glossina palpalis (R. D.), Afrika, E. Grassii (Dofl.) in Termiten (Italien).

7. Fam. Microspiridae.

Kulminante: Synascit, dieses tritt jedoch seltener auf. Ascit häufig. Synascit und Ascit spiralig gedreht, oft nur als kurzer, kammartiger oder S-förmiger Spiralabschnitt. Enden des Ascites und Synascites nicht zugespitzt. Cystitbildung vorhanden, bei *Microspira* seltener. Gabelungen kommen nur bei Dicrospira vor.

Hierher gehören: *Spirobacillus* Metschn. 1889, *Dicrospira* Enderl. 1917, *Microspira* Schröt. 1886, *Spirosoma* Mig. 1894 und *Photobacterium* Beyerinck 1889.

Bestimmungstabelle der Kulminante der Microspiridengattungen.

1.	Ascit und Synascit oft zu langer, röhrenartiger, vielfach gewundener Spirale aufgedreht, Synascit immer wenigstens etwas spiralig .	**Spirobacillus** Metschn. 1889.
—	Dimychit und Didimychit spiralig gedreht (S-förmig oder kommaartig), Ascit und Synascit gerade oder unregelmäßig gebogen, nie spiralig	2.
2.	Begeißelung monotrich, selten mehr	3.
—	Ohne Begeißelung (atrich)	**Spirosoma** Mig. 1894.

3. Phytit schwach gebogen. Leuchtbakterien **Photobacterium** Beyerinck 1889.
— Phytit meist stark gebogen. Nicht leuchtend .... 4.
4. Gabelungen nicht auftretend .... **Microspira** Schröt. 1886.
— Gabelungen leicht auftretend .... **Dicrospira** Enderl. 1917.

Dicrospira Enderl. 1917.

[Typus: *D. berolinensis* (Neiss. 1893).]

Dicrospira, Enderlein, Sitzungsber. Ges. Naturf. Freunde (1916), 1917, pag. 314.

Diese Gattung unterscheidet sich von *Microspira* durch das in der wertvollen Arbeit von Maassen (1904) nachgewiesene Auftreten von Verzweigungen (meist nur einfache Gabelungen). Außer dem Typus gehören hierher die bisher als *Vibrio* aufgefaßten Arten: *D. Metschnikoffi* (Gamal. 1888), *D. phosphorescens* (Dunbar).

Microspira Schröt. 1886.

[Typus: *M. comma* Schröt. 1886.]

Microspira, Schröter, Kryptogamenflora von Schlesien. Pilze. 1886, pag. 168.
Vibrio autorum (nec *Vibrio*, Müller), Vermium fluv. et terr. historia, Zoologiae Danicae prodromus, 1776, pag. 203; und: Animalcula infusoria, 1786, pag. 43); cf. in vorliegendem Werke pag. 231 und 232.

Außer dem Choleraerreger: *Microspira comma* Schröt. 1886 (synonym: Vibrio cholerae autorum) gehört hierher noch eine Reihe von im Wasser lebenden Arten, von denen einzelne choleraähnliche, jedoch nur leichte Darmerkrankungen hervorrufen können; z. B. *M. albensis* (Lehm. et Neum.), *M. aquatilis* (Günth.), *M. Finkleri* Schroet. (= *Vibrio proteus* Buchner), *M. putricola* Mez., *M. terrigena* (Günth.), *M. tyrogenes* (Lehm. et Neum.), *M. Weibeli* Mez.; *Microspira spermatozoides* (Löffl.) hat eine die Körperlänge des Organismus um ein Vielfaches übertreffende Geißel; diese werden auf festem Nährboden viel kleiner und können auch verschwinden.

Spirobacillus Metschnikoff 1889.

[Typus: *S. Cienkowskii* Metschn. 1889.]

Spirobacillus Metschnikoff, Ann. de l'Inst. Pasteur, I, 3, 1889, pag. 61—68, Pl. 1.

Der Typus dieser Gattung lebt in *Daphnia magna* (Odessa). Hierher gehört vermutlich noch die als *Spirillum* beschriebene Art: *Sp. monospora* (Dob. 1908) aus den Eingeweiden von Fröschen und Kröten, der natürlich Sporitbildung nicht zukommt. Außerdem ist noch einzuordnen: *V. spirillum* Müll. 1786 (Müller, Animalcula infusoria, 1786, pag. 19, Taf. 6, Fig. 9).

Spirosoma Mig. 1894.

[Typus: *S. nasale* (Schröt. 1886).]

Spirosoma, Migula, Arbeiten aus dem Bakt. Inst. der Techn. Hochsch. zu Karlsruhe, Bd. 1, Heft 1, 1894.

Hierher gehört ferner *Sp. aureum* (Weibel), *Sp. flava* (Weib.), *Sp. flavescens* (Weib.), *Sp. lingualis* (Weib.).

Photobacterium Beyer. 1889.

[Typus: *P. luminosum* Beyer. 1889.]

Photobacterium, Beyerinck, Archive Néerlandaises, T. 23, 1889, pag. 104.

Nach MAASSEN Gabelbildungen auftretend. Hierher gehören alle Leuchtbakterien.

8. Fam. Corynobacteriidae.

Kulminante: Synascit. Dies tritt jedoch bei einer Reihe von Arten selten auf. Cystitbildung vorherrschend, aus dem Cystit entwickelt sich meist ein Arthrothecit. Ascit oft als Diplascit organisiert. Gabelung bei den Actinomycinen und Sclerotrichinen häufig, bei den Pseudostreptinen zuweilen nicht selten, bei den Corynobacteriinen nur bei *Cladascus*, bei den Eisenbergiinen fehlend. Begeißelung fehlt.

Die sich durch starke Gabelungsmöglichkeit auszeichnenden Sclerotrichinen haben nur eine sehr schwache und undeutliche Ausbildungsfähigkeit des Cystites. Es ist deshalb nicht sicher, ob nicht vielleicht dieselben besser zu den Sphaerotiliden als Subfamilie zu stellen sind. Zweifellos stellen sie eine Verbindung zwischen Corynobacteriiden und Sphaerotiliden dar.

Zu dieser Familie vereinigen sich 5 Subfamilien, die nahe Beziehungen zueinander besitzen.

Bestimmungstabelle der Subfamilien der Corynobacteriiden.

1. Ascit und Synascit locker gefügt, leicht in Cystite oder Arthrothecite zerfallend. Ascit gewöhnlich mit stark geschwollenen Trophosomen und Cystiten, die die dem Ascit ein streptokokkenartiges Aussehen geben .... **Pseudostreptinae.**

— Ascit und Synascit fest gefügt, sehr schwer in Cystite oder Arthrothecite zerfallend .... **2.**

2. Ascite und Synascite häufig als sehr lange Fäden (Mycascite). Niemals Diplascitbildung. Gabelung vorhanden oder fehlend .... **Eisenbergiinae.**

— Ascite und Synascite niemals als Mycascite (etwa so

lang wie die Diphtheriefäden, oder wenig länger); häufig Diplascit-Bildung .... **3.**

3. Cystitbildung ganz undeutlich und nur einzeln und sehr selten auftretend. Arthrothecit fehlt. Gabelung unter bestimmten Verhältnissen gewöhnlich ...... **Sclerotrichinae.**

— Cystitbildung und Arthrothecitbildung sehr kräftig und ganz gewöhnlich .... **4.**

4. Oidienbildung fehlend. Gabelung fehlt mit Ausnahme der Gattung *Cladascus* .... **Corynobacteriinae**

— Oidienbildung häufig. Gabelung gewöhnlich ..... **Actinomycinae.**

Subfam. **Actinomycinae.**

Actinomyces Harz.

[Typus: *A. bovis* Harz.]

Synonym: *Actinobacillus* Lignières et Spitz, 1902.
Cladothrix autor. — *Streptothrix* autor. — *Oospora* autor. — *Nocardia* autor.

Hierher eine Reihe von Arten.

Cystit und Arthrothecit häufig und sehr kräftig entwickelt. Gabelungen in Kulturen gewöhnlicher Gonidien und Oidienbildung (letztere von Sauvageau und Radais: Fragmentation genannt). Zerfall in Gonidien ähnlich wie bei *Sclerothrix*.

236

237

238

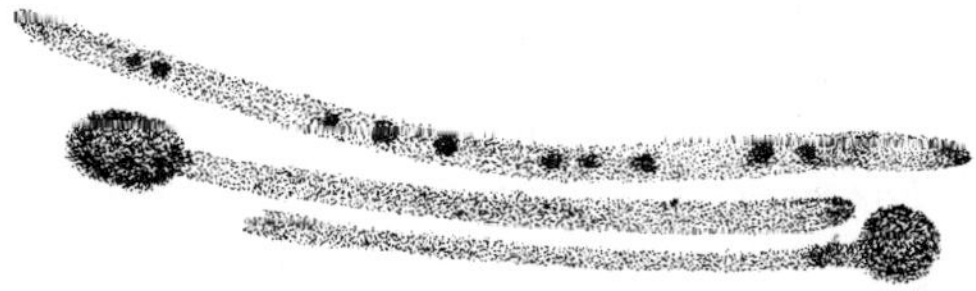

Fig. 236, 237, 238. *Actinomyces spec.* Originalausstrich auf Deckglas von menschlichem Kiefer. Vergr. 10 000 : 1. Fig. 236. Ascit mit Trophosomellen. Fig. 237. Cystascit mit ovalem Cystit (Arthrothecit?). Fig. 238. Cystascit mit kugeligem Cystit.

Bereits Domec, Th. (Contrib. à l'étude de la morphologie de l'actinomyces; Arch. méd. exp. 4. 1892, p. 104—113) behandelt die Wuchsformen eingehender; zu vergleichen ist auch: Galli-Vallerio (C. B. I, 63, 1912, p. 555—564); ferner: Levy (B. B. I, 26, 1899, p.ag 1—11, 33, 1902, pag. 18—23); Mac Callum, On the life hist. of *Act. asteroides* (C. B. I, 1902, pag. 529—547); Gilbert, Über *A. thermophilus* und andere Actinomyceten (Z. f. H. 47, 1904, pag. 383—406, 1 Taf.); Haas, E., Beitr. z. K. d. Actinomyceten (C. B. I. 40, 1905, pag. 180—186) R. Lieke; Morphologie und Biologie der Strahlenpilze (Actinomyceten). Berlin 1921. X u. 292 pag., 112 Abb. u. 4 Taf.: etc.

Kulminante: Synascit. Gabelbildung vorhanden oder fehlend. Cystitbildung häufig. Geißeln peritrich.

Die systematische Stellung dieser Subfamilie ist nicht sicher, obgleich viele Beziehungen zu den Sclerotrichinen bestehen.

Subfam. **Eisenbergiinae.**

Übersichtstabelle der Gattungen der Subfam. Eisenbergiinae.

Gabelbildungen können auftreten .... **Löhnisium** Enderl. nov. gen.
Gabelbildungen fehlen stets .... **Eisenbergia** Enderl. 1917.

Eisenbergia Enderl. 1917.

[Typus: *E. vulgaris* (Haus. 1885).]

Proteus, Hauser, Über Fäulnisbakterien. Leipzig, 1885. (Nec: *Proteus*, Müller, Animalcula infusoria, Hafniae, 1786, pag.9.)
Eisenbergia Enderlein, Sitzungsber. Ges. Naturf. Freunde, Berlin, 1917, pag. 315.

Gewidmet wurde diese Gattung Herrn Professor Dr. Ph. Eisenberg.

Hierher gehören z. B. auch *Bacillus Delbrücki* (Leichmann)[1]), *Bac. lactis acidi* (Leichm.), *Bac. Aderholdi* (Henneb. 1909) etc.

Löhnisium Enderl. nov. gen.

[Typus: *L. aceti* Hans. 1894).]

Diese Gattung unterscheidet sich von *Eisenbergia* Enderl. 1917 durch das Auftreten von Gabelungen bei Asciten und Synasciten (vgl. Lafar 1897, I, Fig. 89 u. 90).

Zu *Löhnisium* gehören ferner noch die Knöllchenbakterien der Leguminosen, wie *Bacillus radicola* Beyerinck, *Bac. Beijerincki* etc. (vgl. Beijerinck, Lafar); weiter ist hier einzuordnen *Bacterium Pasteurianum* (Hans.).

Gewidmet wurde diese Gattung dem hervorragenden Bakteriologen in Washington D. C. Herrn Professor Dr. F. Löhnis.

Subfam. **Sclerotrichinae.**

Oidienbildung fehlt.

Übersichtstabelle der Gattungen der Sclerotrichinen.

1. Synascit häufig. Gabelung häufig rechtwinklig. (Niemals säurefest.) .... **Zettnowia** Enderl. 1917.

---

[1]) Wie wichtig sorgfältige Abbildungen für die Erkennung der systematischen Stellung sein können, zeigt beispielsweise das Hennebergsche Werk von 1909 bei B. Delbrücki (Fig. 138—146) etc.

[2]) Dasselbe gilt auch für Lafar, 1897 (Fig. 84—88).

— Synascit sehr selten. Gabelung meist nicht rechtwinklig. (Vorherrschend säurefest.) .... **Sclerothrix** Metschn. 1888.

Zettnowia Enderl. 1917.

[Typus: *Z. racemosa* (Zettnow 1915).]

Fig. 187—189, 239.

Zettnowia, Enderlein, Sitzungsber. Ges. Naturf. Freunde, Berlin, 1917, pag. 315.

Synascit häufig. Verästelung häufig, vielfach rechtwinklig.

Gewidmet wurde diese interessante Gattung Herrn Professor Dr. E. ZETTNOW in Berlin.

Bei dem von ZETTNOW (C. B. I, 77, 1915, pag. 212, Fig. 1—7) beschriebenen und abgebildeten Typus findet die Gabelung besonders häufig auf Dieudonné-Agar statt. Auf Agar mit ca. 6 % Kochsalz wächst dieser Organismus ins Phytitstadium, bildet also nur ganz kurze Stäbchen (Dimychite und Didimychite). Er ist nicht säurefest, im Gegensatz zur Gattung *Sclerothrix*.

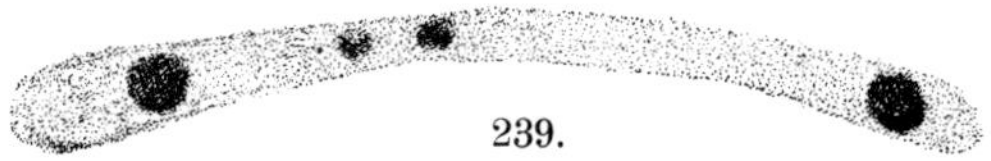

239.

Fig. 239. *Zettnowia racemosa* (Zettn. 1915). Aus 5tägiger Ascites-Kultur. Diphtherieähnlich gebogenes, etwas keuliges Ascit. Vergr. 10 000 : 1.

Vereinzelt finden sich diphtherieähnliche gebogene Ascite, die etwas keulig angeschwollen sind, wie es Fig. 239 von einer 5tägigen Kultur auf Ascites zeigt. Die Trophosome füllen jedoch hier, ähnlich wie es nicht selten bei *Corynobacterium mochloticum* Enderl. auftritt, das Ascit nicht völlig bis an die Wand aus.

In die Gattung *Zettnowia* gehört wahrscheinlich auch der *Bacillus ruber kiliensis* nach den Untersuchungen von MAASSEN (1904, Taf. XI, Fig. 8).

Sclerothrix Metschn. 1888.

[Typus: *S. tuberculosis* (KOCH 1882)].

Fig. 167, 222—235.

Sclerothrix, Metschnikoff, Virchows Arch., Bd. 113, 1888, pag. 7.

Mycobacterium, Lehmann und Neumann, Bakteriologie. 1. Aufl., 1896 (Typus: *M. tuberculosis* K.).

Das Ascit kann in Gonidien zerfallen. Cystit sehr klein und nur wenig größer als die Gonidien; ganz undeutlich und selten. Gabelung in künstlichen Kulturen nicht selten, im Organismus äußerst selten (cf. Fig. 167). BRUNS bildet C. B. 17 gegabelte S. tub. ab.

Hierher gehört z. B. noch: *S. leprae* (Hansen) [Virch. Arch. Bd. 79], *S. smegmatis* (Lehm. et Neum.), *S. phlei* (Moeller).

Der Einwand gegen die Berechtigung der Gattung *Sclerothrix* Metschnikoff, daß die Verzweigungen nur in alten Kulturen beobachtet wurden, die monatelang bei 37° gehalten sind, wäre auch dann nicht stichhaltig, wenn Dorset, M. (Note on branched forms of tubercle bacilli found in cultures; Ann. Rep. Bureau of Animal Industr. 18, 1901, pag. 572—573) sowie Wolbach und Ernst (Studies Rockefeller Inst. 2, 1904, 3, 1905) nicht Verzweigungen in jüngeren Kulturen aufgefunden hätten, ich sie selbst in einem Falle auch im Sputum gefunden habe, wie dies auch bereits von Groig, Ch. F. (The branched form of the Bacillus tuberculosis in sputum. Journ. Exp. Med. 3, 1898, pag. 363—370, 1 plate) früher festgestellt worden ist. Zur Kenntnis der Morphologie der Gattung sei noch auf Johnston, J. A., The varying morphology of Bacillus leprae (Philippine Journ. Sci. 12, 1917, pag. 115—118, plate) verwiesen.

Subfam. *Corynobacteriinae.*

Das Wesentlichste für eine Differenzierung der verschiedenen Arten der Gattung *Corynobacterium*, *Cladascus*, *Zygoplagia* und *Heterocystia* ist die Kultur auf Agarnährboden. Wichtig auch ist der Vergleich parallel laufender Kulturen auf Agar und Serum. Gerade die fast ausschließliche Bevorzugung des Serumnährbodens ist der Hauptgrund, daß bisher die verschiedenen Spezies und Genera dieser Gruppe noch nicht unterschieden worden sind.

Bestimmungstabelle der Corynobacteriinengattungen.

1. Cystit und Arthrothecit (mit seltenen Ausnahmen) an den beiden Enden des Ascites, selten nur an einem. Synascitbildung nicht nachgewiesen (abgesehen vom Arthrothecit). Gabelung nicht vorkommend .... **Corynobacterium** Lehm. et Neum. 1904.

— Cystit und Arthrothecit an allen Stellen des Ascites auftretend (bei einer Anzahl der Exemplare immer auch an einem oder beiden Enden; in gewissen Stadien ist dies vorherrschend) ..... **2.**

2. Synascit durch syntakte Teilung der Mych leicht eintretend. Jede einzelne Mychose (resp. Trophosom) im Ascit kann ein Cystit und dieses ein Arthrothecit bilden. So können die Arthrothecite dicht aneinandergereiht sein. Auch die Synascite können an einer beliebigen Stelle des Ascites auftreten und arthrothecitartig anschwellen. Schon bei ca. 8 tägigen Agarkulturen sind die größeren unter den Kolonien ziemlich fest zusammenhaltend, so daß man sie leicht im Ganzen verschieben kann .... **3.**

— Synascit selten. Die Cystite und Arthrothecite können an verschiedenen Stellen des Ascites liegen, es sind aber meist nur 1, 2 oder 3 vorhanden und liegen nicht oder nur selten nebeneinander ...... **Heterocystia** Enderl. 1917.

3. Gabelungen und Astbildung bei Ascit und Synascit nicht selten (schon oft bei 2tägigen Agarkulturen und früher) ... **Cladascus** Enderl. 1917.

— Gabelungen und Astbildungen nicht vorkommend .... **Zygoplagia** Enderl. 1917.

Cladascus Enderl. 1917.

[Typus: *C. furcabilis* Enderl. 1917.]

Fig. 240—242.

Cladascus, Enderlein, Sitzungsber. Ges. Naturf. Freunde, Berlin (1916) 1917, pag. 395.
„ „ ebenda 1917, pag. 316.

Cystit und Arthrothecit kann an den Enden und an jeder anderen Stelle des Ascites auftreten.

Kulminante: Synascit mit Gabelungen.

Gabelungen und Astbildungen oft schon auf 2tägigen (zuweilen schon auf 1tägigen) Agarkulturen beim Ascit und Synascit. Synascit durch syntakte Teilung der Mych leicht eintretend. Jedes einzelne Mychit resp. Trophosom im Ascit kann ein Cystit und dieses wieder ein Arthrothecit bilden. Es können so die Arthrothecite dicht aneinandergereiht sein. Auch das Synascit kann an einer Stelle des Ascites auftreten und arthrothecitartig anschwellen. Schon in ca. 8tägigen Agarkulturen sind die großen Kolonien ziemlich fest zusammenhaltend, so daß man sie leicht im ganzen verschieben kann; das gleiche ist bei *Zygoplagia* der Fall.

Eine hierher gehörige Art, vielleicht die gleiche, erwähnen Lehmann und Neumann (1904, pag. 438), Abbildung Taf. 60, Fig. 12, stellen sie aber zu *Corynobacterium diphtheriae* (Löffl.); sie sagen darüber: „Auch wir haben Kulturen besessen, die ganz vorwiegend auffallend verzweigte Formen zeigten".

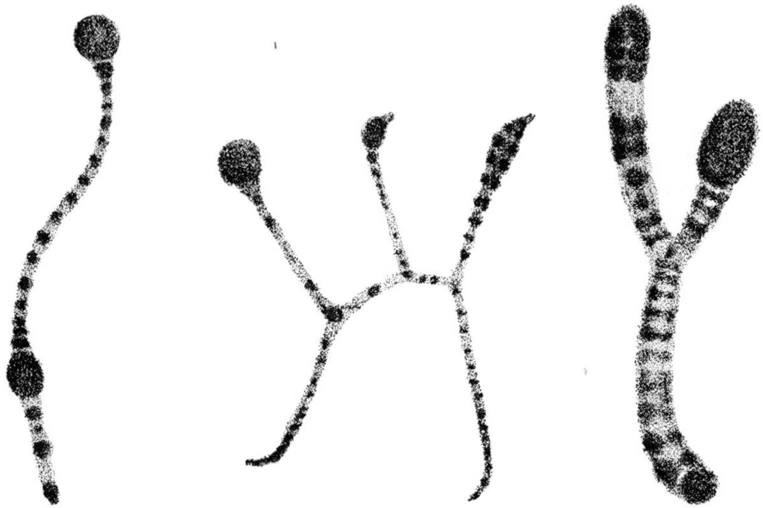

240. 241. 242.

Fig. 240. *Cladascus furcabilis* Enderl. Ascit mit 2 Cystiten und zahlreichen Trophosomen, 3tägige Agarkultur. Vergr. 5000 : 1. — Fig. 241. Desgl. Ascit mit 2 Cystiten. Der obere rechte Ast als Synascit entwickelt, mehrfach, verästelt. 5tägige Agarkultur. Vergr. 5000 : 1. — Fig. 242. Desgl. Synascit mit Gabelung und 1 Arthrothecit. 1tägige Agarkultur. Vergr. 10000 : 1.

Die dem Diphtherieerreger zugeschriebenen Verzweigungserscheinungen, die meist als „Degeneration“ gedeutet wurden, dürften sich in allen Fällen auf *Cladascus* beziehen, zu vergleichen sind Fränkel (1897), Kanthack (1896), Hill (1899), Abott and Gildersleeve (1903).

Cladascus furcabilis Enderl. 1917.

Fig. 240—242.

Cladascus furcabilis, Enderlein, Sitzungsber. Ges. Naturf. Freunde, Berlin, (1916) 1917, pag. 396.

Cladascus furcabilis, Enderlein, Sitzungsber. Ges. Naturf. Freunde, Berlin, 1917 pag. 316.

Ascit meist mit 1—3 Cystiten oder Arthrotheciten; am häufigsten mit 1 und 2, die am Ende oder an jedem anderen Punkte liegen können. Das Ascit ist von dem Cystit oder Arthrothecit oft nicht scharf abgesetzt, wie bei dem typischen Diphtherieerreger, sondern mehr übergehend, so daß die Trophosome häufig nach diesen Gebilden zu immer größer sind. Das Ascit (Cystascit) ist, besonders wenn es länger ist, häufig mehr oder weniger S-förmig gebogen. Daneben finden sich auch viele Stäbchen mit der typischen Wuchsform des Diphtherieerregers. Gabelungen, meist einfach, selten doppelt (Fig. 241), kommen beim Ascit und Synascit vor.

In 1tägigen Serumkulturen sind die Formen größtenteils genau wie beim typischen Diphtherieerreger, und daher meist nicht von diesem zu unterscheiden, aber schon am folgenden Tage treten meist Synascite auf, häufig genau so wie bei *Zygoplagia alternans* Enderl. (cf. Fig. 243, 244). Schon in 3 Wochen alten Kulturen finden sich Dimychite und Didimychite fast ausschließlich, es weicht also auch darin diese Form vom Di-Erreger gänzlich ab.

Kolonien: Auf Agar flach, klein, glattrandig, durchsichtig, später mit schmalem, am Rande verdicktem Saum. Auf Serum von der Farbe des Bodens, fast halbkugelig, klein. Sekundärkolonien meist bald eintretend und häufig. Später bilden sich einzelne stark gewölbte, weißliche Sekundärkolonien.

Die 1tägige Agarkultur ist kreisrund und hat meist einen Durchmesser von $^1/_{10}$—$^1/_4$ mm, zuweilen noch viel kleiner.

Einzelne größere Kolonien von dichterer Konsistenz und unter graugelblicher Farbe, auf Agarkulturen von einem Alter von ca. 8 Tagen, sind im ganzen häufig verschiebbar; diese enthalten Phytite und Gonidien und nur sehr einzeln kurze Ascite.

Im Alter von 8—10 Tagen herrschen in den Kulturen die Phytite meist schon vor.

Diese Spezies wurde mehrfach aus auf Diphtherie verdächtigen Tonsillenabstrichen isoliert, die zum Teil seit April 1916 kulturell beobachtet wurden.

Bei einem Falle fand sich in der Original-Serumkultur ausschließlich das Phytitstadium, in den anderen Fällen das Cystascitstadium.

Zu *Cladascus furcabilis* Enderl. gehört zweifellos die von Lehmann und Neumann (3. Aufl. 1904) als *Corynob. diphtheriae* auf Taf. 60, Fig. 12 abgebildete Form sowie auch die von Maassen (1904) als Diphtherieerreger aufgefaßte Spezies (Taf. XV, Fig. 2, 4—6, 10—12), ebenso die „verzweigten" Diphtherieerreger von C. Fränkel (1897), Kanthack (1896), Hill (1900), Abbott and Gildersleeve (1903), Bernheim und Folger (1896), Cache (De la culture du bacille de diphtherie croissant en fils rannifiés, C. B. I, 29, 1901, pag. 975), Cappellani, S. (Sulle ramificazioni del bacillo di Loeffler. Ann. d'Igiene sp. n. ser., 20, 1910, pag. 301), etc.

Hier ist auch zu vergleichen: Concetti, L., Über die aktinomykotische Form des Loefflerschen Bacillus in gewissen Zuständen saprophytischen Lebens (Arch. f. Kinderheilk. Zs. 1901, pag. 227—246).

Von den verschiedenen gefundenen Stämmen wurden während mehreren Monaten dauernd weiter zahlreiche neue Kulturen angelegt, die sich stets so charakteristisch verhielten, daß ein Zweifel an der Berechtigung dieser Art völlig von der Hand zu weisen ist. Die Gabelbildungen traten stets mit absoluter Sicherheit auf.

Cladascus mallei (Löffl. 1886).

Bacillus mallei Löffler, Arb. a. d. Kais. Gesundh.-Amt, Bd. 1, 1886, pag. 141.
Bacterium mallei (Löffl.), Migula. Systr. Dact., II, 1900, pag. 498.
Cladascus mallei (Löffl.), Enderlein, Sitzungsber. Ges. Naturf. Freunde, Berlin, (1916) 1917, pag. 395.

Auch der Rotzerreger zeichnet sich durch ähnliche Gabelbildung und ähnliche Verteilung der Cystite und Arthrothecite aus wie *Cl. furcabilis*, und ist daher in diese Gattung einzuordnen.

Die Gabelung bilden Lehmann und Neumann (3. Aufl., 1904) Taf. 57, Fig. 12, ab. Zu vergleichen ist auch: Conradi, H., Die Hyphomycetennatur des Rotzbacillus (Z. f. H. 33, 1900, pag. 161—176, 2 Taf.).

Cladascus astaci m.

Bacillus pestis astaci Hofer.
" " " Maaßen, Arb. Kais. Ges.-Amt, 21. Bd., 1904, pag. 395 etc.: Taf. XII, Fig. 1, 3, 6.

Zygoplagia Enderl. 1917.

[Typus: *Z. alternans* Enderl. 1917.]

Fig. 243 und 244.

Zygoplagia, Enderlein, Sitzungsber Ges. Naturf. Freunde, Berlin, (1916) 1917 pag. 396.
Zygoplagia, Enderlein, ebenda 1917, pag. 317.

Synascit infolge syntakter Teilung der Mych schnell eintretend (meist am 2. Tage), Trophosome und Trophosomellen dann vielfach syntakt und die Dimychosen dann meist senkrecht zur Längsachse quer gelagert. Cystite und Arthrothecite können an allen Stellen des Ascites auftreten, oft dicht hintereinander in großer Anzahl gelagert. Gabelungen und Astbildungen nicht beobachtet. Ascit nie in Gonidien zerfallend. Cystit und Arthrothecit bis zu ganz besonderer Größe anwachsend.

243
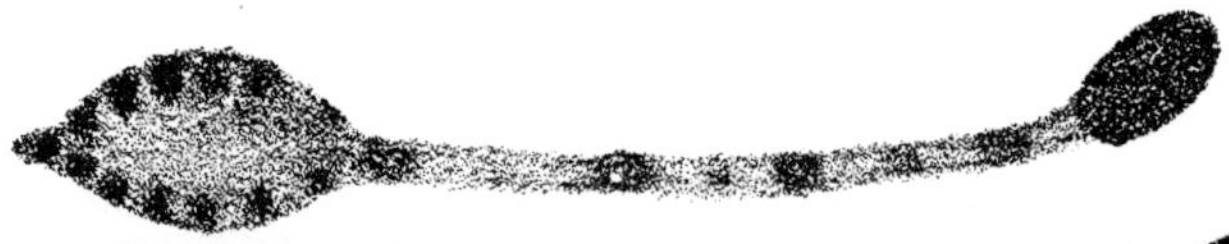
244
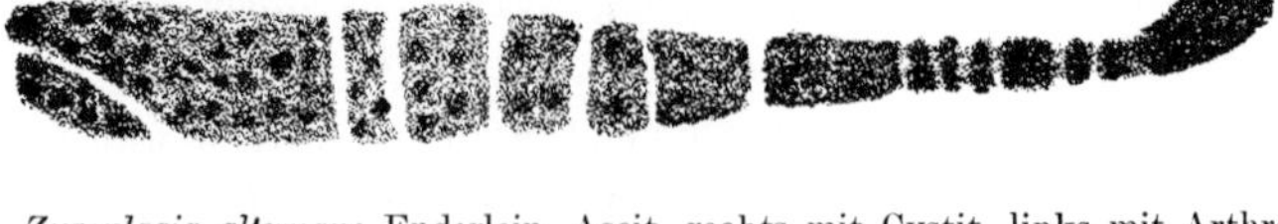

Fig. 243. *Zygoplagia alternans* Enderlein, Ascit, rechts mit Cystit, links mit Arthrothecit. Vergr. 10 000 : 1. — Fig. 244. Desgl. Zerfall des Ascites in Synascite. Vergr. 10 000: 1.

Zygoplagia alternans Enderl. 1917.

Fig. 243 und 244.

Zygoplagia alternans Enderlein, Sitzungsber. Ges Naturf. Freunde, (1916) 1917, pag. 396.

Zygoplagia alternans Enderlein, ebenda 1917, pag. 317.

In 1tägigen Agar- oder Serumkulturen meist von echtem Diphtherieerreger nicht zu unterscheiden. Nur durch seine besonders starken Keulenbildungen ist sie dann immerhin schon verdächtig auf *Zygoplagia*. Die Agarkolonien besitzen nach 1 Tage meist $^1/_4$—$^1/_2$ mm Durchmesser (die auf Serum $^1/_2$—$^3/_4$ mm.) Die Serumkolonien sind rund und etwas flacher als bei C. diphtheriae und besitzen nach 1 Tag meist $^1/_2$—$^3/_4$ mm Durchmesser. Die Agarkulturen beginnen oft schon nach einem Tag einen feinen, flachen Saum zu bilden, der auf Agar und Serum häufig stark bald anwächst.

Schon in ca. 8tägigen Agarkulturen sind die großen und mehr graugelblichen Kolonien ziemlich fest zusammenhaltend, so daß sie, wie bei *Cladascus*, leicht im ganzen verschoben werden können.

Die später sich bildenden, stark gewölbten Sekundärkolonien sind stets knochenfarbig (im Gegensatz zu *Cladascus furcabilis* mit weißer Farbe).

In 8—10tägigen Kulturen häufig das Phytitstadium.

Aus auf Diphtherie verdächtigen Tonsillenabstrich isoliert. (Seit 1. April 1916 kulturell beobachtet.)

Hierher gehört auch die von Lehmann und Neumann (Bakteriol., 3. Aufl. 1904, Taf. 60, Fig. 3 abgebildete und zu *Cor. diphtheriae* (Löffl.) gestellte Form, die vermutlich zur gleichen Spezies zu rechnen ist.

Ebenso dürfte die von Escherich (1894) auf Taf. 1, Fig. 4 und 5 abgebildeten Stäbchen zu *Zygoplagia* oder ev. zu *Cladascus* gehören. Die in Fig. 7 wiedergegebenen Formen können *Arthrothecite* von *C. diphtheriae* (Löffl.) sein, können sich aber auch auf Synascite von Cladascus oder *Zygoplagia* beziehen.

Heterocystia Enderl. 1917.

Typus: *H. multiformis* Enderl. 1917.

Fig. 245—271.

Heterocystia, Enderlein, Sitzungsber. Ges. Naturf. Freunde, Berlin, (1916) 1917, pag. 397.

Heterocystia, Enderlein, ebenda 1917, pag. 316

Synascitbildung sehr selten. Die Cystite und Arthrothecite sind groß, können an verschiedenen Stellen des Ascites liegen, sind aber meist nur in einer Anzahl von 1, 2 oder 3, selten 4 vorhanden und liegen nicht oder nur selten nebeneinander. Ascit nie in Gonidien zerfallend. Keine Gabelung. Bildet zuweilen sehr lange Fäden, bis zu 12 μ lang und mehr.

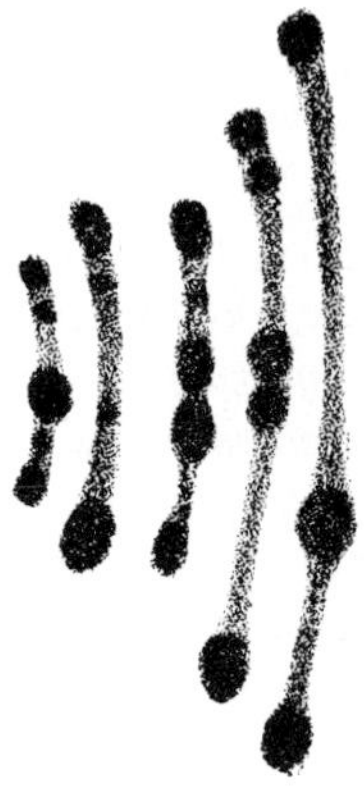

245 246 247 248 249

Heterocystia multiformis Enderl.
Fig. 245 bis 249 Vergr. 1 : 10 000. Von Originalpräparat (Sputum).

Fig. 245. Ascit mit 1 Ascocystit. — Fig. 246. Ascit mit 2 Telocystiten. — Fig. 247. Ascit mit 2 Telocystiten und 2 Ascocystiten. — Fig. 248. Ascit mit 1 Telocystit und 2 Ascocystiten. — Fig. 249. Ascit mit 2 Telocystiten und 1 Ascocystit.

Fig. 250 bis 254. Vergr. 1 : 5000. Von Serum.

Fig. 250. Synascit. 3tägige Serumkultur. — Fig. 251, 252, 253. Ascit, 1 tägige Serumkultur. — Fig. 254. Ascit mit Cystit. Häufig in 1 tägiger Serumkultur.

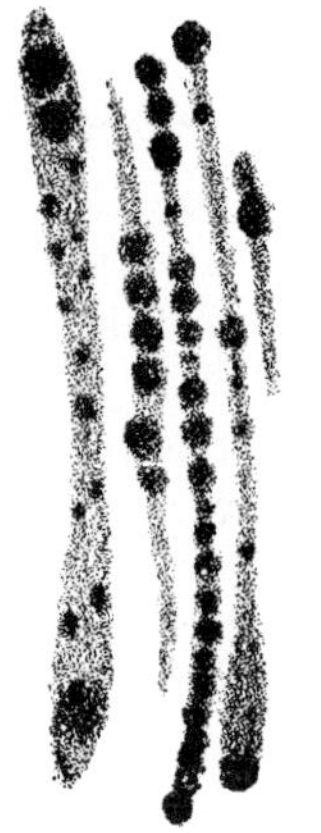

250 251 252 253 254

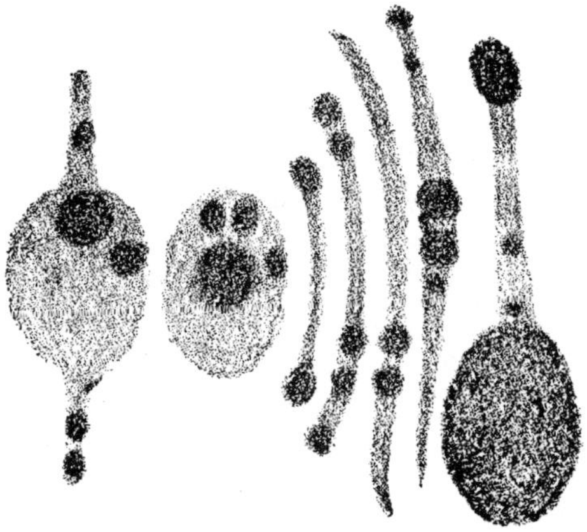

255 256 257 258 259 260 261

Fig. 255 bis 261. *Heterocystia multiformis* Enderl. Vergr. 1 : 10 000.

Fig. 255. Ascit mit Arthrothecit. 1tägige Serumkultur. — Fig. 256. Arthrothecit. 1tägige Serumkultur. — Fig. 257. Ascit mit 2 Telocystiten. 1tägige Serumkultur. — Fig. 258. Ascit mit 5 Trophosomen. 1tägige Serumkultur. — Fig. 259. Ascit mit 2 Trophosomen. 1tägige Serumkultur. — Fig. 260. Ascit mit 2 Cystiten und 3 Trophosomellen. 1tägige Agarkultur. — Fig. 261. Ascit mit Arthrothecit und Telocystit. 1tägige Serumkultur.

Heterocystia multiformis Enderl. 1917.

·Fig. 245 bis 271.

Heterocystia multiformis Enderlein, Sitzungsber. Ges. Naturf. Freunde, (1916) 1917 pag. 397.

„ „ „ ebenda 1917, pag. 316.

Im Sputum sind die Keulenstäbchen ähnlich denen des echten Diphtherieerregers, doch etwas zarter. Auch bei den Kulturen finden sich

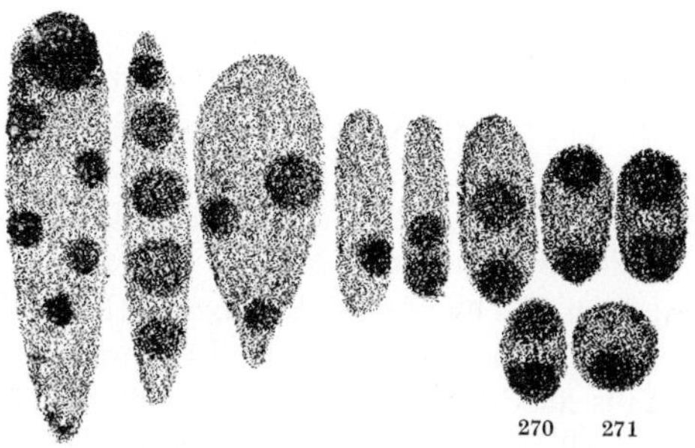

Fig. 262. Kurzes Synascit. 3tägige Agarkultur. — Fig. 263. Kurzes Ascit. 3tägige Agarkultur. — Fig. 264. Arthrothecit mit Ascitstummel. 3tägige Agarkultur. — Fig. 265. Kurzes Synascit. 3tägige Agarkultur. — Fig. 266. 267. Didimychit mit Telotrophosom und 1 Ascotrophosom. 3tägige Agarkultur. — Fig. 268. Didimychit mit 2 Telotrophosomen. 3tägige Agarkultur. — Fig. 269, 270. Dymychit mit 2 Telotrophosomen. 3tägige Agar Kultur. — Fig. 271. Gonidie. 3tägige Agarkultur.

solche häufig, doch bietet sich dort meistens ein sehr mannigfaltiges Formenbild, das vor allem dadurch bedingt ist, daß die Cystite und Arthrothecite nicht vorherrschend an den Enden gelagert sind, sondern an den verschiedensten Punkten des Ascites liegen können.

Die Agarkolonie ist nach 1 Tage noch äußerst klein ($^1/_{20}$—$^1/_{10}$ mm), also viel kleiner als beim echten Diphtherieerreger. Sie ist kreisrund und hyalin.

Die Darstellung eines reinen Phytitstadiums habe ich nicht beobachtet. Sind viel kurze Stäbchen vorhanden, so finden sich auch andere Entwicklungsformen in der mannigftaligsten Verschiedenheit.

Die Primärkolonien auf Agar vergrößern sich bei Zimmertemperatur im Gegensatz zu anderen Arten nur wenig, dagegen bilden sich bald zahlreiche kleine Randkolonien und nach längerer Zeit (1—3 Monaten) einzelne (Fig. 255 — 271) große, weißliche, stark gewölbte Sekundärkolonien, die mit wulstigen Höckern versehen sind.

Aus Sputum gezüchtet.

Auch einige aus Tonsillenabstrichen gezüchtete Formen glaube ich auf diese Art beziehen zu können.

Diese Art wurde seit November 1915 kulturell beobachtet.

Corynobacterium Lehm. et Neum. 1904.

[Typus: *C. diphtheriae* (Löffl. 1884.]

Corynebacterium, Lehmann und Neumann, Bakteriologie. 3. Aufl., 1904, pag. 132 und 430.

Corynobacterium emend. Enderlein, Sitzungsber. Ges. Naturf. Freunde, Berlin, (1916) 1917, pag. 397.

Corynobacterium Enderlein, ebenda 1917, pag. 316.

Cystite und Arthrothecite ungewöhnlich groß, mit seltenen Ausnahmen an beiden Enden des Ascites, selten nur an einem Ende. Synascitbildung nur als Arthrothecit. Gabelung nicht vorkommend.

Hierher gehören: *C. xerosis* (Neiss. et Kuschb. 1883), *C. pseudodiphtheriticum* (Hoffm.-Wellenh. 1887), *C. multipolare* (Walt. 1912), *C. bipolare* (Walt. 1912), *C. monopolare* (Walt. 1912), *C. diffindens* Enderl., *C. mochloticum* Enderl., *C. clavatum* Enderl. und *C. basiticum* Enderl.

Die Stellung von *C. pseudodiphtheriticum* (Hoffm.-Wollenh. 1887). *C. bipolare* (Walt. 1912), *C. monopolare* (Walt. 1912) und *C. basiticum* Enderl, ist unsicher, und falls die Cystitbildung der Cyclode fehlen sollte, wohl zu den Bacteriiden zu stellen. Besonders bei *C. monopolare* (Walt. 1912) mit Eigenbewegung dürfte dies infolge der Begeißelung der Fall sein.

Stämme, die sich auf die 3 Walterschen Spezies beziehen können, wurden mehrfach gezüchtet.

Nach dem verschiedenen Verhalten von „Diphtherie“-Stämmen unterscheidet schon Cobbelt (1900, 1901) 5 verschiedene Typen von Diphtherieerregern.

Der Einwand, daß das Fehlen der Gabelung beim echten Diphtherieerreger nur auf Mochlose zurückzuführen sein könne, ist im Vergleich zu *Cladascus* dadurch völlig hinfällig, da ja *Cladascus* sehr leicht in das Phytitstadium überzuführen ist, und auch Basite nicht schwer zu erlangen sind, und trotzdem diese Form immer wieder aus diesen Cyclostadien zum gegabelten Ascit leicht zu bringen ist. Aus dem Ascitstadium des Diphtherieerregers ist durch Zucht bisher das Phytit und Basit trotz aller möglichen, über länger als 1 Jahr ausgedehnten Versuche durch Einwirkung konditioneller Faktoren nicht erreicht worden (einzelne Ex. nur im Sonnenlicht) und trotz ebenso lange verfolgter Bemühungen aus dem Ascit oder Cystascit nie eine Gabelung erhalten worden.

Selbst wenn es wirklich noch gelänge, durch irgend welche Einflüsse den echten Diphtherieerreger zu veranlassen, Verzweigungen zu bilden, würde dies auf die obigen Resultate keinen Einfluß ausüben, sondern nur auf die klassifikatorischen Resultate.

Corynobacterium diphtheriae (Löffl. 1884).

Fig. 8—11, 64—65, 91—94, 101—104, 115—124.

In Agarkultur zart, hyalin, rund, flach. Stets Cystascite enthaltend. In alten Kulturen sind wohl immer einzelne Dimychite und Didimychite vorhanden, letztere sind aber meist vorherrschend keulig gebaut (cf. Fig. 8, 10), die Cystascite herrschen immer vor, und es finden sich dann auch zahlreiche Arthrothecite. Feine hyaline Sekundärkolonien bilden sich zuweilen bald, meist aber sehr spät, und zwar meist am Rande (einzeln, in Anzahl bis dicht gedrängt) der Primärkolonie. Auf sehr alten (mehrere Monate alten) Kolonien bilden sich vereinzelt kugelige (weit kugelig abstehende), gelbweiße undurchsichtige, dichte, ziemlich große Sekundärkolonien, die alle zahlreich Arthrothecite und Cystite und viel stark angeschwollene Formen enthalten; die Arthrothecite sind dann vielfach isoliert; daneben finden sich aber stets typische Stäbchen (Cystascite) in Anzahl. Diese kugeligen Sekundärkolonien, die bis zu 1 ½ mm anschwellen können, lassen häufig die winzige blasse Primärkolonie an der Basis noch erkennen, aus der sie ihren Ursprung genommen hat. Selten häufen sich solche kugelige Sekundärkolonien auf einer einzigen Primärkolonie so, daß ein traubenförmiges Gebilde entsteht, das hoch absteht. So wurde einmal eine solche Traube aus 10 Kugeln bestehend und ca. 3 mm Durchmesser besitzend beobachtet.

Material aus solchen kugelförmigen Sekundärkolonien neu ausgesät ergibt vorherrschend Kolonien, die leicht Sekundärkolonien, und zwar die zarten Randkolonien bilden, während Material von Tonsillen entnommen sehr selten diese zarten Sekundärkolonien bald bilden. Zuweilen werden am Rande so dicht die zarten Sekundärkolonien erzeugt, daß ein feiner Randsaum entsteht. Dies kann fortlaufend weiter in gleicher Weise geschehen, so daß zuweilen vielzonige Kolonien auftreten.

Reine Basit- oder Phytitkulturen, aus typischen Kulturen entstanden, wurden nie beobachtet, auch nicht nach Einwirkung der mannigfaltigsten, mochlolytisch wirkenden konditionellen Faktoren, wie Hitze (47°,) Sonnenlicht etc, die diese Stadien nur in ganz geringer Anzahl von Individuen erzeugen.

Auch die Serumkultur enthält vorherrschend die typischen Cystascite; für längere Experimente eignet sich der Serumboden wenig, da er weniger haltbar ist als Agar.

Eine Reihe von Stämmen wurde monatelang beobachtet, schon vom Frühjahr 1915 ab, einer seit September 1915 fortdauernd. *C. diphtheriae* (Löffl.) ist bei weitem die häufigste Spezies in Tonsillenabstrichen von Diphtherieverdächtigen.

Einige Male wurde bei Kulturen beobachtet, und zwar besonders bei Tonsillenabstrichen von Rekonvaleszenten der echten Diphtherie (bei Nachuntersuchungen von früher sicher positiven Fällen), daß sich in der eintägigen Serumkultur nur Phytite, in einem Falle sogar Basite befanden. Schon durch frühere Vergleiche mit den Originalpräparaten, die die Anwesenheit von „Pseudodiphtherieformen" vermissen ließen, war mir das plötzliche Auftreten solcher Kurzstäbe äußerst bemerkenswert. Durch weitere Kultur nach Isolierung von der eintägigen Serumkultur wurde in eintägiger Kultur der typische Diphtherieerreger erhalten, der sich auch in wochen- und monatelanger Beobachtung als durchaus typisch erwies. In einem Falle konnte dies sogar bei einem Stamm im Basitstadium beobachtet werden.

Allerdings gehört, wie ich hier bemerken möchte, eine sehr große Geduld zu diesen Nachweisen. Die Phytitkolonie des Originalausstriches auf Serum erscheint ein wenig flacher als die Cystascitkolonie.

Die Versuche wurden derartig ausgeführt, daß aus Kulturen, in den sich Phytite vorfanden, auf einem Deckglase in 5 große, sterile Tropfen physiologischer Kochsalzlösung Material aus 5 Kolonien gebracht wurde; von diesen 5 Tropfen wurden auf ein anderes Deckglas in derselben Reihenfolge kleine Proben gebracht, schnell getrocknet und gefärbt und die sich als phytithaltig erweisenden Kolonien von den großen Tropfen ausgesät, der Rest ebenfalls gefärbt und zum Vergleich aufbewahrt.

Corynobacterium diffindens Enderl. 1917.

Fig. 272 bis 278.

Corynobacterium diffindens Enderl., Sitzungsber. Ges. Naturf. Freunde, Berlin, (1916) 1917, pag. 398.

Primärkolonien: auf Agar klein, zart, flach, hyalin, wie bei *C. diphtheriae* (Löffler). Enthalten ausschließlich Cystascite und Ascite (Fig. 274—278), deren Aussehen dem typischen Keulenstäbchen des Diphtherieerregers gleichen, durchschnittlich nur etwas zarter sind. Auf Serum ist die Kolonie ähnlich wie bei *C. diphtheriae.*

Schon am 2. Tage der Kultur bilden sich im Innern, am Rande oder auf der Oberfläche kleine, dichtere, undurchsichtige, üppig wachsende weißliche Sekundärkolonien, die auf Agar gut zu beobachten sind. Sehr schnell wachsen diese heran, sich immer mehr an allen Primärkolonien zeigend und in Anzahl von 1, 2 bis zahlreich auf einer Primärkolonie sich finden. Schließlich überwuchern die Sekundärkolonien die Primärkolonien völlig und bilden große, üppig sich entwickelnde undurchsichtige Kolonien von gelblichweißer Farbe, die ausschließlich Phytite enthalten (Fig. 272 und 273). Unter günstigen Verhältnissen werden Individuen der Primärkolonie schließlich völlig zu Phytiten umgewandelt, so daß nach 2—3 Wochen schon zuweilen keine Cystascite mehr vorhanden sind. Dieser Vorgang ist damit zu erklären, daß das Material der Cystite vielfach nur zur Bildung eines Dimychites oder Didimychites langt oder auch Gonidien im Gegensatz zu *C. diphtheriae* reichlich gebildet werden. Auch mögen die Cystascite durch Bildung der Gonidien und Cystite inzwischen verbraucht sein.

Isoliert man die Phytite der Sekundärkolonie, so erhält man ausschließlich Phytit-Kolonien, die üppig und dick auch auf Agar wachsen. Dieses Phytit hat eine ausgesprochen starke Mochlose, die bisher nicht überwunden werden konnte. Es bilden sich wohl nach Monaten ganz kurze Ascite ohne Cystite, die aber beim weiteren Abimpfen immer wieder Phytite ergeben. Nur aus einer ganz alten Kultur, die mehrere Monate alt war, wurden zufällig einmal einige der Primärkolonien wieder erzielt. Weitere zahlreiche Versuche

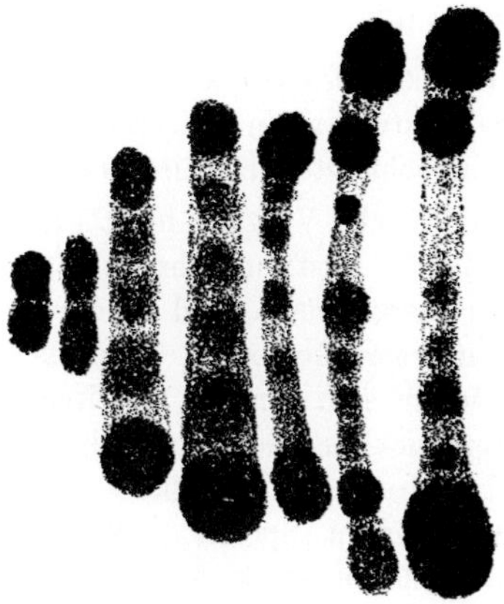

Fig. 272—278. *Corynobacterium diffindens* Enderl., 1917. Vergr. 10 000 : 1.
Fig. 272—273 Phytitstadium (Sekundärkolonie). — Fig. 274—278 Cystascitstadium (Primärkolonie). Von 1 tägiger Agarkultur.
Fig. 272. Dimychit. — Fig. 273. Didimychit. — Fig. 274. Ascit mit 1 Telocystit und 4 Trophosomen. — Fig. 275. Ascit mit 1 Telocystit und 5 Trophosomen. — Fig. 276. Cystascit mit 2 Telocystiten. — Fig. 237. Cystascit mit 1 Telocystit. — Fig. 278. Cystascit mit 2 Telocystiten.

ergaben aber, daß dies ein Zufallsergebnis war. Es gelang nicht wieder, die Ausgangsform zu erhalten.

Man ist bei dieser ganz hervorragend auffälligen Mochlose des Phytites daher gezwungen, will man sich das Cystascit erhalten, Kolonien mit diesem Stadium nach ca. 2—4 Wochen immer wieder neu anzusäen. Die Konservierung des Cystascites wird erhöht, wenn man die Kulturen kühl und dunkel hält, da dann die Bildung der Cystite und Gonidien stark verlangsamt wird. Die wenigen noch vorhandenen Cystascite ergeben dann reine Kolonien mit Cystasciten unter zahlreichen Phytit-Kolonien. Wählt man so an jedem Tage einmal die Cystascit-Kolonien für Neuaussaaten aus, und zwar für 2 oder 3 Tage, so kann man Reinkulturen des Cystascites erhalten, die aber natürlich schon am 2. Tage des Bestehens beginnen, sekundäre Phytitkolonien zu bilden.

Sehr alte (mehrere Monat alte) Kolonien des Phytites beginnen eine starke Aufhellung zu zeigen und enthalten dann reichlicher kurze Ascite, die aber, wie schon gesagt, bei Neuaussaaten immer das Phytit und nie das Cystascit ergeben. Zuweilen tritt der Fall ein, daß Cystascit-Reinkulturen schon nach 2—3 Wochen sich völlig zu Phytiten herausformieren, so daß die Gefahr des Verlustes des Cystascitstadiums eintreten kann.

Aus auf Diphtherie verdächtigem Tonsillenabstrich isoliert und seit Anfang Dezember 1915 kulturell beobachtet.

Während die hier als *C. pseudodiphtheriticum* aufgefaßte Spezies sehr schwer und selten kurze Ascite in alten Kulturen bildet, tritt dies bei *C. diffindens* in allerdings auch sehr alten Kulturen noch schwieriger ein.

Der eigenartige biologische Vorgang bei *C. differens* ist damit zu erklären, daß hier eben neben Cystiten sehr bald auch Gonidien gebildet werden. Erstere bilden Arthrothecite und wieder Cystascite, vielfach anscheinend aber nur Ascite resp. Gonascite, vermutlich besonders in älteren Kulturen, letztere Basite, die sich dann zu Phytiten entwickeln, denen eine cyclogenetische Weiterentwicklung die kulturell bisher hier unüberwindliche Mochlose Halt gebietet. Diese starke Mochlose fehlt allen übrigen hier behandelten diphtherieverwandten Species. Nur *C. pseudodiphtheriticum* Lehm. et Neum. hat ebenfalls eine starke Mochlose, bildet aber keine Cystite, wenigstens unter den untersuchten Verhältnissen.

Corynobacterium clavatum Enderl. 1917.

Fig. 279—280.

Corynobacterium clavatum Enderlein, Sitzungsber. Ges. Naturf. Freunde, Berlin (1916) 1917, pag. 399.

Serumkulturen (1tägig) mit den für die echte Diphtherie charakteristischen Cystasciten und auch in deren Kolonieform (Durchmesser ca. 1 mm). Nur einzeln finden sich stärkere Anhäufungen von Cystiten hintereinander, wie sie Fig. 279 und 280 zeigen. In den folgenden Tagen vermehren sich diese etwas, ohne jedoch die für *Cladascus* und *Zygoplagia* charakteristischen Arthrothecitbildungen dann aufzuweisen. In älteren Serumkulturen herrschen vor allem gewöhnliche Ascite in mittellanger bis langer Gestalt vor.

In 1tägiger Agarkultur finden sich vorherrschend Phytite und wenige sehr kurze Ascite. In älteren Agarkulturen finden sich außer den Phytiten auch Basite und nur noch einzelne sehr kurze Ascite. Die Agarkolonie ist 1tägig kreisrund, zart, flach, hyalin, der Durchmesser ca. $\frac{1}{4}$—$\frac{1}{2}$ mm; sie wächst auch in den folgenden Tagen nur wenig nach;

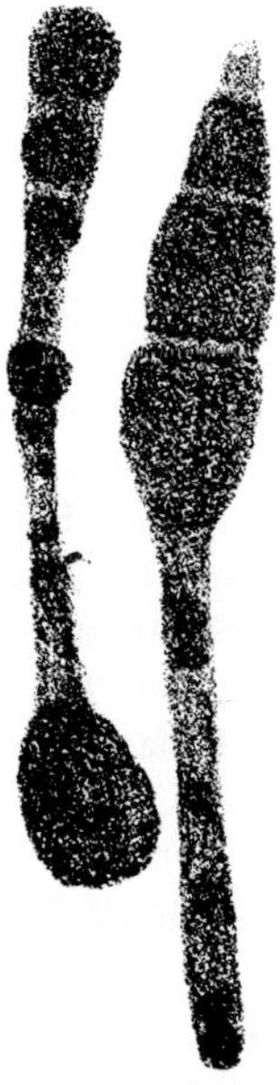

279 280

Fig. 279. *Corynobacterium clavatum* Enderl. Serumkultur, Cysten mit Telocystiten. Vergr. 1 : 10 000. — Fig. 280. Desgl., Cystascit mit 3 Ascocystiten. Vergr. 1 : 10 000.

ältere Kolonien, jedoch durchaus nicht alle, schieben vom Rande einen schmalen, äußerst feinen und dünnen Randsaum hervor, der die Primärkolonie umgibt und einen feinwelligen oder feinzackigen Rand besitzt. Ausgesprochene Sekundärkolonien beginnen erst nach einigen Wochen sich zu bilden. Bei älteren Agarkolonien, die isolierter liegen, verändert sich die Primärkolonie häufig in ihrer ganzen Masse zur Sekundärkolonie, indem sie fast halbkugelig anschwillt und eine dichte, gelblichweiße Masse darstellt. Der Randsaum bleibt dann unverändert oder bildet einzelne ebenfalls weißliche Sekundärkolonien. Die Veränderung der Primärkolonie tritt auch wallartig auf, so daß ein unverändertes Zentrum übrig bleibt. Je mehr sich dieser Wall ausdehnt, um so mehr nimmt die Kolonie dann ein kraterartiges Aussehen an. Zuweilen stehen auch zwei weißliche Kolonien stufenartig übereinander, die dann pyramidenähnlich aussehen.

Sowohl die Sekundärkolonien als auch die Phytite und Basite der Agarkulturen bilden auf Serum sogleich wieder typische Cystascite (Keulenstäbchen).

Aus diphtherieverdächtigem Tonsillenabstrich isoliert und seit Februar 1916 kulturell beobachtet.

Corynobacterium mochloticum Enderl. 1917.

Fig. 281—291.

Corynobacterium mochloticum Enderlein, Sitzungsber. Ges. Naturf. Freunde, Berlin, (1916) 1917, pag. 399.

In 1tägigen Serumkulturen besitzt diese Spezies die für den echten Diphtherieerreger typischen Cystascite, ebenso auch deren Kolonieform. Einzelne Stäbchen sind nur stärker verlängert, und die Trophosomen sind im allgemeinen kleiner und zarter, wie überhaupt die Stäbchen durchschnittlich etwas zarter sind. Ein ganz auffälliges und charakteristisches Verhalten zeigt diese Spezies auf dem Serumnährboden: bereits nach 10—12 Tagen enthalten die Kolonien ausschließlich nur noch Anabasite (viel Dimychite und wenig Mychite), wie sie in Fig. 281, 282 und 283 abgebildet sind.

Die Agarkultur ist zart, hyalin, flach, klein. Sie bildet im allgemeinen sehr langsam winzige hyaline Sekundärkolonien auf der Oberfläche und am Rande und ist häufig ganz übersät davon. Die Sekundärkolonie enthält Ascite und Cystascite, wie sie Fig. 284—290 darstellen, später auch Arthrothecite (Fig. 291). Das Auffällige ist, daß hier auf Agar nicht das Basitstadium eingenommen wird, auch nicht nach 10—12 Tagen und auch nicht in älteren Kulturen. Immer zeigt das Individuenmaterial der Agarkolonien die typischen Cystascite.

Aus diphtherieverdächtigem Tonsillenabstrich isoliert und seit Mai 1916 kulturell beobachtet. Die von Trautmann u. Dale (1910) beobachte-

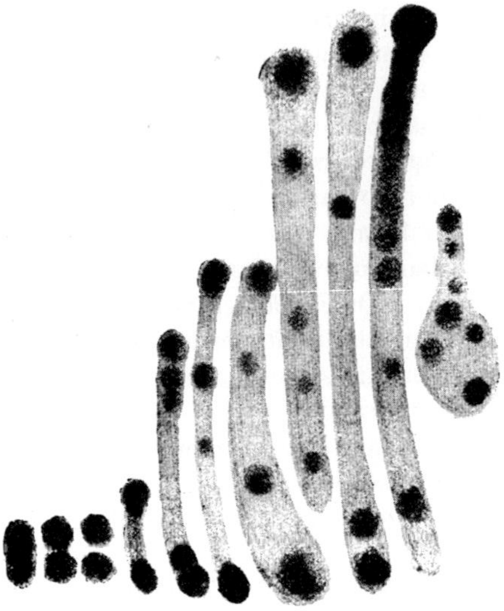

Corynobacterium mochloticum Enderl. Vergr. 10000:1.
Fig. 281—283 von 12tägiger Serumkultur. — Fig. 284—289 von 12tägiger Agarkultur. — Fig. 290—291 von 6tägiger Agarkultur.

Fig. 281. Dimychit. — Fig. 282. Desme von zwei Mychiten. — Fig. 283. 2 einzelne Mychite. — Fig. 284. Kurzes Ascit mit 2 Telotrophosomen. — Fig. 285. Ascit mit Trophosomen und Telotrophosomen. — Fig. 286. Ascit mit 1 Trophosom, 1 Trophosomelle und 2 Telogonidien. — Fig. 287. Ascit, keulig, unten mit beginnender Cystitbildung. — Fig. 288. Ascit, keulig, oben mit beginnender Cystitbildung. — Fig. 289. Ascit, oben mit beginnender Cystitbildung. — Fig. 290. Ascit mit Anhäufung von Trophosomen und oben mit Telocystit. — Fig. 291. Arthrothecit mit Ascitrest.

ten, vermutlich aus gleicher Quelle stammenden Stämme mit starker Körnchenbildung und starker Formveränderlichkeit gehören vermutlich zu dieser Spezies.

Corynobacterium pseudodiphtheriticum Lehm. et Neum.

Fig. 8—10, 34—40, 49—57.

Kulturen wachsen vorherrschend als Phytit, sowohl auf Serum wie auf Agar. Auf Agar sind die Kolonien üppig, dicht, gelblichweiß und stark gewölbt. Als Phytit ist die Koloniemasse leicht verreibbar und weich.

Setzt man Kulturen lange dem Sonnenlicht aus, so bilden sich Basite. Die Kolonien sind dann flacher, und die Masse ist dann schwer verreibbar, bröcklig und fest zusammenhaltend. Das gleiche ist der Fall in sehr alten Kulturen. Kulturen im Basitstadium sind nur durch häufiges Umzüchten auf Serumnährboden wieder in das Phytitstadium überzuführen.

In einem Falle war durch monatelange Einwirkung des Sonnenlichtes die direkte Keimfähigkeit des Stammes auf Serum und Agar zerstört worden. In der Serumaussaat bildete sich erst nach einigen Tagen, nachdem mehrfach vergeblich die Kondensflüssigkeit über die Serumfläche herübergespült worden war, am Rande der Kondensflüssigkeit ein krustenartiger, bröckliger, gelblicher (von der Farbe des Serum) Belag, der langsam wuchs und das Basitstadium enthielt. Dieses ergab nach mehrfachem Wechsel des Serums wieder die Ausgangsform im Phytitstadium.

Es ist wohl kein Fehlschluß, wenn dieser Vorgang auf die Bildung von Goniten in dem Ausgangsmaterial zurückgeführt wird.

Erst nach häufigem Wechsel des Serums und unter günstigen Verhältnissen bilden sich bei dieser Spezies ganz kurze Ascite. In sehr alten Kulturen bleiben sie jedoch im Gegensatz zu dem Phytitstadium von *C. diffindens* End. ganz aus, es entsteht in diesen vielmehr wieder das Basit.

Diese Spezies, aus diphtherieverdächtigem Tonsillenabstrich isoliert, wurde vom April 1915 ab bis Mai 1916 kulturell beobachtet. Sie wurde ebenfalls den verschiedensten Einflüssen ausgesetzt und auf verschiedenen Nährböden gezüchtet.

Corynobacterium basiticum Enderl. 1917.

Fig. 292—303.

Corynobacterium basiticum Enderlein, Sitzungsber. Ges. Naturf. Freunde, Berlin, (1916) 1917, pag. 400.

Kolonien auf Serum denen des echten Diphtherieerregers ähnlich. Sie enthalten stets nur Phytite (Fig. 299—303), die aber oft etwas gebogen (Fig. 301) oder keulig angeschwollen sind (Fig. 300). Ascite wurden nicht beobachtet.

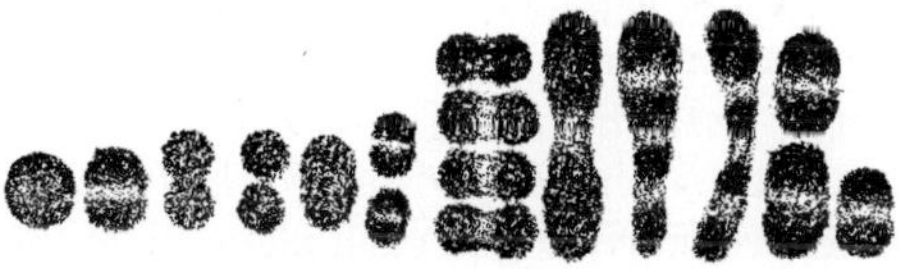

292 293 294 295 296 297 298 299 300 301 302 303

Corynobacterium basiticum Enderlein. Vergr. 10 000 : 1.

Fig. 292—298 Probasitstadium auf Agar. — Fig. 299—303 Phytitstadium auf Serum. Fig. 292. Mychit. — Fig. 293. Dimychit. — Fig. 294. Dimychit, sich zu 2 Mychiten teilend. — Fig. 295. Die 2 entstandenen Mychite (Zweier-Kette). — Fig. 296. Dimychit. — Fig. 297. 2 noch zusammenhängende Individuen, die schon wieder zu Dimychiten sich entwickelt haben. — Fig. 298. Aus einer Vierer-Mychit-Desme durch Teilung der einzelnen Mychite zu Dimychiten senkrecht zur ursprünglichen Längsachse entstanden. — Fig. 299. Didimychit. — Fig. 300. Didimychit, die eine Dimychose keulig verdickt. — Fig. 301. Didimychit. — Fig. 302. Dimychit-Desme (Didimychit in der Teilung). — Fig. 303. Dimychit.

Auf Agar bilden sich zarte, flache, hyaline Kolonien, die ausschließlich Basite enthalten, und zwar Probasite, also mit zahlreichen Mychiten und weniger zahlreichen Dimychiten (Fig. 292—298). Bei Ketten (Desmen) von Mychiten entstehen die Teilungen nicht selten senkrecht zur ursprünglichen Längsachse unter gleichzeitigem Zerfall der Kette, so daß Bilder wie Fig. 298 bemerkt werden können.

Diese Spezies hat manche Ähnlichkeit mit *C. pseudodiphtheriticum*, unterscheidet sich aber leicht von ihr durch das zarte Wachstum auf Agar und durch die sofortige Bildung des Basitstadiums auf Agar.

Aus diphtherieverdächtigen Tonsillenabstrichen mehrfach gezüchtet und kulturell beobachtet.

Subfam. **Pseudostreptinae.**

Pseudostreptus Enderl. 1917.

[Typus: *P. pyogenes* (Rosenb. 1884).]

Fig. 100, 125—127, 169, 170, 304—311.

Streptococcus aut. pro parte.
Pseudostreptus, Enderlein, Sitzungsber. Ges. Naturf. Freunde, Berlin, 1917, pag. 317.

Äußerst feine Fäden (Fig. 304 unten), die auf künstlichen Nährböden meist sehr schnell sehr starke Trophosomenanschwellungen bilden und dadurch streptokokkenähnlich erscheinen. Meist sind sie aber von diesen in diesem Stadium dadurch zu unterscheiden, daß die Größe der Trophosome mehr oder weniger verschieden im Verlauf einer Kette ist. Es kommen aber auch ganz gleichmäßige Ketten vor, z. B. in der Kondensflüssigkeit des Röhrchens. Anfangs ist die Lagerung des Mych katatakt, aber schon nach 24 Stunden beginnt oft eine syntakte Lagerung der Mych einzusetzen. Dies geschieht dadurch, daß die Mychomitose häufig senkrecht zur Längsachse der Ketten, anfangs in einzelnen Punkten (hieraus können dann Seitenzweige und Gabelungen entstehen, cf. Fig. 169, 170), später nicht selten im ganzen Verlauf der Kette. Unter gewissen Verhältnissen geht diese Vermehrung des Mych eines Individuums nach allen Richtungen des Raumes vonstatten.

Gonidienbildung und Cystitbildung findet im Verlauf oder am Ende der Fäden oder Ketten statt. Die Cystite können zu außerordentlicher Größe (Fig. 100) blasenartig anschwellen (bis zu 8,4 μ Durchmesser beobachtet) und können auch abgestoßen und so isoliert werden. Meist sind sie atrophisch oder stark miotrophisch. In dem Cystit scheint das Mych sich zu teilen, und so dürften atrophische oder wenigstens miotrophische Arthrothecite entstehen. Wenigstens finden sich später, anscheinend aus winzigen Körnchen an der Hüllmembran sich entwickelnd, zahlreiche Trophosome und Trophoso-

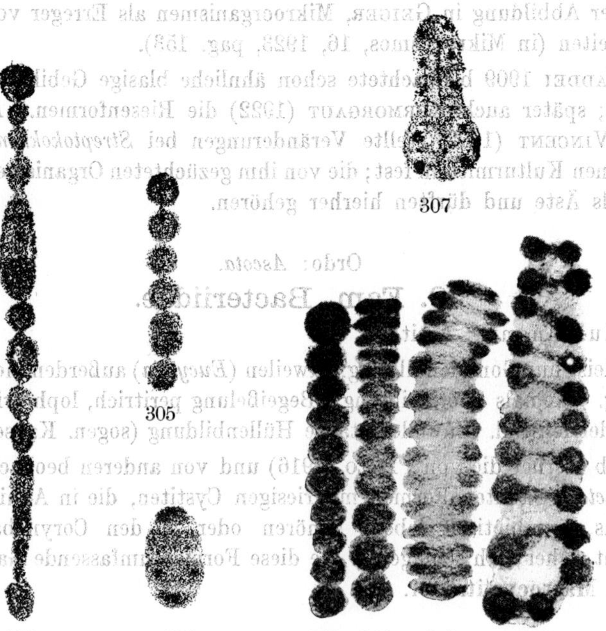

304 306 308 309 310 311

Fig. 304. *Pseudostreptus pyogenes* (Rosenb. 1884). Ascit mit starken Cystitbildungen; Arthrothecitbildungen und beginnender Synascitbildung. 2tägige Agarkultur. Vergr. 5000 : 1. — Fig. 305. Desgl. Ascit mit so stark geschwollenen Trophosomen oder auch Cystiten, daß der Eindruck der Gattung *Streptococcus* erweckt wird. Aus Kondensflüssigkeit. 2tägige Kultur. Vergr. 5000 : 1.

Fig. 306. *Pseudostreptus pyogenes* (Rosenb. 1884). Von 3tägiger Kultur. Synascit. Vergr. 5000 : 1. — Fig. 307. Desgl. 3tägige Kultur auf NaCl-Agar. Synascit. Vergr. 5000 : 1. — Fig. 308. Desgl. 1tägig Serumkultur. Streptokokkenartiges Ascit. Vergr. 10 000 : 1. — Fig. 309. Desgl. Die einzelnen Glieder beginnen sich infolge catatakter Mychomitose zu verbreitern. Vergr. 10 000 : 1. — Fig. 310. Desgl. Starke Verbreiterung, an den Enden bilden sich schon neue Trophosomen. Vergr. 10 000 : 1. — Fig. 311. Desgl. Die neuen Trophosome sind noch durch Trophoden verbunden. Vergr. 10 000 : 1.

mellen in dem Arthrothecit. Diese entwickeln sich dann späterhin zu unregelmäßigen Mychit- resp. Trophosomenanhäufungen, wie sie z. B. Fig. 127 darstellt. Auf verschiedenen Nährböden erhält man auffällige Verschiedenheiten.

Durch die syntakte Lagerung der Dimychosen in zahlreichen Stadien der cyclogenetischen Entwicklung gehört *Pseudostreptus* zu den *Synascoten*, obgleich zweifellos Beziehungen zu den Anascoten bestehen bleiben.

Hierher gehört neben dem Typus noch die als *Streptococcus* beschriebene *Ps. choreae* und der *Ps. erysipelatos* (Fehleis. 1881) sowie *Ps. apis* (Maaßen) nach der Abbildung in GEIGER, Mikroorganismen als Erreger von Bienenkrankheiten (in Mikrokosmos, 16, 1923, pag. 153).

TADDEI 1909 beobachtete schon ähnliche blasige Gebilde bei diesen Sepzies; später auch KERMORGAUT (1922) die Riesenformen. Aber auch schon VINCENT (1902) stellte Veränderungen bei *Streptokokken* auf verschiedenen Kulturmitteln fest; die von ihm gezüchteten Organismen bildeten ebenfalls Äste und dürften hierher gehören.

Ordo: *Ascota*.

9. Fam. Bacteriidae.

Kulminante: Ascit.

Meist nur Gonidienbildung, zuweilen (*Eucystia*) außerdem noch Cystitbildung. Niemals Sporitbildung. Begeißelung peritrich, lophotrich, monotrich oder fehlend. Zuweilen starke Hüllenbildung (sogen. Kapselbildung).

Ob hierher die von PEKLO (1916) und von anderen beobachteten, zu *Azotobacter* gestellten Formen mit riesigen Cystiten, die in Aphiden, z. B. Blutlaus, symbiotisch leben, gehören oder zu den Corynobacteriiden, ist nicht sicher; ich schlage für die diese Formen umfassende Gattung den Namen **Macrocystita** vor.

Bestimmungstabelle der Bacteriidengattungen.

1.	Begeißelung fehlt	2.
—	Begeißelung vorhanden	3.
2.	Kapsel stark entwickelt	**Calymmatobacterium.** Aragão et Vianna 1913.
—	Kapsel fehlend	**Atremia** Enderl.
3.	Begeißelung lophotrich oder monotrich	4.
—	Begeißelung peritrich	5.
4.	Begeißelung monotrich	**Bacterium** Ehrenb. 1830 (= Pseudomonas Mig. 1894).
—	Begeißelung lophotrich (polar)	**Lamprella** Enderl. 1917.
5.	Cystitbildung fehlt	6.
—	Cystitbildung tritt bei der Kulminante auf ...	**Eucystia** Enderl. 1917.
6.	Verzweigungen treten auf	**Dicrobactrum** Enderl. 1917.
—	Verzweigungen fehlen	**Acystia** Enderl. 1917.

Eucystia Enderl. 1917.

[Typus: *E. pestis* (Yersin 1894).]

Eucystia, Enderlein, Sitzungsber. Ges. Naturf. Freunde, Berlin, 1917, pag. 317.

Kulminante: Ascit mit Gonidien oder Cystit.

Begeißelung peritrich.

Auf Grund des Auftretens von Cystiten, wie aus der wertvollen Publikation FUHRMANNS ersichtlich ist, dürfte in dieses Genus auch *E. cerevisiae* (Fuhrm. 1906) und *E. myxogenes* (Fuhrm. 1906), beide aus Bier isoliert, einzuordnen sein

Dicrobactrum Enderl. 1917.

[Typus: *D. prodigiosum* Ehrenb. 1839.]

Dicrobactrum, Enderlein, Sitzungsber. Ges. Naturf. Freunde, Berlin, 1917, pag. 317

Diese Gattung unterscheidet sich von *Acystia* durch die Zweigbildung, die zuerst von MASSEN (1904, pag. 392) nachgewiesen wurde.

Acystia Enderl. 1917.

[Typus: *A. typhi* Eberl. 1880.]

Acystia, Enderlein, Sitzungsber. Ges. Naturf. Freunde, Berlin, 1917, pag. 317.

Begeißelung peritrich. Kulminante: *Ascit* mit Telogonidien, nie mit Cystit.

Hierher zahlreiche Darmbakterien, z. B. auch *A. coli* (Escherich), *A. enteritidis* (Gärtner 1888), *A. dysenteriae* (Kruse 1896), *A. paratyphi*, *A. paratyphosa*, *A. Burriana* Enderl. (cf. pag. 178), etc.

Lamprella Enderl. 1917.

[Typus: *L. fluorescens* (Flügge 1886).]

Pseudomonas Migula, p. p.
Lamprella, Enderlein, Sitzungsber. Ges. Naturf. Freunde, Berlin, 1917, pag. 317.

Begeißelung: lophotrich, meist nur an einem Pol.

Sporenbildung fehlt. Kulminante: Ascit mit Gonidien.

Die meisten Arten fluoreszieren.

Hierher gehören noch:

alba (Zimm. 1890) [bis 2 Geißeln, selten mehr];
aquatilis (Tat. 1891);
articulata (Kern 1896);
aurea (Zimm. 1890);
? *chlorophaena* (Mig. 1900) [sehr selten mit 2 Geißeln, meist nur 1];

ellipsoidea (Mig. 1900);
gracilis (Mig. 1900) [5—9 Geißeln und mehr];
granulata (Kern 1896);
hydrosulfurea (Mig. 1900);
longa (Zimm. 1890) [bis 5 Geißeln);
pallescens (Mig. 1900);
pellucida (Kern 1896);
? *putrida* (Flügge 1886);
tenuis (Zimm. 1890) [bis 25 Geißeln an 1 Pol];
ovi (Mig. 1900);
ovicola (Mig. 1900);
viridans (Symmers 1891);
? *viscosa* (Frankl. 1889);
Zörkendörfi (Mig. 1900).

Bacterium Ehrenb. 1830.

[Typus: *B. aeruginosum* Schröt. 1872.]
[= *Bac. pyocyaneus* Gessard 1882.]

Bacterium Ehrenberg, Abh. der Akad. d. Wiss., Berlin, 1828, pag. 15 [nom. nud.!].
" Symbolis physicis. Evertebrata I. Phytozoa 1828. Tab. I et II [nom. nud.!].
Bacterium Ehrenberg, Abh. d. Akad. d. Wiss., Berlin 1830, pag. 38 und 61.
" " Symbolis physicis. Evertebrata I. 1831. Text. Fol. b α 2.
" " Die Infusionstierchen als vollkommene Organismen. Leipzig, 1838, pag. 75, Taf. V, Fig. 1.
Pseudomonas, Migula, Arbeiten aus d. Bakteriol. Inst. d. Techn. Hochsch. zu Karlsruhe, I, 1894. [Typus: *P. aeruginosa* Schröt.].
Bactrinium A. Fischer, Pringsheims Jahrb. f. wiss. Bot. 27, 1895, Heft 1, pag. 141 Typus: *B. pyocyaneum* Geos.]
Bacterium A. Fischer, Vorlesungen über Bakterien. I. Aufl., 1897, pag. 33.

Begeißelung monotrich. Sporitbildung fehlt. Kulminante: Ascit mit Telogonidien.

Als Typus legt Ehrenberg 1838 selbst das *B. triloculare* Ehrenb. (aus Afrika und von Berlin) fest. Er sagt dort pag. 75: „Nur bei *B. triloculare* ist tierische wirkliche Organisation beobachtet, indem sich ein wirbelnder Rüssel erkennen ließ".

Dieser „Rüssel" ist die Endgeißel. Daß diese wirklich zuweilen unter günstigen Verhältnissen sichtbar ist, darauf hat unter anderen auch Migula hingewiesen.

Wenn nun auch die Spezies *B. triloculare* Ehrenb. nicht mehr zu deuten ist, so ist doch eine monotriche Spezies hierfür zu wählen, ich lege daher *Bact. aeruginosum* Schröt. 1872 hierfür fest.

Hierher gehören:

?? *acutum* (Mig.) 1900)
aeruginosum (Schröt. 1872)
Allii (Griffiths 1892)
alutaceum Mig. 1900
amethystinum (Mig. 1900)
berolinense (Claess. 1897)
? *butyri* (Lafar 1891)
caerulea (Voges 1893)
campestris (Pammel 1895)
capsulatum (Mig. 1900)
?? *coccaceum* (Mig. 1900)
?? *coli* (Mig. 1900)
? *cyaneo-fluorescens* (Zang 1895)
?? *duplex* (Mig. 1900)
europaeum (Winogr. 1892)
gasoformans (Mig. 1900)
? *graveolum* (Mig. 1900)
Jaegeri (Mig. 1900)
janthinum (Zopf. 1885)
javanicum (Eijkm. 1891)
javaniense (Winogr. 1892)
indigoferum (Voges 1893)
Laurenti (Jord. 1890)
? *Lembkei* (Mig. 1900)
liquefaciens (Tat. 1891)
litorale (Russ. 1892)
maidis (Cuboni 1891)
? *Maschetti* (Mig. 1900)
mesentericum (Mig. 1900)
metalloides (Dow.)
?? *mobile* (Mig. 1900)
ochroleucum (Mig. 1900)
oogenes (Zörkend. 1893)
pelliculostum (Mig. 1900)
plicatum (Frankl 1887)
? *pseudotyphosum* (Mig. 1900)
pseudoviolaceum (Mig. 1900)
resinaceum (Mig. 1900)
? *scissum* (Frankl. 1889)
sericeum (Mig. 1900)
stewarti (Smith 1898)
? *Stutzeri* (Mig. 1900)
turcosum (Zimm. 1890)
violaceum (Schröt. 1890).

Atremia Enderl. nov. gen.

Typus: *A. cuniculicida* (Koch 1878).

Bacterium Cohn, Migula etc., autorum (nec: Ehrenberg).
Atremis p. p., Enderlein, Sitzungsber. Ges. Naturf. Freunde, Berlin, 1917, pag. 317
Atremia nov. gen.

Begeißelung fehlt. Ohne Schleimhülle (Kapselbildung). Hierher zahlreiche Arten.

Calymmatobacterium Aragão et Vianna 1913.

Typus: *C. granulomatis* Aragão et Vianna 1913 (Brasilien; Erreger der Granuloma venereum).

Calymmatobacterium, Aragão et Vianna, Mem. Inst. Oswaldo Cruz, V, 1913, pag. 221.
Atremis Enderlein, p. p.: Sitzungsber. Ges. Naturf. Freunde, Berlin, 1917, pag. 317 [Typus: *A. pneumonica* (Friedl. 1882)].

Dieses Genus unterscheidet sich von *Atremia* Enderl. durch die Bildung einer Schleimhülle (Kapsel).

Hierher gehört auch der Pneumonieerreger:

C. pneumonicum (Friedl. 1882), ferner *C. capsulatum* (Pfeiff. 1889), *C. canalis* (Mori 1888), *C. rhinoscleromatis* (v. Fritsch 1889), *C. ozaenae* (Abel 1893), *C. chinense* (Ham. 1898), *C. endocarditis* (Weichselb.), *C. pseudoceratomalaciae* (Mig. 1900) etc.

Die Schleimhülle von *C. pneumonica* entwickelt sich bei Kulturen im Licht oder im Sonnenlicht viel kräftiger als im Dunkeln, und es bilden sich dann nicht selten lange Ascite.

10. Fam. Fusiformidae.

Fig. 164, 165 und 312.

Kulminante: Ascit mit zugespitzten Enden. Diplascit häufig.

Diese Familie hat Beziehungen zu den Bacteriiden, oder auch zu den Corynobacteriiden infolge der häufigen Diplascitbildung. Sie nimmt anscheinend auch durch die Lagerung der Dimychosen im Ascit eine vermittelnde Stellung ein. Nur eine Gattung.

Es besteht übrigens der Verdacht, daß einige der zu der Gattung *Treponema* gestellten Arten als prostate Cyclostadien zu *Fusiformis* gehören, so *Treponema dentium* (Koch) zu *Fusiformis dentium* und *Treponema Vincenti* (Blanch. 1906) zu *Fusiformis hastilis* (Seitz); letztere beiden kommen bei Angina stets gemeinschaftlich vor. Für diese würde dann die Kulminante aus der der Gattung *Treponema* in die der Gattung *Fusiformis* gerückt sein. Beide Gattungen werden trotzdem voll ihre Berechtigung behalten.

Fusiformis Hoell. 1910.

[Typus: *F. termitidis* Hoell. 1910.]

Fusiformis, Hoelling, Arch. f. Protistenkunde, 19. Bd., 1910, pag. 239—245, Taf. 15.

Diplascit häufig. Begeißelung: fehlt.

Bei *F. termitidis* Hoell. scheint eine beginnende Synascitbildung aufzutreten, die bei anderen Arten zu fehlen scheint.

Hierher die bei der Angina Vincenti gleichzeitig mit *Treponema Vincenti* (Blanch. 1906) vorkommende *Fusiformis hastilis* (Seitz) resp. *B. fusiformis* Vincent (Ann. de l'Inst. Pasteur 1899 etc.; cf. auch Lewkowicz,

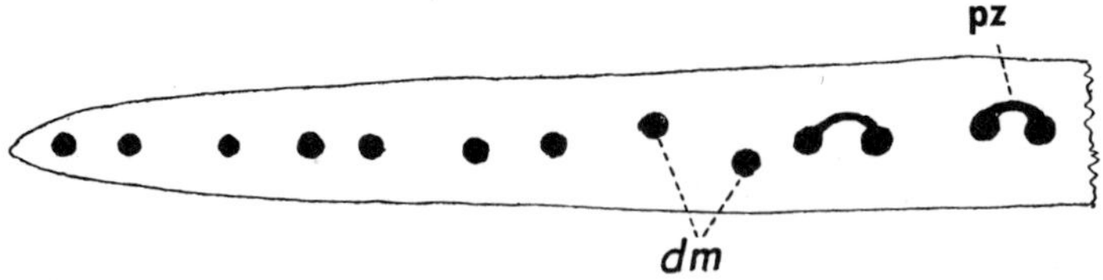

Fig. 312. *Fusiformis spec.* Aus Sputum. Die Hälfte eines Individuums. Vergr. 10 000 : 1. dm = zwei zu einer Dimychose zusammengehörige Trophosomellen. pz = Pseudozyg.

Bull. Acad. Sc. Cracovie 1905, pag. 788-797, Taf. 28). Ferner gehören in diese Gattung: *Fusif. dentium*, *F. muris* etc.

Für Studien über dieses Genus sind die Publikationen von ELLERMANN (Über die Kultur der fusiformen Bacillen, C. B. I/37, 1904, pag. 729-730; zur K. d. Spindelbazillen, Z. f. H. 56, 1907, pag. 453—461) heranzuziehen.

Klasse: *Sporascota.*

Ordo: *Parasynascota:*

11. Fam. Migulanidae.

Sporascit, Sporitbildung. Kulminante: Synascit. Verzweigungen treten auf oder fehlen.

LIGNIÈRES und DURRIEU (Bull. soc. centr. méd. vet. 20, pag. 102), ebenso HENRI (Compt. rend. hebdom. des séanc. de l'académie des sciences 185, pag. 1032) haben allerdings Verzweigungen beobachtet, aber weder LUTZ 1922 noch ich selbst haben dieses bestätigen können. Es ist daher noch zweifelhaft, ob es sich um verschiedene Genera oder um eine besonders feste Mochlose handelt. Hierher zunächst nur zwei Gattungen.

Bestimmungstabelle der Gattungen der Migulaniden.

1. Gabelungen häufig auftretend .... **Azotobacter** Beij. 1901.
— Gabelungen fehlen .... **Migulanum** Enderl. 1917.

Migulanum Enderl. 1917.

[Typus: *M. anthracis* (Koch 1876).]

Fig. 67.

Migulanum, Enderlein, Sitzungsber. Ges. Naturf. Freunde, Berlin, 1917, pag. 317.

Ohne Geißeln. Neben Sporitbildung die normale Gonidienbildung Gewidmet sei diese Gattung Herrn Professor Dr. W. MIGULA in Karlsruhe.

Azotobacter Beij 1901.

[Typus: *A. chroococcum* Beij. 1901.]

Neben Gabelungen auch Auftreten von Diplasciten. Nach den Abbildungen von LÖHNIS und PRAZMOWSKI scheinen sporitartige Bildungen im Synascit aufzutreten; man könnte so von einem **Synsporit** sprechen.

Der Polymorphismus dieser Gattung ist sehr leicht zugänglich und bereits von PRAZMOWSKI 1912 im wesentlichen erkannt. Später führte LÖHNIS diese Untersuchungen weiter fort und weist 1923 nach, daß zahlreiche Arten nur Cyclostadien von *A. chroococcum* und *A. agile* Beij. darstellen. So ist zu ersterem: *Micrococcus concentricus* Zimm. und *M. roseus* Bumm. das **Probascit,** *Mycobacterium luteum* Söhngen und *M. album* Söhngen das **Anabasit,** *Bacterium lactis viscosum* (Adametz) das **Phytit** + **Ascit.** *Bacillus pumilus* A. M. et Gottheil das **Sporascit** + **Phytit,** *Azoto-*

bacter Smyrnii C. B. Lipmann das **Sporascit + Diplascit + Synascit,** *A. Beijerincki* J. G. Lipmann das **Phytascit + Synascit** und *Bacillus luteus* Baker et Smith, *B. petasites* A. M. et Gotth., *B. malabarensis* Löhnis et Pillai und *B. danicus* Löhnis et Westermann **Sporascit + Diplascit + Synascit.**

In ähnlicher Weise ist synonym zu *A. agile* Beij.: *A. Vinelandi* J. G. Lipm., *A. vitreum* Löhnis, *Bacterium putidum* (Flügge), *Bacillus terminalis* Mig. und *B. fusiformis* A. M. et Gottheil.

Ordo: *Parascota.*

12. Fam. Bacillidae.

Sporascit, Sporit. Kulminante: Gonascit. Hierher 6 Gattungen. Conf. pag. 232.

Zu vergleichen ist auch: FORD, W., Studies on aerobic spore-bearing nonpathogenic bacteria — Part I. (Journ. Bact. 1, 1916, pag. 273—319, 26 plates.)

Bestimmungstabelle der Gattungen der Bacillidae.

1.	Begeißelung peritrich	2.
—	Begeißelung lophotrich, monotrich oder fehlend. Verzweigungen fehlen	4.
2.	Verzweigungen treten auf	**Rhagadascia** Enderl. 1917.
—	Verzweigungen treten nicht auf	3.
3.	Mit Telosporitbildung	**Plectridium** A. Fisch. 1895.
—	Mit Ascosporitbildung oder mit Sporit ..	**Bacillus** Cohn 1872.
4.	Begeißelung lophotrich	**Bactrillum** A. Fisch. 1897.
—	Begeißelung monotrich oder fehlend	5.
5.	Begeißelung monotrich................	**Kochella** Enderl. 1917.
—	Begeißelung fehlend	**Fischerinum** Enderl. 1917.

Rhagadascia Enderl. 1917.

[Typus: *R. cohaerens* (Meyer et Gotth. 1901).]

Rhagadascia, Enderlein, Sitzungsber. Ges. Naturf. Freunde, Berlin, 1917, pag. 318.

Begeißelung peritrich. Ascite zuweilen verzweigt. Cf. GOTTHEIL C. B. II, 7. Bd., 1901, pag. 689—691, 717-721. Taf. IV, Fig. XII, A—U.

Plectridium Fisch. 1895.

[Typus: *P. tetani* (Nicolaier 1884).]

Plectridium A. Fischer, Jahrb. wiss. Bot. 27, 1895, pag. 147 (Typus: *P. tetani* Nic.).

Begeißelung peritrich, Sporit im Ascit endständig.

Bacillus Cohn 1872.

[Typus: *B. subtilis* (Ehrenb. 1833).]

Bacillus Cohn, Beitr. zur Biologie der Pflanzen, Bd. I, 1872, Heft 2, pag. 174 (Typus: *B. subtilis* Ehrenb.).

Clostridium Pražmowski, 1880, emend. Fischer, Jahrb. wiss. Bot. 27, 1885, pag. 146 (Typus: *C. butyricum* Prazm.).

Bactridium, A. Fischer, Jahrb. wiss. Botanik, 27. Bd., 1875, pag. 144 [Typus: *B. subtile* (Ehrenb. 1833)].

Diplectridium, A. Fischer, Jahrb. wiss. Bot. 27, 1895, pag. 147 (Typus: *Bac. Solmsi* Klein, 1889].

Begeißelung peritrich. Phytit oder Ascit mit Sporit, jedoch im letzteren nicht oder nicht vorherrschend endständig.

Als Typus lege ich eine peritrich begeißelte Form mit der Kulminante Ascit fest, da der echte *B. subtilis* (Ehrenb. 1833) wohl nie mit Sicherheit zu identifizieren sein dürfte. EHRENBERG stellte ihn Abh. Ak. Wiss., Berlin 1832 (1833), pag. 279 und Infusionstierchen 1838 pag. 77 Taf. 5 Fig. 6 zu *Vibrio* Müll. 1773.

Bactrillum A. Fisch. 1897.

[Typus: *B. syncyaneum* (Ehrenb. 1840).]

Bactrillum, A. Fischer, Jahrb. f. wiss. Bot., 27. Bd., 1895, pag. 142.
„ „ Vorles. über Bakterien. 1. Aufl., 1897, pag. 33.

Begeißelung: lophotrich. Nach Migula mit Sporitbildung (Telosporit).

Hierher gehört noch: ? *B. erythrospora* (Cohn 1879), *B. macroselmis* (Mig. 1900) (3 Geißeln, eine auffallend lang).

Diese Gattung wurde 1895 nur theoretisch aufgestellt, und nur als „einstweilen": *B. pseudo-termo* Fisch. 1895 und *B. fluorescens longum* (Zimmerm. 1890) in die Gattung mit eingefügt. Die Typusfestlegung erfolgte erst 1897, so daß dieser Zeitpunkt der für die Begründung der Gattung wesentliche ist, zumal FISCHER schon 1895 die Endosporenbildung theoretisch als das Charakteristische dieser Gattung hervorhob.

Kochella Enderl. 1917.

Typus: *K. aromatica* (Mig. 1900).

Kochella, Enderlein, Sitzungsber. Ges. Naturf. Freunde, Berlin, 1917, pag. 318.

Begeißelung: monotrich. Sporite: vorhanden. Diese Gattung wurde dem Andenken KOCHS gewidmet.

Hierher gehören: *aromatica* (Mig. 1900), *colloides* (Mig. 1900), ?? *melochlora* (Winkl. et Schröt. 1890), ? *minutissima* (Mig. 1900), *pseudojanthina* (Mig. 1900), *Weigmanni* (Mig. 1900).

Fischerinum Enderl. 1917.

Typus: *F. implectans* (Burchard 1897.)

Fischerinum, Enderlein, Sitzungsber. Ges. Naturf. Freunde, Berlin, 1917, pag. 318.

Begeißelung: atrich. Sporite: vorhanden.

Gewidmet wurde diese Gattung meinem hochverehrten Lehrer der Bakteriologie Herrn Professor Dr. A. FISCHER in Leipzig.

Kreis: *Hemicyclomorpha.*

Klasse: *Anascota.*

13. Fam. Hemallosidae.

Kulminante: Prophytit. Neben dem Dimychit wird auch das Didimychit erreicht, herrscht aber nicht vor.

Hemallosis Enderl. 1917.

[Typus: *H. rubefaciens* Matz. 1900.]

Hemallosis, Enderlein, Sitzungsber. Ges. Naturf. Freunde, Berlin, 1917, pag. 318.

Beim Wechsel von Dimychit und Didimychit des Prophytitstadiums herrscht in der Kulminante das Dimychit vor. Die gewöhnliche Wachstumsform des Typus ist das Probasit. Das Auftreten des Didimychites wurde auf Grund der von MATZUSCHITA 1900 durchgeführten Zucht auf Agar mit Kochsalz festgestellt. Kettenbildung tritt nicht auf.

Hierher gehört noch: *Hemallosis flavus liquefaciens* Matz. 1900.

Unterstamm: **Monomychota.**

Die Differenz zwischen Minimal- und Maximalgröße des Mychites einer Spezies hat ganz besonders innerhalb der Monomychoten eine spezifische Bedeutung und ist für die Artcharakteristik von großer Wichtigkeit, keineswegs aber die absolute Größe des Mychites innerhalb einer Genode.

Kreis: Acyclomorpha.

Fam. Mogalliidae.

Kulminante: Anabasit.

Mogallia Enderl. 1917.

[Typus: *M. pneumoniae* (Weichselb. 1886).]

Mogallia, Enderlein, Sitzungsber. Ges. Naturf. Freunde, Berlin, 1917, pag. 318.

Kulminante: Anabasit. Beim Wechsel von Mychit und Dimychit herrscht in der Kulminante das Dimychit vor. Ketten meist zu zwei, nicht selten auch zu vier oder selten zu sechs, und zwar zu je zwei in eine Schleimhülle (Kapsel) vereinigt. Das Dimychit des Typus tritt nur im menschlichen oder tierischen Körper auf.

Schon MIGULA (1900, pag. 347) wurde durch das Vorkommen von Dimychiten veranlaßt, den Pneumococcus zur Gattung Bacterium (*B. pneumoniae*) zu stellen.

Auf künstlichen Nährböden (Ascites, Agar) findet sich bei *M. pneumoniae* niemals das Anabasit, sondern nur das Probasit, meist zu Zweierketten vereinigt, denen eine Schleimhülle völlig fehlt.

14. Fam. Sarcinidae.

Einziges Entwicklungsstadium Probasit. Neben den Mychiten treten hier häufig Diplomychite auf, also Mychite, die gegeneinander abgeplattet sind. Die Individuen sind einzeln oder zu Paketen vereinigt. Geißeln kommen vor und können fehlen.

Bestimmungstabelle der Sarcinidengattungen.

1.	Diplomychite einzeln	**Diplococcus** autor.
—	,, zu Paketen vereinigt	2.
2.	Zellteilung nur in 2 Raumrichtungen [Tetraden]	**Lampropedia** Schröt. 1886.
—	Zellteilung in 3 Raumrichtungen [Würfelpakete]	3.
3.	Begeißelung vorhanden	**Sarcina** Goodsir 1842.
—	,, fehlt	**Paulosarcina** Enderl. 1917.

Diplococcus autor.

[Typus: *D. gonorrhoeae* (Neisser 1879).]

Diplococcus aut., Enderlein, Sitzungsber. Ges. Naturf. Freunde, Berlin, 1917, pag. 318.

Das einzelne Diplomychit alterniert bei der Arthrogonie mit Zweierketten von Mychiten. Die Teilung der einzelnen Mychite eines Diplomychites steht senkrecht zur Achse zwischen den zwei Mych des Diplomychites.

Hierher gehört noch z. B. *D. intracellularis* (Weichselb. 1887) der Erreger der Genickstarre (= *meningitidis*), *catarrhalis*, *crassus* etc.

Sarcina Goodsir 1842.

[Typus: *S. ventriculi* Goodsir 1842.]

Sarcina Goodsir, Edinb. medic. and surg. Journ., April 1842.
Planococcus Migula, Arb. Bakt. Inst. d. Techn. Hochsch. zu Karlsruhe, Bd. 1 1894.

In den paketartigen Verbänden finden sich häufige Diplomychite. Geißeln sind nach Meyer und Ellis (1902) beim Typus vorhanden, so daß der *Planococcus* Migula mit *Sarcina* zusammenfällt.

Lampropedia Schröt. 1886.

[Typus: *L. hyalina* Schröt. 1886.]

Pediococcus Lindner.

Wahrscheinlich ist *Lampropedia* Schröt. 1886 als Gattung aufrecht zu erhalten; sie unterscheidet sich von *Sarcina* und *Paulosarcina* durch die nur nach zwei Raumrichtungen erfolgende Zellteilung, so daß große Tafeln entstehen (im Gegensatz zu den Paketen) [Tetradenbildung].

Hierher gehören z. B. sicher *L. alba* Mez., *L. cerevisiae* Mez., *L. acidilactici* Mez.

Paulosarcina Enderl. 1917.

[Typus: *P. aurantiaca* Flügge 1886.]

Paulosarcina, Enderlein, Sitzungsber. Ges. Naturf. Freunde, Berlin, 1917, pag. 319.

Begeißelung fehlt dem Typus (nach MEYER und ELLIS (1902).

Hierher gehören eine große Anzahl der Arten, die bisher zu *Sarcina* gestellt worden sind.

15. Fam. Micrococcidae.

Einziges Entwicklungsstadium: Probasit. Neben Mychiten findet man nur einzelne Diplomychite.

Die Individuen können einzeln oder zu unregelmäßigen Haufen verbunden sein, oder es treten Zellverbände zu Ketten, Platten und regelmäßigen Paketen auf.

Bestimmungstabelle der Micrococcidengattungen.

1. Individuen einzeln oder zu unregelmäßigen Haufen oder ganz kurzen Ketten (2—3) vereinigt	**2.**
— Individuen zu Ketten oder regelmäßigen Paketen vereinigt	**4.**
2. Ohne Begeißelung	**3.**
— Mit ,, ...	**Planococcus** Mig. 1894.
3. Mit Schleimhülle	**Leuconostoc** van Tiegh. 1879
— Ohne ,, ...	**Micrococcus** (Hallier 1866), Cohn 1872.
4. Individuen zu Ketten vereinigt	**Streptococcus** Billroth 1874.
— Individuen zu regelmäßigen Paketen vereinigt	**Phacelium** Enderl. 1917.

Phacelium Enderl. 1917.

[Typus: *P. luteum* (Schröt. 1886).]

Phacelium, Enderlein, Sitzungsber. Ges. Naturf. Freunde, Berlin, 1917, pag. 319.

Individuen zu regelmäßigen Paketen vereinigt, bei denen aber die einzelnen Kugeln niemals gegeneinander abgeplattet sind.

Hierher gehören eine Reihe von Arten aus der Gattung *Sarcina*, so z. B. *Sarcina lutea* Schröt. 1886, *S. tetragena* (Gaffky 1883) etc.

Streptococcus Billr. 1874.

Typus: *S.* ?

Streptococcus Billroth, Untersuchungen über die Vegetationsformen von *Coccobacteria septica.* Berlin, 1874.

Da eine Reihe von Streptococcen der alten Fassung eine viel höhere Kulminante haben, wie z. B. *Str. pyogenes* Rosenb. 1884 etc., die in die Gattung *Pseudostreptus* Enderl. zu stellen sind, so sind in dieser Gattung nur Arten zu belassen, deren höchste Entwicklung in der Mychitkette zu erblicken ist. Daß es solche Arten gibt, scheint sicher zu sein. Eine sichere Determination der mir vorliegenden Arten, die nicht zu einem höheren Cyclostadium gebracht werden konnten, war jedoch nicht möglich, so daß besser eine Festlegung des Typus vorläufig unterbleibt. Jedoch ist für sie der erwähnte morphologische Begriff zu fixieren, wie es dem Gebrauch entspricht.

So gehören wahrscheinlich hierher *Str. margaritaceus* (Schröt.), *Str. stramineus* (Henr.), *Str. acidi-lactici* (Grotenf.), *Str. cinereus* (Zimmerm.), *Str. lacteus* (Schröt.).

Planococcus Mig. 1894.

[Typus: *Pl. citreus* (Menge 1892).]

Planococcus Migula, Arb. a. d. Bakt. Inst. d. Techn. Hochsch. zu Karlsruhe, Bd. 1, Heft 1, 1894.

Hierher *Pl. citroagilis* Mez.

Leuconostoc van Tiegh. 1879.

[Typus: *L. mesenterioides* (Cienk. 1878).]

Leuconostoc, van Tieghem, Ann. des Sciences nat. 6. ser. tom. 7. p. 180.
Hyalococcus, Schröter, Kryptogamenflora v. Schlesien. 1886, pag. 152 (mit Schleimhülle).
? *Siderocapsa* Molisch, Die Eisenbakterien. Jena, 1910, pag. 11, Taf. 1, Fig. 1—7 (Typus: *S. Treubi* Mol., 1910). (Eisenbakt. mit Schleimhülle.)
etc. Hierher zahlreiche Arten.

Hierher gehört der Froschlaichpilz (*L. mesenterioides*), der in der Zuckermelasse schädlich auftritt, indem er Dextranvergärung erzeugt.

Micrococcus (Hallier 1866), Cohn 1872.

[Typus: *M. candidus* Cohn 1872.]

Micrococcus, Hallier, 1866.
„ Cohn, Beitr. z. Biol. d. Pfl., Bd. 1, Heft 2, 1872, pag. 60.
Bacteridium, Schröter, ebenda pag. 119 (Typus: *B. luteum* Schröt., 1872).
Staphylococcus, Ogston, Journ. of anat. and physiol., 1882, vol. 17.
Ascococcus, Cohn, Beitr. z. Biol. d. Pfl., Bd. 1, Heft 3, 1875 (Typus: *D. Billrothi* Cohn 1875).
Leucocystis Schröter, Kryptogamenflora v. Schlesien, 1886, pag. 152 (Typus: *L. cellaris* Schröt., 1883). (Eisenbakterie.)

Übersichtstabelle über die Familien und Gattungen der Bakterien.

Familie:	Subfamilie:	Genus:	Genustypus:
Schaudinnidae		*Schaudinnum* Enderl. 1917	Bütschlii (Schaud. 1902).
		Theciobactrum Enderl. 1917	sporonema (Schaud. 1903).
Chondromycidae	Chondromycinae	*Newskia* Fam. 1891	ramosa Fam. 1891.
		Monocystia Enderl. 1924	gracilipes (Taxt. 1897).
		Melittangium Jahn 1924	boletus Jahn 1924.
		Chondromyces B. et C. 1857	crocatus B. et C. 1857.
		Cystodesmia Enderl. 1924	catenulata (Thaxt. 1904).
		Ophiocystia Enderl. 1924	serpens (Thaxt. 1892).
		Stelangium Jahn 1924	muscorum (Thaxt. 1904).
		Apelmocoena Enderl. 1924	sessilis (Thaxt. 1904).
		Cystoecemia Enderl. 1924	septata (Thaxt. 1904).
		Polyangium Link 1795	vitellinum Link 1795.
	Myxococcinae	*Myxococcus* Thaxt. 1892	rubescens Thaxt. 1892.
		Dactylocoena Enderl. 1924	coralloides (Thaxt. 1892).
Sphaerotilidae		*Phragmidiothrix* Engler 1882	multiseptata Engler 1882.
		Sphaerotilus Kütz. 1833	natans Kütz. 1833.
		Chlamydothrix Mig. 1900	ochracea (Kütz. 1843).
		Clonothrix Schorl. 1904	fusca Schorl. 1904.
Syncrotidae		*Syncrotis* Enderl. 1917	buccalis (Robin).
		Zygostasis Enderl. 1917	maximus (Mill. 1892).
		Crenothrix Cohn 1870	polyspora Cohn 1870.
		Beggiatoa Trev. 1841	alba (Vauch.).
Spirillidae		*Gallionella* Ehrenb. 1836	ferruginea Ehrenb. 1836.
		Spirillum Ehrenb. 1833	undula (Müll. 1786).
		Dicrospirillum Enderl. 1833	volutans (Ehrenb. 1838).
Spirochaetidae	Treponeminae	*Cristispira* Groß 1910	veneris Groß 1910.
		Treponema Schaud. 1907	pallidum (Schaud. 1905).
	Spirochaetinae	*Spirochaeta* Ehrenb. 1833	plicatilis Ehrenb. 1833.
		Entomospira Enderl. 1917	culicis (Jaffé 1907).
		Cacospira Enderl. 1917	recurrentitis (Lebert 1874).
Microspiridae		*Dicrospira* Enderl. 1917	berolinensis (Neiss. 1893).
		Spirobacillus Metschn. 1889	Cienkowskii Metschn. 1889.
		Microspira Schröt. 1886	comma Schröt. 1886.
		Spirosoma Mig. 1894	nasale (Weibel 1887).
		Photobacterium Beyerinck 1889	luminosum (Beyerinck 1889).

	Actinomycinae	*Actinomyces* Harz	bovis Harz.
	Eisenbergiinae	*Eisenbergia* Enderl. 1917	vulgaris (Haus. 1885).
		Cladascus Enderl. 1917	furcabilis Enderl. 1917.
		Zygoplagia Enderl. 1917	alternans Enderl. 1917.
Corynobacteriidae	Corynobacteriinae	*Heterocystia* Enderl. 1917	multiformis Enderl. 1917.
		Corynobacterium Lehm. et Neum. 1904	diphtheriae (Löffl. 1884).
	Sclerotrichinae	*Sclerothrix* Metschn. 1888	tuberculosis (Koch 1882).
		Zettnowia Enderl. 1917	ramosa (Zettn. 1915).
	Pseudostreptinae	*Pseudostreptus* Enderl. 1917	pyogenes (Rosenb. 1884).
Fusiformidae		*Fusiformis* Hoell. 1910	termitidis Hoell. 1910.
		Eucystia Enderl. 1917	pestis (Yers. 1894).
		Dicrobactrum Enderl. 1917	prodigiosum (Ehrenb. 1839).
		Acystia Enderl. 1917	typhi (Eberth 1880).
Bacteriidae[1]		*Lamprella* Enderl. 1917	fluorescens (Flügge 1886).
		Bacterium Ehrenb. 1830 (= *Pseudomonas* Mig. 1894)	aeruginosum Schröt. 1872 (= pyocyaneus Gessard 1882).
		Atremia Enderl. 1924	pneumoniae (Fried. 1882).
Migulanidae		*Migulanum* Enderl. 1917	anthracis (Koch 1876).
		Azotobacter Beij. 1901	chroococcum Beij. 1901.
		Rhagadascia Enderl. 1917	cohaerens (Meyer et Gotth. 1901).
		Plectridium A. Fisch. 1895	tetani (Nic. 1884).
Bacillidae		*Bacillus* Cohn 1872	subtilis (Ehrenb. 1833).
		Bactrillum A. Fisch. 1897	syncyaneum (Ehernb. 1840).
		Kochella Enderl. 1917	aromatica (Mig. 1900).
		Fischerinum Enderl. 1917	implectans (Burch. 1897).
Hemallosidae		*Hemallosis* Enderl. 1917	rubefaciens (Matz. 1900).
Mogalliidae		*Mogallia* Enderl. 1917	pneumoniae (Weichselb. 1886).
		Sarcina Goodsir 1842	ventriculi Goodsir 1842.
Sarcinidae		*Paulosarcina* Enderl. 1917	aurantiaca (Flügge 1886).
		Diplococcus aut.	gonorrhoeae (Flügge 1886).
		Phacelium Enderl. 1917	luteum (Schröt. 1886).
		Streptococcus Billr. 1874	?
Micrococcidae		*Planococcus* Mig. 1894	citreus (Menge 1892).
		Leuconostoc van Tiegh. 1879	mesenterioides (Cienk. 1878).
		Micrococcus (Hallier 1866), Cohn 1872	candidus Cohn 1872.

[1]) Hierher vielleicht noch *Macrocystita* Enderl. 1924, cf. pag. 278.

D. Die Phylogenie der Bakterien (Monomychota und Dimychota).

Die Tatsache, daß es Bakterien gibt, die ganz ohne organische Nahrung ausschließlich von anorganischen Stoffen und gleichzeitig ohne Kohlensäureernährung unter Vermittlung von Chlorophyll oder eines entsprechenden Stoffes (architroph, cf. IX B, pag. 597) leben können, verlockt zur Verwertung zu phylogenetischen Zwecken. Es ist kein Zweifel, daß ein Urorganismus eine derartige Lebensweise gehabt haben muß. Wie an anderer Stelle (IX B) weiter ausgeführt wird, können derartige Eigenschaften wohl von phylogenetisch abgeleiteten Formen übernommen werden, während primitive Formen in der Ernährung abgeleitet sind. Es ist dies eine Tatsache, die sich ja in allen höheren Organismengruppen wiederholt. So finden sich auch unter den Bakterien die Formen mit architropher Ernährung durchaus nicht unter den morphologisch am niedrigsten stehenden Arten, sondern es sind abgeleitetere und zuweilen hochentwickelte Organismen. Das schließt natürlich nicht aus, daß sich auch unter den morphologisch primitiven Arten Formen finden werden, die eine architrophe Ernährung aufweisen; es ist vielmehr mit Sicherheit damit zu rechnen, daß sich auch solche noch finden werden. Unter den freilebenden Bakterien sind ja gerade meist nur die hochentwickelten Formen beachtet worden, so daß hier noch viel zu erwarten ist.

Tatsächlich ist die Ernährungsform für die Bakterien schon zu phylogenetischen Zwecken zu verwenden versucht worden, und zwar von Jensen (1919). Wie schon erwähnt, ist das Resultat ein völlig physiologisches System, das wohl eine Gruppierung für physiologische Zwecke darstellt und hierfür wertvoll ist, keineswegs aber für klassifikatorische oder phylogenetische Zwecke verwendet werden kann. Dies ist ausschließlich auf vergleichend morphologischer Grundlage möglich.

Von morphologischem Standpunkt aus sind die Monomychoten die primitivsten Bakterien. Daß die Phylogenie wirklich in ihnen basiert, beweist ferner auch die Tatsache, daß alle Dimychoten die Form eines Monomychoten im Cyclostadium des Basites durchlaufen. Ein Vergleich der Monomychoten mit den Monophyceten (cf. pag. 297), also den aus einzelnen Mychiten bestehenden blaugrünen Algen, ergibt auf Grund des Mangels an Phycocyans, eines dem Chlorophyll entsprechenden Stoffes, ein auch in gewisser Weise morphologisch primitiveres phylogenetisches Stadium, dem im physiologischen Sinne der Mangel einer Ernährungsmöglichkeit durch Kohlensäure parallel geht, daß die Monomychoten die primitivsten bekannten Zell-Organismen darstellen. Später soll hierauf noch näher eingegangen werden (IX B)

Die Stammesentwicklung ergibt sich schon in den wesentlichsten Zügen aus Abschnitt VII A. Hier sollen speziellere Anschauungen nur angedeutet werden.

Der Ausgangspunkt aller Bakterien, der Monomychoten und der Dimychoten, ist die Familie Micrococcidae. Unter diesen ist wieder die Gattung *Micrococcus* Hall. morphologisch die primitivste.

Aus ihnen entwickelten sich zunächst die Sarciniden, die auf der Kulminante Anabasit mit der wesentlichen Wuchsform Diplomychit sich aufbaut. Die Gattung *Diplococcus* ist die einfachste und zugleich typische Gattung.

Ist das Diplomychit schon eine engere Annäherung zweier Mychite so tritt bei den *Hemallosiden* zum ersten Male phylogenetisch eine neue

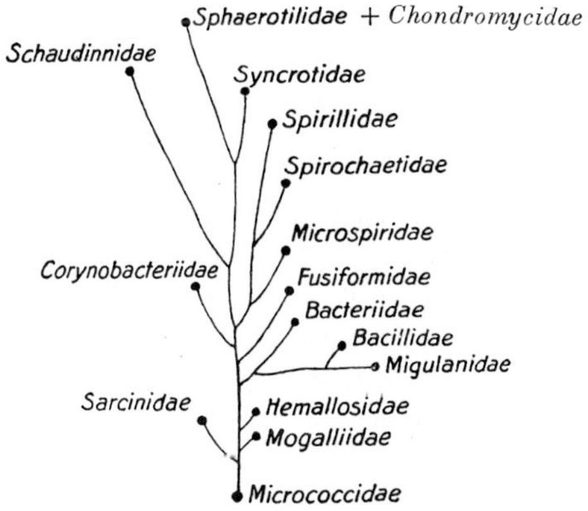

Fig. 313. Stammbaum der Bakterienfamilien.

morphologische Einheit auf, nämlich das aus zwei Mychiten verschmolzene Dimychit. Hiermit haben sich aus den Mychoten die Dimychoten entwickelt.

Bei der Beurteilung der phylogenetischen Weiterentwicklung stellt sich eine erhebliche Schwierigkeit durch die Differenzierung in Ascit und Synascit ein. Es ist kein Zweifel, daß sich das Synascit in weitaus dem größten Teil aus dem Ascit entwickelt hat, indem sich bei der immer mehr häufenden Fülle von Dimychosen Abweichungen von der katatakten Lagerung bemerkbar machten. So zeigen auch tatsächlich die meisten Synascota in dem in Prostase kulminierenden Synascit stehenden Cyclostadium, dem Ascit, meist nur katatakte Lagerung der Dimychosen. Es gibt jedoch auch Ausnahmen davon. So zeigt z. B. die Gattung *Spirillum* schon im Phytitstadium bei Didimychiten eine starke Abweichung von der katatakten Lagerung (cf. Fig. 176–180). Noch auffälliger ist das Verhalten von *Pseudostreptus* Enderl.; hier haben die Dimychosen und Mychite überhaupt nur einen losen Verband untereinander, und jedes Mychit ist befähigt, sich nach jeder Richtung hin teilen zu können. Hier wie bei den verwandten Sclerotrichinen kommt noch hinzu, daß durch die Cystit- und anschließende Arthrothecitbildung überhaupt eine regellose Anordnung der Mychite resp. Dimychosen erfolgt, der allerdings bei letzteren wieder eine katatakte Lagerung sich anschließt

Aus dieser Erscheinung ist mit Sicherheit zu schließen, daß die Fähigkeit, sich nach allen Richtungen des Raumes teilen zu können, die für die Gattung *Sarcina* etc. eigentümlich und typisch ist, schon von den Sarciniden phylogenetisch auf manche höhere Bakterienform übernommen worden ist. Zweifellos ist dabei *Pseudostreptus* ein interessantes Bindeglied, obgleich auch hier ein katataktes Wachstum anfangs einsetzt und häufig Formen zu erkennen sind, die die Wuchsform eines *Streptococcus* vortäuscht.

So hat *Pseudostreptus* zweifellos sowohl Beziehungen zu *Sarcina* als auch zu den *Sclerotrichinen*. Andererseits haben die letzteren wieder unzweifelhafte Beziehungen zu den Bakteriiden, so daß an eine frühe Spaltung in 2 Stämme, der eine mit Ascit, der andere mit Synascit als Kulminante, nicht gedacht werden kann. Dem würden auch die cyclogenetischen Vorgänge bei den Synascoten widersprechen, wie schon erwähnt.

Wenn dennoch die *Bacteriidae* in Fig. 313 unter den Holocyclomorphen die niedrigste Stellung einnehmen, so ist dies im Verhältnis zu den Sclerotrichiden mit gewissen Einschränkungen zu verstehen. Gegenüber allen übrigen Familien dürfte kein Zweifel darüber obwalten.

Der Ursprung der sporitbildenden *Bacilliden* und *Migulaniden* ist mitten unter den Bacteriiden zu suchen. Abgesehen von der ontogenetischen Entwicklung der Sporite und dem Auftreten von winzigen Sporitandeutungen bei manchen Arten, ist vor allem die auffällige Tatsache zu berücksichtigen, daß sporitähnliche Erscheinungen unter keiner der übrigen, in ihrer Erscheinungsform doch äußerst mannigfaltigen Familien auftreten.

Eine unsichere Stellung nehmen die *Fusiformiden* ein; sie vermitteln Beziehungen zwischen Bacteriiden und den Syncrotiden, da in der Cyclogenie der Syncrotiden, besonders bei *Syncrotis*, *fusiformis*-artige Gebilde aufzutreten scheinen.

Direkt den Bakterien schließen sich die *Microspiriden* und darunter besonders *Photobacterium* Beij. an, während *Spirobacillus* Metschn. wieder zu höheren Gruppen hinüberneigt.

Den *Microspiriden*, *Sclerotrichiden* und *Spirochaetiden* ist die Fähigkeit, Cystite zu bilden, gemeinsam; diese tritt jedoch auch unter den Bacteriiden auf, wie z. B. bei *Eucystia* Enderl., doch müssen diese Fragen weiter geprüft werden.

In der Anhäufung von Dimychosen nehmen die *Sphaerotiliden*, *Syncrotiden* und *Schaudinniden* den abgeleitetsten Standpunkt ein, denen anscheinend jede Cystitbildung fehlt. Die Schaudinniden lassen dabei durch die Endothecitbildung, die man direkt mit Embryonenbildung vergleichen kann, eine extreme Entwicklung erkennen, während in der Anordnung der Dimychosen die Sphaerotiliden mit der Gattung *Phragmidiothrix* Engl. den Höhepunkt morphologischer Entwicklung darstellen. Dieses Stadium morphologischer Entwicklung entspricht ungefähr dem in der Algenreihe durch die Cyanophyceengattung *Oscillaria* repräsentierten.

An die Sphaerotiliden schließen sich endlich die Chondromyciden an, die durch ein Individualisieren der Kolonien einen extremen Höhepunkt erreicht haben.

VIII. Beziehungen der Bakterien zu anderen niederen Organismen.

Wie ich schon andeutete, ist es sehr wahrscheinlich, daß sich unter den niederen Lebewesen noch Formen finden, die gleich den Bakterien aus einfachen Mychiten aufgebaut sind. Ganz besonders kommen hierfür die Cyanophyceen in Frage. Ob sich mychähnliche Gebilde bei den niederen Pilzen auf die Kerneinheit des Mych zurückführen lassen können, muß weiteren vergleichenden Untersuchungen überlassen bleiben.

A. Beziehungen zu den Pilzen.

An dieser Stelle soll nur auf einen morphologischen Befund hingewiesen werden, der an Oidien eines auf Nähragar in Reinkulturen sehr flach wachsenden Schimmelpilzes beobachtet wurde.

Daß es sich im Vergleich zu Bakterien um weiter abgeleitete Formen handelt, zeigt eine weitergehende Differenzierung. So sind die Trophoconien hier häufig zu kräftigen Körnchen (Fig. 314—317 zusammengeballt, die hier mehr Trophochondrien darstellen. Fig. 314 stellt eine Oidie dieses nicht häufig auftretenden Schimmelpilzes dar, die pliotrophisch mit Trophochondrien dicht angefüllt ist und auch mit gelösten Reservestoffen wie z. B. Lipoiden etc. reichlich versehen ist, wie die stärkere Färbbarkeit des Cytoplasma erweist.

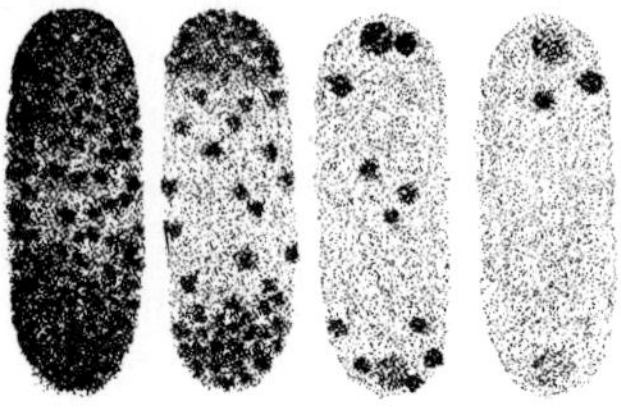

314. 315. 316. 317.

Fig. 314. Schimmelpilz. Vergr. 1 : 10 000. Pliotrophische Oidie mit zahlreichen Trophochondrien. — Fig. 315. Desgl. Miotrophische Oidie mit 2 trophosomenähnlichen Gebilden und zahlreichen Trophochondrien. — Fig. 316. Desgl. Miotrophische Oidie mit 2 Kernapparaten (Athren) und 10 Trophochondrien. — Fig. 317. Desgl. Miotrophische Oidie mit 2 Kernapparaten (Athren) und 2 Trophochondrien.

Diese Trophochondrien des Pilzes ähneln durch ihre Größe nicht selten Trophosomen der Bakterien; mit diesen haben sie aber morphologisch nichts zu tun. Übereinstimmend ist nur, daß sie Reservematerial darstellen. Beides sind Körnchen, doch das Trophosom umhüllt stets ein Mych, also den Kernapparat, während die Trophochondrien der Pilzoidie ausschließlich Reservestoffansammlungen darstellen dürften. Ihre Anwesenheit kann jedoch leicht zu der Annahme verleiten, daß es sich um ein Syndimychit handele.

In Fig. 315, einer miotrophischen Oidie, sind die Trophochondrien zum Teil reduziert, und auch die Anwesenheit der gelösten Reservestoffe hat merklich abgenommen. Nahe den beiden Polen häufen sich, wie beim Bakteriendimychit es häufig der Fall ist, die Reservestoffe besonders an, so daß auch hier trophosomähnliche Gebilde entstehen. Fig. 316 läßt ein Stadium der weiteren Reduktion der (stark färbbaren) Reservestoffe vor Augen treten. Hier tritt nun schon in der Nähe der beiden Pole je ein schwach färbbarer kugeliger Körper in Erscheinung, die große Übereinstimmung mit dem Bakterienmych aufweisen, auch in der Größe; nur noch einzelne Trophochondrien verteilen sich über das Oidienstäbchen. Bei Fig. 317 sind nur noch 2 Trophochondrien als letzte Reste der Reservestoffansammlungen übriggeblieben und die beiden mychähnlichen Gebilde liegen klar und deutlich isoliert an typischer Stelle.

Es ist nun Sache weiterer Forschung, festzustellen, ob es sich bei diesem Gebilde bei allen primitiven Pilzen immer um ein Athron, wie es ja für viele primitive Pilze festgestellt ist, handelt oder ob auch bei einzelnen Formen noch ein Mych in Frage kommen könnte. Daß es sich aber auch hier um einen Kernapparat der Oidie handelt, scheint mir außerhalb jeden Zweifels zu stehen.

Hier möchte ich noch die Saccharomyceten streifen. Hier ist der Kern so stark entwickelt und abgeleitet, daß er wahrscheinlich ein sehr hochentwickeltes Athrit darstellt. Ja es scheint sich dabei wesentlich über die gewöhnliche Kernentwicklung der Pilze zu erheben. Jedenfalls scheint der Kernapparat viel Übereinstimmung mit dem der Protozoen zu haben; so scheint auch die als Sporenbildung von *Saccharomyces* beschriebene Erscheinung der Zellvermehrung (vgl. Hansen) eine ganz auffällige Ähnlichkeit mit der von Schaudinn von Sporozoen beschriebenen Schizogonie besitzen. Daß auch bei der Hefezelle die bisher als Volutin bezeichneten Gebilde keineswegs einen einheitlichen Stoff darstellen, stellt Henneberg (1915, Nr. 36—42) in seiner eingehenden und sorgfältigen Arbeit fest. Er erkennt an der Hand der Hefezelle, daß die sogenannten „Volutinkörner" keine Körner darstellen, trifft aber mit dem Namen „Volutintropfen" gleichfalls weder stofflich noch morphologisch das Richtige, da ja eben die Trophosomen aus dichteren Ansammlungen von winzigen, festeren und stärker färbbaren heterogenen Reservestoffteilchen (z. B. Nucleinsäure, Lipoide etc.) zusammengesetzt sind, die im Cytoplasma schweben resp. ausgeschieden sind, und eine die primitiven Kernelemente einschließende Masse darstellen. Es ist daher wohl mit der Möglichkeit zu rechnen, daß die Saccharomyceten gar nicht zu den Pilzen gehören, sondern ihre Verwandtschaft mehr bei den Protozoen zu suchen ist. Tatsächlich ist auch ihre systematische Stellung, worauf auch Brefeld besonders hinweist, bisher unter den Pilzen völlig unsicher gewesen.

B. Beziehungen zu den Cyanophyceen.

Aus den gleichen Gründen wie bei den Bakterien wurde auch bei den Cyanophyceen (Schyizophyceen, Blaualgen, Spaltalgen) die Anwesenheit von Kernelementen bisher geleugnet. An dieser Stelle sollen diese Verhältnisse nicht eingehender behandelt werden, doch schon ein Vergleich einiger Formen bestärkte meine Vermutung, daß die caryologischen Elemente ähnliche wie bei den Bakterien sind.

Auch die genetischen Beziehungen der Cyanophyceen untereinander weisen eine weitgehende Ähnlichkeit mit denen der Bakterien auf und zerfallen wie diese in zwei Hauptgruppen, die man Monophyceta und Cyanophyceta nennen könnte. Die ersteren, zu denen die Nostocaceae und Chroococcaceae gehören, entsprechen im Bau den Monomychoten; wie bei diesen sind die Zellen einzeln oder in Kettenform oder anders lose aneinandergefügt. Dagegen stehen die letzteren (hierher sind Oscillariaceae, Scytonemaceae, Rivulariaceae zu zählen) in Parallelismus zu den Dimychoten. So kann man z. B. den Aufbau von Oscillaria direkt dem von *Phragmidi-*

othrix Engl. an die Seite stellen; die Anordnung der Elemente scheint der der Synascite zu entsprechen.

Was schließlich die Fructifikation anbetrifft, so sind die Arthrosporen, die z. B. *Nostoc* bildet, morphologisch mit den Bakterien-Gonidien vergleichbar. Ja, da es nicht an stark angeschwollenen solchen Arthrosporen fehlt, kann hierbei auch an Cystite oder wenigstens an Cystoide gedacht werden.

Ob die inhaltsarmen Heterocysten der Nostocaceen mit atrophischen Mychiten verglichen werden können, muß immerhin in das Bereich der Möglichkeit gezogen werden.

Phylogenetisch erscheint es somit wahrscheinlich, daß schon früh die Cyanophyceen aus den Monomychoten sich abzweigten und damit auch deren Entwicklungstendenz mit übernahmen, die im wesentlichen ja auf der Vergesellschaftung der Zelleinheiten beruht, deren Aufbau gar nicht viel Möglichkeiten der Anordnung zuläßt. Sie gehören somit wie die Dimychota zu dem Stamm *Mychota* und zerfallen so in gleicher Weise in zwei Unterstämme; der eine Unterstamm (*Monophyceta*), der primitive, baut sich auf dem Mychit auf, der andere (*Diphyceta*), der abgeleitete, auf dem Dimychit. Die *Monophyceta* enthalten die Chroococcaceen, die *Diphyceta* zwei Ordnungen, die Chaemosiphonales und die Glaeosiphonales (letztere mit den fünf Familien Oscillatoriaceae, Nostocaceae, Syntonemataceae, Stigonemataceae, Rivulariaceae).

IX. Beziehungen der Mychoten zu den Metamychoten.

Vergleicht man die Bakteriencyclogenie mit den verschiedenen Formen des Generationswechsels höherer Organismen, wie sie z. B. Haecker (1912) gruppiert, so ist folgende Einteilung zur Übersicht geeignet:

1. Generationswechsel.

   Wechsel zwischen geschlechtlicher und ungeschlechtlicher Generation.

   a) Primärer Generationswechsel.

      Wechsel zwischen Amphigonie (geschl. Fortpfl.) und primärer Monogonie (ungeschl. Fortpfl.) durch losgelöste Fortpflanzungszellen, die nicht befruchtet werden.

   b) Heterogonie (regressiver Generationswechsel). Wechsel zwischen Amphigonie und der sekundär durch Rückbildung von Befruchtungsvorgängen entstandenen Monogonie (Parthenogenese, Paedogenese).

c) Metagenesis (progressiver Generationswechsel). Wechsel zwischen Amphigonie und der vegetativen Vermehrung durch Knospung, Quer- und Längsteilung.

2. Cyclogenie.

Alle Stadien der Entwicklung sind durch Teilung (Arthrogonie) sehr stark fortpflanzungsfähig. Erst am Abschluß der Entwicklung tritt einmalig Amphigonie auf. Die Cyclogenie ist also ein potenzierter Generationswechsel und gewissermaßen eine verkürzte, aber doch auf zahllose Generationen verteilte Rekapitulation der Phylogenie.

A. Beziehungen zu den Protozoen.

Ein überaus wichtiges Moment in der Phylogenie der niedersten Organismen ist die Entstehung des polydynamen Mychs, des Symmychon im Symmychit. Mit dem Symmychit ist gewissermaßen der erste Schritt getan für die Bildung eines höheren Organismus. Ja man kann weitergehen und sagen, ein Zoit, welches die Fähigkeit, wieder in die einzelnen Mychite zerfallen zu können, verliert, somit der ganzen Cyclogenie verlustig geht und sich so nur noch durch einfache Teilung, die nur wieder zur Monogonie wird, fortpflanzt, ist eine Protozoe geworden. Es steht der Annahme nichts im Wege, daß so die erste Protozoe entstanden ist.

Damit ist aber keineswegs zu identifizieren, daß Perrin (1906), Krystallowicz und Siedecki (1909), Doflein (1911) und andere die Spirochaetiden zu den Protozoen in Beziehung bringen; ersterer stellt sie direkt zu den Trypanosomen, die folgenden begründen eine besondere Protozoengruppe: *Spiroflagellaten*, und Doflein eine besondere Klasse: *Proflagellata*. Alle diese Versuche sind aber infolge des cytologischen und caryologischen Aufbaues des Spirochaetidenstäbchens hinfällig, da sich dieses als Ascit oder Synascit charakterisiert und der Kernapparat aus einzelnen Mych besteht, die auf je eine Mychose verteilt sind, von denen wieder je zwei sich zu einem näheren Verbande der Dimychose (als mit je 2 Mych) gehören.

Vergleicht man mit einem Spirochaetidenstäbchen eine Trypanosome, so erkennt man leicht den prinzipiellen Unterschied im caryologischen Aufbau. Fig. 318 gibt eine Figur Lühes wieder, deren Vergrößerung zum besseren Vergleich auf 1 : 10 000 erhöht worden ist. Zum Vergleich hiermit sei etwa auf Fig. 171—174 und 184 auf S. 152, 161 verwiesen. Die Trypanosome läßt einen zentralisierten Kern erkennen, der aus einer Anzahl von niederen Einheiten zusammengesetzt ist und hier sogar noch eine alles dies umhüllende Kernmembran, ebenfalls eine höhere Errungenschaft, vorhanden ist. Die caryologische Auffassung von Trypanosoma ist auch bei anderen Autoren eine entsprechende. Wir sehen also, daß die Trypanosoma-

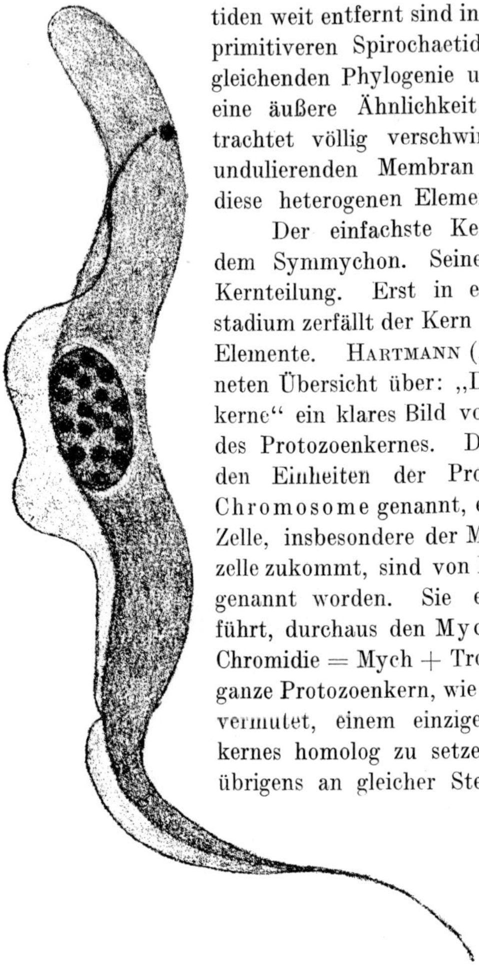

Fig. 318. *Trypanosoma equinum* Voges 1901. Nach Lühe, Original nur 1 : 3000 Vergr. (Vergr. 1 : 10000.)

tiden weit entfernt sind in der Organisation von den viel primitiveren Spirochaetiden. Wie so oft in der vergleichenden Phylogenie und Systematik, ist auch hier eine äußere Ähnlichkeit in der Form, die genau betrachtet völlig verschwindet, sowie der Besitz einer undulierenden Membran die Veranlassung gewesen, diese heterogenen Elemente zusammenzubringen.

Der einfachste Kern der Protozoen entspricht dem Symmychon. Seine Teilung ist die amitotische Kernteilung. Erst in einem weiteren Entwicklungsstadium zerfällt der Kern in die ihn zusammenfassenden Elemente. Hartmann (1911) gibt in seiner ausgezeichneten Übersicht über: „Die Konstitution der Protistenkerne" ein klares Bild von dem Wege der Entwicklung des Protozoenkernes. Die den Kern zusammensetzenden Einheiten der Protozoenzelle, fälschlich bisher Chromosome genannt, ein Ausdruck, der der höheren Zelle, insbesondere der Metazoenzelle und Metaphytenzelle zukommt, sind von Hertwig (1902) Chromidien genannt worden. Sie entsprechen, wie schon ausgeführt, durchaus den Mych, wobei allerdings auch hier Chromidie = Mych + Trophosom ist. Dagegen ist der ganze Protozoenkern, wie Hartmann bereits 1911 (S. 19) vermutet, einem einzigen Chromosom des Metazoenkernes homolog zu setzen. Auch dieser Autor weist übrigens an gleicher Stelle darauf hin, daß dann die sogenannten Chromosomen bei dem Protistenkern nur den Chromiolen eines Metazoenchromosoms entsprechen.

Ein weiteres Stadium ist die Entstehung der den ganzen Kernapparat, der schon ein ziemlich kompliziertes Gebilde darstellt, umschließenden Kernmembran.

Die höchste Stufe der Kernentwicklung in der Protozoenzelle ist schließlich der polyenergide Kern (vgl. Hartmann 1909), auf den später weiter eingegangen wird.

Um überhaupt die zum Verständnis unumgänglich nötigen, scharf fixierten Ausdrücke zu besitzen, muß einiges vorausgenommen werden.

Zunächst ist es erforderlich, den dem Protozoenkern entsprechenden Kern mit Athron [1]), die Zelle mit einem Athron als Athrit zu bezeichnen. Ferner soll der dem Metazoenkern entsprechende Kern als Caryon, die Zelle mit einem Caryon ein Cytit genannt werden.

So unterscheiden wir jetzt 3 Stufen von Kernen: 1. das Mych, 2. das Athron, 3. das Caryon und 3 Stufen von Zellen: 1. das Mychit, 2. das Athrit, 3. das Cytit. Für je alle drei zugleich kann weiter wie bisher der Name Kern und Zelle gebraucht werden, dagegen sind zur morphologischen Differenzierung obige 6 Begriffe durchaus erforderlich.

Das Mych ist die caryologische Einheit, der Baustein des Kernes. Es kann von einer Reservestoffhülle (Trophosom) umgeben sein.

Das Athron ist aus zwei oder mehr Mych zusammengesetzt, die hier Athromych genannt werden sollen und meist von je einer Trophoconienhülle umgeben sind. Aus diesem Grunde entspricht das Athromych nicht ganz der Cromidie, da Chromidie = Athromych + Trophosom ist.

Das Caryon ist aus 2 oder mehreren Athren zusammengesetzt, die in dieser Zusammensetzung einschließlich der Chromatinhülle Chromosomen genannt werden. Jedes Chromosom ist wieder aus den caryologischen Einheiten, den Mych, zusammengesetzt, die hier Caryomych genannt werden sollen und meist von je einer Trophoconienhülle umgeben sind. Das Caryomych entspricht wieder der Chromiole nicht völlig, da Chromiole = Caryomych + Trophosom ist.

Das störende morphologische Element für eine scharf einheitliche Auffassung der Caryologie aller Zellstufen ist stets die Nahrungsreserve, die in letzter Linie den Trophosomen entsprechen. Sie ist, wenigstens bei höheren Zellen, meist vorhanden, kann aber überall fehlen und gehört somit nicht zur wesentlichen Charakteristik des Kernes. Man kommt so zu dem fundamentalen Schluß, daß das Chromatin, der Stoff, der lange als das Wesentlichste des Zellkernes angesehen wurde, in Wirklichkeit etwas ganz Unwesentliches darstellt. Man gelangt so, wenn man von der Basis, dem Ur-Kernelement, dem Mych aufwärts steigt, zu dem gleichen Resultat, das schon eine Reihe früherer Forscher auf anderem Wege erlangt hatten, nämlich zum Linin. Das Linin (auch Achromatin genannt) stellt so tatsächlich den reinen, schwach oder gar nicht färbbaren Kernstoff dar, der nichts mit den umhüllenden, stark färbbaren Reservestoffen (Dotterelementen) zu tun hat.

Daß das Chromatin bei höheren Kernen, besonders bei dem Caryon selten fehlt, ist eine Folge der hohen Anforderungen an Ernährung, die eine

[1]) Vgl. unter Kapitel XI.

so komplizierte Verstaatlichung der Kernelemente an die Zelle stellt. Höhere Kernverbände können eben unter gewöhnlichen Verhältnissen größerer Vorräte an Reservestoffen nicht mehr entbehren. Den ersten Rang nimmt unter diesen die Nucleïnsäure ein, der eine ganz besonders starke Färbbarkeit zukommt und so den Hauptbestandteil des Chromatins darstellt. Daß es dagegen den niedrigsten und kleinsten Lebewesen völlig fehlt, den Chlamydozoen und Strongyloplasmen, denen eine äußerst schwierige Färbbarkeit eigentümlich ist, stellt eine weitere Bestätigung der Linin-Auffassung dar. Ebenso ist ferner die Tatsache, daß Zellen, die einer starken Beweglichkeit bedürfen, wie z. B. alle Spermatozoen, des Chromatins ermangeln oder nur

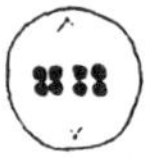
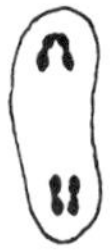

319. 320.

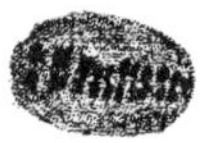
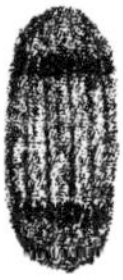

321. 322.

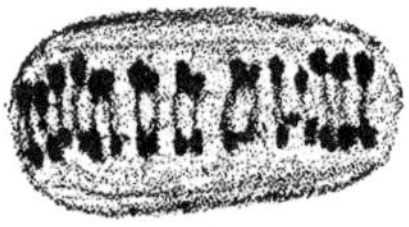

323.

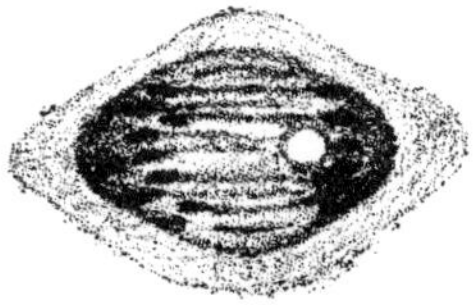

324.

Fig. 319. *Myxobolus Pfeifferi* Thélohan 1895 (Klasse: Sporozoa). Nach Keysserlitz, Arch. f. Protistenk. Bd. II, 1908. Teilung der 4 Athromych zu 8 Athromych. — Fig. 320. Desgl. Anordnung der 8 Athromych zu zwei neuen Tochterkernen (Athren). — Fig. 321. *Trichosphaerium Sieboldi* Schneider (Foraminifere). Nach Schaudinn. Kernteilung kurz nach der Teilung der einzelnen Athromych. — Fig. 322. Desgl. späteres Stadium. — Fig. 323. *Actinosphaerium Eichhorni* (Ehrenb.); (Heliozoa). Nach R. Hertwig. Kernteilung, bestehend aus den einzelnen durch Mychomitose entstandenen Athromych, deren Zusammengehörigkeit noch durch die Trophoden ersichtlich ist. — Fig. 324. *Amoeba verrucosa* Ehrenb. Nach Gläser. Kernteilung mit Vakuole.

in geringer verteilten Mengen aufweisen, auch für eine solche Auffassung in die Wagschale zu werfen; größere Mengen von Reservestoffen (Chromatin) würden nur hinderlich sein.

Einige Abbildungen von Protozoen sollen das vorstehend Gesagte klarstellen. So besitzt *Myxobolus Pfeifferi* Thél. im Kern (Athron) vier Athromych, die in Fig. 319 in der Mychomitose stehen. Nach vollzogener Teilung dieser Einheiten ordnen sich die Tochter-Athromych zu zwei neuen Athren an, wie es Fig. 320 darstellt. Jedes Athromych ist, wie es das Gewöhnliche ist, von Dotterelementen umhüllt, die hier gleichfalls Trophosome bilden. Ganz den gleichen Vorgang zeigt Fig. 321 und 322 von *Trichosphaerium Sie-*

boldi Schneider, nur sind es hier eine größere Anzahl von Athromych. Ein ähnliches Bild gibt Fig. 323 von *Actinosphaerium Eichhorni* (Ehrenb.); hier sind noch deutlich die Trophoden, die Dotterreste, welche die Bahn der schon verschwundenen Mychomite bezüglich der auseinandergerückten Tochtermych anzeigen, erkennbar; sie bilden mit den die Athromych verhüllenden Trophosomen die bekannten hantelartigen Figuren. Fig. 324 schließlich gibt ein ähnliches Stadium von *Amoeba verrucosa* Ehrenb. wieder; hier sind die Trophoden noch wesentlich länger ausgezogen. Um sich die Homologie der Elemente des Aufbaues lebhafter zu veranschaulichen, vergleiche man z. B. Fig. 323 mit Fig. 182 und 183 (Seite 159 u. 160). Man sieht bei der Protozoe ein vorübergehendes Erscheinungsbild wiederholt, was bei der höheren Bakterie ein End- und Dauerzustand ist. Zuweilen können die Trophoden sich dicht aneinander legen, wie dies z. B. bei *Didinium nasutum* O. F. M. (Fig. 325) der Fall ist; hierdurch kann leicht eine amitotische Kernteilung vorgetäuscht werden, besonders wenn die Athromych keine deutliche Individualisierung aufweisen.

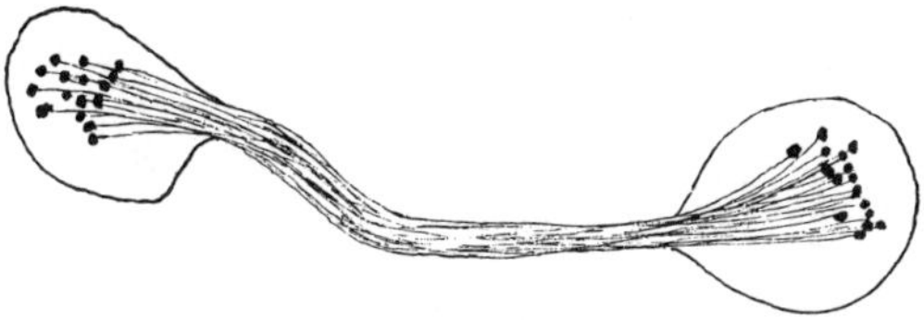

325

Fig. 325. *Didinium nasutum* O. F. M. (Klasse Ciliata). Teilungsstadium des Kernes; jeder Tochterkern mit 16 Athromych. Nach Prandtl, Arch. f. Protistenk. 7. Bd., 1906, Taf. X, Fig. 33.

An dieser Stelle ist es am Platze, auch die Frage der Kernspindel zu berühren. Die Vorgänge bei den Protozoen im Vergleich zu denen bei den Mychoten dürfte einen Ausblick zu einer morphologischen Erklärung gestatten. Bei den Hantelfiguren der Bakterien, wie sie z. B. in Fig. 182 und 183 abgebildet waren, haben wir gesehen, nach welch einer weiten Trennung der Tochter-Mych noch ihr Weg durch die Spur der Dotterpartikelchen, der Trophode, erkennbar ist. Hiermit lassen sich die Spindellinien der eben betrachteten und in Fig. 319—324 abgebildeten Teilungserscheinungen bei Protozoen direkt vergleichen. Einer Deutung dieser Spindellinien als Trophoden der Athro-Mych dürfte wohl nichts im Wege liegen. Bei der Metazoenzelle ergibt sich wohl eine derartige Auffassung als Folgerung aus den beobachteten Funden niederer Organismen; jedoch ist bei der um so vieles komplizierter aufgebauten Einheit schon infolge der Wechselwirkung zwischen Chromosomen und Centrosomen ein endgültiger Beweis nur auf Grund eingehender Studien zu erbringen.

Wenngleich die Protozoen durch Verstaatlichung der Kerneinheit Mych im Athron eine höhere Stufe einnehmen, so sind doch gewisse Verhältnisse nicht selten vorhanden, die zwar nicht als Cyclogenie deutbar sind, die man doch aber zur Cyclogenie parallel stellen kann und vielleicht als Reste derselben ansehen kann.

So ist die Entwicklung der Sporozoen, wie sie zuerst SCHAUDINN (Sitz.-Ber. Ges. Naturf. Fr. Berlin, 1899, pag. 159) klar darstellte, hier heranzuziehen. In der nachstehenden Tabelle ist die Cyclogenie der Dimychoten mit dem Entwicklungsgang von Proteosoma Labbé verglichen.

Bacterien (Dimychota)	Spermit Oit	Basit	Arthrogonen des Basites	Phytit	Ascit	Gonidie	Gonit	Spermit Oit
Sporozoa	Microgamet Macrogamet	Ookinet	Sporoblasten	Sporozoit	Schizont	Merozoit	Gametocyte	Microgamet Macrogamet

Hierbei ist es allerdings zweifelhaft, ob der Schizont wirklich als einheitliches Individuum aufzufassen ist und nicht als Anfhäufung von Einzelindividuen, die später als solche sich isolieren (Merozoitbildung). Anschließend an das Basit und Ookinet könnte man als Äquivalent der Oocyste das Pseudascit auffassen.

Wie eingangs dieses Abschnittes gesagt wurde, ist das der Cyclogenie verlustiggehende Cystit, besonders das Zoit, die erste Protozoe. Versuchen wir nun im Stammbaum der Bakterien die Stelle festzustellen, aus der sich die erste Protozoe abgezweigt haben könnte, so kämen naturgemäß nur solche Familien in Betracht, die eben die Fähigkeit hätten, ein Cystit zu bilden. Unter diesen müßten besonders diejenigen berücksichtigt werden, die im Cystit nicht bloß eine Ruhe- oder Dauerform darstellen, sondern zu einer Fortsetzung der Lebensfunktionen geeignet sind. Als eine derartige Form, welche diese Voraussetzungen im weitesten Maße erfüllt, haben wir das Zoit kennen gelernt. Das Zoit ist diejenige Erscheinungsform der Bakterien, die in hervorragender Weise prädestiniert erscheint, den Ausgangspunkt für das Protozoon darzustellen. Es besitzt Eigenbewegung, es kann seine Körperform je nach Bedarf variieren, es kann sich durch Arthrogonie vermehren.

Es ergibt sich so das Resultat, daß die Microspiriden dem Ausgangspunkt der Protozoen aus dem Bakterienstamme unter den bekannten Bakterienformen am nächsten stehen. Es zeigt sich so auch hier in der Tatsache, daß die Protozoe unter den höheren Bakterien nicht aus den höchsten Vertretern, sondern aus primitiveren den Ausgang genommen hat, wieder eine Bestätigung eines fundamentalen Gesetzes.

Hier ist es auch am Platze, auf eine außerordentlich wichtige Rolle ganz besonders hinzuweisen, welche die Mochlose in der Schaffung neuer Organismentypen bei den niederen Organismen hat und gehabt hat. Wie schon mehrfach erwähnt, ist die erste Protozoe, allgemeiner gesprochen das erste Athrit, ein Zoit einer Bakterie, dessen Mochlose so fest geworden ist, daß sie nicht wieder gelöst werden konnte oder nicht wieder gelöst ist. Dies ist nur ein Beispiel der Möglichkeiten. Alle verstaatlichende Höherorganisierung der niederen Organismen werden in gleicher oder ähnlicher Weise zu erklären sein; so kann die Bedeutung der Mochlose in dieser Hinsicht folgendermaßen formuliert werden:

Die Mochlose hat in der Phylogenie der niederen Organismen eine fundamentale neue Typen bildende Bedeutung.

B. Beziehungen zu den Metazoen und Metaphyten.

Während bisher die verwandtschaftlichen Beziehungen zwischen Pflanzen und Tieren im wesentlichen auf die Stufe der Protozoen gelegt wurden. ist hier, vor allem auf Grund der im folgenden Abschnitt (IX C) durchgeführten Cytologie und Caryologie der Versuch gemacht, diese Beziehungen auf 1—2 Organisationsstufen tiefer zu verlegen.

Zunächst sei auf ein physiologisches Moment hingewiesen, das sowohl die Bakterien wie alle übrigen lebenden Organismen in eine Basis und zwei Reihen spaltet.

Schon Fischer (1897) teilt die Bakterien vom Standpunkt der Ernährung aus in drei Gruppen ein, den er selbst keine klassifikatorische Bedeutung beilegt, sondern nur physiologische. Die prototrophen Bakterien sind völlig unabhängig von organischer Nahrung und können ausschließlich von anorganischer Nahrung leben, wie die Salpeterbakterien, die Stickstoffbakterien, vielleicht auch die Schwefel- und Eisenbakterien. Alle Formen, die von toten oder lebenden organischen Stoffen leben, mit Ausnahme der Parasiten, nennt Fischer metatroph, alle echten Parasiten (im Innern, den Säftebahnen und in den Geweben lebender Organismen lebende Formen) paratroph. In diese Gruppen können alle übrigen lebenden Organismen eingeordnet werden. Zu der ersten Gruppe, den prototrophen Organismen, rechnet Fischer auch alle Pflanzen; Jensen wendet 1909 für den gleichen Begriff das Wort autotroph, das so völlig mit dem älteren Ausdruck zusammenfällt, an.

Wie schon in der Fischerschen Bezeichnung ausgedrückt ist, handelt es sich bei den Prototrophen um die älteste Ernährungsform, und entsprechend sind die Organismen, die ausschließlich auf diese angewiesen sind, im Vergleich zu den anderen Gruppen, älter. Innerhalb der Prototropha erkennt man aber leicht zwei sehr wesentliche Hauptgruppen, nämlich eine, die architroph genannt sei, welcher die Ernährung durch Kohlensäure (CO_3) unter Vermittlung von Chlorophyll oder einem entsprechenden Stoffe noch fehlt, und eine zweite, die paläotrophe Gruppe, die diese Kohlensäureernährung errungen hat.

Man erhält so nach der Ernährung vier physiologische Gruppen. Auf diese kann man alle lebenden Organismen verteilen.

1. *Architropha.* Ernährung nur durch anorganische Stoffe (ohne Kohlensäureernährung unter Vermittlung von Chlorophyll oder eines entsprechenden Körpers).

   Hierher: Bakterien usw. (Salpeter-, Stickstoff-, Schwefel-, Eisenbakterien, die die Lebensenergie aus der Oxydation von Wasserstoff, Schwefelwasserstoff, kohlensaurem Eisenoxydul, Ammoniumsalzen usw. entnehmen.

2. *Palaeotropha.* Ernährung architroph + Kohlensäure; Ernährung unter Vermittlung von Chlorophyll oder eines entsprechenden Stoffes.

   Hierher: Phanerogamen, Cryptogamen (Pteridophyten, Bryophyten), Phyceten, einige Flagellaten und (?) die Purpurbakterien.

3. *Metatropha.* Nahrung: lebende Organismen (zoophag, phytophag) oder tote organische Stoffe (saprophag). Mit Ausnahme aller echten Parasiten.

   Hierher: Metazoa, Protozoa (einschließlich Dinoflagellata = Peridineen und Mycetozoa = Myxomyceten); Dimychota (= Bakterien usw.), Myceta (= Pilze) und Monomychota (= Bakterien p. p.)

4. *Paratropha.*

   Alle echten Parasiten aus allen Organismen-Gruppen.

Die erste dieser physiologischen Gruppen enthält nur einige Vertreter der Bakterien, die zweite größtenteils Pflanzen, die dritte größtenteils Tiere.

Für die Purpurbakterien stellte Molisch (1907) fest, daß neben dem roten Farbstoff, dem Bacteriopurpurin, noch ein grüner, das Bacteriochlorin, vertreten ist, und weist darauf hin, daß diese Farbstoffe vielleicht eine ähnliche Rolle spielen wie der grüne Farbstoff Chlorophyll und der rote Carotin im Chlorophyllkorn der Pflanzen. Während diese Farbstoffe bei den Purpurbakterien frei im Plasma sich finden, und ebenso bei den Pilzen Chromatophoren nie vorkommen, sind bei allen höheren Pflanzen und Tieren entsprechende Farbstoffe durch Differenzierung an besondere Körper gebunden.

So enthalten die Chromatophoren der Diatomeen: Diatomin (braun) und Chlorophyll, der Cyanophyceen: Pyocyanin (blaugrün) und Chlorophyll, der Rhodophyceen: Phycerythrin (rot) und Chlorophyll, der Phaeophyceen: Phycophaein (braun) und Chlorophyll. Die höheren Pflanzen besitzen schließlich weitere Differenzierungen dieser Körper, sie enthalten so Chloroplasten mit Chlorophyll, Chromatoplasten mit Xanthophyll (gelb) und Carotin (rot), Leucoplasten (farblos).

Zweifellos ist nicht allein das Chlorophyll zu photosynthetischen Vorgängen befähigt.

Aber auch bei den Tieren finden sich derartige Körper. Schon die Dinoflagellaten (= Peridineen) besitzen Chromatophoren mit grünlichem oder gelbem Farbstoff (Phycopyrin) und farblose Leucoplasten, die Eugleninen solche mit Chlorophyll-, die Chrysomonadinen und Cryptomonadinen solche mit gelb bis braunem Farbstoff. Durch die Untersuchungen von Marchlewski (Die Chemie des Chlorophylls, 1895) und Schunck ist festgestellt, daß das Chlorophyll mit dem Haemoglobin, dem Farbstoff der roten Blutkörperchen, chemisch verwandt ist. Wie für die Erythrocythen der Kern genetisch erwiesen wurde, so sind auch für viele Pflanzen, auch bei den Algen, ferner auch bei den Flagellaten in den Chromatophoren stark färbbare Körnchen, die Pyrenoide, festgestellt, die sich durch Teilung vermehren und nur durch Teilung aus schon vorhandenen entstehen und so nicht mit Unrecht mit Kernen identifiziert wurden.

Die Tatsache, daß die von physiologischem Standpunkte aus betrachtet altertümlichste der vier Ernährungsgruppen ausschließlich Bakterien enthält kann das Ergebnis vergleichend morphologischer Untersuchungen, nach denen die Bakterien zu den am niedrigsten lebenden Organismen gehören, nur bestätigen.

Unter Hinweis auf Abschnitt VII A und auf die im folgenden Abschnitt behandelte Phylogenie des Kernes sei hier einer auf vergleichend morphologischer Grundlage entwickelten Anschauung Ausdruck gegeben, wonach die Spaltung der zwei Entwicklungstendenzen aller lebenden Organismen schon bei den bis jetzt niedrigsten und einfachsten Organismen stattgefunden hat.

Die eine, die Pflanzenreihe, aus Monomychoten ohne Chlorophyll (oder einem entsprechenden Farbstoff) sich entwickelnd, erlangt bald den für die Pflanzen charakteristischen grünen Farbstoff, der anfangs noch zum Teil durch einen verwandten grünen Farbstoff ersetzt oder häufig durch rote, braune oder noch andersfarbige Stoffe übertönt wird, um aber später zur Vorherrschaft zu gelangen. In diesem Sinne ist es daher auch gar nicht ausgeschlossen, daß auch noch bei den abgeleiteten Purpurbakterien verwandtschaftliche Beziehungen zu Rhodophyceen bestehen. Auch im Basitstadium ist, auf Grund der Untersuchungen Molisch's (1907), die Purpurfärbung schon ausgeprägt, die ja ebenfalls zwei Farben enthält, das Bacteriopurpurin (rot) und das Bacteriochlorin (grün).

Die andere, die Tierreihe, nimmt gleichfalls ihren Ursprung bei den Monomychoten. Diesen schließt sich der Hauptteil der Bakterien, die Dimychoten an, aus denen sich einerseits die Myceta (Pilze) und andrerseits die Tiere entwickelt haben. Die Protozoen fußen durchaus mitten unter den Bakterien, und zwar in der Verwandtschaft der Microspiriden und der Bacteriiden mit Cystitbildung. Es hat eine völlige Berechtigung, zu sagen, daß das Cystit, das sich nicht mehr in die das Symmychon zusammensetzende Mych auflöst, sich also nur durch einfache Zweiteilung vermehrt und so mit dem Basitstadium das Mychit, ferner auch das Dimychit resp. die Dimychose völlig aus dem Entwicklungskreis ausgeschaltet hat, eine Protozoe ist. Mit dem Auftreten des polydynamen Mych, das dem Symmychon angehört, war der bestimmende Schritt für die Möglichkeit des Auftretens der Protozoe und überhaupt der ganzen Tierreihe gegeben. Im Abschnitt X C wird dies caryologisch und cytologisch eingehender begründet.

An dieser Stelle soll noch besonders auf die Ablehnung der von Perrin (1906), Krystallowitz et Siedecki (1909) und Doflein (1911) und anderen vertretenen Ansicht hingewiesen werden, die in VII B und IX A ausgeführt wurde; diese Autoren hielten die Spirochaetiden geradezu für Protozoen und begründeten auf sie eine besondere Gruppe *Spiroflagellata*, später *Proflagellata* genannt. Diese Auffassung war nur in der Ähnlichkeit der äußersten Form begründet. Die Spirochaetide ist jedoch in dem gewöhnlichen Stadium ein Ascit, aus dem nie eine höhere Zelle sich entwickelt hat, sondern zweifellos nur aus dem Symmychit.

Durch die Einfügung der Bakterien, besonders der Dimychoten, in die phyletische Reihe der Tiere tritt infolge der unzweifelhaft sehr nahen Beziehungen der Dimychoten zu den Myceten (Pilzen) die überraschende Tatsache in den Vordergrund, daß die Pilze und Tiere in den Bakterien ihren gemeinsamen Ausgang haben [1]).

Die Abgrenzung gegenüber den höheren Pflanzen hat nie irgendwelche Schwierigkeit gemacht. Dagegen haben die nahen Beziehungen zwischen Protozoen und Pilzen von jeher die größten Schwierigkeiten verursacht. So wurden die *Dinoflagellaten* (= Peridineen), die *Mycetozoen* (= Myxomyceten) und andere bald zu den Pilzen, bald zu den Protozoen gestellt und so bald als Tiere, bald als Pflanzen interpretiert. Nehmen doch auch die Sacharomyceten wieder zwischen diesen und den Pilzen anscheinend eine

---

[1]) In der soeben erschienenen Tokontologie Börners (C. Börner, Die natürliche Schöpfungsgeschichte als Tokontologie. Leipzig, Theodor Weicher, 1923) sind die Beziehungen zwischen Pflanzen und Tieren noch etwas anders aufgefaßt (vgl. dort pag. 143), aber es liegen keine prinzipiellen Differenzen der Anschauung vor.

vermittelnde Stellung ein, die vor allem in dem viel höher organisierten Kern begründet ist; bereits Brefeld stellt sie nur fraglich zu den Pilzen. Alle diese Beziehungen können natürlich polyphyletischer Natur sein, ohne jedoch Wesentliches für ihren Wert bei Betrachtung ihrer verwandtschaftlichen Beziehungen zu verlieren, da ja eben schon den Dimychoten mit dem Besitz des Cystites und seines polydynamen Mych, dem Symmychon, eine Entwicklungsmöglichkeit und schließlich eine Entwicklungstendenz zu eigen wurde, die eben im höheren Kern, dem Sammelkern (Arthron cf .IX C) gipfelte.

Das Resultat der in VII A, VIII, IX B und IX C entwickelten Anschauungen ist in ganz gedrungener Form folgender Stammbaum der Organismenstämme.

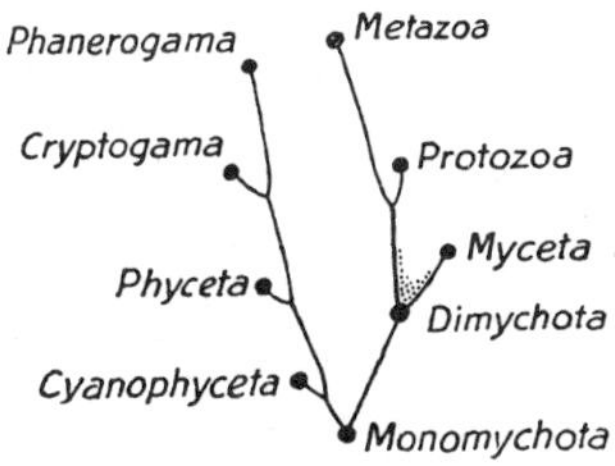

Fig. 326. Stammbaum der Organismenstämme.

Die nahen Beziehungen, die, wie schon angedeutet wurde, in einzelnen Gruppen zwischen den Protozoen zu dem Seitenzweig Myceta (Pilze) caryologisch bestehen, ist durch die Punktierung des Winkelinneren ausgedrückt.

Im Anschluß an das in Abschnitt IX A Gesagte über die Zusammensetzung des Caryon, des Cytitkernes, seien hier einige Beispiele für Metazoenkerne angeführt.

Sehr einfach sind die Verhältnisse bei *Ascaris megalocephala* L., dem Pferdespulwurm. Hier finden sich nur zwei Chromosome (bei anderen vier). Jedes Chromosom ist, wie schon Boveri hervorhebt, aus 6 Körnern oder Scheiben zusammengesetzt. Diese Körner sind die von Trophosomen umhüllten Chromomych. Sie (Fig. 327) werden auch Chromiolen (= Microsome, Chromomeren) genannt, wobei aber jede Chromiole, wie schon erwähnt, aus Chromomych + Trophosom besteht. Noch deutlicher zeigt das eine Chromosom eines Spermatocyten von *Decticus verrucivorus* L., das in Fig. 328 abgebildet ist, wie die einzelnen Chromomych in Mychomitose stehen oder wenigstens noch Trophoden aufweisen, welche mit den

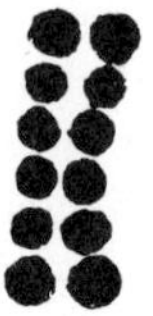

327.

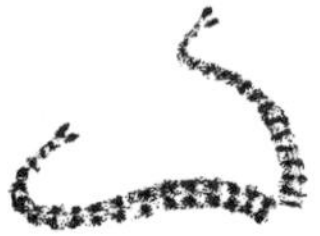

328.

Fig. 327. *Ascaris megalocephala* L. (Pferdespulwurm). Eins der Chromosome in der Teilung. Jede Chromiole (= Chromomych + Trophosom) hat sich durch Mychomitose verdoppelt. Vergr. 1:10000. — Fig. 328. *Decticus verrucivorus* L. (Heuschrecke). Zwei postsynaptische Chromosome in Längsspaltung (aus den Spermatocyten). Nach Vejdovsky.

Chromiolen zusammen die bekannten gebogenen hantelartigen Figuren bilden.

Diese Beispiele mögen für die bei Metazoen und Metaphyten allgemein auftretenden Verhältnisse genügen. Daß aber bei den am höchsten stehenden Organismen gewisse histologische Elemente vorkommen, die nicht einem Cytit mit Caryon entsprechen, sondern sogar die niedrigste Stufe des Kernes, den Urkern (Mych), als Kernapparat enthalten, dafür spricht meines Erachtens z. B. die Organisation der Blutplättchen. In Fig. 329 und 330 sind zwei Blutplättchen aus dem menschlichen Blute bildlich dargestellt. Die stark färbbaren körnchenartigen Flecke, in dem einen sind es 7, in dem andern 4, haben stets eine ähnliche Form und ähnlichen Durchmesser. Letzterer ist 0,2—0,25 μ. Dieser ist aber durchaus innerhalb der gewöhnlichen Variationsbreite des Durchmessers des Chromomych, Athromych und Mych gelegen, so daß die Annahme gerechtfertigt erscheint, daß die Körnchen der Blutplättchen isolierten Chromiolen entsprechen, also Chromomych + Trophosome darstellen, zumal ein anderer Nachweis eines Kernapparates nicht gelungen ist.

An dieser Stelle seien noch die Halbkerne der Geschlechtszellen erwähnt. Haecker (1912) nennt den Halbkern der Metazoen Gonomer. Der Halbkern beim Caryon ist also das Gonomer. Entsprechend seien die Halbkerne der Geschlechtszellen beim Athron das Athromer und beim Mych das Mychomer genannt. Schließlich sind die mit einem Mychomer,

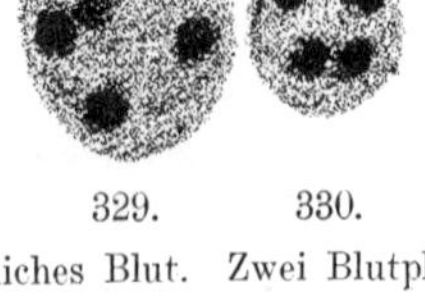

329. 330.

Fig. 329 und 330. Menschliches Blut. Zwei Blutplättchen. Vergr. 1 : 10 000.

Athromer oder Gonomer versehenen Geschlechtszellen selbst cytologisch mit Mychomerit, Athromerit und Gonomerit zu bezeichnen.

C. Zur Phylogenie des Zellkernes und der Zelle.

Das Grundprinzip der phyletischen Entwicklung der Lebewesen ist das Fortschreiten vom Einfachen zum Zusammengesetzten. Daß dieses Prinzip auch schon in den elementaren Bausteinen des Lebens, in den Zellen wirksam ist, trat schon in den vorstehenden Durchführungen klar zutage. Im Folgenden soll nun noch das System der einfachen Summierung in der caryologischen und cytologischen Entwicklung bei dem phyletischen Aufsteigen der lebenden Organismen in großen Zügen angedeutet werden.

1. Die morphologische Bedeutung des Centriolites.

Wurde schon früher auf die Beziehung des bisher nur beim Spermit nachgewiesenen Centriolites der Bakterien zu dem Blepharoplast der Protozoen und besonders der Flagellaten sowie zum Centrosom (Centriol) der Metazoen hingewiesen, so möchte ich an dieser Stelle noch speziell auf die zum Sperma der Metazoen aufmerksam machen.

Beim Sperma selbst der höheren Tiere und der Menschen folgt dem fast ausschließlich aus Kernsubstanz bestehenden Kopf, der allerdings hier von Chromatinsubstanz, vermutlich aus dotterartigen Reservestoffen bestehend, durchsetzt ist, nach dem sehr kurzen Halsteil, ein kurzes Teilstück, das von den meisten Autoren (z. B. G. Retzius) als zu der Geißel gehörig aufgefaßt wird, das Verbindungsstück. Es ist wesentlich dicker als das folgende Hauptstück der Geißel. Ich möchte dieses Stück als den letzten Rest des Cytoplasma interpretieren, der den motorischen Kern (hier natürlich Halbkern) enthält. Der am hinteren Ende dieses Verbindungsstückes befindliche von O. Jensen und anderen als Derivat des Centriols aufgefaßte, vom Achsenfaden durchbohrte Schlußring schließt einen im Verbindungsstück verlaufenden Spiralfaden hinten ab und ist dem motorischen Kern entsprechend, sei es nun mit oder ohne diesen Spiralfaden, der wohl wieder ein Derivat des Schlußringes sein könnte.

Auch beim Bakterienspermit folgt dem Kern (Mychomer) unter Ausfall der Bildung eines besonderen Halsteiles ein äußerst winziges und kurzes Zwischenstück, das ebenfalls am hinteren Ende den entsprechenden caryologischen Bestandteil trägt, nämlich das Centriolit. Während aber im Schlußring nur im Verhältnis zum Centriolit eine morphologische Vielheit dargestellt ist, die eine ausgesprochene Differenzierung zu einem Schlußring eingegangen ist, dürfte das winzige Körnchen des Centriolit, entsprechend dem morphologisch höherstehenden Blepharoplasten der Protozoen ein einfaches, undurchbrochenes Körnchen darstellen.

Was ferner die Beziehungen des Centriolit zum Mychomer anbetrifft, so bleibt es zunächst zweifelhaft, ob man entsprechend der Halbierung des Mych bei der Gonitbildung auch eine Halbierung des Centriolites annehmen müßte. Bei Flagellaten wurde ja oft eine Teilung des Blepharoplastes neben dem Athron (Kern) beobachtet, es wurde aber ebenso die Abschnürung eines Blepharoplastes vom Athron, also eine völlige Neubildung des motorischen Kernes festgestellt.

Würde man annehmen, das Mych resp. das Mychit sei die niedrigste Einheit der Lebensmöglichkeit, also die einfachste morphologische Einheit des Kernes resp. der Zelle, so würde allein die Tatsache, daß sich neben dem Mych ein winziges Derivat desselben vorfände, dies widerlegen. Die absolute Einheit ist eben nur teilbar, wenn sie selbst erst zur Mehrheit geworden ist. Die Mychomytose könnte man so z. B., wenn nicht das eben erwähnte Moment dagegen spräche, als Erscheinung einer solchen Mehrheit ansehen. Nun ist ja zwar vom Centrolit die Abtrennung vom Mych keineswegs beobachtet worden, aber auf Grund der vorstehend vergleichenden morphologischen Entwicklungen, einer durch die ganze belebte Natur hindurchgehenden Analogie zufolge, wird man keinesfalls fehlgehen, eine derartige Abtrennung anzunehmen, daß ja eben das Vorhandensein einer solchen nicht zu leugnen ist.

Wir haben nun im vorigen Abschnitt (IX C) gesehen, daß bei allen Organisationsstufen der Zelle und des Kernes Teilstücke des Kernes immer wieder eine Einheit der nächsten niedrigen Organisationsstufe darstellen, so entsprechen die Teilstücke des Caryon der Metazoen, die Chromosomen, den Athren (den Kernen der Protozoen), die Teilstücke Athromych (früher fälschlich Chromosomen genannt) des Athron der Protozoen usw. den Mych der Bakterien usw. Während nun bei diesen Caryomonen (Kerneinheiten) der Metazoen und Protozoen usw., Caryon und Athron, in der Teilung niedere morphologische Einheiten entstehen (Chromosom, Athromych), die Caryomonen der nächstniedrigen Organisationsstufe entsprechen (Chromosom dem Athron, Athromych dem Mych), ist dies bei der Caryomone: Mych nicht der Fall. Hier entstehen bei der Kernteilung keine Kernteilungsfiguren, die Caryomone läßt durchaus in keinem Stadium eine Differenzierung in niedrigere morphologische Einheiten erkennen. Vielmehr tritt hier nur eine Vergrößerung des Mych zum doppelten Volumen ein, und eine Teilung findet durch eine einfache Einschnürung der homogenen Mychinmasse und folgenden Abschnürung in zwei gleiche Teile statt.

Hier könnte die Vermutung einsetzen, es handle sich beim Mych schon um die letzte caryologische Einheit; das hieße, die Bakterien mit einfachem Mych sind die niedrigst-möglichen Organismen, die Urorganismen. Dagegen würde aber zunächst die Sexualität einzuwenden sein, bei der ja die Mychomerbildung mit Sicherheit nachgewiesen worden ist. Eine letzte

Einheit würde eben auch keine Halb-Caryomone mehr bilden können. Ein noch viel wichtigerer Einwand gegen die Annahme einer Urstufe des Mych ist aber, wie eben erwähnt, die Anwesenheit des Centriolites. Kann eine Caryomone eine niedrigere morphologische Einheit überhaupt noch abspalten, so ist es eben keine Ureinheit. Damit ist aber die Annahme einer Ureinheit für das Mych widerlegt. Die Bakterien, auch die primitivsten, können also nicht die einfachsten und am niedrigsten organisierten lebenden Organismen sein.

Wie stände es nun für eine Auffassung des Centriolites als eine morphologische Einheit. Eine derartige Annahme dürfte im Hinblick auf die oben schon erwähnte Tatsache, daß die Teilstücke des Caryon und Athron immer morphologische Einheiten des nächstniedrigen Grades sind, Berechtigung haben.

Ein Schritt weiter ist die Forderung der Annahme, daß diese morphologische Einheit auch als Caryomone, also auch als selbständiger Organismus Geltung haben kann. Aus den schon mehrfach erwähnten morphologisch-biologischen Gründen muß mit der Möglichkeit dieser Konvergenz gerechnet werden. Einer solchen Caryomone, die als morphologische Einheit in der Mehrheit das Mych konstituiert, sei zunächst als theoretischer Begriff der Name Protit zuerteilt.

Nimmt man zunächst an, das Protit sei die Ur-Caryomone, die morphologisch-biologische Ureinheit, so soll zunächst die Frage aufgeworfen werden: Wie sieht ein derartiges Wesen aus?

Die Größe läge zwischen 0,01 und 0,02 μ (1 Hunderttausendstel und 1 Fünfzigtausendstel Millimeter). Wie die Microgonite und die Spermite zeigen, ist das Cytoplasma schon bei niedrigstehenden Stufen des Mychit außerordentlich dürftig entwickelt oder nahezu fehlend. Es unterliegt keinem Zweifel, daß das Cytoplasma in seinen primitivsten Anfängen nur eine Ansammlung flüssiger Reservestoffe, besonders einen Vorrat flüssigen Nähreiweißes, darstellt, dem erst später, wie wir gesehen haben, festere oder dichtere Dotterelemente (Trophoconien) sich zugesellen. Das Protit ist also ein Kern, dem jedes Cytoplasma fehlt. Die Konsequenz ist, daß schon eine verstaatlichende Vereinigung von zwei Protiten, da ein Cytoplasma fehlt, und so weder eine isolierte Erhaltung der Cytomonen noch auch der Caryomonen bei der Vereinigung möglich sein kann, stets ein Symprotit ergeben muß. Das Symprotit ist also morphologisch eine polydyname Erscheinungsform des Protit, und als Centromone gedacht wäre auch schon das aus nur zwei Protiten zusammengesetzte Symprotit das Mych selbst. Ein weiteres Erfordernis für das Protit als Ureinheit ist die Ungeschlechtlichkeit, da aus der Unteilbarkeit der pimitivsten Einheit die Unmöglichkeit einer Halbkernbildung (also eines Protitomer) sich ergibt.

Substanziell würde das Protit ausschließlich aus Mychin bestehen und somit eine homogene, völlig gleichmäßig färbbare und infolge der Unfähigkeit des Mychin, Reservestoffe aus der Gruppe der Nucleinsäure, Lipoide, Phosphatide usw. in sich abzulagern, mit Methylenblau unfärbbare oder fast unfärbbare Masse in Form eines winzigen Kügelchens darstellen. Mangel der Fähigkeit, Reserveflüssigkeit und Reservestoffe aufzuspeichern, würde im allgemeinen eine außerordentliche Abhängigkeit von günstigen Ernährungsverhältnissen und eine außerordentliche Empfindlichkeit bei ungünstigen Verhältnissen ergeben, sofern dieser Einheit nicht besondere Widerstandsfähigkeiten zukämen, besonders auch die Fähigkeit des Eintrocknens. Der Mangel an Cytoplasma resultiert schließlich die Unmöglichkeit, Geißeln zu bilden, also die Unbeweglichkeit.

Daß aber die Natur auch hier wieder Beispiele von Organismen bietet, die durchaus mit dem zunächst theoretisch entwickelten Protit übereinstimmen, zeigt, daß dieser Begriff durchaus praktische Bedeutung hat. Es handelt sich dabei um die Chlamydozoen, zu denen z. B. die Erreger von Masern, Scharlach, Fleckfieber, Gelbsucht der Seidenraupe, Maul- und Klauenseuche usw. gehören und die Körnchen darstellen, die an der Grenze des Sichtbaren liegen. Daß es sich hierbei wirklich um lebende Körnchen handelt, darüber scheint immer mehr Sicherheit zu entstehen; sind ja bei einzelnen Formen sogar Kulturen möglich geworden. Die Tatsache, daß auch diese eine ungewöhnlich schwere Färbbarkeit zeigen — es ist Löfflers Geißelbeize und Giemsa-Färbung erforderlich —, bestätigen abermals die Auffassung, daß auch diese primitiven Lebewesen des Chromatins entbehren und ausschließlich aus Linin (= Achromatin) bestehen.

Bei der Teilung des Protit (einer Chlamydozoe) geht der direkten Teilung nur eine Vergrößerung zu einer Bivalenz voraus, wobei qualitativ nichts geändert wird. Ob auch hier die zweifache Möglichkeit vorliegt, in Bivalenz und in Multivalenz sich zu vergrößern und dann in mehr Individuen zu gleicher Zeit sich zu teilen, also ob neben der Wertigkeit eines Biprotites auch die Wertigkeit des Symprotites bei den Chlamydozoen auftreten kann, darüber ist noch nichts abschließendes bekannt. Daß aber aus den bisherigen Betrachtungen sich die zwingende Konsequenz der Annahme eines Symprotites ergibt, ist keinem Zweifel unterlegen. Nur das Symprotit kann der Ausgangspunkt des Mych und des Mychites gewesen sein.

Zu einer Prüfung der Frage, ob das Protit als Ureinheit aufzufassen ist oder ob noch niedrigere Einheiten möglich sind, sei auf die Größe des Moleküls [1]) hingewiesen, die als zwischen 0,001 und 0,0001 μ (1 Millionstel

[1]) Nach W. Thomson, 1889 (vgl. Weismann, Das Keimplasma. 1892) wird die Größe des Moleküls auf vier Wegen bestimmt: 1. durch die Modulation des Lichtes, 2. die Erscheinungen der Kontakt-Elektrizität, 3. die der Kapillar-Attraktion und 4. die der kinetischen Theorie der Gase.

und 1 Zehnmillionstel Millimeter) liegend angegeben wird. Da die Größe des Protit (Centriolit) als zwischen 0,01 und 0,02 μ aber festgestellt wurde, so ergibt sich aus allen diesen Zahlen, daß auf dem Durchmesser eines Protit 10 bis 200 Moleküle nebeneinandergelagert sein können. Das Mittel davon ist 95 Moleküle. Da die Eiweißmoleküle zu den größten Molekülen gehören, heute meist als Kolloide aufgefaßt, sogar noch größere Dimensionen besitzen dürften als die größten Moleküle, kann vielleicht sogar noch wesentlich unter dieses Mittel heruntergegangen werden.

Aber selbst die Anzahl von 95 Molekülen im Durchmesser eines Protites würde doch die außerordentlich wichtige Tatsache bedeuten, daß bei der Annahme der Ureinheit des Lebens nicht noch unter diese geringe Zahl herabgegangen werden kann.

Ein Festlegen der Ureinheit auf das Protit würde bedeuten, daß eine der theoretischen Stufen Weismanns der Verstaatlichung der Kernanteile überflüssig gemacht ist. Er läßt die Idanten, welche den Chromosomen entsprechen, aus Id zusammengesetzt sein, das Id aus Determinanten, die Determinanten aus Biophoren. Ein Vergleich mit der vorliegenden Auffassung gibt folgende Tabelle.

Caryologische Stufen:	5. Stufe	4. Stufe	3. Stufe	2. Stufe	Grundstufe	
Syncytit:	Polycaryon	Caryon	Chromosom	Caryomych [1]	Caryoprotit	Eiweiß-Kolloid?
Cytit:		Caryon	Chromosom	Caryomych [1]	Caryoprotit	
Athrit:			Athron	Athromych [2]	Athroprotit	
Mychit:				Mych	Mychoprotit	
Protit:					Protit	
Kernstufen Weismanns:		Kern	Idant	Id	Determinant	Biophor

Dabei ist es zur Unterscheidung der morphologischen Bausteine in den einzelnen cytologischen Organisationsstufen (Querreihen) vorteilhaft, bei den caryologischen Organisationsstufen (senkrechte Reihen) durch einen entsprechenden Vorsatz eines bezeichnenden Wortes die Zugehörigkeit des Bausteines auszudrücken. So ist zu bilden Caryomych, Athromych, Caryoprotit, Athroprotit und Mychoprotit. Das Centriolit wäre demzufolge auch ein Mychoprotit.

[1]) Die Chromiole = Caryomych + Trophosom.
[2]) Die Chromidie = Athromych + Trophoosm.

Beim Chromosom und beim Caryon sind die Caryomych mit den Trophosomen so innig gemischt und in der Gesamtheit so untrennbar, daß man hier das fundamentale morphologische Element nicht von den Ernährungsstoffen sondern kann, zumal ja auch bei allen höheren Kernen die Kernmembran die morphologischen Hauptelemente zusammen mit den diese umgebenden inneren Reservestoffen von dem Cytoplasma mit den äußeren Reservestoffen abtrennt. Bei der Caryokinese dürften sich die Chromatinstoffe in gleicher Weise um je ein Caryomych in Form einer mehr oder weniger dünnen Hohlkugel anordnen, wie es bei einem Mych der Fall ist.

Übrigens scheint beim geschlechtlichen Halbkern ebenso wie beim Gonomer des Cytit, auch beim Athromer des Athrit, die auffällige Homogenität des Kernes, die besonders beim Sperma in die Augen fällt, dafür zu sprechen, daß die Geschlechtszellkerne noch keine Spur einer Differenzierung aufweisen, sondern vielmehr auf die Urform des Kernes zurückgreifen, die zwar eine Mehrwertigkeit in ihrer Entwicklungsfähigkeit darstellt, aber doch dem Mych bez. Symprotit entspricht. Es würde also das Athromer einem polydynamen Mychomer und das Gonomer der polyenergiden Form eines polydynamen Mychomer entsprechen. Manche Erscheinungen des Sperma würden in einer solchen Auffassung ihre Erklärung finden.

Der Aufbau aus einem Gonomer der Metazoenzelle nach der Zellvereinigung zweier Gonomere würde bei einer solchen Auffassung derartig vor sich gehen, daß das polyenergide polydyname Mychomer zunächst in Einzelkerne zerfällt, von denen jede einem polyenergiden Athrit entspricht (Urform des Chromosoms); jede von dieser zerfällt dann weiter in Caryomych.

2. Polismatologie.

Alle organisierten Lebewesen verdanken ihre Entstehung der Staatenbildung einfacherer Lebewesen, in letzter Linie einfacheren Organisationsstufen. Das ist der Grundgedanke einer Wissenschaft, die Polismatologie genannt sei.

Lebewesen bleiben aus Gründen der gleichen Entstehung, der gleichen Ernährung etc. anfangs zufällig aneinander hängen. Dann vergesellschaften sie sich, bilden Verbände und schließlich Staaten. Mit dem Staat ist der erste Beginn einer Einheit geschaffen, der schließlich in einer neuen Einheit gipfelt, mit der ein völlig einheitlicher Organismus, ein Individuum in Erscheinung tritt, aus dem nicht ein einziges Glied, im Ursprung selbst ein Individuum, heraustreten kann.

Gibt es auch zahllose Staatenbildungen in der Natur, die keineswegs eine Einheit bilden und auch nie zu einem Individuum sich entwickeln werden und können, so ist doch die Verstaatlichung von Lebewesen der **fundamentalste Weg der Natur**, aus niederen Organisationsstufen höhere bilden zu lassen. Meist sind die zu einer neuen Organisationseinheit verstaatlichten Lebewesen niedriger organisiert und von gleicher Art und gleichem Ursprung. Dies ist aber durchaus nicht die einzige in Betracht kommende Möglichkeit; ich erinnere nur an die Verstaatlichung von Pilzen und Algen zu ganz anderen Organismen, den Flechten.

Im so entstandenen höheren Organismus sind die Einheiten, die Bausteine, noch als solche zu erkennen. Im Metazoon, im Metaphyton sind es besonders die Zellen. Diese Zellen sind aber als Cytite selbst Organisationsstufen niederer lebender Gebilde, über deren Zusammensetzung der Kern, das Caryon, noch Rechenschaft gibt, wenn sich auch der Nachweis, je tiefer man die Stufen von einer höheren Stufe aus herabsteigt, um so schwieriger gestaltet. Der Weg liegt nur in der vergleichenden Morphologie und muß zunächst an jeder Stufe einzeln ansetzen, bis sich alles zu einem Ganzen fügt.

Von dem Protit abgesehen, sind es drei Organisationsstufen, welche aufwärts bis zur höchsten Zelle, dem Cytit führen, und zwar Mychit, Athrit und Cytit. Das bestimmende morphologische Moment ist dabei der Kern, der durch die drei entsprechenden Stufen Mych, Athron und Caryon verkörpert wird.

Mych, Athron und Caryon, die alle bisher Kern genannt wurden, obgleich Forscher wie WEISMANN, HERTWIG, HARTMANN u. a. ihre fundamentalen Differenzen erkannten, stellen prinzipielle Organisationsstufen und Einheiten dar, für die der gemeinsame Name Caryomone, die Kerneinheit, eingeführt sei. Entsprechend ist für die drei Zellstufen das Mychit, Athrit und Cytit, für die alle bisher der Name Zelle gebraucht wurde, der sie umfassende Begriff Cytomone hier angewendet.

Der Vorgang der Verstaatlichung einer Cytomone zur höheren Stufe ist in allen drei Stufen der gleiche. Die Cytomone mit einer Caryomone vereinigt sich mit anderen gleichen zu einem Verband, dann zu einer Zelle mit 2 oder mehr getrennten Caryomonen, und schließlich fügen sich die Caryomonen zu einer neuen Einheit zusammen, welche anfangs als Erscheinungsform der vorhergehenden Stufe, später als Ausgangsform und Grundform einer neuen Stufe figuriert und damit zu einer neuen Caryomone höherer Stufe wird.

Wir haben gesehen, daß dasjenige Gebilde, das bisher mit Kern bezeichnet wurde, den Caryomonen aller drei Stufen entspricht. Hierher gehören nicht die Anhäufungen von mehreren Caryomonen zu einem einzigen der höheren Stufe, die nur als vorübergehende Erscheinungsform gewisser Organismen auftritt, wie z. B. bei manchen Protozoen, für die HARTMANN (1919) den Begriff polyenergide Kerne einführte. So gibt es nicht nur Cytite mit polyenergid vereinigten Caryen, für die der von HARTMANN

(1909)[1]) eingeführte Name Polycaryon gebraucht werden soll, sondern auch Athrite mit polyenergid vereinigten Athren (hier Synathron genannt), sowie Mychite mit polydynam vereinigten Mych, für die schon in einem früheren Abschnitt der Begriff Symmychon eingeführt wurde.

Anders verhält es sich mit dem Gebrauch für den Ausdruck Zelle. Diese wird keineswegs nur für die drei Stufen der Cytomonen angewendet, sondern auch für Vereinigungen von Cytomonen, bei denen die Caryomonen durchaus noch getrennt liegen und der Anordnung der Cytomonen entsprechend verteilt sind. Dies ist aber in Wirklichkeit keine Cytomone mehr. Für diese Gebilde seien für die drei Stufen angewendet: Pliomychit, Pliathrit und Pliocytit[2]). Beispiele sind für das Pliomychit die Dimychoten, für das Pliathrit z. B. die Trypanosomen (cf. HARTMANN 1911, pag. 26), für das Pliocytit die polynucleären Leucocyten der Mammalia, ferner ein Teil der Riesenzellen des Knochenmarkes, und zwar die Osteoclasten (= Polycaryocyten). Ebensowenig fallen die mit einem Symmychon (Symmychit), Synathron (Synathrit) oder Polycaryon (Syncytit) ausgestatteten Zellen unter den Begriff der Cytomone, da hier eben die Einheit noch nicht erreicht ist, die die Cytomone charakterisiert, obgleich rein morphologisch betrachtet keine Differenz zwischen einem Symmichit und einem Athrit, zwischen einem Synathrit und einem Cytit besteht. Beispiele für das Symmychit sind die Cystite und Zoite der Dimychoten, für das Synathrit die Erscheinungen in der Zelle bei der multiplen Teilung bei Rhizopoden, Aulacantha, Trichonympha etc. und für das Syncytit[1]) manche Lymphocyten mit Riesenkernen, bei den Mammalien, ferner die Zellen mit Riesenkernen bei Geschwülsten oder bei Infektionen (cf. Metschnikoff etc.), ein Teil der Riesenzellen des Knochenmarkes, und zwar die Megacaryocyten und gewisse Zellen mit verästelten Kernen bei Insekten.

Die phylogenetische Entwicklung der niederen Organismen zu höheren ist also keineswegs eine einfache Summierung von Zelleinheiten, sondern der Summierung geht erst eine Summierung der Einheiten in der Zelle selbst voraus.

Wenn dies nicht der Fall wäre, müßten Mychit, Athrit und Cytit morphologisch identisch, also ein Eitererreger (Micrococcus), eine Protozoe

---

[1]) Hartmann (p. 497) wendet den Begriff Polycaryon sowohl für polyenergid vereinigte Caryen als auch Athren an; unter Elimination der polyenergiden Athren übernehme ich diesen Begriff für das polyenergide Caryon. Der Begriff Syncarion wird übrigens für den durch Vereinigung des ♂ und ♀ Vorkerns bei der Befruchtung entstandenen Kern angewendet.

[2]) Haeckel nennt ein Syncytium eine vielkernige Zelle, deren Entstehung begründet ist: 1. nach Zusammenfließen von mehreren Zellen, 2. auf dem Schwund der Zellgrenzen zwischen mehreren Zellen, 3. auf Vermehren des Kernes in einer Zelle ohne folgende Zellteilung. Die 3. Gruppe fällt mit dem obigen Pliocytit zusammen; diese eliminiere ich aus dem Haeckelschen Begriff und belasse in demselben nur die beiden ersten Gruppen.

Caryomonen in einer Cytomone (Zelle) und ihre Verbände.	Anzahl der Mych	Anzahl der Athren	Anzahl der Caryen	Cytomonen und ihre Verbände	Beispiele
Mych	1	0	0	**Mychit**	Monomychota. Gonidien und Mychite der Dimychoten.
2 — < Mych	2 — < getrennte	0	0	Pliomychit	Dimychota.
Symmychon	2 — < polydynam vereinigte Mych	1	0	Symmychit	Cystite und Zoite der Dimychoten.
Athron	2 oder mehr normal zu einem mehr oder weniger lockeren oder festen Haufen vereinigt	1	0	**Athrit**	Protozoen.
2 — < Athron	zahlreich	2 — < getrennte	0	Pliathrit	Trypanosomen etc.
Synathron	zahlreich	2 — < polyenergid vereinigte	1	Synathrit	Rhizopoden, Aulacantha, Trichonympha.
Caryon	zahlreich	2 — < normal vereinigte	1	**Cytit**	Die meisten Zellen der Metazoen und Metaphyten.
2 — < Caryen	zahlreich	zahlreich	2 — < getrennte	Pliocytit	Polynucleäre Leucocyten der Mammalia; ein Teil der Riesenzellen des Knochenmarkes, und zwar die Osteoclasten (= Polycaryocyten).
Polycaryon	zahlreich	zahlreich	2 — < polyenergid vereinigte	Syncytit	Manche Lymphocyten der Mammalia; Zellen mit Riesenkernen bei Geschwülsten oder bei Infektionen (cf. Metschnikoff etc.); ein Teil der Riesenzellen des Knochenmarkes, und zwar die Megacaryocyten; Zellen mit verästelten Kernen bei den Insekten.

und eine Säugetierzelle völlig gleichartig aufgebaut sein. Allein die morphologischen Tatsachen widerlegen das aber auf das Allerbestimmteste.

Die vorstehende Tabelle veranschaulicht das eben Entwickelte.

Zu einer leichteren Übersicht und Verständlichkeit des Wesens der Verstaatlichungsvorgänge im Werdegang der lebenden Organismen seien noch einige Begriffe fixiert.

Die Cytomone ist die Organisationseinheit der Zelle in allen drei Verstaatlichungsstufen (mit nur einer Caryomone): Mychit, Athrit und Cytit.

Das Cytopolisma ist die Vereinigung (Verstaatlichung) von zwei oder mehr Cytomonen zu einem Organismus.

Das Caryopolisma ist die Vereinigung (Verstaatlichung) von zwei oder mehr Caryomonen in einer einzigen Zelle: Pliomychit, Pliathrit und Pliocytit.

Die Polydyname ist die zentralisierte Erscheinungfsorm des Caryopolisma, indem die einzelnen Caryomonen zu einer Einheit verschmelzen, an eine einzige Stelle der Zelle rücken und hier gewissermaßen einen einzigen Kern bilden, jedoch nur vorübergehend.

Die Hauptstufen der Verstaatlichung sind die Schritte Cytomone zu Cytomone, also von Mychit zu Athrit zu Cytit. Hierzu kommt noch die theoretische Stufe vom Protit zum Mychit.

Die Nebenstufen der Verstaatlichung sind die Schritte von der Cytomone zum Cytopolisma zum Caryopolisma und zur Polydyname.

Das Cytopolisma ist je nach der Art der Cytomone, aus denen es zusammengesetzt ist, als Pliomychium (aus 2 — < Mychiten), als Pliathrium (aus 2 — < Athriten) und als Pliocytium (aus 2 — < Cytiten) zu bezeichnen.

Abgesehen von den theoretischen Stufen (Protit, Symprotit), sind es unter Berücksichtigung aller Haupt- und Nebenstufen 12 Stufen, welche alle entscheidende cytologische Momente in der Entwicklung der lebenden Organismen von der Urzelle (Mychit) bis zum höchsten Metazoon darstellen.

Der Werdegang, der in der beistehenden polismatologischen Tabelle schematisch versinnbildlicht sein mag, ist demnach der im Folgenden kurz skizzierte.

Zunächst fallen beim Protit, das des Cytoplasmas völlig entbehrend keine Differenzierung zwischen Zellplasma und Kern aufweist, sondern nur einheitliches Kernplasma darstellt und sich so mit dem Begriff Zelle nicht mehr deckt, die beiden Nebenstufen Cytopolisma und Caryopolisma fort, da eben das aus zwei oder mehr Protiten sich zusammensetzende Gebilde schon das Symprotit darstellt, also einen polydynamen Kern ohne Cytoplasma.

Die Einheiten, aus denen das Protit zusammengesetzt ist, liegen außerhalb der belebten Natur, obgleich auch sie wieder in physikalischem und, chemischem Sinne Verstaatlichungen (Atom, Molekül, Kolloid, Eiweißkette Protoplasma) darstellen. — Beispiele für das Protit sind die *Chlamydozoen*; hierher gehören z. B. die Erreger von Masern, Scharlach, Flecktyphus, Gelbsucht der Seidenraupe etc. Sie bilden einen besonderen Organismenstamm, die Protota.

Polismatologische Tabelle.

Stufengruppe der Verstaatlichung ↑	**Cytomone** (Zelleinheit)	**Cytopolisma** (Zellverband)	**Caryopolisma** (Kernverband)	**Polydyname** (Mehrwertige Zelle)
IV	Cytit	Pliocytium	Pliocytit	Syncytit
III	Athrit	Pliathrium	Pliathrit	Synathrit
II	Mychit	Pliomychium	Pliomychit	Symmychit
I	Protit	—	—	Symprotit
→ Stufen der Verstaatlichung	1	2	3	4

Die Grundstufe der Zelle, das Mychit, besitzt in seiner niedrigsten Ausbildung, wie wir gesehen haben, nur ein geringes Cytoplasma. Microgonidien von Bakterien, Microgonite, Spermite, Microoite etc. sind hierfür Beispiele. Bei *Micrococcus* etc. bildet schließlich das Cytoplasma eine im Verhältnis zum winzigen, immer wandständigen oder wenigstens sehr nahe der Wand stehenden Mych riesige Kugel. Beispiele für das Mychit sind alle Monomychoten sowie die Gonidien, Basitmychite etc. der Dimychoten. Das Mychit stellt in der Tabelle Stufe II 1 dar.

Die sich anschließenden Entwicklungsstufen sind das Pliomychium (II 2) und das Pliomychit (II 3). Als ausgesprochene Beispiele für das Pliomychium sind alle *Chondromyciden* anzuführen, bei denen die Einzelindividuen durch Schleimmasse verklebt sind. Da sich hier bei noch dichterem Gefüge von Mychiten keine Zellgrenzen bemerkbar machen, sind diese bisher stets als eine einzige Zelle aufgefaßt worden. Tatsächlich liegen hier die Verhältnisse im Vergleich zu den zwei höheren Hauptstufen schwieriger. Einmal kann man z. B. Streptokokkenketten als Pliomychium auffassen, dann könnte man aber auch, wenn man nur das Dimychit und besonders die Dimychose als Caryopolisma ansehen will, alle übrigen Pliomychite als

Pliomychium ansehen (also Didimychit, Ascit, Synascit etc.). Hier ist eben die Differenzierung nicht so scharf zu fassen wie bei den zwei anderen Hauptstufen, so daß die Grenzen verschwommen erscheinen. Beispiele für das Pliomychit sind alle Dimychoten.

Die 4. Zellstufe (II 4) ist das Symmychit. Beispiele sind das Cystit und das Zoit mancher Dimychoten. Daß die Verstaatlichung der Zelleinheit Mychit erst das Pliomychium und das Pliomychit phylogenetisch überschritten haben muß, um das Symmychit vorübergehend zu erreichen, beweist schon allein die Tatsache, daß das Symmychit nur bei einer ganz beschränkten Anzahl von Bakterienfamilien auftritt, so bei den Sclerothrichiden, Microspiriden und den Spirochaetiden. Den niedrigen Dimychoten fehlt sie gänzlich. Daß sie aber auch gerade den am weitesten abgeleiteten Dimychoten fehlt wie z. B. den Schaudinniden, Syncrotiden und Sphaerotiliden, bestätigt nur die ganz im allgemeinen bei Organismen festgestellte Tatsache, daß es nicht die extremsten Formen einer Gruppe sind, auf welche die nächst höhere Gruppe in ihrer Entstehung basiert. Hier im Symmychit hat die Verstaatlichung der Mychite und schließlich der Mych innerhalb einer Zelle ihren Höhepunkt erreicht. Hier ist eine neue Einheit entstanden, die zwar bei den Dimychoten nur vorübergehend erreicht wird, die aber, selbständig geworden und nicht mehr zu Mychiten zerfallend, den Ausgangspunkt für die Zelle der Protozoen darstellt.

Die 5. Zellstufe (III 1) ist diese so entstandene Zelle, das Athrit. Die Protozoenzelle stellt alle die Fälle der Modifikationsmöglichkeiten und Entwicklungsformen dar, die innerhalb dieser Stufe auftreten können. Die niedrigste Stufe ist die Zelle mit einem Kern mit einheitlichem Gefüge, der dem Symmychon direkt entspricht. In den meisten Protozoenklassen ist sie unter den am niedrigsten stehenden Gattungen vertreten, so diejenigen Flagellaten, bei denen der Kern sich amitotisch teilt, so die Bakterien etc. Bei anderen Formen isolieren sich die Athromychanteile des Athron mehr, zumindest bei der Kernteilung, worauf schon früher hingewiesen. Bei diesen Formen, wie z. B. bei den Trypanosomen, sind die einzelnen Bestandteile (Athromych) des Athron deutlich sichtbar. Gerade auch bei den Trypanosomen kommen auch Stadien vor, die durch die — hier allerdings vorübergehende — Verteilung der Athromych über den ganzen Bakterienkörper den Eindruck von Synasciten erwecken. Jedoch ist die Möglichkeit nicht auszuschließen, daß es sich hier gar nicht um Athromych, sondern um Anhäufungen junger Athren handelt. Andernfalls wären unter den Protozoen die Trypanosomen den Bakterien nahe verwandt. Hierfür heranziehbare Abbildungen gibt Doflein (1911) z. B. in Fig. 333 von *Trypanosoma Brucei* Kent., in Fig. 340 B von *Trypanosoma raiae* Lav. et Mesn. Jedenfalls kommen die Sporozoen hierbei nicht in Betracht, da

z. B. bei den Plasmodien die zahlreichen Kerne im Schizont nicht Kernanteile (Athromych), sondern durch fortgesetzte Kernteilung entstandene junge Kerne (Athren) der späteren Merozoite sind. Bei der höchsten Form des Athron wird schließlich die Gesamtheit der mehr oder weniger isolierten Athromych durch eine gemeinsame Kernmembran vom Cytoplasma abgetrennt. Mit dieser Kernmembran ist, wie schon HARTMANN (1911) in seiner klassischen Arbeit betont, erst derjenige Charakter erworben, der den höher organisierten Kern vom primitiven Kern auszeichnet. Es ist dies ein Charakter, der für den Kern der 4. Hauptstufe, den Caryon, typisch ist. Übrigens scheint auch der Kern der Hefezelle (Saccharomyceten) dem Athrit mit Kernmembran zu entsprechen.

Die 6. Zellstufe (III 2) ist die Verstaatlichung von Athren zum Pliathrium. Hier sind z. B. die Plasmodien der Mycetozoen (Myxomyceten) als Beispiele zu erwähnen, ferner auch Hefeschläuche und -ketten.

Die 7. Zellstufe (III 3), das Pliathrit, ist durch die Vereinigung von mehr als einem Athron in einer einzigen Zelle charakterisiert. Hier ist vor allem die besonders von HARTMANN durchgeführte Doppelkernigkeitslehre zu erwähnen die für einen Teil der Protozoen, und zwar besonders der Trypanosomen, Gültigkeit hat (cf. Hartmann 1911, pag. 26).

Die 8. Zellstufe (III 4), das Synathrit, ist durch die vorübergehende polyenergide Vereinigung von mehreren oder zahlreichen Athren zu einem Kern, wie es bei manchen Rhizopoden, Aulacantha, Trichonympha etc. stattfindet. Ein solcher Kern erhält hierdurch meist das Aussehen eines Metazoenkernes, also eines Caryon im Stadium der Kernfigur. HARTMANN (1911) bildet eine Reihe solcher Formen ab. Auch hier ist diese Erscheinung, die bei den Protozoen nur vorübergehend auftritt, schließlich zu einer dauernden geworden, und so ist der höhere Kern entstanden, das Caryon.

Die 9. Zellstufe (IV 1), das Cytit, ist eine Zelle mit einem Caryon Das Caryon besteht aus einer Anzahl Athren, hier Chromosomen genannt, die Chromosomen wieder aus einer Anzahl Caryomych, hier mit der Reservestoffhülle zusammen Chromiolen genannt. Das Cytit ist die Zelle der Metazoen und Metaphyten und deren Baustein.

Die 10. Verstaatlichungsstufe, das Pliocytium, ist die Vereinigung von zwei bis zahlreichen Cytiten zu einem einzigen Organismus, wie sie im Metazoon und im Metaphyton sich darstellt.

Die 11. und 12. Stufe, das Pliocytit und Syncytit, sind schon in Abschnitt IX C 1 genügend charakterisiert und stellen weniger verbreitete Zellen höherer Tiere dar, die besonders im Kampfe gegen Infektionen eine besondere Höhe der Entwicklung erreicht haben, aber auch sonst verbreitet sind. Beispiele für Pliocytite sind: polynucleäre Leucocyten der Mammalia; ein Teil der Riesenzellen des Knochenmarkes, und zwar die Osteoclasten

(= Polycaryocyten), ferner die in der Epidermis des Laubfrosches von W. J. Schmidt (Anatom. Anz. 1920) gefundenen Riesenepithelzellen mit mehreren orthomorphen Kernen.

Hierher gehören auch zahlreichere Beispiele bei den Pflanzen, so z. B. die Zellen der Riesenrasse von Oenothera lamarkiana (gigas) mit doppelter Chromosomenzahl bei doppelter Zellgröße (cf. de Vries) sowie die experimentell erzeugten triploiden und tetraploiden Zellen bei Pflanzen (cf. Winkler, H., Über die Entstehung von genotypischer Verschiedenheit innerhalb einer reinen Linie. Zeitschr. f. induktive Abstammungs- und Vererbungslehre. 27. Bd., 1922, pag. 244). Das gelegentliche natürliche Auftreten von triploiden und tetraploiden Keimzellen ist auch einer der Wege der Natur zur Neubildung von reinen Linien; experimentell ist dies dadurch erwiesen, daß Samen triploider Pflanzen, die mit dem Pollen der normalen (diploiden) Stammform erzeugt wurden, von Generation zu Generation allmählich wieder zur diploiden Form zurückgingen, aber neue Formen darstellten, die als von den Ausgangsformen durch mehr oder weniger gehäufte Verschiedenheiten der Eigenschaften als abweichend sich erwiesen. In gleicher Richtung ist übrigens auch der Parallelismus zwischen Chromosomenzahl und Rudimentärwerden des 5. Fußpaares bei Cyclopodiden zu werten.

Beispiele von Syncytiten sind z. B.: manche Lymphocyten der Mammalia; Zellen mit Riesenkernen bei Geschwülsten oder bei Infektionen (cf. Metschnikoff etc.); ein Teil der Riesenzellen des Knochenmarkes, und zwar die Megacaryocyten; Zellen mit verästelten Kernen bei Insekten; die von Fr. Levy im Froschhoden gefundenen Riesenzellen (von ihm Syncythium genannt; Biolog. Zentralbl. Bd. 40, 1920, pag. 29—37), die früher als Ureier aufgefaßt würden; die Riesenzellen, die Flemming bei *Salamandra* und Broman bei *Bombinator* beobachteten. Ob die Riesenzellen (Primärerythrocyten) des embryonalen praemedulären Blutes, das bei den Amphibien mesenchymatischen, bei den Mammalien (beim Menschen während der drei ersten Monate) hepatischen Ursprung hat, über die C. S. Engel einige interessante Arbeiten publizierte (z. B. Über die Gesetzmäßigkeit in der Aufeinanderfolge der Erythrocyten während des embryonalen Lebens. Arch. f. mikrosk. Anatomie 86, 1915, pag. 345 bis 370, Taf. 13—15) im Gegensatz zu den späteren medulären Erythrocyten als Syncytite anzusprechen sind, ist nicht mit Sicherheit anzugeben.

Das Syncytium (cf. Haeckel und pag. 318) steht zwischen Pliocytium und Pliocytit; es stellt eine vielkernige Zelle dar, die durch das Zusammenfließen mehrerer Zellen bez. auf den Schwund der Zellgrenzen zwischen mehreren Zellen entstanden ist (vgl. die Untersuchungen von zur Strassen, Roux, Driesch etc.).

Das Cytopolisma kann so z. B. aus Zellen gleicher Herkunft (isogen) oder aus Zellen verschiedener Herkunft (heterogen) zusammengesetzt sein; als Beispiel für das heterogene Cytopolisma erinnere ich an die Flechten, die aus Algen- und Pilzzellen zusammengesetzt sind.

Ein außerordentlich wichtiges Moment, das eine weitere fundamentale Untergliederung der Cytomonen und ihrer Verbände auslöst und zu phylogenetischen und klassifikatorischen Untersuchungen vergleichend morphologische Unterlagen darbietet, ist die Organisation und Zusammensetzung des Centriol beim Cytit und besonders beim Athrit, zumal es bei letzterem aus einem, zwei oder mehr Athromych (Chromiolen minus Trophoconienhülle) bestehen kann, und es nach HARTMANN auch Protozoen gibt, bei denen diese Separierung einzelner Athromych nicht stattfindet und ein Centriol diesen Formen fehlt.

Unter Berücksichtigung der Bedeutung des Mych im Pliomychit darf man aber, wie es HARTMANN vertritt, die Entstehung dieses isolierten Teilkernes, der auch innerhalb der Protozoen noch in verschiedener Richtung und Wertigkeit ausgebildet ist, wo er z. B. bei der Infusorienzelle den generativen Kern im Gegensatz zum motorischen Kern und bei der Trypanosomenzelle etc. den lokomotorischen Kern im Gegensatz zum Hauptkern darstellt, nicht ausschließlich phylogenetisch damit zu erklären versuchen, daß er aus dem Hauptkern durch die Übernahme besonderer Funktionen herausgetreten ist, was ja in vielen Fällen beobachtungsmäßig festgestellt wurde, sondern es muß auch, sicher nicht in wenigen Fällen, an die Möglichkeit gedacht werden, daß diese Kolonisation von Athromych gleich von Beginn an sich als Außenkolonie angelegt hat, als das Bedürfnis zu einem Zusammenschluß der über den gesamten Organismus verteilt liegenden Mych der Bakterien-Pliomychites zum Athrit eintrat.

Von fundamental wichtiger einschneidender Bedeutung für die Phylogenie der Metazoen und Metaphyten dürfte daher die Tatsache sein, daß dem Cytit ein mehrwertiges Centriol (mehr als ein Caryomych) ganz ausschließlich zukommt, so daß von den Arthrit-Organismen der Protozoen und Protophyten für phylogenetische Betrachtungen für sie zunächst nur diejenigen in Frage kommen, die ein mehrwertiges Centriol besitzen, während die Formen mit fehlendem oder einwertigem Centriol hierfür ausgeschaltet sind und erst indirekt durch Beziehungen zu diesen Berücksichtigung finden können.

Diese Gesichtspunkte erscheinen mir auch vom vergleichend morphologischen Standpunkt aus schwerwiegend genug, um die geistvolle Theorie meines Freundes C. BÖRNER [1]) in ganz wesentlichen Punkten zu verschieben, da eben die vergleichend morphologischen Momente die phylogenetisch

[1]) Börner, C., Die natürliche Schöpfungsgeschichte als Tokontologie. Leipzig 1923.

und klassifikatorisch ausschlaggebenden sind, wenn dadurch auch die fundamentale Bedeutung dieser Entwicklungsvorgänge in keiner Weise geschmälert werden kann. Meines Erachtens kommt es eben bei der Abschätzung der Wichtigkeit der einzelnen determinierenden Momente außerordentlich auf die Reihenfolge der phylogenetischen Gesichtspunkte an. Je nachdem man diesem oder jenem Moment eine höhere Bedeutung beimißt, ergeben sich um so tiefgreifendere Änderungen in den Schlüssen, je mehr man sich der Basis der gesamten Organismenwelt nähert.

Weitere komplizierte Verstaatlichungsstufen basieren auf dem Pliomychium, dem Pliathrium und besonders dem Pliocytium; sie stellen Kolonien und Staatenbildungen und weitere innigere Verbände an.

Diese Verstaatlichungsstufen muß man sich zu der auf S. 321 gegebenen Tabelle in die dritte Dimension gelegt vorstellen. Also aus dieser Basis von Individualstufen, die mit Monisma bezeichnet sei, erhebt sich auf jeder dieser 14 Einzelstufen eine Stufengruppe, die alle Verstaatlichungen von Individuen zu Kolonien, Kulturen, Schwärmen, Staatenbildungen umfaßt, und die mit Autopolisma bezeichnet sei; bei dieser Stufe sind die Einzelindividuen selbständig und frei von den anderen, nur aus biologischen Gründen in mehr oder weniger naher Nachbarschaft und Beziehung zueinander gebracht. Das Meropolisma ist ein weiterer Schritt, bei dem die Freiheit des Individuums zum Staat so erheblich beschränkt ist, daß ein freiwilliges Ausscheiden nicht mehr möglich ist und jedes Individuum ein Teil des Ganzen ist. Als ein sehr wichtiges und interessantes Glied für diese Verstaatlichungsform des Pliomychium sei an die durch Schleim verklebten Synascite der Chondromyciden erinnert, die auf so einfache Weise eine an Pilzwachstum erinnernde Wuchsform erreichen; hier seien ferner für das Meropolisma des Pliocytiums die Korallen- und Bryozoenstöcke, die Siphonophoren, schließlich auch die Bandwürmer erwähnt; das Aufgeben der Individualität der einzelnen Organismen ist aber noch nicht so weit fortgeschritten, daß sie nicht getrennt werden können; jedes Individuum ist immer noch ein Vollorganismus. Dies ist in der nächsten Stufengruppe, dem Sympolisma, auch aufgegeben; hier sei für das Sympolisma das Pliocytiums der Regenwurm als Beispiel aufgeführt; die einzelnen metameren Glieder haben noch einen Teil ihrer individuellen Organe behalten, so hier das Nervenzentrum, die Harngefäße etc., aber an eine Trennung der einzelnen einstigen Individuen kann nicht mehr gedacht werden. Hier sei noch die Metamerie überhaupt gestreift, die ja auch bei allen Wirbeltieren polismatologisch einen weiten theoretischen Spielraum offen läßt. Für das Sympolisma des Syncytit sei z. B. auf Krebsgeschwülste hingewiesen.

Daß die Abschätzung der Wertigkeit des Kernapparates auch für vergleichend phylogenetische und systematische Forschung von allergrößter

Bedeutung ist, wird sich besonders bei den einzelligen Organismen, besonders auch bei den Protozoen erweisen. Denn die Zellform kann in keiner Weise für die systematische Eingliederung maßgebend sein, ehe nicht die Wertigkeit und Bau des Kernes durch vergleichend ontogenetische Untersuchungen mit Sicherheit erkannt ist.

Diese Reihe von Stufengruppen, die jede ein Komplex von Stufenmöglichkeiten enthält, von oben nach unten aneinandergereiht: Sympolisma, Meropolisma, Autopolisma, Cytitgruppe, Arthritgruppe, Mychitgruppe, Protitgruppe, kann auch noch weiter nach unten in weitere Stufengruppen fortgesetzt gedacht werden, und zwar: Kolloid, Molekül, Electrosom, Atom, um schließlich im Electron zu enden — eine endlose Kette uferloser Verstaatlichungsmöglichkeiten.

Daß die in die Gruppe der Albuminoiden gehörigen Enzyme (früher auch ungeformte Fermente genannt) bereits tatsächlich ganz nahe den Protota stehen, darauf scheint der neuerdings im Anschluß an Untersuchungen über das d'Herellesche Phänomen über die Natur der Bacteriophagen heftig entbrannte Streit, hinzudeuten. Es werden wohl auch hier, wie so oft, beide Parteien Recht behalten, nach der einen Seite werden invisible, unfärbbare Microorganismen das Agens darstellen, wie es Boil, Bordet, Cinka, Dürr, Matsumoto, Vallen (C. B. I 91, 1924, 424), Flu (z. B. I, Orig. 90, 1923, pag. 362), Beckerich und Haudurry (J. of Bact. 1923, 8, pag. 163) etc. vertritt, nach der anderen Seite werden tatsächlich auch Enzyme in Frage kommen können, wie es Scheidegger durch Beeinflussung des lytischen Agens auf den Ablauf der Bacteriolyse mittels Wasserstoffionenkonzentration zu erweisen sucht (Z. f. H. 99, 1923, pag. 403).

Und für eine noch niedere Stufengruppe erinnere ich an das Wort Wolfgang Ostwalds auf der Versammlung zur Hundertjahrfeier in Leipzig (Verh. Ges. D. Naturf. u. Ärzte 1922, pag. 247):

„Im Wechselspiel zwischen Kolloiden und Electrosomen allen Dispersitätsgrades beruht ein großer Teil des biologischen Geschehens".

D. Bemerkungen zu einer Klassifikation der Protota.

Die Protota stellen die Urorganismen dar. Sie bestehen aus einer homogenen Eiweißmasse, die nur aus Kernsubstanz (Linin) zusammengesetzt ist. Ein flüssigerer Nähreiweißvorrat in Form von Zellplasma fehlt völlig und ist weder als Hüllenrudiment noch als Anhang irgendwie angedeutet. Eine Fähigkeit, sich zu bewegen, fehlt.

Da die Protota die Vorstufe zu den Mychoten (Bakterien) etc. sind, können sie keineswegs mit den Protozoen in Verbindung gebracht werden. Bereits Doflein weist (Lehrb. d. Protozoenkunde 3. Aufl. 1911, pag. 936) darauf hin, daß die Chlamydozoen sich enger an die Bakterien als an die

Protozoen anschließen. Die Mychoten unterscheiden sich von den Prototen, auch in ihren primitivsten Formen (z. B. beim Microgonit, dem Spermit etc.), fundamental durch den Besitz eines Zellplasma (Cytoplasma) neben dem Kernapparat. Beim Microgonit ist es zwar nur noch ein oft sehr kleiner, kalottenartiger Anhang (cf. Fig. 146), bei dem Spermit ein noch viel winzigerer Cytoplasmaanhang.

Während man also bei allen Erscheinungen der Mychota (Bakterien) immer noch von Zelle sprechen kann, ist dies bei den Prototen nicht mehr möglich.

Sollten sich Organisationsformen finden, die in der Kulminante die eine erste Andeutung eines Cytoplasma (flüssiger Nähreiweißvorrat) in Form einer feinen Zone, Calotte oder eines Anhanges, wenn auch nur vorübergehend bei einem Entwicklungszustand, zeigen, so müßte man diese zu den Mychoten eingliedern und gleichzeitig den Begiff der Mychota dahin erweitern, daß bei den niedrigsten Formen derselben Erscheinungen ohne Cytoplasmarest in der Ontogenie (bzw. Cyclogenie) auftreten, oder man müßte ihnen eine isolierte Stellung zwischen beiden Gruppen zuweisen.

Der Mangel eines flüssigen Nähreiweißvorrates des Cytoplasmas bedingt entweder eine absolute Abhängigkeit von flüssigen Nährmedien oder aber eine weitgehende Fähigkeit des Eintrocknens. Beide Möglichkeiten scheinen auch bei den Chlamydozoen sich herausgebildet zu haben. Die außerordentlich hohe Ansteckungsgefahr bei vielen Chlamydozoen-Erkrankungen — ich erinnere nur an Masern, Scharlach —, selbst auf weite Entfernungen, ist kaum anders als durch eine sehr stark entwickelte Fähigkeit des Eintrocknens denkbar. Beim Flecktyphuserreger scheint wieder die erste Möglichkeit ausschließlich in Frage zu kommen, die vermittelnde Rolle hat hier die Kleiderlaus übernommen. Ob solchen Differenzen genereller Wert beigemessen werden darf, erscheint allerdings fraglich. Es könnte jedoch die Frage erhoben werden, ob generelle Differenzen zu solchen biologischen Differenzen aufzufinden sind. Solche parallel zu biologischen Sonderheiten laufenden morphologischen Differenzen sind erfahrungsgemäß nicht selten zu erwarten. Allerdings werden sich hier bei den Prototen mit einem Minimum von Erscheinungsmöglichkeiten einer klaren Fassung von Genera und niederen Gruppen die allergrößten Schwierigkeiten bieten, die diejenigen bei den Bakterien noch bei weitem übertreffen. Zeigen sich wesentliche Formverschiedenheiten, so haben sie für systematischen Standpunkt eine grundlegende Bedeutung.

Die Bewegungslosigkeit der Protota liegt in dem Fehlen alles Cytoplasmas begründet; da alle Organellen der Zelle, auch die der Bewegungen, sich aus dem Material der Reserveeiweiße und anderer Reservestoffe, die das Cytoplasma (einschließlich der den Lininkern umhüllenden Nucleinsäure-

Chromatine) in seiner pimitivsten Form darstellt, durch Organisation dieses Reservematerials herausdifferenziert haben dürften, so ist die Möglichkeit einer Eigenbewegung bei keinem Vertreter der Protota zu erwarten.

Daß die Bacteriophagen, ebenfalls unfärbbar und zunächst noch invisibel, gleichfalls Protota darstellen, erscheint nach dem heutigen Stand der bereits umfangreichen Literatur über dieses junge Gebiet zweifellos. Auf die Arbeiten von BAIL, BORDET, DÜRR, CIUKA, MATSUMOTO (1924), FLU (C. B. I. 90, 1923, pag. 302) wäre in dieser Richtung hinzuweissen. Bereits FLU weist darauf hin, daß es gelingt, die Bacteriophagen von der Bakterien zu isolieren und sie getrennt auf Agar weiterzuzüchten. Auch BECKERICH und HAUDURRY (J. of Bact. 8, 1923, pag. 163) sehen die Natur der Bacteriophagen als Ultramicroorganismus aus vier Reihen von Tatsachen als erwiesen an: 1. unbegrenzte Übertragbarkeit in Serien, 2. die Möglichkeit der Zählung der bactierophagen Elemente im Plattenverfahren, 3. der B. kann sich an bestimmte chemische Substanzen, wie z. B. Glycerin, anpassen, 4. die Polyvalenz der Bacteriophagen.

Schließlich hat die im Hinblick auf das d'HERELLEsche Phänomen (Lösung von Erythrocyten und Leucocyten durch Bacteriophagen nur bei Anwesenheit von Bakterien) erhobenen Bedenken VALLEN in seinen neuesten Untersuchungen (C. B. I, Orig. 91, 1924, pag. 424—425) dadurch zerstreut, daß er die Schädigung der Erythro- und Leucocythen auf Abbauprodukte bei der Lösung der Bakterien durch Bacteriophagen zurückführt.

Wenn die Beobachtungen richtig sind, daß unter den Protota außer den isodiametrischen Formen, wie sie es gewöhnlich zu sein scheinen, auch Formen sich finden, die neben den isodiametrischen Einheiten heterodiametrische Gebilde aufweisen, etwa in Form von ganz kurzen Stäbchen, wie sie z. B. FROSCH und DAHMEN für *Loefflerια Nevermanni* Frosch et Dahmen 1924, dem mit Hilfe von ultravioletten Strahlenphotographien festgestellten Erreger der Maul- und Klauenseuche, angibt, der eine größte Länge von ca. 0,1 μ besitzt (cf. Berliner Tierärztliche Wochenschrift 1924, Nr. 15), so könnte man den Stamm *Protota* in zwei Kreise: *Isoprotota* und *Heteroprotota*, zerlegen. Zu ersteren würden u. a. auch die Chlamydozoen gehören.

X. Die Bedeutung der Cyclogenie der Bakterien für die Medizin.

> Es gibt keinen anderen Weg, den Geheimnissen der Natur auf die Spur zu kommen, als den entsagungs- und umwegreichen, den die Tatsachen - Forschung einschlägt. Lipsius, Naturphilosophie. Breslau 1923. I. Kap. p. 24.

Die Bakteriologie, sei sie vom Standpunkt des Botanikers oder des Praktikers betrieben, ist ein Zweig der Naturwissenschaft und bedarf selbst zu einem oberflächlichen Eindringen vor allen Dingen naturwissenschaftlicher Methodik. Gar von einer Beherrschung der Materie unter Vernachlässigung der vergleichenden Morphologie, der Grundlage alles Wissens über lebende Organismen, sprechen zu wollen, wäre aller naturwissenschaftlichen Erkenntnis widersprechend.

Unter Vernachlässigung aller der Resultate naturwissenschaftlicher Forschung, die geeignet waren, morphologisch und biologisch den Weg zu ebnen, ich erinnere nur an Zopf, Wasserzug, Metschnikoff, Hewlett und Knight, wurde gerade in der praktischen Bakteriologie dem physiologischen Wege, zumal er sich für die spezifische Differenzierung als brauchbares Hilfsmittel erwiesen hatte, in ganz überwiegendem Maße der Vorzug gegeben. So gelangte die Physiologie in der Bakteriologie zu einer Herrschaft, nicht bloß auf physiologischem Gebiete, die ihr ja zukam, sondern auch auf systematischem, klassifikatorischem und entwicklungsgeschichtlichem Gebiet, die ihr keineswegs gebührte. Dies war geeignet, die Bakteriologie auf falsche Wege zu leiten, und sie wurde auch tatsächlich dahin geführt, wie ja im einzelnen in den vorstehenden Abschnitten entwickelt worden ist.

Für die Bedeutung der Cyclogenie der Bakterien für die praktische Medizin sind es ganz besonders zwei Gesichtspunkte, welche in den Vordergrund treten, und zwar 1. die therapeutische Bedeutung, und 2. die diagnostische Bedeutung. Über diese sollen die beiden folgenden Abschnitte handeln.

A. Das cyclostatische Moment der Virulenz (Virostadium).

(Therapeutische Bedeutung der Cyclogenie.)

Die Virulenz einer pathogenen Bakterienart ist an ein Cyclostadium oder an einige Cyclostadien der Cyclode gebunden. Dieses Cyclostadium sei das Virostadium genannt. Dabei ist der Begriff Virulenz nicht bloß in dem Umfang der toxischen Wirkung, sondern wie es allgemein gebräuchlich ist, in dem weiteren Umfang der Pathogenität angewendet. Cyclostadien, die keine Virulenz aufweisen, sind avirulente Stadien.

Das Virostadium ist dasjenige Cyclostadium, das dem Praktiker bekannt ist, in dem ihm der Charakter der Spezies verkörpert ist. Auf dieses sind alle elektiven Kulturmethoden zugeschnitten, und alle spezifischen Nährböden zielen auf die reine Darstellung des Vorstadiums. Dazu kommt das ausschließliche Operieren mit nur frischen Kulturen, so daß andere Cyclostadien als das Virostadium selten unterlaufen. Tritt aber doch diese Möglichkeit ein, so ergibt sich für den Praktiker die Unmöglichkeit, die Spezies in dieser Form zu identifizieren. Wie im nächsten Abschnitt ausgeführt wird, kommt das besonders auch für die Organismen der Diphtheriegruppe in Betracht.

Das Virostadium kann irgendein Stadium der Cyclode einnehmen. Es ist in keiner Weise abhängig von der Kulminante, kann aber natürlich auch, wie z. B. beim Diphtherieerreger, in der Kulminante selbst liegen.

Es ist daher in keinem Falle gerechtfertigt, die Tierpathogenität oder gar die Virulenz als charakteristisches Speziesmerkmal für alle Erscheinungsformen anzusehen; ein Spezialmerkmal bleibt es naturgemäß trotzdem (entgegen Fuhrmann 1907).

Daß die Cyclostadien, welche nicht das Virostadium darstellen, nicht virulent sind, ist z. B. leicht am Choleraerreger festzustellen. Finden sich bei Personen, welche die Cholera überstanden haben, noch Choleraerreger, so sind sie stets im Cataphytitstadium oder auch seltener im Gonascitstadium oder schon als Gonidien. Besonders das Cataphytitstadium zeichnet sich aus, daß die Stäbchen plumper, nur sehr schwach gekrümmt sind. Eine ganz auffällige Erscheinung tritt gerade beim Cataphytitstadium leicht ein. Benutzt man unverdünntes Carbolfuchsin zur Färbung, so tritt fast bei allen Individuen Plasmolyse ein, so daß sie ganz deformiert im Präparat gar nicht mehr als Stäbchen erkennbar sind. Stark gefärbte Stellen wechseln mit hellen, fast ungefärbten Stellen ab. Es handelt sich aber hier nicht um Trophosome und atrophische Mychosen, sondern es sind starke Schrumpfungserscheinungen. Diese Plasmolyse tritt bei den Anaphytiten nicht ein. Vermieden wird sie übrigens beiläufig auch bei den Cataphytiten des Choleraerregers durch Anwendung von stark verdünntem Carbolfuchsin (1 : 10).

Schon frühere Autoren konnten diese Erscheinungen für Bazillenträger vom Choleraerreger feststellen. So beobachteten z. B. Lumbroso und Gerini (1911), daß Cholerastämme von Bazillenträgern eine große Variabilität und Labilität ihres morphologischen Charakters aufweisen.

Ferner sei auf die Tatsache, daß beim Choleraerreger und anderen pathogenen Arten alte Kulturen schnell an Virulenz einbüßen, hingewiesen, die von zahlreichen Autoren vertreten wird. Der Grund liegt darin, daß eben in alten Kulturen das Virostadium längst überwunden ist und entweder ein höheres Stadium (Metastase) vorliegt oder Gonidien gebildet sind, die wieder gekeimt sein können, und dann der Organismus auch in einem niederen Stadium (Prostase) als das Virostadium sich darbietet. Schließlich können auch Gonite gebildet sein, wie es bei der irrtümlichen Auffassung von GOTTSCHLICH und WEIGANG (1895) die Veranlassung war.

Die Beobachtung von HEWLETT und KNIGHT (1898), daß aus kurzen Stäbchen der typische Diphtherieerreger entstehen kann, wurde von mir mehrfach bestätigt. Die HEWLETT- und KNIGHTschen Befunde sind jedoch nicht absolut beweisend, da diese nicht die zahlreichen verwandten Spezies differenzieren konnten. Bei Nachuntersuchung an Diphtherie erkrankter Personen, bei denen die Krankheit bereits behoben ist, in einem Falle auch bei einem nicht erkrankten Familienmitglied, wurde von mir von der eintägigen Originalkultur auf Löffler-Serum aus Kolonien, welche nur Prophytite (Dimychite und wenig Didimychite) enthielten, nach ein- bis zweitägiger Weiterkultur auf neuem Serumnährboden der typische Diphtherieerreger gezüchtet. Bei einem Falle lag sogar das Anabasit vor. Bereits an dieser Stelle sei erwähnt, daß es sich dabei keineswegs um die Arten der Gattung Corynobacterium handelte, die leicht in das Phytitstadium eintreten, wie z. B. *C. mochloticum* Enderl., *C. clavatum* Enderl., oder um *Cladascus furcabilis* Enderl., sondern, wie durch langes Aufbewahren der Reinkultur und mehrfaches Umwechseln des Nährbodens unzweifelhaft erwiesen wurde, das typische *C. diphtheriae* (Löffl.).

Ferner sei hier noch der Influenzaerreger erwähnt, dessen Virostadium im Anabasit liegt. Vorherrschend das Dimychit tritt beim Krankheitsbild in Erscheinung, und nur ganz einzeln sieht man dazwischen eine Zweierdesme vom Mychit, deren regelmäßiges Auftreten, verbunden mit dem Vorhandensein aller Übergänge zum Dimychit, keinen Zweifel an der Zusammengehörigkeit aufkommen läßt. Die Kulminante des Influenzaerregers liegt aber im Gonascitstadium. Aber auch das Probasitstadium, bei dem das Mychzit vorherrscht, ist öfters beobachtet und in der Literatur vermeldet; es scheint, daß eine abgeschwächte Virulenz diesem Stadium, das als Mychit-Desme (also „streptococcenartig“) in Erscheinung tritt, eigen ist.

In folgender Tabelle seien die genannten Beispiele mit einigen anderen zusammengestellt, um die Stellung des Virostadiums pathogener Bakterien im Verhältnis zur Kulminante klarzustellen.

Beispiel	Virostadium	Kulminante
Micrococcus aureus (Rosenb.)	Probasit	Probasit
Mogallia pneumoniae (Weichselb.)	,,	Anabasit
Bacterium influenzae Lehm. et Neum. 1896 ..	Anabasit	Gonascit
Diplococcus intracellularis (Weichselb.)	Basoit	Basoit
,, *gonorrhoeae* (Fl.)	,,	,,
Eucystia pestis (Yers.)	Prophytit	Cystascit
Acystia typhi (Eberth)	,,	Gonascit
,, *coli* (Esch.)	,,	,,
Bacterium pneumoniae (Friedl.)	,,	,,
Microspira comma Schröt.	Anaphytit	Synascit
Migulanum anthracis (Koch)	Phytascit	,,
Treponema pallidum (Schaud.)	,,	Gonascit
,, *dentium* (Koch)	,,	,,
Sclerothrix tuberculosis (Koch)	,,	Cystascit
Syncrotis buccalis (Rob.)	Gonascit	Synascit
Corynobacterium diphtheriae (Löffl.)	Cystascit	Cystascit
Syncrotis ventricola Enderl.	Synascit	Synascit

Nach Fixierung des Virostadiums innerhalb der Cyclode für pathogene Bakterien ergibt sich für die Medizin durch Variieren der Bedingungen das Postulat einer Zusammenstellung und Prüfung der Möglichkeiten einer Überführung in anderes Cyclostadium, dem keine oder geringere Virulenz eigentümlich ist.

Hierbei sind zwei Momente von prinzipieller Wichtigkeit. 1. Welche konditionellen Faktoren wirken verändernd auf die Cyclode der Bakterie ein? 2. Welche dieser Faktoren können im menschlichen Organismus angewendet werden?

Es ist daher durchaus nicht erforderlich, die Bakterie durch starke Giftwirkungen im menschlichen Körper abzutöten, sondern sie ist durch geeignete Einflüsse zu veranlassen, die Mochlose des Virostadiums zu überwinden und wenn möglich in ein nicht virulentes Cyclostadium einzutreten. Ein solches würde den Einflüssen der menschlichen Antigene weniger erfolgreich Widerstand leisten können, da ja die Giftwirkung und Pathogenität fehlt oder wenigstens mehr oder weniger stark vermindert ist.

Für die konditionellen Faktoren cyclogenetischer Veränderungen, die für eine **Mochlolyse des Virostadiums** erforderlich sind, kommen alle jene im Abschnitt VI β gruppenweise angedeuteten Einflüsse in Betracht, so die Chemomorphosen (Alkalomorphosen, Oxymorphosen, Halomorphosen, Toxomorphosen), Thermomorphosen, Aëromorphosen, Photomorphosen und Elektromorphosen.

In zweiter Linie kommt dann der Tierversuch in Betracht bei Beurteilung über die Anwendbarkeit der für die betreffende pathogene Bakterie als wirksam zur Aufhebung der Mochlose des Virostadiums festgestellten konditionellen Faktoren.

Wie bereits Flügge (Z. H. 4. Bd. 1888), Roux und Chamberland (Ann. de l'Inst. Pasteur T. I, Nr. 12, T. II, Nr. 2) erkannten, wirken die Stoffwechselprodukte der Bakterie auf dieselbe abschwächend für die Virulenz ein. In alten Kulturen finden sich daher ganz besonders in der Virulenz stark abgeschwächte Formen.

In die Gruppe der Toxomorphosen gehören auch die Erscheinungen, auf Grund deren sich die Impfung mit weniger virulenten Spezies (Pockenimpfung) oder mit Impfstoff aufbaut. Hier werden durch die Stoffwechselprodukte der Bakterien usw. Antigene erzeugt, die toxisch auf den Krankheitserreger wirken und ihn zum Eintritt in ein anderes Cyclostadium veranlassen, das sich eben anders verhält als das Virostadium.

Am günstigsten dürfte zweifellos die Mochlolyse wirksam sein, wenn eine Verschiebung des Cyclostadiums auf das Gonidienstadium als Erfolg eintritt, weil die Gonidie als Ruheform keine Lebenstätigkeit äußert und so auch keine Virulenz besitzen kann. Diese dürfte wohl vom Körper am leichtesten abgestoßen werden, da sie sich ihm gegenüber einfach als Fremdkörper verhält.

Welche Cyclostadien bei den einzelnen pathogenen Organismen keine Virulenz besitzen und welche konditionellen Faktoren zur Erzeugung derselben im menschlichen Organismus am geeignetsten sind, derartige Feststellungen kämen als Ziele spezieller medizinischer Forschung in Betracht. Die Arbeitsmöglichkeiten, vor allem im Sinne der wohl ganz besonders in Frage kommenden Toxomorphosen und Halomorphosen, sind naturgemäß unbegrenzt. Vom Standpunkte der Cyclogenie ist es jedoch jetzt möglich, direkt am Parasiten die konditionellen Faktoren zu erproben, die geeignet sind, diesen durch Mochlolyse in ein vom Virostadium abweichendes Cyclostadium zu bringen, das der Organismus infolge dessen geringer oder fehlender Virulenz leichter bekämpfen kann.

Mit diesen kurzen andeutenden Worten glaube ich zur Genüge den Beweis erbracht zu haben, daß die Cyclogenie der Bakterien, so wenig sie auf den ersten Blick für den Praktiker in Betracht zu kommen scheint, zumal man ja „bisher ohne sie ausgekommen" ist, wohl berufen ist, auch in diesem Sinne eine hervorragende Rolle in der praktischen Medizin zu spielen.

Neben dieser therapeutischen Bedeutung tritt vor allem ihre diagnostische Bedeutung zunächst in den Vordergrund, wie der folgende Abschnitt erweist.

Aber auch die Kontrolle des Cyclostadiums eines Krankheitserregers während der Behandlung der Krankheit ist von fundamentaler Bedeutung. Ich erinnere mich, zahlreicher Fälle während meiner praktischen Tätigkeit als Bakteriolog, bei denen der Tuberkuloseerreger, dessen Virostadium im Phytascitstadium liegt, sich vorherrschend im anderen Cyclostadien darbot. Besonders betone ich hierbei die Fälle, in denen Sputa fast ausschließlich die winzigen (im Präparat roten) Kügelchen der Gonidien des Tuberkuloseerregers zuweilen in großer Anzahl aufwiesen, die ja nicht selten als fremde Erscheinungen gedeutet zu werden pflegen. In allen diesen Fällen konnten nach längerem Suchen, zuweilen erst nach Anfertigung mehrerer Präparate, stets auch einzelne normale Stäbchen nachgewiesen werden. Leider habe ich versäumt, hierbei mich für die klinischen Erscheinungen zu interessieren. Ich verweise hierbei auf die Untersuchungen von MUCH (1907—08) und KNOLL (1912). Besonders bringt letzterer wertvolle Gesichtspunkte durch die Beobachtung, daß die Tuberkuloseerreger in der Lymphdrüse Gonidien bilden oder auch ganz in Gonidien zerfallen. Hier könnten wichtige Versuche mit Beeinflussung von Tuberkelkolonien durch Lymphdrüseninhalt einsetzen. KNOLL hebt besonders hervor, „daß die tadellose biologische Funktion des lymphatischen Apparates einen wesentlichen Machtfaktor des Organismus in der Überwindung einer von außen kommenden Tuberkuloseinfektion darstellt“.

Die Tatsache, daß die Virulenz im Verlaufe von Epidemien anzusteigen und abzunehmen pflegt, erklärt sich gleichfalls zwanglos durch das allmähliche Fortschreiten der Cyclode des pathogenen Organismus während der Epidemie. Meist kommen hierbei feinere Differenzen innerhalb eines Cyclostadiums, und zwar des Virostadiums, in Betracht, die sich im Verlauf von Tagen oder Wochen durch allmähliches langsames Fortschreiten der Cyclode herausbilden. Und zwar ist dabei — um es noch deutlicher zu machen — das Fortschreiten innerhalb eines Krankheitsträgers ganz verschwindend gering, so daß erst nach Durchlaufen zahlreicher Krankheitsträger der pathogene Organismus einen merkbaren Fortschritt der Cyclode erkennen läßt. Es wird so, da nur ein zum Virostadium metastat liegendes Stadium durch die Cyclode erreicht werden kann, allmählich das Virostadium nach diesem Durchlaufen zahlreicher Trophoden (hier Krankheitsträgern) überwunden werden; das äußert sich dann durch das Abflauen der Epidemie.

B. Die diagnostische Bedeutung der Cyclogenie.

Auf die außerordentliche Wichtigkeit der Cyclogenie zur Erkenntnis der Phylogenie und des Systems wurde schon früher hingewiesen. Sie gipfelt in der Kulminante.

Für die therapeutische Bedeutung der Cyclygenie liegt der Schwerpunkt, wie wir eben gesehen haben, in dem Virostadium.

Die diagnostische Bedeutung der Cyclogenie zum Erkennen bzw. Fixieren der Species ist jedoch außerordentlich vielseitig. Jedes einzelne

Cyclostadium kann dabei von gleicher Wichtigkeit sein. Bei der einen Species kann das eine von größerer Bedeutung sein als ein anderes, bei einer anderen Species kann es umgekehrt sein, selbst wenn sie mit der ersten nahe verwandt ist. Zu einem wirklichen Fixieren der Species ist eben der ganze Verlauf der Cyclode von größter Wichtigkeit, und zwar nicht nur in ihren morphologischen und biologischen Vorgängen, sondern auch die physiologischen Erscheinungen jedes einzelnen Cyclostadiums, jeder Erscheinungsform der Species.

Eine überraschende Bestätigung des eben Gesagten ergibt zur Genüge ein einziges Beispiel, das nachstehend angeführt ist und sich auf ätiologische Studien über die Diphtheriefrage bezieht.

1. Zur Diphtheriefrage.

Das erste Erfordernis für eine Klärung der Diphtheriefrage war die Erkenntnis des Wesens der Formvariabilität, deren außerordentliche Breite die subtilen Speciesdifferenzen verschwinden ließen. Eine solche Möglichkeit ist aber erst vom Standpunkte cyclogenetischer Betrachtungsweise aus gegeben. Mit der Kenntnis der Cyclode ist die Species fixiert. Kehren unter gleichen Verhältnissen bei der einen Art Charaktere **immer wieder** an der gleichen Stelle der Cyclode, die bei einer anderen Art an der gleichen Stelle **immer wieder** fehlen, so handelt es sich eben um zwei spezifisch durchaus verschiedene Arten. Mehrfache Beobachtung der Cyclode oder wenigstens bestimmter Abschnitte der Cyclode geben hierin genügende Sicherheit, besonders wenn die äußeren Einflüsse, die konditionellen Faktoren, variiert werden. Je weiter die Möglichkeiten sind, welche hierbei angewendet werden, um so sicherer sind die Resultate.

Auf einige der wichtigsten Diphtherie-Literatur sei zunächst hier ganz kurz hingewiesen.

Bereits Escherich (1894) unterscheidet drei Hauptformen der Diphtherieerreger, und zwar:

1. keilförmige Stäbchen, ca. 1,5—2 μ lang, ca. 0,5 μ breit.
2. langzylindrische Stäbchen (besonders auf Agar und Kartoffel), 3—4 μ lang, 0,4—0,5 μ breit;
3. kolbig angeschwollene Stäbchen (besonders auf Serum), bis 6—8 μ lang, Kolben bis 1 μ breit.

Dieselben stellen aber nichts anderes als Wuchsformen dar.

Fibiger (Recherches bactériologiques sur la diphthérie. Overs. over D. K. D. Vid. Selsk. Forh. 1895, pag. 320—341) beobachtete (pag. 325), daß in von Diphtheriekranken entnommenem Material in zwei Fällen in der ersten Kultur sich Kurzstäbchen fanden, die in dem einen Falle am

3. Tage alle morphologischen Charaktere des typischen Diphtherieerregers zeigten; die Kurzstäbchen erwiesen sich als für Meerschweinchen nicht virulent, die letzteren als typisch virulent.

Schon ZUPNIK (1897 und 1902) stellt sich auf den Standpunkt, daß *Cor. diphtheriae* (Löffl.) und *Cor. pseudodiphtheriticum* Lehm. u. Neum. zwei Gruppen differenter Species darstelle, lehnt aber eine Variabilität dieser Spezies ab.

Auch GROMAKOWSKY (1900) ist der Ansicht, daß die Gruppe mehrere Arten enthalte; er differenziert drei verschiedene Spezies, ohne sie zu benennen.

Bereits vorher hatten HEWLETT und KNIGHT (1898) durch Erhitzen typischer Diphtheriekulturen auf 45° C 17 Stunden lang Kolonien gezüchtet, die stark abweichende Stäbchen enthielten; die Stäbchen waren kurz und plump, Polkörperfärbung (Gonidien, Cyste!) fehlte völlig, und Bouillonkulturen waren für Meerschweinchen unschädlich. Ferner gelang es den Verfassern, durch Züchtungsmethoden und Tierpassagen nach ihrer Meinung eine typische Pseudodiphtherie in eine virulente typische Diphtherie umzuzüchten. Trotzdem hier fälschlich angenommen wurde, daß im ersten Falle aus Diphtherie die Pseudodiphtherie durch Umzüchtung erreicht wurde, im letzteren umgekehrt, hat diese Arbeit große Bedeutung. Ich werde später darauf zurückkommen.

LUBOWSKI (1900) und SAUL (1905) sind der Überzeugung, daß die „Pseudodiphtheriebazillen" eine große Gruppe von Arten darstellen.

BERNSTEIN und GRÜNBLATT, GRAHAM-SMITH, KAULBACH (1908), LEWANDOWSKI, MANDELBAUM und HEINEMANN, SCHABAD, PROSCHASKA, WALTER und andere sind der Meinung, daß Diphtherie und Pseudodiphtherie differente Formen sind, und daß eine sichere Unterscheidung immer möglich sei.

LEHMANN und NEUMANN (1904) sieht die Arteinteilung als ein vorläufiges Hilfsmittel an. Er weist darauf hin, daß auf besonderen Nährböden auch der Pseudodiphtherieerreger ähnliche Wuchsformen (Cystascite) aufweist, wie die typische Diphtherie.

Für die Arteinheit der beiden in Frage kommenden Arten treten ROUX, BEHRING u. a. ein.

SCHELLER (C. B. Bd. 40, 1904) unterscheidet zwei Gruppen virulenter Diphtheriebazillen, und zwar lange zarte Stäbchen und kurze dicke Stäbchen; die Größenzunahme und keulige Verdickung sieht er als Degenerationserscheinung an.

DALE (1910) erhielt drei Diphtheriestämme, die sich durch zartes Wachstum auf Serum sowie starke Körner- und Keulenbildung auszeichneten. Nach längerer Zeit bildeten sich auf den Kolonien sekundäre Knöpfe, die typische Diphtherieerreger enthielten. Das gleiche Resultat wurde durch Meerschweinchenpassage erreicht.

Walter (1912) glaubt mit Neisser und anderen, daß die Polkörperfärbung ein sehr zuverlässiges und leicht auszuführendes Differenzierungsmittel sei. Auf Grund morphologischer Differenzen stellt er drei neue Species auf, die sich von den zwei bisher in Frage kommenden Arten unterscheiden: *Cor. bipolaris* (Walt. 1912), *C. monopolaris* (Walt. 1912) und *C. multipolaris* (Walt. 1912).

Dagegen vertritt v. Przewoski (1912) den Standpunkt, daß die gestaltlichen Unterschiede der Diphtheriegruppe nicht zur Trennung von Arten genüge. Nur die Diphtherie und Pseudodiphtherie seien deutlich abweichende Arten.

Aus alten Kulturen typischer Diphtheriestämme erhielten Bernhardt und Panech (C. B. I. Ref. 57, 1913) zwei morphologisch und biologisch differente Formanten, und zwar 1. typische zarte, durchsichtige, gezackte Kolonien, die kleine, dünne Stäbchen enthielten, und 2. als Sekundärkolonien nach ca 8 Tagen kleine, undurchsichtige, gelbe Knöpfe, die allmählich aber groß wurden und die besonders große Stäbchen mit starker Kolbenbildung (also: Arthrothecite) enthielten. Erstere erwiesen sich als zehnmal weniger toxisch als letztere.

Aus alten Bouillonkulturen erzielte Baerthlein durch Aussaat auf Agar folgende drei Formanten: 1. große, gelblichweiße, saftige Kolonien: typische lange Stäbchen mit spärlicher Körnchenbildung, Vergärung von Zucker (Dextrose, Lävulose, Mannose), typische Virulenz; 2. feine bläuliche, durchscheinende, bröcklige Kolonien: sehr kurze, plumpe, keilförmige Stäbchen, starke Körnchenbildung, fehlende Zuckervergärung und fehlende Virulenz; 3. kleine, gelbe, saftige Kolonien, morphologisch in Mittelstellung. Diese Formanten waren mehrere Monate konstant, erst später traten, besonders in alten Bouillonkulturen, vereinzelte Mochlolysen ein.

Ein von Trautmann und Gaethgens (Z. B. I. Ref. 57, 1913, Beih.) aus Nasensekret bei einem Diphtheriefall gezüchteter und von ihnen als typischer Pseudodiphtheriestamm gedeuteter Stamm zeigte nach einer Reihe von Umzüchtungen auf Löffler-Serum und besonders nach Tierpassagen das Auftreten von typischen Diphtheriestäbchen.

Mittels Meerschweinchenpassagen erreichte Römer (1914) bei typischer Diphtherie eine starke Veränderung der Designanten, und zwar: Verlust der schlankeren Stäbchenform, der Säurebildung, der Anaërobiose und der Virulenz; Römer glaubt dies damit deuten zu können, daß im Tierkörper Zwischenformen zwischen Diphtherie und Pseudodiphtherie entstünden.

Auch Schürmann (1915) differenziert, wie es bisher üblich war, die

Pseudodiphtherieerreger als kürzer und plumper als die echten Diphtherieerreger und durch ihr üppigeres Wachstum auf gewöhnlichem Agar.

Schließlich sei auch auf die Bedenken, die schon Löffler selbst hervorhob, hingewiesen; und zwar besonders:

a) daß die Stäbchen in einer Anzahl typischer Fälle von Diphtherie fehlen,

b) daß die typische Anordnung in den nach Einimpfung bei Kaninchen und Hühnern entstandenen Pseudomembranen sich nicht fand,

c) daß sich auch im Mundschleim Gesunder Bazillen finden, welche nach ihrer Form und ihrem physiologischen Verhalten sich als mit dem Diphtheriestäbchen identisch erwiesen.

Wenn Schmitz (C. B. 1916) der echte Diphtherieerreger vorgelegen hat, was wohl mit einiger Sicherheit anzunehmen ist, so wäre in dem angewendeten Tierversuch eine Bedingung aufgefunden, den echten Diphtherieerreger zu veranlassen, im Phytitstadium zu wachsen. Dies sowie die Feststellung der Labilität des Diphtherieerregers ist von besonderer Wichtigkeit. Der Fehler liegt, wie bisher, auch hier darin, daß aus Mangel einer cyclogenetischen Vorstellung Form und Erscheinung des Kurzstäbchens als für den Pseudodiphtherieerreger charakteristisch und so die Zuchtresultate als Zwischenformen aufgefaßt wurden.

Die allgemein übliche Differenzierung zwischen Pseudodiphtherieerreger und echtem Diphtherieerreger ist die folgende:

Diphtherieerreger: Stäbchen schlank, keulig, differente Körnchen enthaltend, an den Enden Polkörner; auf Agar fortwachsend.

Pseudodiphtherieerreger: Stäbchen kurz, plump, ohne ausgesprochene differente Körnchen und ohne ausgesprochene Polkörner; auf Agar üppig wachsend.

Diese oder ähnliche Diagnosen treffen den Kern der Diphtheriefrage nicht, weil einmal, worauf schon Hewlett und Knight hingewiesen haben, auch der echte Diphtherieerreger unter bestimmten Umständen auf den menschlichen Tonsillen sich als Didimychit ohne Polkörner, ja sogar als Dimychit und Mychit findet und auch nach eintägiger Kultur diese Wuchsformen, also das Basit oder Phytit, einhält. Erst nach einer weiteren Kultur von 1 Tag auf Löffler-Serum tritt die typische Form in Erscheinung. Von einschneidender Bedeutung ist jedoch die Tatsache, daß es eine ganze Reihe von Species gibt, die durchaus die Formen des typischen Diphtherieerregers wiederholen, die auf Agar so zarte oder sogar noch zartere Kolonien wie der echte Diphtherieerreger bilden und die doch keinesfalls mit dem Diphtherieerreger zu identifizieren sind, obgleich es alles Arten sind, die auf den menschlichen Tonsillen sich anfinden.

Während aber der echte Diphtherieerreger durch künstliche Einwirkung oder durch Beeinflussung des Nährbodens niemals die Cystitbildung aufgiebt und nur sehr schwer die Form des Ascites ganz vorübergehend etwas verkürzt, tritt ein Aufgeben des Ascites bei den anderen Arten, neben zahlreichen weiteren morphologischen und biologischen Charakteren, sehr leicht auf. Ja, bei einer Art, dem *Corynobacterium diffindens* Enderl. mit typischen Keulenstäbchen (Cystascit, Thecascit), bilden sich auf Agar fortdauernd aus den zarten Primärkolonien mit den typischen Keulenstäbchen Sekundärkolonien, die nur Phytite enthalten, die auf Agar üppig wachsen und undurchsichtig sind, und nur auf Monate alten Kulturen äußerst selten einmal wieder das Keulenstäbchen bilden (nur ein einziges Mal beobachtet). Hier würden also fortdauernd im alten Sinne aus Diphtherieerregern die Pseudodiphtherieerreger gebildet werden. Es ist sehr wahrscheinlich, daß Hewlett und Knight, als sie glaubten, durch Behandlung mit Erhitzung auf 45° nach 17 Stunden aus echten Diphtherieerregern solche mit kurzen, plumpen Stäbchen erlangt zu haben, eine dieser erwähnten Spezies in den Händen gehabt haben, und zwar vielleicht das *Corynobacterium mochloticum* Enderl. Diese Spezies sind leicht in das Basit- oder wenigstens Phytitstadium überzuführen, während beim echten Diphtherieerreger dies nicht gelingt, auch nicht nach längerer Anwendung von Temperaturen von 47°. Echtes Diphtheriematerial bildet danach meist typische Cystascite, die, auch wenn sie etwas verkürzt sind, vorherrschend die keuligen Cystitanlagen aufweisen. Dagegen treten nach dieser Behandlung leicht Sekundärkolonien auf, welche ziemlich kurze Stäbchen enthalten, aber hier sind größtenteils keulige Cystitbildungen vorhanden, die bei dieser Spezies durch künstliche Einflüsse oder Auslese aus Sekundärkolonien nicht ausgeschaltet werden können.

Unter zahlreichen untersuchten, auf Diphtherie verdächtigen Tonsillenabstrichen wurden nun von mir einige Arten isoliert, die in der eintägigen Kultur durchaus das typische Keulenstäbchen aufwiesen, die sich aber kulturell, morphologisch und biologisch durchaus als von dem echten *Corynobacterium diphtheriae* (Löffl.) gänzlich unterschieden erwiesen. Es kann so mit absoluter Bestimmtheit ausgesprochen werden, daß es sich bei diesen botanisch um gänzlich andere Arten handelt.

Es unterliegt keinem Zweifel, daß es sich bei den aus Tonsillenabstrichen auf Serum in eintägigen Kulturen gezüchteten Organismen von dem typischen Aussehen des echten Diphtherieerregers keinesfalls immer um diesen handelt, sondern es sind nicht selten andere von dem *Corynobacterium diphtheriae* (Löffl.) verschiedene ausgesprochen distinkte botanische Arten. Eine Determination derselben ist erst durch weitere

Kultur auf Löffler-Serum und Agar sicher möglich, d. h. also, zur Artfixierung ist die ganze Cyclode erforderlich.

Die Frage, ob medizinisch diese neben den echten Diphtherieerregern auftretenden Arten diphtherieähnliche Erkrankungen erzeugen können oder ob sie harmloserer Art sind, lasse ich offen. Dies müßte für jede Species einzeln festgestellt werden. Zweifellos dürfte aber für die meisten die erstere Annahme zutreffen, da sie sich ja eben in als auf Diphtherie verdächtigen Tonsillenabstrichen fanden. Das eine aber ist sicher, daß fast alle diese Arten bisher stets unter die Diagnose der Diphtherie gefallen sind und daß sie mit *Corynobacterium diphtheriae* (Löffler) immer identifiziert worden sind.

Aber auch die Tatsache, daß — worauf auch in der Literatur vielfach hingewiesen worden ist — das Vorhandensein von als Diphtheriebazillen gedeuteten Organismen nicht selten mit mangelnden oder nur unbedeutenden Krankheitserscheinungen verbunden ist, müßte dabei berücksichtigt werden. Diese geringen Krankheitserscheinungen äußern sich zuweilen als eine unter dem Bilde eines Schnupfens verlaufende Nasenerkrankung. Die Möglichkeiten der Deutung sind folgende:

1. Der Bazillenträger ist Träger des echten Diphtherieerregers im Virostadium, ist aber selbst immun.
2. Der Bazillenträger ist Träger des echten Diphtherieerregers in einem anderen Cyclostadium als das Virostadium, das *Corynobacterium diphtheriae* ist hier also avirulent.
3. Der Bazillenträger ist Träger einer der erwähnten, gestaltlich dem Diphtherieerreger nahestehenden (auf S. 261 bis 276 beschriebenen Species).

Vermutlich kann jede der drei Möglichkeiten in Frage kommen.

Daß übrigens die als Pseudodiphtherie gedeuteten Kurzstäbchen (Dimychite) nicht einer einheitlichen Bakterienspecies angehören können, darüber waren sich schon eine Reihe von Forschern auf Grund serologischer Resultate (Agglutination) klar, worauf auch Kolle und Hetsch pag. 511 hinweisen. Für das Keulenstäbchen (Cystascit) ist jedoch eine derartige Ansicht bisher noch nicht vertreten worden.

Die Folgerung aus dem Gesagten ist:

1. Die bisher als Pseudodiphtherieerreger aufgefaßten Kurzstäbchen können dreierlei sein:
   a) Pseudodiphtherieerreger;
   b) das Phytitstadium des echten Diphtherieerregers;
   c) ,, ,, der erwähnten diphtherieverwandten Arten.
2. Die bisher als echte Diphtherieerreger aufgefaßten langen Keulenstäbchen (Cystascit) können sein:
   a) echte Diphtherieerreger;

b) botanisch differente verwandte Organismen.
Letztere sind bisher in eintägigen Serumkulturen durchgängig mit dem echten Diphtherieerreger verwechselt worden, und in solchen Fällen ist die Diagnose auf echte Diphtherie gestellt worden, wo diese gar nicht vorlag. Ebenso sind die Phytitstadien des echten Diphtherieerregers bisher durchgängig als Pseudodiphtherie aufgefaßt worden.

Die Arten der Diphtherie- und Pseudodiphtheriegruppe zerfallen biomorphologisch nach ihrem cyclogenetischen Verhalten in drei Abteilungen:

1. in Formen, die nur schwer oder vereinzelt das Phytit oder das ganze kurze Ascit überschreiten.

   Hierher gehören: *Corynobacterium pseudodiphthericum* (Lehm. et Neum.), *Cor. basiticum* Enderl., *Cor. bipolare* (Walt. 1912), *Cor. monopolare* (Walt. 1912);

2. in Formen, die bald Kurzstäbe (Phytite), bald Keulenstäbe (Cystascite usw.) entweder gleichzeitig oder durch Sekundärkolonien, oder in älteren Kulturen oder durch geeignete Kultur bilden.

   Hierher gehören: *Heterocystia multiformis* Enderl., *Cladascus furcabilis* Enderl., *Zygoplagia alternans* Enderl., *Corynobacterium multipolare* (Walt. 1912), *Cor. diffindens* Enderl., *Cor. mochloticum* Enderl. und *Cor. clavatum* Enderl.

3. in Formen, die aus Kulturen als Keulenstäbe nie Reinkulturen von Kurzstäbchen bilden, sondern stets keulenartige Ascite reichlich enthalten. Sind sie der Tonsille als Kurzstäbe entnommen, so bilden sie spätestens auf der zweiten Kultur (also am zweiten Tage) auf Serum typische Keulenstäbe.

   Hierher gehört nur *Corynobacterium diphtheriae* (Löffl.).

Nach der bisherigen Untersuchungsmethodik sind die Arten der Abteilungen 2. und 3. je nach ihrem Cyclostadium (nach ihrer Erscheinungsform) bald als Organismus der Diphtherie, bald als solcher der Pseudodiphtherie aufgefaßt worden.

Der echte Diphtherieerreger unterscheidet sich von allen übrigen Arten dadurch, daß er auf künstlichem Nährboden fast ausschließlich Cystite bildet und die wenigen Gonidien, die vielleicht gebildet werden, sehr schnell wieder zum Cystascit anwachsen. Dies ist zweifellos der Grund, warum es nicht gelingt, aus Kulturen Reinkulturen vom Basit- oder Phytitstadium zu erzielen. Im menschlichen Organismus tritt jedoch, anscheinend nach Überstehen der Krankheit, dieser Fall ein; aus derartigen Tonsillenabstrichen gelang es mir in mehreren Fällen, das Phytit, in einem Falle sogar das Basit des echten Diphtherieerregers auf Serum zu züchten, die aber beide sowohl in der Originalkultur als auf weiterer Serumkultur schon das Cystascit ergaben. Diese Befunde stimmen völlig mit den z. B. von

FIBIGER (1895) angestellten Beobachtungen überein. Eine kulturelle dauernde Erhaltung des Phytitstadiums ist mir in keinem Fall gelungen, ebensowenig ein späteres Auffinden oder Isolierung dieses Stadiums aus den gleichen Kulturen nach monatelanger Beobachtung. Auch in allen erst nach Monaten gebildeten Sekundärkolonien fanden sich höchstens nur etwas verkürzte Cystascite und meist zahlreiche Arthrothecite.

Die Arten der Gruppe 1. und 2. bilden meist auf Agar leicht und schnell Sekundärkolonien, die Art der 3. Gruppe meist sehr schwer und erst in alten Kulturen, meist erst nach Monaten.

Corynobacterium diffindens Enderl. steht völlig isoliert dadurch, daß die kleinen, zarten, flachen, durchsichtigen Cystascite (Keulenstäbe) enthaltenden Primärkolonien schon nach einem Tage beginnen, Sekundärkolonien zu bilden, bald 1, bald 2 oder mehr, bald zahlreiche (auf der Oberfläche, im Innern oder am Rande), die sich meist schnell vergrößern und schließlich die alte Kolonie überwuchern. Diese Sekundärkolonien sind dicht, undurchsichtig, gelblich, dicker und werden später dick und üppig und enthalten nur Phytite (Kurzstäbe). Wenn versäumt wird, die Primärkolonien auf neuem Nährboden überzuzüchten, gehen sie schließlich völlig in den Sekundärkolonien unter und unwiderbringlich verloren. Denn die Phytite der Sekundärkolonien besitzen eine so starke Mochlose, daß auch in mehrere Monate alten Kulturen keine Cystascite gebildet worden sind. Nur aus einer sehr alten Kultur wurde in einem einzigen Falle wieder das Cystascit erhalten; es handelt sich dabei aber um einen Zufall; die Bedingungen, wie sie entstanden, konnten nicht erkannt werden, und zahlreiche andere Versuche schlugen völlig fehl.

Finden sich in der eintägigen Serumkultur bei *Corynobacterium diffindens* Enderl. demnach nur die Keulenstäbe (Cystascite), so fällt die „übliche" Diagnose als positiv aus, finden sich nur die Kurzstäbe (Phytite), so wird die Diagnose als negativ mit vorhandener Pseudodiphtherie gestellt werden, sind Keulenstäbe und Phytite gleichzeitig vorhanden, so wird demnach nach der üblichen Methodik von einer aus Diphtherie und Pseudodiphtherie gemischten Infektion gesprochen werden. Und alles sind doch nur verschiedene Erscheinungsformen derselben Spezies, die vom echten Diphtherieerreger verschieden ist. Wird die Form weiter gezüchtet, so werden, wenn nur Phytite vorhanden waren, die üppigen Agarkulturen, die nicht wieder Cystascite bilden, weder auf Agar noch Serum noch sonst einem Nährboden, scheinbar mit Sicherheit und doch fälschlich die Zugehörigkeit zum *C. pseudodiphtheriticum* erweisen.

Ganz ähnlich liegen die Verhältnisse für die anderen außerordentlich diphtherieähnlichen Spezies, und zwar *Cladascus furcabilis* Enderl., *Zygoplagia alternans* Enderl., *Heterocystia multiformis* Enderl, *Corynobacterium clavatum* Enderl., *C. multipolare* Walt. 1912 und *C. mochloticum* Enderl. Diese Arten werden sehr häufig aus den Tonsillenabstrichen in eintägiger Serumkultur im Cystascitstadium gezüchtet, das ein durchaus für den echten Diphtherieerreger typisches gestaltliches Bild aufweist. Es sind die charakteristischen Keulenstäbchen, die auch an den folgenden Tagen nur durch die spezifischen Charaktere sich auszeichnen, auf welche aber bisher nicht geachtet worden ist. Auch in weiteren Neukulturen bildet sich immer wieder das typische Bild des echten Diphtherieerregers. Erst nach ca. 8 Tagen entstehen aus den sich vorherrschend bildenden Gonidien das Phytitstadium, das schließlich ausschließlich herrscht. Bei *C. mochloticum* Enderl. tritt das auf Serum nach ca. 10—12 Tagen ein, bei *C. clavatum* Enderl. zuerst auf Agar, meist schon nach einem Tage, während auf Serum auch nach 3 Monaten noch mittellange Ascite vorherrschen.

In frischen Serumkulturen werden so diese 6 Spezies in den meisten Fällen im Cystascitstadium sich befinden und somit fälschlich Veranlassung für die Diagnose: „Diphtherie positiv" geben. Es kommt aber auch hier, ähnlich wie auch beim echten Diphtherieerreger, vor, daß, wenn die Species auf der Tonsille im Gonidienstadium oder als Basit sich fand, die Cyclode in der eintägigen Serumkultur noch nicht bis zum Ascit gelangt und im Phytitstadium stehen geblieben ist. In solchen Fällen wird die Diagnose: „Diphtherie negativ, Pseudodiphtherie vorhanden" lauten.

Ob die vier Arten der ersten Gruppe [*C. pseudodiphtheriticum* (Lehm. et Neum.), *C. basiticum* Enderl., *C. bipolare* (Walt.) und *C. monopolare* (Walt.)] wirkliche Cystite bilden oder nur Gonidien, ist vorläufig nicht sicher festgestellt. In letzterem Falle würden sie gar nicht zur Gattung *Corynobacterium* Lehm. et Neum. gehören, sondern zur Gattung *Atremia* Enderl. *C. monopolaris* Walt. 1912 zeigt sogar etwas Eigenbewegung, dürfte daher begeißelt sein und gehört dann noch in eine andere Bakteriengattung, vielleicht in die Gattung *Bacterium* Ehrenb. 1830.

Die wichtigsten neu festgestellten Momente zur Ätiologie der Diphtherie können nun zunächst folgendermaßen formuliert werden:

1. Kurzstäbchen (Phytite, selbst auch Basite) sind kein sicherer Beweis für die Anwesenheit der Pseudodiphtherie *(Cor. pseudodiphtheriticum)*, da sie auch bei jungen Kulturen (eintägige Serumkulturen) des echten Diphtherieerregers vorkommen können.
2. Keulenstäbe (Cystascite und Thecascite) sind kein sicherer Beweis für die Anwesenheit des echten Diphtherieerregers, da eine ganze Reihe von anderen Spezies völlig gleichgestaltige Individuen bilden können.

Die typischen Wuchsformen des Cystascites und Thecascites hat das *Corynobacterium diphtheriae* (Löffl.) demnach mit folgenden anderen Arten gemeinsam, die an gleicher Stelle vorkommen und vermutlich, wenigstens zum Teil, ähnlich geartete Erkrankungen erzeugen dürften:

1. *Cladascus furcabilis* Enderl.
2. *Zygoplagia alternans* Enderl.
3. *Heterocystia multiformis* Enderl.
4. *Corynobacterium diffindens* Enderl.
5. ,, *multipolare* (Walt. 1912).
6. ,, *mochloticum* Enderl.
7. ,, *clavatum* Enderl.

Alle diese Spezies wachsen auch leicht im Phytit oder auch im Basitstadium und erscheinen daher in diesem Falle als pseudodiphtherieähnlich, während sie in der Kulminante den ausgesprochenen Charakter des Diphtherieerregers aufweisen, und dies zwar besonders bei eintägigen Serumkulturen.

Cor. bipolare (Walt. 1912) schließlich nimmt eine Mittelstellung ein, während *C. pseudodiphtheriticum* (Lehm. et Neum.), *C. monopolare* (Walt. 1912) und *C. basiticum* Enderl. wohl nur ausschließlich als Phytite und Basite in Erscheinung treten, jedenfalls aber nur ganz kurze Gonascite und nie Cystascite und Thecascite bilden.

Finden sich obige 7 Spezies also in der eintägigen Serumkultur des Tonsillenabstrichs im Phytitstadium, so werden sie nach der bisherigen Methode als Pseudodiphtherie diagnostiziert, sind sie als Cystascite vorhanden, werden sie als echte Diphtherieerreger aufgefaßt.

Zu einer absolut sicheren Diagnose der echten Diphtherie ist also erforderlich:

1. Keulenstäbchen (Cystascite) müssen sowohl auf Agar als auch auf Serum ca. 8—10 Tage weiter rein gezüchtet werden.
   a) Ergeben sich dann auf allen Kulturen reichliche Cystascite ohne Vorhandensein von Verzweigungen oder von Synasciten oder von unregelmäßig auf das Ascit verteilten Cystiten, so ist es ein echtes *Cor. diphtheriae* (Löffl.).
   b) Sind nach zwei- bis dreitägiger Reinkultur Synascite oder Verzweigungen vorhanden, so liegt *Cladascus* oder *Zygoplagia* vor.
   c) Sind nur auf Agar nach 1—2 Tagen vorherrschend Phytite vorhanden, so liegt *C. clavatum* Enderl. vor.
   d) Sind nur auf Serum nach ca. 10 Tagen ausschließlich (oder fast so) Phytite vorhanden, so handelt es sich um *C. mochloticum* Enderl.
   e) Sind sowohl auf Serum als auf Agar nach ca. 8—10 Tagen vorherrschend oder ausschließlich Phytite vorhanden, so kann es sich um verschiedene Arten handeln (*C. diffindens* usw.), mit Ausnahme vom echten Diphtherieerreger.

f) Sind die Cystite auf jedem Langstäbchen unregelmäßig verteilt und die Phytitbildungen in älteren Kulturen sowohl auf Agar wie auf Serum unbedeutend, so handelt es sich um *Heterocystia.*

2. Kurzstäbe (Basite und Phytite) müssen in weiterer eintägiger Reinkultur auf Agar und Serum weitergezüchtet werden.
   a) Ergeben sich dann auf Agar und Serum typische Keulenstäbe, so müssen sie wie unter 1. weiter geprüft werden.
   b) Ergeben sich dann Kurzstäbe (Phytite), so handelt es sich um *C. pseudodiphtheriticum* (Lehm. et Neum.) oder um das Phytit von *C. diffindens* Enderl. usw.
   c) Finden sich auf Serum Phytite und auf Agar Basite, so liegt *C. basiticum* Enderl. vor.

Die speziellen Gattungs- und Artdiagnosen der einzelnen hier in Betracht kommenden Spezies finden sich im Abschnitt VII pag. 260—276.

Das Resultat der ätiologischen Beurteilung der Diphtherie in ihrem bisherigen Umfange in der Praxis ist somit das folgende:

Bei diphtherieähnlichen und -verdächtigen Krankheiten finden sich auf den Tonsillen entweder die echten Diphtherieerreger oder eine Reihe anderer Organismen, die bisher, je nach dem Cyclostadium, mit dem echten Diphtherieerreger oder mit dem *C. pseudodiphtheriticum* verwechselt wurden. Diphtherieartige Infektionen sind somit polyätiologisch zu beurteilen.

Die Tatsache, daß sich zuweilen bei gesunden Personen, die niemals an Diphtherie erkrankt sind, Bakterien finden, die nach Form und Kultur mit dem Diphtherieerreger übereinstimmen, harmoniert mit den vorliegenden Befunden. Wies doch selbst Löffler seinerzeit auf einen solchen Befund aus dem Mundschleim eines gesunden Kindes hin. Zahlreiche neuere Beobachtungen bestätigen dies hinlänglich. Ebenso erwähnte Löffler schon die Tatsache, daß in einer Anzahl typischer Diphtheriefälle die typischen Stäbchen fehlen; allerdings wird letzteres von neueren Beobachtern bestritten.

Nachdem von Roux und Yersin die Konstanz der Bakterienspezies wenigstens auf biologischem Gebiet erschüttert wurde, indem sie die Konstanz der pathogenen Wirkung des Diphtherieerregers widerlegt hatten, glaubten sie die Möglichkeit nicht von der Hand weisen zu dürfen, daß dem Organismus der Pseudodiphtherie eine Rolle bei der Entstehung der echten Diphtherie zukomme. Im Hinblick auf vorstehende Resultate beruht diese unrichtige Auffassung auf der Unmöglichkeit einer Differenzierung der Phytitstadien des echten Diphtherieerregers von den Phytitstadien anderer verwandter Species vom Standpunkte der damaligen Kenntnis aus.

Bezüglich der Virulenz gelang dagegen später zum ersten Male ESCHERICH (1894) der Nachweis, daß die Erhöhung der Virulenz nur bei den abgeschwächten echten Diphtheriebazillen, niemals aber bei den Pseudodiphtheriebazillen gelingt.

Ob die Ansicht GOTTSTEINS (Berl. klin. Wochenschr. 1893, Nr. 25), daß die Entstehung der Diphtherie aus einem relativ harmlosen Bacterium auf Hinzutreten äußerer Momente beruhe, mit einer Vorstellung über das Phytitstadium des echten Diphtherieerregers in Verbindung gebracht werden kann, erscheint zweifelhaft. Neuerdings haben BERNHARDT und PANETH auf die Variabilität des Diphtheriebazillus (C. B. I, 57, 1913, pag. 905—906) hingewiesen.

Wie bereits erwähnt, wurden einige Male das Phytitstadium des echten Diphtherieerregers, in einem Falle sogar das Anabasitstadium beobachtet, in weiterer eintägiger Kultur der echte Diphtherieerreger ermittelt und durch monatelange weitere kulturelle Prüfung als solcher sicher fixiert. Da diese Befunde aus Nachuntersuchungen von Rekonvaleszenten nach Überstehen der echten Diphtherie stammten, so ist hiermit der Beweis erbracht, daß dem Basit- und Phytitstadium des echten Diphtherieerregers eine bemerkenswerte Virulenz nicht innewohnt und somit auch bei diesem pathogenen Organismus die Virulenz in ihrer Intensität an ein besonderes Cyclostadium, das **Virostadium,** gebunden ist. **Dieses Virostadium des *Corynobacterium diphtheriae* (Löffl.) ist das Cystascit.**

Wie hätten wir uns nun von cyclogenetischem Standpunkt aus die Wirkung der im menschlichen Organismus auf natürlichem Wege oder im Anschluß an die Behandlung mit Diphtherie-Heilserum entstandenen, gegen die Virulenz des Diphtherieerregers gerichteten spezifischen Antigene vorzustellen? Die tatsächlichen Befunde (cf. auch VIIB pag. 269), zeigen, daß die Cystitbildung durch Mochlolyse aufgehoben wird, so daß fernerhin keine Arthrothecite sich mehr entwickeln können und die Embryonenbildung unterbleibt. Wie schon mehrfach erörtert, kommen mit Eintritt ungünstiger Verhältnisse beim Ascit die konditionellen Faktoren zur Bildung von Gonidien zur Geltung. Daß aus diesen Gonidien sich bald Basite und Phytite bilden, zeigen die noch in eintägigen Serumkulturen sich findenden Basite und Phytite, die nun, frei von jeder Beeinflussung durch Antigene, sich als stark euprobäner Organismus in weiterer eintägiger Kultur zum Cystascit entwickeln, um mit dem Cystit wieder die eigenartige Höhe der Entwicklung zu ersteigen, die den pathogenen Organismus befähigt, unter Umgehung der nicht virulenten Cyclostadien Embryonen (Arthrothecite) zu produzieren, die in direkter Ontogenie unter Ausschaltung der gesamten Cyclogenie wieder das Cystascit (Keulenstäbchen) erzeugen.

Dagegen verhindern die vorhandenen spezifischen Antigene im Körper des Rekonvaleszenten den pathogenen Organismus, das Basit- oder Phytitstadium zu überschreiten, oder wenigstens das Cystascitstadium zu erreichen, da sie infolge ihrer mochlolytischen Wirkung wohl schon im Phytitstadium, spätestens aber im Ascitstadium Gonidienbildung einsetzen lassen dürften.

Hiermit ist der Beweis erbracht, daß das Basit- und besonders das Phytitstadium des echten Diphtherieerregers, das infolge der Ähnlichkeit und der völligen morphologischen Übereinstimmung mit den gleichen, bisher die fälschlich als für diesen typisch erachteten Wuchsformen umfassenden Cyclostadien des Pseudodiphtherieerregers, immer als „Pseudodiphtherie“ aufgefaßt wurde, tatsächlich dem echten Diphtherieerreger zugehört.

Nach der bisherigen Untersuchungsmethode auf Grund der bakteriellen Befunde ist nicht nur echte Diphtherie zuweilen als Pseudodiphtherie aufgefaßt worden, sondern sind auch morphologisch verwandte Arten fälschlich als echte Diphtherieerreger angesprochen worden.

Das **fundamentale Postulat,** das sich aus dem Gesagten ergibt, ist das Erfordernis einer Änderung und eines Ausbaues der bisher geübten Diphtherieuntersuchungen an den bakteriologischen Untersuchungsstellen. Auch würde es sich empfehlen — gerade bei der Diphtherie mehr als bei vielen anderen Krankheiten —, eine Revision der diesbezüglichen reichsgesetzlichen Vorschriften einzuleiten.

Mit präziser Sicherheit sind die verschiedenen hierbei in Betracht kommenden Species erkennbar — allerdings nicht nach den bisher angewendeten Methoden.

XI. Alphabetisches Verzeichnis der hauptsächlichsten neu eingeführten morphologischen, biomorphologischen und biologischen Bezeichnungen mit kurzer Erklärung.

A. Bacteriologie.

Einige aus der bisherigen Literatur übernommene Ausdrücke sind eingefügt; bei diesen ist der Autor mit Jahr in Klammern angegeben.

Achsenlänge; die absolute Länge eines Bacterienindividuum, sei es Phytit oder Ascit usw.

Acyclomorpha, die (plur.); Kreis des Monomychota.

Anabasit, das; cf. Basit.

Anaphytit, das; cf. Phytit.

Anascota, die (plur.); Klasse der Hemicyclomorpha.

Arthrogone, der; jedes durch Teilung oder Abschnürung entstandene Individuum, gleichgültig, in welchem Stadium der Cyclogenie. Die Produkte der Teilung können sich gleichen (isomorphe A.) oder völlig verschieden sein (heteromorphe A.).

Arthrogonidie, die; eine Gonidie, die von einem Didimychit oder Syndimychit abgestoßen wird.

Arthrogonie, die; das durch Teilung oder Abschnürung verursachte Entstehen eines Individuums, gleichgültig, in welchem Stadium der Cyclogenie. Die beiden entstandenen Individuen können sich beide gleichen (isomorphe A.) oder völlig anders geartet sein (heteromorphe A.), wie z. B. bei der Gonidienbildung.

Arthrothecit, das, entsteht aus dem Cystit durch mehr oder weniger fortgesetzte Teilung des Symmychon ohne Formveränderung. Es entwickelt sich beim Eintritt günstigerer Lebensbedingungen direkt zum Ascit.

Ascit, das [ὁ ἀσκός = der Schlauch]; das Stadium der Cyclogenie, in welchem das Individuum aus zwei oder mehr Dimychiten besteht. Dieser Begriff umfaßt jedoch nur Formen mit katatakten Mychostasen. Nach ihren biomorphologischen Eigenschaften zerfallen die Ascite in Phytascite, Sporascite, Gonascite, Catascite und Cystascite. Vgl. ferner Synascit.

Ascogonidie, die; die Gonidie eines Ascites mit Ausnahme eines an einem der beiden Endpunkte (Telogonidien). Eine spezielle Form hiervon ist die Mesogonidie.

Ascosporascit, das; ein sporitbildendes Ascit, dessen Sporit nicht an den beiden Enden liegt (vgl. Telosporascit).

Ascosporit, das; das Sporit eines Ascites mit Ausnahme eines an einem der beiden Endpunkte sich bildenden (vgl. Telosporit).

Ascota, die (plur.); Ordnung der Gonascota.

Ascotrophosom, das; ein nicht endständiges Trophosom in einem Ascit.

Atrophit, das; eine Bakterienzelle irgendeines Cyclostadiums ohne die stark färbbaren Reservestoffe (Lipoide, Nucleinsäure usw.). Es erscheint im gefärbten Präparat äußerst blaß, besonders bei Methylenblaufärbung.

Atrophose, die; Mangel der (stark färbbaren) Reservestoffe (Lipoide, Nucleinsäure usw.) im Bacterienkörper.

Auxanogenie, die; die eine der beiden Koordinaten der Cyclogenie; die vervielfältigende Entwicklung ohne jede Form irgendeiner fortschreitenden Entwicklung (vgl. Probaenogenie).

Basit, das; das Cyclostadium der aufsteigenden Cyclode, in welchem sich Mychit und Dimychit abwechseln. Beim Probasit ist das Mychit langzeitig (also häufiger), das Dimychit kurzzeitig (also weniger vertreten); beim Anabasit umgekehrt.

Basoit, das; ein Basit, bei dem sich je 2 der Mychite unter gegenseitiger Abplattung zum Diplomychit vereinigen. Dieses Stadium steht zum Probasit metastat, kann also als Kulminante auftreten (z. B. bei den Sarciniden).

bradybaen [βραδύς = langsam, βαίνειν = schreiten]; das langsame Durchlaufen der Probaenogenie. Cf. euprobaen.

Caryomone, die; Organisationseinheit des Kernes in allen 3 Organisationsstufen: Mych (Mychon), Athron und Caryon.

Cataphytit, das; cf. Phytit.

Cataplastit, das; cf. Plastit.

Catascit, das; ein Ascit, das ganz oder z. T. in Dimychite (Oidien) oder in Gonidien zerfällt.

catatact; die Dimychosen in einem Dimychit oder Syndimychit lagern in einer Reihe hintereinander; die Mychostasen liegen also parallel zu der Achse und in derselben. Gegensatz: syntact.

Centriolit, das; entspricht dem Centriol (Blephoroblast) höherer Zellen. Bei den Bacterien nur beim Spermit nachgewiesen.

Conculminante, die; eine außer der Culminante auftretende Nebenculminante, die in Prostase zur Culminante steht. Bei der gleichen Spezies können sich mehrere Conculminanten finden, jedoch nur eine Culminante.

conform; ein Cyclostadium oder eine Colonie ist conform, wenn es Individuen umfaßt, die nur einer einzigen Formante angehören. Cf. difform.

Culminante, die; dasjenige Cyclostadium, in welchem der Organismus den Höhepunkt der progressiven Cyclogenie erreicht; also ein wandelbarer Begriff. Es kommen in Betracht: Probasit, Anabasit, Basoit, Prophytit, Anaphytit, Ascit und Synascit.

Culmination, die; der Höhepunkt der progressiven Cyclogenie für jede Bakterienspezies; hier beginnt die degressive Cyclogenie.

Cyclode, die (ὁ κύκλος = Kreis, ἡ ὁδός = Weg); das einmalige Durchlaufen des cyclogenetischen Entwicklungsganges. Eine vollständige Cyclode enthält außer allen Cyclostadien auch die Amphimixis. Der unvollständigen Cyclode fehlt eines oder mehrere der Cyclostadien oder die Amphimixis.

Cyclogenie, die; der Kreis auf der Entwicklung durch die Summe aller Generation vom Mychit, Dimychit, Syndimychit usw. wieder zum Mychit. Das System der beiden Koordinaten Auxanogenie und Probaenogenie ergibt die Cyclogenie.

Cyclostadielle, die; eine auf gestaltliche Differenzen begründete Formante.

Cyclostadium, das; jedes morphologisch festgelegte und benannte Stadium der Cyclode, z. B. Probasit, Anabasit, Prophytit, Anaphytit, Cataphytit usw.

Cystascit, das; ein Ascit, das im Begriffe ist, ein oder mehrere Cystite zu bilden oder gebildet hat.

Cystit, das; ein Symmychit der Gonidie, also ein Mychit mit einem polydynamen Mych (= Symmychon). Durch die Cystitbildung wird dem Organismus ermöglicht, unter Überspringung eines großen Teiles der Cyclogenie direkt aus dem gleichen Individuum ein Ascit oder ein Pseudascit (letzteres mit Einschiebung des Zoit-Stadiums) zu bilden. Es ist mit Sicherheit bei einigen phylogenetisch höher stehenden Dimychoten nachgewiesen.

Cystoid, das; der Vorläufer des Cystit bei den Monomychoten. Es ist ein viel größeres Mychit als die übrigen; die Größe ist auf umfangreichere Nahrungsaufhäufung zurückzuführen. Es ermöglicht dem Organismus als ein gewisses Dauerstadium unter besonderen Verhältnissen sich plötzlich stärker zu vermehren, als die normalen Mychite.

Cytomone, die; die Organisationseinheit der Zelle in allen 3 Organisationsstufen mit nur einer Caryomone: Mychit, Athrit und Cytit.

degressiv; absteigend, für den vergleichend morphologischen Richtungsverlauf der Cyclogenie. cf. progressiv.

Designante, die; jede morphologische, physiologische oder biologische Eigenschaft, die für ein Cyclostadium bestimmend ist; eine Designante kann auch mehreren Cyclostadien angehören. Gehören zwei oder mehr sich gegenseitig anschließende Designanten einem Cyclostadium nacheinander an, so sind diese Designanten zugleich charakteristisch von Formanten.

Desme, die; Kettenbildung; kettenartige Aufeinanderreihung von Mychiten oder Dimychiten.

Dichogonidie, die [διχάζω = teilen]; eine Gonidie, die durch Zerfall (isomorphe Arthrogonie) eines Dimychites (Plastit) in zwei Mychite (Dichogonidien) entsteht.

Didimychit, das; Vereinigung von zwei Dimychosen (= Dimychiten) zu einer Zelle. Gehört biomorphologisch zu den Phytiten und Asciten.

Didisporit; ein Didimychit, das eine dem Sporit entsprechende Dauerform darstellt.

difform; ein Cyclostadium oder eine Kolonie ist difform, wenn es Individuen umfaßt, die mehr als einer Formante angehören. Cf. conform.

Dimychit, das; Vereinigung von zwei Mychosen (= Mychiten) zu einer Zelle; die zwei Mych stehen nahe an den beiden Polen der länglichen Zelle. Das Dimychit ist als morphologische Einheit der Baustein zu allen höheren Verbänden und höheren Cyclostadien der Dimychoten. Im Verband wird das Dimychit Dimychose genannt.

Dimychose, die; im Gegensatz zu dem freien Dimychit: ein Dimychit im Zellverbande von zwei oder mehr Dimychiten zu einer Zelle. Morphologisch ist also Dimychit völlig identisch mit Dimychose.

Dimychota, die (plur.); Phylum der Mychota, alle Bacterien umfassend, die im Höhepunkt der Cyclogenie (Kulmination) aus einer oder mehr Dimychosen (= Dimychiten) bestehen. Cf. Monomychota.

Disporit = Sporit.

Diplomychit, das; eine Wucherform, bei der zwei Mychite eng zusammenliegen, aber doch morphologisch isoliert und nicht zu einem Dimychit vereinigt sind. Beispiele sind: Teilungsstadien von Gonidien, Mychiten (z. B. von Micrococcus) und die Wuchsform der Gattung Diplococcus.

Diplascit, das; zwei durch Teilung entstandene, aber noch zusammenhängende Ascite (Syndimychite), deren Begrenzung in der Mitte mehr oder weniger deutlich erkennbar ist und die sich bei weiterer Entwicklung häufig wieder eng aneinander schließen.

Endothecit, das; eine in einem syntakten Syndimychit (Synascit) endogen gebildete Vereinigung vieler dicht gedrängter Mych und stellt eine mit einer festen Hülle umgebene Dauerform dar. Es ist morphologisch selbst ein syntactes Syndimychit. Sein Vorkommen ist bis jetzt nur auf die Gattung Schaudinnum Enderl. beschränkt. Es ist ca. 5 μ lang und stellt die abgeleitetste Fruktifikation dar.

euprobaen [εὖ = gut; προβαίνειν = fortschreiten]; das schnelle Durchlaufen der Probaenogenie. Cf. bradybaen.

eurystat [εὐρύς = breit; στατός = stehend]; Mychostase lang. Cf. stenostat. Ein Ascit kann also langachsig und doch stenostat oder kurzachsig und doch eurystat sein.

Formante, die; jedes gestaltlich, physiologisch oder biologisch charakterisierbare Erscheinungsstadium innerhalb jeder der morphologisch festgelegten Cyclostadien (isostate Formante). Ist ein Cyclostadium nicht rein zu erhalten, so ist nur von einer mixostaten Formante zu sprechen. Der Begriff Formante tritt völlig für den bisher fälschlich angewendeten Ausdruck Mutante ein, der eine völlig andere biologische Bedeutung besitzt.

Genode, die [τὸ γένος = Sprößling; ἡ ὁδός = Weg]; ist die Summe aller Generationen zwischen zwei Aussaaten (also z. B. zwischen zwei Agar-Aussaaten). Koch wandte für diesen Begriff als erster fälschlich den Namen „Generation“ an.

Gonascit, das; ein Ascit, das im Begriff ist, ein oder mehr Gonidien zu bilden oder gebildet hat.

Gonidie, die (Cohn 1870); ein meist mit einer feinen Membran umhülltes Mychit als Fruktifikation in der Cyclogenie der Dimychota; sie entsteht mit der Abstoßung der überzähligen Mychose nach Protozygie im Dimychit oder in der Dimychose oder durch Zerfall eines Dimychites (Plastit). Sie kann sich wie z. B. das Mychit der Monomychoten selbst durch Teilung vermehren, indem sie in das Basitstadium eintritt.

Gonit, das; das Mychomerit der Gonidie vor der Bildung des Spermites und Oites. Es ist für sich allein nicht mehr entwicklungs- und fortpflanzungsfähig und stirbt ab, wenn sich keine Bedingungen für eine Kopulation einstellen.

Hemicyclomorpha, die (plur.); Kreis der Dimychoten.

heteromorphe Arthrogonie; morphologisch ungleichwertige Teilung. Die Auxanogenie tritt gegenüber der Probaenogenie in den Hintergrund (z. B. Gonidienbildung beim Ascit).

Holocyclomorpha, die (plur.); Kreis der Dimychoten.

isomorphe Arthrogonie; morphologisch gleichwertige Teilung. Nur die Auxanogenie kommt hier zur Geltung (z. B. fortdauernde Vermehrung von Phytiten).

isostat; eine isostate Kolonie ist eine Kolonie mit Individuen, die nur einem Cyclostadium angehören. Cf. mixostat.

Isozygie, die; gleichzeitiges Eintreten der Mychomitose und der anschließenden Vorgänge der beiden Mych eines Dimychites oder einer Dimychose (cf. Protozygie).

Macrogonidie, die (Cohn 1870); Gonidie mit größerer Menge Cytoplasma, also mit größerem Durchmesser (cf. Microgonidie).

Mesogonidie, die; eine Ascogonidie am inneren Ende einer der beiden Hälften eines Diplascites oder beider.

Metamychota, die (plur.); Gruppe umfassend alle Organismen, die aus den Zelleinheiten Athrit, Pliathrit, Synathrit gebildet oder zusammengesetzt oder aus Cytit, Pliocytit oder Syncytit zusammengesetzt werden (Protozoen, Protophyten, Metazoen, Metaphyten).

Metastase, die; die Stellung eines Abschnittes der Cyclode (Cyclostadium, Formante) hinter einem anderen Abschnitte der Cyclode. Vgl. Prostase.

Microgonidie, die (Cohn 1870); Gonidie mit kleinerer Menge Cytoplasma, also mit kleinerem Durchmesser. Vgl. Macrogonidie.

Miotrophit, das [μεῖον = weniger; ἡ τροφή = Nahrung]; eine Bakterienzelle irgendeines Cyclostadiums mit wenig (stark färbbaren) Trophoconien und anderen Nährstoffen (Lipoide, Nucleinsäure usw.). Es erscheint im gefärbten Präparat weniger blaß, als das Atrophit.

Miotrophose, die; schwache Anwesenheit der stark färbbaren Nährstoffe (Lipoide, Nucleinsäure usw.) im Bakterienkörper.

mixostat; eine mixostate Kolonie ist eine Kolonie mit Individuen, die mehr als einem Cyclostadium angehören. Vgl. isostat.

Mochlolyse, die; jede Aufhebung der Mochlose mit metastatischer Orientierung der entstandenen Cyclostadien; natürliche M. ist die auf natürlichem Wege oder aus unbekannten Ursachen entstehende; künstliche M. die durch künstliche konditionelle Faktoren veranlaßte.

Mochlose, die [ὁ μοχλός = der Riegel]; eine mehr oder weniger starke Unterbrechung der Probaenogenie und ausschließliches Herrschen der Auxanogenie.

Monomychota, die (plur.); Phylum der Mychoten, alle Formen umfassend, die niemals das Mychit und Diplomychit in der Entwicklung überschreiten. Die Bildung von Didimychiten und Syndimychiten tritt also nie ein. Vgl. Dimychota.

Monosporit, das; ein isoliert gebildetes Sporit, also das Sporit eines Dimychites.

Mycascit, das; ein Ascit, das besonders lang fadenartig entwickelt ist.

Mych (Mychon), das [τὸ μυχόν = das Innerste]; der Urkern; der Träger des Lebens im Mychit (in der Urzelle); er enthält kein Chromatin oder nur äußerst wenig und ist nur wenig stärker färbbar (z. B. mir Fuchsin) als das Cytoplasma; mit Methylenblau meist unfärbbar. Es ist im Pliomychit wegen der starken Färbbarkeit des Cytoplasmas und der das Mych umhüllenden Dotterelemente (Reservestoffe, Trophoconien) meist nicht sichtbar zu machen; die Stelle seiner Anwesenheit verrät sich aber durch die meist starke Häufung der Trophoconien zu Trophosomen und Trophosomellen. Im Mychit, besonders bei den Gonidien, Goniten und atrophischen Mychiten und beim Spermit und Oit ist es deutlich sichtbar. Sein Durchmesser ist $^1/_{10000}$ bis $^1/_{4000}$ Millimeter (0,1—0,25 μ).

Mychin, das; die Materie des Mych als substantieller Begriff (nicht chemisch).

Mychit, das; die Urzelle, eine Zelle mit nur einem einzigen Mych. Vertreter sind alle Individuen der Monomychoten sowie alle monomychen Fortpflanzungskörper der Dimychoten (Gonidien, Mychite der Basite). Das Mychit ist die morphologische Grundeinheit der Bacterien und stellt eine Kugel dar.

Mychomer, das; [τὸ μέρος = der Teil]; der halbwertige Urkern (Mych) des Gonites (aus der Gonidie durch Abstoßung und Auflösung der zweiten Hälfte des Urkerns entstanden), sowie des Spermites und Oites.

Mychomerit, das; ein Mychit (Urzelle) mit einem halbwertigen Mych (Mychomer), also das Gonit, Spermit und Oit.

Mychomit, der [ὁ μίτος = der Faden]; der Urkernfaden, ist der fadenartige Teil zwischen den zwei Teilmych bei dem Teilungsvorgange. Er ist mehr oder weniger kurz und mehr oder weniger gebogen.

Mychomitose, die; die Vorbereitung zur Teilung eines Mych in zwei durch Bildung eines Mychozyg (Urkernbogens).

Mychose, die; im Gegensatz zum freien Mychit: ein Mychit im Verband eines Dimychites oder einer Dimychose.

Mychostase, die [ἡ στάσις = Stand]; der Abstand der Zentren der beiden Mych im Dimychit und in der Dimychose. Vgl. eurystat und stenostat.

Mychota, die (plur.); Regnum der Protomychota.

Mychozyg, das [τὸ ζυγόν = das Joch]; der Urkernbogen; ist die Teilungsfigur bei der Mychomitose; sie besteht aus den beiden Tochtermych und dem sie verbindenden Mychomit (Urkernfaden).

Oit, das; das unbefruchtete Bakterienei, also das weibliche Mychomerit. Es besteht aus einer mehr oder weniger großen Cytoplasmakugel mit wandständigem, Mychomer das etwas warzenartig die Kugeloberfläche überragt.

Phytascit, das; ein Ascit, das weder Gonidien noch Sporite bildet. Es vermehrt sich nur durch isomorphe Arthrogonie.

Phytit, das; das Cyclostadium (Stadium der Cyclogenie), in welchem sich Dimychit und Didimychit abwechseln. Beim Prophytit und beim Cataphytit ist das Didimychit kurzzeitig, beim Anaphytit langzeitig. Das Prophytit und Anaphytit gehört der aufsteigenden, das Cataphytit der absteigenden Cyclode an, beide unterscheiden sich zuweilen außerdem noch gestaltlich, meist biologisch und physiologisch.

Plastit, das; das Cyclostadium der absteigenden Cyclode, in welchem sich das Dimychit und Mychit abwechseln, es bildet dann entweder Gonidien oder sich wieder zu Dimychiten entwickelnde Mychite. Die Gonidienbildung erfolgt entweder, indem das Dimychit zu den Gonidien (Dichogonidien) zerfällt oder indem das Dimychit mittelst Protozygie gebildete Gonidien (Arthrogonidien) abstößt.

Pliomychit, das; Sammelname für alle Zellindividuen der Dimychota, die aus mehr als einem Mychit bestehen, also aus Mychosen- und Dimychosenverbänden. — Dimychit (Dimychose), Didimychit, Syndimychit.

Pliotrophit, das [πλεῖος = voll; ἡ τροφή = Nahrung]; eine Bakterienzelle irgendeines Cyclostadiums mit viel (stark färbbaren) Trophoconien und anderen Reservestoffen. Hierher gehören besonders Nucleinsäure, Lipoide (Phosphatide, Mykol), Kohlehydrate usw. Es erscheint im gefärbten Präparat sehr stark gefärbt.

Pliotrophose, die; starke Anwesenheit von (stark färbbaren) Trophoconien und anderen Reservestoffen im Bakterienkörper. Vgl. Pliotrophit.

polydynam [πολύς = viel, ἡ δύναμις = Wert]; vielwertig; ein polydynames Mych (= Symmychon) ist ein Mych, dessen Inhalt nicht einem, sondern mehreren zu einem größeren homogenen Körper vereinigten Mych entspricht.

Probaenogenie, die [προβαίνειν = fortschreiten]; die eine der beiden Koordinaten der Cyclogenie: die fortschreitende Entwicklung. Vielfach machen sich Spuren der Probaenogenie erst nach zahlreichen Generationen der Arthrogonie bemerkbar. (Vgl. Auxanogenie, euprobaen und bradybaen.) Das Produkt der P. sind die verschiedenen Stadien der Cyclogenie.

Probasit, das; cf. Basit.

progressiv; aufsteigend, für morphologischen Richtungsverlauf der Cyclogenie. (Vgl degressiv.)

Prophytit, das; cf. Phytit.

Proplastit, das; cf. Plastit.

Prostase, die; die Stellung eines Abschnittes der Cyclode (Cyclostadium oder Formante) vor einem anderen Abschnitte der Cyclode (vgl. Metastase).

Protozygie, die; Eintreten der Mychomitose bei einem der beiden Mych eines Dimychites (oder einer Dimychose), während diese beim anderen Mych später oder nicht eintritt. (Vgl. Isozygie.)

Pseudascit, das; entsteht aus dem Zoit durch mehr oder weniger fortgesetzte Teilung des Symmychon mit einer Formveränderung. Es zerfällt in Phytite, die kettenartig zusammenhängen bleiben.

Pseudomochlolyse, die; Aufhebung der Mochlose mit prostatischer Orientierung des entstandenen Cyclostadiums (z. B. Sporitbildung).

Pseudomochlose, die; das Beharren in einem Cyclostadium nicht infolge einer Unterbrechung (Mochlose) der Probaenogenie, sondern infolge Bildung von polydynamen oder multivalenten Fruktifikationen (Cystit, Thecit), welche scheinbar die Probaenogenie dadurch unterbrechen, daß dieselbe gänzlich an einem einzigen Individuum durchlaufen wird. Beispiele: *Corynobacterium diphtheriae* (Löffl.) [Cystit, Arthrothecit] und *Schaudinnum* Enderl. [Endothecit].

Pseudotrophode, die; eine trophodenähnliche Trophoconienansammlung zwischen zwei Trophosomen oder Trophosomellen, die aber verschiedenen Dimychosen angehören.

Pseudozyg, das [ψευδής = falsch, τὸ ζυγόν = das Joch]; zwei durch eine Trophode verbundene Trophosomen oder Trophosomellen (sogenannte „hantelförmige Gebilde").

Spermit, das; das männliche Mychomerit, bestehend aus dem ausschließlich das Mychomer enthaltenden Kopf, einem unbedeutenden Cytoplasmarest (das Verbindungsstück) und der langen und kräftigen Geißel.

Sporascit, das; ein Ascit, welches ein oder mehr Sporite enthält oder bildet.

Sporit, das; die sogenannte Bakterienspore, ein normales Dimychit, das durch den Erwerb eines festen, schwer färbbaren Sporitinkornes (vgl. Sporitin) die Befähigung erlangt hat, eine Dauerform darzustellen.

Sporitin, das; die Materie des zwischen den beiden Mych abgelagerten festen, schwer färbbaren und stark lichtbrechenden Kornes (Sporitinkornes) eines Sporites, die aus Reservestoffen besteht. Es stellt einen substantiellen (nicht chemischen) Begriff dar.

stenostat [στενός = eng, στατός = stehend]; Mychostase kurz. (Vgl. eurystat.)

Symmychit, das; ein Mychit mit einem polydynamen (multivalenten) Mych. Es kann sich ohne Ernährung von außen zum Pseudascit oder zum Ascocystit entwickeln. Ersteres zerfällt in Dimychite, während letzteres sich zum Ascit weiter entwickelt.

Symmychon, das; ein polydynames (multivalentes oder vielwertiges) Mych. Sein Inhalt entspricht nicht bloß einem, sondern mehreren zu einem einzigen homogenen Körper vereinigten Mych. Sein Durchmesser ist größer als der eines Mych.

Synascit, das; ein Syndimychit mit syntakten Mychostasen; daher mit stärkerem bis viel stärkerem Durchmesser als das Ascit; das bei den höchsten Dimychoten dem Ascit folgende Stadium der Cyclogenie.

Synascota, die (plur.); die am meisten abgeleitete Ordnung der Gonascota. Im höchsten Stadium der Cyclogenie sind hier die Mychostasen der Dimychosen nicht paralle und in der Achse des Individuums gelegen (catatact), sondern vorherrschend schräg oder quer zur Längsachse orientiert, und es liegen oft zwei oder noch mehr Dimychosen nebeneinander (syntacte Lagerung).

Syndimychit, das; Vereinigung von mehr als zwei Dimychosen zu einem Individuum. Es gehören hierher folgende biomorphologische Gruppen: Ascit, Synascit, Pseudascit und Thecit.

syntact; die Lagerung der Dimychosen in einem Didimychit oder Syndimychit ist nicht parallel zu und in der Achse, sondern die Mychostasen liegen schräg oder quer zur Längsachse des Individuums, oder es liegen zwei oder mehr Mychostasen in Längsrichtung nebeneinander, meist ungeordnet, selten parallel zueinander und zur Längsachse des Dimychotenstabes. (Vgl. Synascit.)

Syntrophose, die; das Zusammenleben oder das künstliche Zusammenzüchten von zwei oder mehr Organismen-(Bakterien-)Arten, ohne Vorhandensein symbiotischer Anpassung.

Telogonidie, die [τὸ τέλος = das Ende]; eine Gonidie, die am Ende eines Gonascites liegt.

Telosporascit, das; ein Sporascit mit endständigem Sporit.

Telosporit, das; ein endständiges Sporit in einem Sporascit.

Telotrophosom, das; ein endständiges Trophosom in einem Ascit.

Triplomychit, das; eine Wuchsform, bei der drei Mychite radiär angeordnet eng aneinandergelagert sind, jedoch keine morphologische Einheit bilden.

Trophoconie, die [ἡ τροφή = die Nahrung, ἡ κόνις = kleinstes Partikelchen]; ist die gestaltliche Einheit des im Cytoplasma angehäuften stark färbbaren Nahrungsreservestoffes in festerer Form, ein winziges, stäbchenartiges Körnchen. Es ist in der Bakterienzelle meist mikroskopisch nicht mehr als Körnchen sichtbar. Es soll ein morphologischer Begriff sein, kein chemischer, da die chemische Beschaffenheit mit Sicherheit bei den verschiedenen Arten äußerst verschieden ist. Ein stark vertretener chemischer Bestandteil ist die Nucleinsäure, ferner nucleinsaure Proteine; beteiligt sind aber auch andere Substanzen dotterartiger Natur. Die Trophoconien sind häufig dicht um die Mych hüllenartig angeordnet und bilden so die Trophosome und Trophosomellen.

Trophode, die [ἡ τροφή = die Nahrung; ἡ ὁδός = der Pfad]; die zwischen zwei Mych einer Dimychose mit Trophoconienhüllen (Trophosome resp. Trophosomellen) nach Verschwinden des Mychomit an dessen Stelle verbleibender fadenartiger Rest der Trophoconienhülle.

Trophodimychose, die; eine Dimychose, welche einem Sporit, einer Gonidie oder einem Cystit zunächst liegt und deren Ernährung unterstützt.

Trophosom, das [ἡ τροφή = die Nahrung; τὸ σῶμα = der Körper]; die mehr oder weniger dichten Trophoconienhüllen, die sich um jedes Mych anhäufen können (aber auch völlig fehlen können). Optisch als stark färbbare Körner auffallend.

Trophosomelle, die; ein kleines Trophosom. Ist die Trophoconienhülle nur sehr dünn so zeigen die Trophosomellen nicht nur die Lage der Mych, sondern auch annähernd ihre Größe deutlich an.

Virostadium, das; das Cyclostadium, in welchem ein parasitärer Bacterienorganismus virulent (oder auch wenigstens pathogen) wirkt oder in welchem die Virulenz (oder auch die Pathogenität) ihren Höhepunkt erreicht.

Zoit, das; ein aus manchen Cystiten schlüpfendes Entwicklungsstadium, das befähigt ist, seine Körperform willkürlich zu verändern (von fast kugelförmiger bis walzenförmig gestreckter Gestalt).

B. Cytologie und Caryologie.

Bei den aus der bisherigen Literatur übernommenen Ausdrücken ist: Hist. (= Histologie) oder der Autor in Klammern beigefügt.

Athrit, das; die Haufzelle. Eine Zelle mit einem Kern, die morphologisch nur einem Chromosom entspricht (z. B. Protozoenzelle) und aus einer Summe von Mych oder aus einem Symmychon zusammengesetzt ist.

Athromer, das; der Halbkern der Geschlechtszelle eines Athrit.

Athromerit, das; ein Athrit mit einem Athromer, also eine Geschlechtszelle.

Athromych = Chromidie minus Trophosom.

Athron, das; [ἀϑρόος = zusammengedrängt, haufenweise]; der Haufkern (Sammelkern); die Einheit des Kernes der zweiten Organisationsstufe, morphologisch nur einem Chromosom entsprechend (z. B. Protozoenkern) und aus einer Summe von Mych zusammengesetzt. Das Athron ist also morphologisch ein für die Zelle typisch gewordenes Symmychon.

Caryologie, die (Hist.); die Lehre vom Kern in allen drei Organisations- und Verstaatlichungsstufen [Mychon — Athron — Caryon; Symmychon, Synathron, Polycaryon].

Caryomone, die; Organisationseinheit des Kernes in allen drei Organisationsstufen: Mych, Athron und Caryon.

Caryomych = Chromiole minus Trophosom.

Caryon, das (Hist.); der Zellkern, hiermit beschränkt auf die Einheit des Kernes der dritten Organisationsstufe, dem aus mehr als einem Chromosom zusammengesetzten Kern.

Caryopolisma, das (Kernverband); die Verstaatlichung (Vergesellschaftung) der Caryomonen in einer Cytomone.

Cytit, das; die Zelle mit einem Caryon.

Cytologie, die (Hist.); die Lehre von der Zelle in allen drei Verstaatlichungsstufen des Kernes.

Cytomone, die; Zelleinheit in den drei Stufen der Verstaatlichung (Mychit, Athrit und Cytit).

Cytopolisma, das; Zellverband, die Verstaatlichung (Vergesellschaftung) der Cytomonen.

Gonomer, das (Hist., cf. Haecker); der Halbkern der Geschlechtszellen (Ovum, Spermatozoon) nach der Halbierung des Caryon und Abstoßung der zweiten Hälfte.

Gonomerit, das; die mit einem Halbkern (Gonomer) ausgestatteten Geschlechtszellen nach Halbierung des Caryon und der Abstoßung der zweiten Hälfte.

Megacaryocyte, die (Hist.); ein spezieller Fall der Syncytite (ein Teil der Riesenzellen des Knochenmarkes).

Ostoclast, der; = Polycaryocyte.

Pliathrit, das; ein Athrit mit zwei oder mehr durch Vermehrung eines Athron entstandenen getrennten Athren.

Pliathrium, das; Zellverband von Athriten.

Pliocytit, das; ein Cytit mit zwei oder mehr durch Vermehrung eines Caryon entstandenen getrennten Caryen (Beispiele: polynucleäre Leucocyten, Ostoclasten.)

Pliocytium, das; das Cytopolisma von zwei oder mehr Cytiten (Beispiele: Metazoen, Metaphyten).

Polycaryocyte, die (Hist.); ein spezieller Fall der Pliocytite (ein Teil der Riesenzellen des Knochenmarkes).

Polycaryon, das (Hartmann 1909); ein aus zwei oder mehr polyenergid vereinigten Caryen bestehender Kern. [Hartmann wendet diesen Namen für Polycaryon und Synathron an; da er auch Beispiele für beide anführt, seien die von ihm in seiner Publikation auf pag. 504 angegebenen Beispiele: Riesenkerne in Geschwülsten, manche Leucocytenkerne als Typen festgelegt. Polycaryon ist somit auf die enge Fassung fixiert.]

Polydyname, die; die Zelle mit einem mehrwertigen Kern.

polyenergid (Hartmann); mehrwertig; von Kernen gebraucht, die aus zwei oder mehr Caryen oder Athren zu scheinbar einem einzigen verbunden sind. (Von Hartmann auch für Zellen gebraucht.)

Synathrit, das; ein Athrit mit einem Synathron.

Synathron, das; ein aus zwei oder mehr polyenergid vereinigten Athren bestehender Kern.

Syncytit, das; ein Cytit mit einem Polycaryon.

Syncytium, das (Haeckel); ein durch das Zusammenfließen von mehreren Zellen oder durch den Schwund der Zellgrenzen zwischen mehreren Zellen entstandenes Zellgebilde. [Haeckel fügt diesem Begriffe noch die durch Vermehrung des Kernes in einer Zelle ohne folgende Zellteilung entstandenen vielkernigen Zellen ein; da diese Gruppe aber mit dem oben fixierten Begriff Pliocytit zusammenfällt, sei er aus dem Begriff Syncytium eliminiert.]

XII. Literaturverzeichnis.

Abkürzungen: C. B. = Centralbl. für Bakteriologie. Z. f. H. = Zeitschr. für Hygiene. (Weitere Literaturangaben finden sich im Text.)

Abott, A. C., On induced variations in bacterial functions. Journ. Med. Res. 1912, vol. 26, pag. 513—521.

—, and Gildersleeve, On the branching occasionally, exhibited by Bacillus diphtheriae. C. B. I., Orig.-Bd. 35, 1904, pag. 273—280, 5 Figuren.

Adami, Abott and Nicholson, On the diplococcoid form of the colon bacillus. Journ. Exper. Med. 4, 1899, pag. 349—372 4 plates.

Adami, J. G., On the variability of bacteria and the development of races. Med. Chron. 16, 1892, pag. 366—389.

Almquist, E., Über Einfluß von Jahreszeit und Witterung auf das Auftreten von Infektionskrankheiten, mit bes. Berücksichtigung der lokalen Epidemien. Z. f. H. Bd. 5, 1884, pag. 64.

—, Untersuchungen über einige Bakteriengattungen mit Mycelien. Z. f. H. Bd. 8, 1890, pag. 189—197, Taf. 6.

—, Neue Entwicklungsformen des Choleraspirills und der Typhusbakterie. C. B. I, Bd. 37, 1904, pag. 18—23.

—, Variation and life cycles of pathogenic bacteria. Journ. of infect. dis. Bd. 31, 1922, pag. 483—493.

—, Wuchsformen, Fruktifikation und Variation der Typhusbakterie. Z. f. H. 83, 1916, pag. 1—18, 5 Taf.

Ascoli, G., Deutsche med. Wochenschr. 1901, pag. 313.

Amato, A., Über die feine Struktur der Bakterien. C. B. I, 1908, pag. 385—393, 2 Taf.

Ambrož, A., Entwicklungszyklus des Bacillus nitri n. sp., als Beitrag zur Cytologie der Bakterien. C. B. I, 51, 1909, pag. 193—226, 2 Taf.

Arloing, S., Variations morphologiques du bacille de la tuberculose de l'homme et des mammifères, obtenus artificiellement. R. C. Acad. Paris 146, 1908, pag. 100—104

Babes, Untersuchungen über Kochs Kommabacillus. Virchows Arch. Bd. 99, 1885, pag. 148—163.

—, Über isoliert färbbare Anteile von Bakterien. Z. f. H. Bd. 1889, pag. 173—190, Taf. II, (Fig. 1—40).

—, Beobachtungen über die metachromatischen Körperchen, Sporenbildung, Verzweigung, Kolben- und Kapselbildung pathogener Bakterien. Z. f. H. 20. Bd., 1895, pag. 413 bis 433, Taf. 10 u. 11.

—, Über metachromatische Körperchen in den acidoresistenten Bazillen. Berliner klin. Wochenschr. 1914, pag. 501—503.

Baertlein, K., Über Mutationserscheinungen bei Bakterien. Arb. a. d. Kais. Gesundheitsamt Bd. 40, 1912, pag. 433—536, 8 Taf.

—, Weitere Untersuchungen über Mutationserscheinungen bei Bakterien. (Vortrag.) C. B. I, Ref. Bd. 54, 1912, Beilage pag. 178—184.

—, Über bakterielle Variabilität insbesondere sogen. Bakterienmutationen. C. B. I, 81, 1918, pag. 369—435.

Bail, O., Über die Veränderlichkeit von Choleravibrionen. C. B. I, Orig. 77, pag. 234.

Balfour, A., A contribution to the life history of Spirochaetes. C. B. I, 70, 1913, pag. 182—185.
de Bary, Vergleichende Morphologie und Biologie der Pilze, Mycetozoen und Bakterien. Leipzig 1884, 558 pag., 198 Abb.
—, Vorlesungen über Bakterien. I. Aufl. 1884, II. Aufl. 1887.
Baudet, Asporogene Milzbrandbazillen. C. B. I, 60, 1911, pag. 462—480.
Behring, Beiträge zur Ätiologie des Milzbrandes. VI. Über asporogenen Milzbrand. Z. f. H. Bd. 7, 1889, pag. 171—176.
Beijerinck, Folia microbiologica. Bd. I, 1912, pag. 4—100.
Benecke, W., Bau und Leben der Bakterien. Leipzig 1912, 650 pag., 105 Abb.
Bernhardt, G., Über die Variabilität pathogener Bakterien. Z. f. H. 79, 1915, pag. 179—248.
— und Markoff, Über Modifikationen bei Bakterien. Beitrag zur Frage der sogenannten „Mutation" bei Bakterien. C. B. I, Orig. 65, 1912, pag. 1—4.
Berry and Banzhaf, Nonvariability of diphtherie bacilli. J. infect. Diseases 10, 1912, pag. 409.
Beust, Th. von, Leptothrix buccalis. C. B. I, Ref. 40, 1907, p. 114.
Billet, A., Contribution à l'étude de la morphologie et du développement des bactériacées. Bulletin scientifique de la France et de la Belgique; publié par A. Giard. Ser. III, t. 21, 1890, 3. vol., pag. 1—288, 19 Textfig., Taf. 1—9.
Bittrolff, R., Zur Morphologie des Choleravibrio. C. B. I, 66. Bd., 1912, pag. 496—500.
Bliesener, Beitr. zur Lehre von der Sporenbildung bei Cholerabacillen. Z. f. H. 36, 1901, pag. 71—74.
Borrel, Comptes rendus de la Société de Biologie Bd. 55, 1901.
Braem, C., Untersuchungen über die Degenerationserscheinungen pathogener Bakterien im destillierten Wasser. Beitr. z. pathol. Anat. u. allgem. Pathol. 7, 1889, pag. 11—46.
Brefeld, Osc., Untersuchungen aus dem Gesamtgebiete der Mykologie. 1—14, 1872—1908, 76 Taf. (1—4 unter dem Titel: Bot. Unters. über Schimmelpilze, 5: Bot. Unters. über Hefenpilze).
Buchner, H., Zur Nomenclatur der Spaltpilze. Sitzungsber. Ges. Morphol. u. Phys. München I, 1885, pag. 121—129.
—, Beiträge zur Morphologie der Spaltpilze. In: Nägelis Untersuch. über niedere Pilze, 1882, p. 205—224.
—, Über die Kochschen und Finkler-Priorschen Kommabazillen. Sitzungsber. d. Ges. f. Morphologie u. Physiol. München, I, 1885, pag. 1—10.
—, Über die vermeintlichen Sporen der Typhusbazillen. C. B. I, Bd. 4, 1888, pag. 353—358, 385—390. Mit Taf. II.
Buchner, P., Tier und Pflanze in intrazellularer Symbiose. Berlin 1921.
Bunge, Über Sporenbildung bei Bakterien. Fortschr. d. Med. Bd. 13, 1895, Nr. 20 u. 21. 1 Taf.
Bütschli, O., Über den sogenannten Zentralkörper der Zelle und ihre Bedeutung. Verh. naturwiss.-med. Ver. Heidelberg. N. F. Bd. 14, 1891, pag. 535—538.
—, Über den Bau der Bakterien und verwandter Organismen. (Vortrag.) Leipzig 1890, 37 pag. + 2 pag., 1 Taf.
—, Weitere Ausführungen über den Bau der Cyanophyceen und Bakterien. Leipzig 1896.
—, Bemerkungen über Cyanophyceen und Bacteriaceen. Arch. f. Protistenkunde I, 1902, pag. 41—58, Taf. 1.
Cano, H., Untersuchungen über die Verbreitung der ultramikroskopischen Keime in der Natur. C. B. I, 49, 1909, pag. 78—79.
Caspari, G., Über die Konstanz der Sporenkeimung bei den Bazillen und ihre Verwendung als Merkmal zur Artunterscheidung. Arch. f. Hyg. 42, 1902, pag. 71—106, Taf.
Catterina, Ric. sull' intima strutt. delle spore dei batteri. Atti d. Soc. venetotrent. III, 1898.
Chauveau et Phisalix, Contr. à l'étude de la variabilité et du transformisme en microbiologie etc. C. R. Ac. Paris, 120, 1893, pag. 801—807.
Chodat et Manilesco, Structure cellulaire des Cyanophycées. Arch. d. scienc. phys. et mat. Genève, 3. sér., 29. Bd., 1893, pag. 109.

Cienkowski, L., Zur Morphologie der Bakterien. Mém. des l'Acad. imp. de Sc. de St. Pétersbourg, VII sér., Bd. 25, 1877, Nr. 2, 2 Taf.

Cohn, F., Über den Brunnenfaden (Crenothrix polyspora), mit Bemerkungen über die mikroskopische Analyse des Brunnenwassers. Beiträge zur Biologie der Pflanzen, Bd. 1, Heft 1, 1870, pag. 108—132, Taf. 6.

Cohn, F., Untersuchungen über Bakterien. I. In: Beitr. z. Biologie der Pflanzen Bd. 1, Heft 2, 1875, pag. 127—224, Taf. 3. I. Ebenda Heft 3, 1875, pag. 141—207. III. Ebenda 2. Heft, 1876, pag. 249—276.

Coppen-Jones, Über die Morphologie und systematische Stellung des Tuberkelpilzes und über die Kolbenbildung bei Aktinomykose und Tuberkulose. C. B. I, 17, 1895, pag. 1—16, 70—76, 1 Taf.

Czaplewski, Bemerkungen zur Gramschen Methode der Bakterienfärbung. Hyg. Rundschau 1896, Nr. 21.

Dale, J., Über eine ungewöhnliche Form des Diphtheriebazillus. C. B. I, 56, 1910, pag. 401—410.

Davis, N. G., Variations of Bac. rosaceus metalloides (Dowdeswell). Journ. Bost. Soc. Med. Sc. 5, 1901, pag. 384—385.

— D. J., The accessory factors in bacterial growth. IV. The „satellite" or symbiosis phenomen of Pfeiffers bacillus (B. influenzae). Journ. of infect. dis. 29, 1921, pag. 178 bis 186.

Deinega, Val., Der gegenwärtige Zustand unserer Kenntnis über den Zellinhalt der Phycochromaceen. Bullet. Soc. impér. des Nat. de Moscou, 5. Bd., 1891.

Deussen, E., Die Gramsche Bakterienfärbung, ihr Wesen und ihre Bedeutung. II. Z. f. H. 93, 1921, pag. 512—522.

Dietrich u. Liebermeister, Sauerstoff übertragende Körnchen in Milzbrandbazillen. C. B. I, 32. Bd., 1902, pag. 858.

Dobell, C., Note on some parasitic Protists. Quart. Journ. of microsc. Science 52, 1908, pag. 121—128, pl. 6.

—, On the so-called „sexual" method of spore formation in the disporic bacteria. Quart. J. Microsc. Sc. u. ser. 63, 1909, pag. 579—596, 1 Taf.

—, Contributions to the cytology of the bacteria. L. c. 56, 1911, pag. 395—506, 4 plates.

Doflein, F., Probleme der Protistenkunde. II. Die Natur der Spirochaeten. 1911.

—, Lehrbuch der Protozoenkunde. 3. Aufl. Jena 1911.

Douglas et Distaso, Études sur le noyau des bactéries. I. Mém. sur un nouveau bacille dont le noyau est très évident. C. B. I, Bd. 63, 1912, pag. 1—7, 1 Taf.

— —, Über den Kern der Bakterien. IV. Abh. C. B. I, Bd. 66, 1912, pag. 321—327, 1 Taf.

Dowdeswell, G. F., Sur quelques phases du développement du microbe du cholera. Ann. microgr. 2, 1889, pag. 529—544, plates.

—, Note on the morphologie of cholera comma bacillus. Lancet 68, 1890, pag. 1419—1423.

Eisenberg, Untersuchungen über die Variabilität der Bakterien. II. Mitteilung. Über sogenannte Mutationsvorgänge bei Choleravibrionen. Mit 6 Tafeln u. 1 Textfigur. C. B. I, Bd. 66, 1912, pag. 1—19 (cf. auch III—VI in C. B. 1914—1918).

—, Über Mutationen bei Bakterien und anderen Mikroorganismen. Ergebn. d. Immunitätsforschung, exp. Therapie, Bakteriologie und Hygiene I. Bd., 1914, pag. 28—142.

Emmerich u. Jusbaschian, Die Beeinträchtigung des Gift- i. e. Nitritbildungsvermögens der Choleravibrionen durch freie salpetrige Säure. Arch. f. Hyg. Bd. 76, 1912, pag. 12. Referat in: C. B. Bd. 54, 1912, Ref. pag. 398—399.

Enderlein, G., Einige neue Bakterien aus der Verwandtschaft des Diphtherieerregers. (Bakteriologische Studien I.) Sitzungsber. Ges. Naturf. Freunde, Berlin 1916, pag. 395—400.

—, Über polyätiologische Auffassung diphtherieartiger Erkrankungen (Bakteriologische Studien II.) Sitzungsber. Ges. Naturf. Freunde, Berlin 1916, pag. 400—403.

—, Grundelemente der vergleichenden Morphologie und Biologie der Bakterien. (Bakteriologische Studien III). Sitzungsber. Ges. Naturf. Freunde, Berlin 1916, pag. 403—406.

Enderlein, G., Ein neues Bakteriensystem auf vergleichend morphologischer Grundlage. (Bakteriologische Studien IV.). Sitzungsber. Ges. Naturf. Freunde, Berlin 1917, pag. 309—319.
—, Über die geschlechtliche Fortpflanzung der Bakterien. (Bakteriologische Studien V.) Beihefte zum Botanischen Zentralblatt Bd. 38, 1921, Abt. I, pag. 53—72, Taf. 1.
—, Bemerkungen zur Systematik der Chondromyciden. (Bakteriologische Studien VI.) Berlin, 9. Okt. 1924, 6 pag.
Ermengan, E. van, Recherches sur le microbe du cholera asiatique. Paris et Bruxelles 1885, 374 pag., 13 pl.
Ernst, P., Über Kern- und Sporenbildung in Bakterien. Z. f. H. 5. Bd., 1889, pag. 428—483.
—, Über den Kern der Bakterien. C. B. II, Bd. 8, 1902, pag. 1—7, 34—36, 65—73, 97—107; 2 Taf.
Escherich, Ätiologie und Pathogenese der epidemischen Diphtherie. Wien 1894.
Fantham, H. B., Spirochaeta (Trypanosoma) balbiani (Certes) and Spirochaeta anodontae (Keysserlitz): their movements, structure and affinities. Quarterly Journ. of microscop. science vol. 52, 1908, pag. 1—73, pl. 1—3, 11 Textfig.
—, Some researches on the life-cycles of Spirochaetas. Annals Trop. Medic. and Parasitology 5, 1911, pag. 479—496.
Fedorowitsch, A., Über die Körnigkeit der Bakterien. C. B. II, Bd. 8, 1902, pag. 481—495, 1 Taf.
Feinberg, Über den Bau der Bakterien. C. B. I, Bd. 27, 1900, pag. 417—426, 5 Taf.
Felsmann, J., Über choleraähnliche Vibrionen mit besonderer Berücksichtigung ihrer Mutationsvorgänge. C. B. I, 80, 1917, pag. 129—160.
Finkler u. Prior, Forschungen über Cholerabakterien. In: Ergänzungshefte z. Zentralbl. f. allgem. Gesundheitspflege. Bd. 1, Bonn 1885, pag. 279—445, Taf. 5—11. 8 Textfig.
Fernán, J., Über die Morphologie des Kommabazillus. Z. f. klinische Med. 9, 1885, pag. 361—373, 1 Tafel.
Ficker, M., Über Lebensdauer und Absterben von pathogenen Keimen. Z. f. H. 29, 1898, pag. 1—74.
—, Zur Frage der Körnchen und Kerne der Bakterien. Arch. f. Hyg. 46, 1903, pag. 171—199.
Fischer, A., Die Plasmolyse der Bakterien. In: Berichte der k. sächs. Ges. der Wiss., Math.-physik. Kl., 1891, pag. 52—74.
—, Neue Beiträge zur Kritik der Fixierungsmethoden. Anat. Anz. 1895.
—, Untersuchungen über den Bau der Cyanophyceen und Bakterien. Jena 1897.
—, Vorlesungen über Bakterien. Jena 1897, 186 S., 29 Fig.
—, Desgl. 2. Aufl. 1903.
—, Über Plasmoptyse der Bakterien. Ber. d. D. Botan.-Ges. 24, 1906, pag. 55—63, 1 Taf.
Flügge, C., Die Mikroorganismen. 2. Aufl. 1886. 3. Aufl. 1896.
Fraenkel, C., Eine morphologische Eigentümlichkeit des Diphtheriebazillus. Hyg. Rundschau, 5, 1895, pag. 349—350.
Fraenkel u. Pfeiffer, Mikrophotographischer Atlas der Bakterienkunde. 2. Aufl. Berlin 1895, XX u. 50 pag., 76 Taf.
Frenzel, Der Zellkern und die Bakterienspore. Biolog. Zentralbl. Bd. 11, 1891.
Frenzel, J., Über den Bau und die Sporenbildung grüner Kaulquappenbazillen. Z. f. H. 11. Bd., 1892, pag. 207—236, Taf. 14.
Friedrich, P., Vergleichende Untersuchungen über d. Vibrio cholerae asiaticae etc. Arb. d. K. Ges.-Amt. 8, 1892, pag. 87—134, 3 Taf.
Fritsch, Untersuchungen über Variationserscheinungen bei Vibrio proteus. Arch. f. Hyg. Bd. 8, 1888, pag. 369—401.
Fuchs-Wolfring, Die Muchschen „Granula“ und die Carl Sprenglerschen „Splitter“. Beitr. z. Klinik d. Tuberkul. 10, 1908, pag. 175—182.
Fuhrmann, F., Entwicklungszyklen bei Bakterien. Verh. d. Ges. Deutsch. Naturf. u. Ärzte. 78. Vers. (Stuttgart) II, 1906, pag. 278—279.

Fuhrmann, F., Entwicklungszyklen bei Bakterien. Beihefte zum Botan. Zentralbl. Bd. 23, 1907, Abt. I, pag. 1—13, Taf. 1.

Gaffky, Zuro Ätilogie des Abdominaltyphus. Mitt. a. d. Kais. Ges.-Amte Bd. 2, 1884, pag. 372—420.

Galli-Valerio, B., Quelques observations sur la morphologie du Bacterium pestis et sur la transmission de la peste bubonique par les puces des rats et des souris. Zentralbl. f. Bakt. I, 28. Bd., 1900, pag. 842—845, 1 Fig.

—, Contrib. à l'étude des car. morph. et des cultures de B. pestis etc., C. B. I, 33, 1903, pag. 321—330, 2 pl.

Gamaleja, Elemente der allgemeinen Bakteriologie. Berlin (Hirschwald), 1900.

Gasperini, G., Sul potere patogeno dell' Actinomyces albus e sui rapporti tra actinomycosi e tuberosi. Soc. Toscani di scienz. natur. 7. Luglio 1885.

—, La biologia e più specialmente il polimorfismo di varie specie di ifomiceti. Soc. Toscani di scienz. natur. 9. Gennaio 1887.

Geisse, A., Erzielung pathogener Eigenschaften bei saprophytischen Streptokokken. Z. f. H. 77 1914, pag. 482—494.

Gierke, Färberei zu mikroskopischen Zwecken. Zeitschr. f. wissensch. Mikrosk. II. Bd.

Gildemeister, E., Weitere Mitteilungen über Variabilitäts-Erscheinungen bei Bakterien etc. C. B. I, 1913, pag. 49—62.

Goldschmidt u. Popoff, Die Karyokinese der Protozoen und der Chromidialapparat der Protozoen- und Metazoenzelle. Arch. f. Protistenkunde, 8. Bd., 1907, pag. 321—343, 6 Textfig.

Goodmann, H. M., Variability in the diphtherie-group of bacilli. Journ. Infect. diseases 5, 1908, pag. 421—442.

Gottschlich u. Weigang, Über die Beziehungen zwischen Virulenz und Individuenzahl einer Cholerakultur. Z. f. H. 20. Bd., 1895, pag. 376—396.

Grethe, Über die Keimung der Bakteriensporen. Fortschr. d. Mediz. Bd. 19, 1897.

Grimme, Die wichtigsten Methoden der Bakterienfärbung in ihrer Wirkung auf die Membran, den Protoplasten und die Einschlüsse der Bakterienzelle. Zentralbl. f. Bakt. I, Orig. Bd. 32, 1902, pag. 1—16, 81—90, 161—180, 241—255, 321—327. Mit 2 Tafeln.

Gruber, Über die als Kommabazillen bezeichneten Vibrionen von Koch und Finkler-Prior. Wittelshöfers Wiener med. Wochenschr. 1885.

Guignard et Charrin, Sur les variations morphologiques des microbes. Compt. rend. de l'Acad. des sciences 1887, pag. 5—12.

—, Sur le polymorphismus des microbes. Journ. de méd. 1888.

Guilliermond, A., Quelques remarques sur la structure des Bacilles endosporées. Compt. rend. Soc. de Biologie, 62. Bd., 1907, pag. 78—80.

—, Quelques remarques sur la copulation des levure. C. R. Soc. Biol. 70, 1911, pag. 442 bis 444.

— Quelques remarques sur la copulation des levûres. Ann. mycologici. 8, 1910, pag. 287 bis 297.

—, Sur un exemple de copulation hétérogamique observé chez une levure. C. R. Soc. Biol. 70. 1911, pag. 442—444.

—, A propos des corpuscules métachromatiques ou grains de volutine. Arch. f. Protistenkunde, 19. Bd., 1910. pag. 289—309, 7 Fig.

—, A propos de la structure des Bacilles endosporés. Reponse à M. Mencl. Arch. f. Protistenk. 19. Bd., 1910, pag. 6—18.

Günther, Einführung in das Studium der Bakteriologie. 4. Aufl. 1895, 5. Aufl. 1898, 6. Aufl., 1906, Leipzig.

Gurgi, V., Sur la phylogénie et le pleomorphisme des bactéries. Montevideo 1898.

Häcker, V., Mitosen im Gefolge amitosenähnlicher Vorgänge. Anat. Anz. 1900, Bd. 17.

Hammerl, Studien über die Morphologie des Vibrio cholerae asiaticae. C. B. I, 41, 1906, pag. 611—616; 42, 1907, pag. 1—4, 1 Taf.

Hartmann, M., Polyenergide Kerne. Studien über multiple Kernteilungen und generative Chromidien bei Protozoen. Biolog. Zentralbl., 29. Bd., 1919, pag. 481—487, 491—506. Mit 12 Fig.

—, Die Konstitution der Protistenkerne und ihre Bedeutung für die Zellenlehre. Jena, G. Fischer, 1911, 54 pag., 13 Abb. im Text.

Hartmann u. Chagas, Vorläufige Mitteilungen über Untersuchungen an Schlangenhämogregarinen. Arch. f. Protistenk. Bd. 20, 1910.

Hartmann u. Jollos, Die Flagellatenordnung „Binucleata". Phylogenetische Entwicklung und systematische Einteilung der Blutprotozoen. Arch. f. Protistenk., 19. Bd., 1910, pag. 81—106, 12 Fig.

Hartmann u. Mühlens, vgl. Mühlens und Hartmann.

Hartmann u. Prowazek, Blepharoplast, Caryosom und Centrosom. Ein Beitrag zur Lehre von der Doppelkernigkeit der Zelle. Arch. f. Protistenk., 10. Bd., 1907, pag. 306—335. 8 Textfig.

Hashimoto, S., Ein pleomorphes Bakterium. Z. f. H. 31, 1899, pag. 85—88.

Heine, Die Mikrochemie der Mitose, zugleich eine Kritik mikrochemischer Methoden. Zeitschr. f. physiolog. Chemie Bd. 21, 1896.

Henneberg, W., Gährungsbakteriologisches Praktikum, Betriebsuntersuchungen und Pilzkunde. Berlin 1909, Verlag Paray, 670 S., 220 Abb.

—, Über den Kern der Hefezellen. Wochenschr. f. Brauerei, 1915, Nr. 14 u. 15.

—, Über das „Volutin" oder die „metachromatischen Körperchen" in der Hefezelle. Wochenschr. f. Brauerei, 1915, Nr. 36—42.

Hering, M., Die Entdeckung der geschlechtlichen Fortpflanzung der Bakterien durch Enderlein. In: Mikrokosmos, 16. Jahrg. 1922/23, H. 11.

Hertwig, R., Die Protozoen und die Zelltheorie. Arch. f. Protistenk. I, 1902, pag. 1—40.

Hewlett and Knight, The so-called Pseudodiphtheriebacillus and its relation to the Loefflerbacillus. Transactions of the british institute of preventive medicine, London, I, 1898; Referat in: C. B. I, 23. Bd., 1898, pag. 793—794.

Hieronymus, Beiträge zur Morphologie und Biologie der Algen. Cohns Beiträge zur Biologie, 5. Bd., 1892.

—, Über die Organisation der Phycochromaceenzelle. Bot. Zeit. 1893.

Hindle, E., On the life cycle of Spirochaeta gallinarum. Parasitolosy 4, 1911, pag. 463 bis 477.

Hoelling, A., Die Kernverhältnisse von Fusiformis termitidis. Arch. f. Protistenk. 19. Bd, 1910, pag. 239—245, Taf. XV.

Hueppe, F., Über die Dauerformen der sog. Kommabacillen. Fortschr. d. Mediz. Bd. 3, 1885, Nr. 19.

—, Die Formen der Bakterien und ihre Beziehungen zu den Gattungen und Arten. Wiesbaden 1886, 152 S., 24 Fig.

—, Die Methoden der Bakterienforschung. Wiesbaden 1891.

Huntemüller, Kritische Studien über Morphologie und Züchtung von filtrierbaren Virusarten. C. B. I, 1916, p. 36—40. 79.

Huß, H., Morphologisch-physiologische Studien über zwei aromabildende Bakterien. C. B. II, 19. Bd., 1907, pag. 50—70, 149—161. Mit 5 Tafeln.

Ilkewicz, Über die Kerne der Milzbrandsporen. C. B. I, Bd. 15, 1894, pag. 261—267. 1 Figur

Jollos, V., Variabilität und Vererbung bei Mikroorganismen. Zeitschr. f. indukt. Abst. u. Vererbungslehre, 12, 1914, pag. 14—35.

Jones, D. H., A. morpholog. and cultural study of some Azotobacter. C. B. II, 38, 1913, pag. 14—25, 5 plates.

Jordman, E. O., Variation in bacteria. Proc. N. Acad. Sc. USA. I, 1915, pag. 160—164.

Kermorgant, Y., Variations morphologiques du Streptocoque. C. R. des séances de la Soc. biol. 87, 1923, pag. 642—644.

Kinscherf, E., Färbungsversuche an Sporen mit Hilfe der Mazeration. C. B. I. Bd. 16, 1894.

Kirchensteins, Aug., Sur la structure et le mode de développement des bactéries. C. R. des séances de la soc. de biol. 85, 1921, pag. 787—790.
Klebs, Die allgemeine Pathologie. 1. Teil, 1887.
—, Flagellatenstudien. Zeitschr. f. wiss. Zoolog. Bd. 55, 1893, pag. 263.
Klein, E., On a morphological variety of B. anthracis. Quart. Journ. Microscop. Sc. N. S. 23, 1883, pag. 260—264, 1 pl.
Klein, L., Bot. Bakterienstudien. Zur Entwicklungsgesch. e. n. „pleomorphen“ Spaltpilzart: Bac. allantoides n. sp. C. B. 6, 1889, pag. 383—386.
Knoll, W., Morphologische Beiträge zu den Beziehungen zwischen Organismus und Tuberkuloseerreger. Deutsch. Arch. f. klin. Mediz. Bd. 109, 1912, pag. 31—51, Taf. 1.
Koch, R., Untersuchungen über Bakterien. V. Die Ätiologie der Milzbrandkrankheit. Beitr. z. Biol. d. Pflanzen. Bd. II, 1877, pag. 275—310, Taf. 11.
Kohlbrugge, J. H., Vibrionenstudien. II. Panmorphismus und erbliche Variation. C. B. I, 1900, pag. 833—842.
Kolle und Hetsch, Die experimentelle Bakteriologie und die Infektionskrankheiten, mit besonderer Berücksichtigung der Immunitätslehre. 2. Aufl. Berlin 1908, 740 pag., 81 Taf., 66 Abb. im Text.
Kowalenko, A., Studien über die sogenannten Mutationserscheinun gen bei Bakterien Z. f. H. 66, 1910, pag. 277—290, 1 Taf.
Krompecher, Untersuchungen über das Vorkommen metachromatischer Körnchen bei sporentragenden Bakterien. C. B. I, Bd. 30, 1901, pag. 385—395, 425—428, 1 Tafel.
Kramàr, E., Untersuchung über die chemische Beschaffenheit der Kapselsubstanz einiger Kapselbakterien. Z. B. I, Orig. 87, 1921, pag. 401—406.
Kruse, Kritische und experimentelle Beiträge zur hygienischen Beurteilung des Wassers. Z. f. H. Bd. 17, 1894, pag. 1—58.
Krylow, O., Über die Bedeutung und das Vorkommen der Muchschen Granula. Z. f. H. 1911, pag. 135—148.
Krystalowicz et Siedecki, Etude expérimentale de la syphilis; morphologie de Spirochaeta pallida. Anzeiger der Akad. d. Wiss. in Krakau. Meth. naturw. Kl. (1908) 1909, pag. 173—245, Taf. 5 u. 6.
Lafar, F., Technische Mykologie. Ein Handbuch der Gährungsphysiologie. Jena 1897.
Lankester, R., On a peach-coloured Bacterium — Bacterium rubescens n. s. Quarterly journal of microsc. science Vol. 13, 1873, pag. 408—425, Pl. 22 u. 23, 1 Textfig.
Laveran et Mesnil, Compt. rend. de la Société de Biologie. 1901, pag. 883.
Lehmann und Neumann, Atlas und Grundriß der Bakteriologie. 3. Aufl. München 1904, 623 pag.
Lemoine, G. H., Variabilité dans la forme et dans les charactères du culture du streptocoque. Arch. méd. exp. 8, 1896, pag. 156—167.
Lieske, R., Bakterien und Strahlenpilze. In: K. Linsbauer, Handbuch der Pflanzenanatomie. Bd. VI, Berlin 1922.
Lipschütz, B., Über mikrosk. sichtbare filtrierbare Virusarten (Über Strongyloplasmen). C. B. I, 1908, pag. 77—90.
Lister, J., A further contribution to the natural history of Bacteria and the germ theorie of fermentative changes. Quarterly Journal of microscopical Sciences. Vol. 13, 1873, pag. 380—408, pl. 19—21.
Löffler, F., Vorlesungen über die geschichtliche Entwicklung der Lehre von den Bakterien. I. Teil, bis zum Jahre 1878. Leipzig 1887, 252 pag. Mit 3 Taf. und 37 Textfig.
Löhnis, F. and Smith, N. R., Life cycles of bacteria. Journ. of agricult. Research, vol. 6, 1916, pag. 675—702, Plate A.-G.
Lönis, F. Studies upon the life cycles of the bacteria. Part. 1. Review of the litterature 1838—1918., In: Memoirs of the National Acad. of Sciences Washington, U. S. 4, vol. 16, 2. Mem. 1921, pag. 1—252, Plate A—S und I—XXIII. 4°.
Lönis, F, and Smith, N. R, Studies upon the life cycles of the bacteria. Part II. Journ. of agricultural research. Vol. 23, 1923, pag. 401—432, Plate 1—9.

Löwit, Zur Morphologie der Bakterien. C. B. I, Bd. 19, 1896, pag. 673—686, Taf. 11.
Lo Monaco, E., Über die Virulenz des Pneumococcus und Streptococcus. C. B. I, 57. Bd., 1911, pag. 108—148.
Lumbroso e Gerini, Alcune osservazioni sulla recente epidemia colerica di Livorno. Rivista critica di clinica medica, 12. Bd. 1911, pag. 3.
Lüpke, F., Zur Morphologie des Milzbrandbazillus. Repert. f. Tierheilk. Bd. 52, 1891, pag. 71.
Lutz, G., Beiträge zur Variabilität des Milzbrandbazillus. Z. f. H. 97. Bd., 1922, pag. 12—25. (Mit 11 Textabbildungen.)
Maaßen, Die teratologischen Wuchsformen (Involutionsformen) der Bakterien und ihre Bedeutung als diagnostisches Hilfsmittel. Arb. a. d. Kaiserl. Gesundheitsamte 1904.
Maaßen, Albr., Die teratologischen Wuchsformen (Involutionsformen) der Bakterien und ihre Bedeutung als diagnostisches Hilfsmittel. Arb. a. d. Kais. Gesundheitsamt 31, 1904, pag. 385—402. (Mit Taf. 10—15.)
Mac Donagh, J. E., The life cycle of the organism of thc syphilis, Lancet. 183, 1912, pag. 1011—1012.
—, The complete life history of the organism of syphilis. Lancet. 182, 1912, pag. 1650 bis 1651.
—, Der Lebenszyklus des Mikroorganismus der Syphilis. Dermatol. Wochenschr. 56, 1913, pag. 413—420, 5 Taf.
Macé, Traité pratique de bactériologie. Paris, Baillière, 1904.
Macchiati, L., Di un carattere certo per la diagnosi delle Batteriacee. Novo giornale botanico italiano. 2. Ser. Vol. 6, 1899, pag. 1384.
Mac Kinnon, Parasitology. 1909. II.
Mangin, Compt. rend. de l'Acad. de science, T. 147, 1908, Nr. 4.
Marpmann, G., Über kernlose Bakterien. Z. B. II, 6. Bd., 1900, pag. 673—674.
Matzuschita, Einwirkung des Kochsalzgehaltes des Nährbodens auf die Wuchsformen der Mikroorganismen. Z. f. H. Bd. 35, 1900, pag. 495—510, Taf. 4—11.
Mencl, E., Einige Bemerkungen über die Struktur und Sporenbildung bei symbiotischen Bakterien. Z. B. II, Bd. 12, 1904, pag. 559—574, 1 Tafel.
—, Nachträge zu den Strukturverhältnissen bei Bacterium gammari Vejd. Arch. f. Protistenk. Bd. 8, 1907, pag. 259—280, Taf. X (24 Figuren).
—, Über den Kern und seine Teilung bei Sarcinen und Micrococcus ochraceus (butyricus). Arch. f. Protistenk. 19. Bd., 1910, pag. 127—143, Taf. 4.
—, Cytologisches über die Bakterien der Prager Wasserleitung. Z. B. II, Bd. 15, 1906, pag. 544—564. Mit 4 Tafeln (63 Figuren).
Metschnikoff, El., Contribution à l'étude du pléomorphisme des bacteries. Annales de l'institut Pasteur. T. 3, 1889, pag. 61—68, pl.1.
—, Note sur le pléomorphismus des bactéries. Annales de l'institut Pasteur. T. 3, 1889. pag. 265—267.
Meyer, A., Praktikum der botanischen Bakterienkunde. Jena 1903.
—, Orientierende Untersuchungen über Verbreitung, Morphologie und Chemie des Volutins. Bot. Zeitung, 62. Bd., 1904.
—, Studien über die Morphologie und Entwicklungsgeschichte der Bakterien, ausgeführt an Astasia asterospora A. M. und Bacillus tumescens Zopf. Flora 1897, Ergänzungsband, Heft 3, pag. 207.
—, Über Geißeln, Reservestoffe, Kerne und Sporenbildung usw. der Bakterien. Flora, 1899, Bd. 86, pag. 428—468, Taf. 21.
—, Die Zelle der Bakterien. Jena 1912, 288 pag., 1 Taf., und 34 Textabb.
Miehe, H., Sind ultramikroskopische Organismen in der Natur verbreitet. B. Z. 43, Bd., 1923, pag. 1—15.
Migula, W., System der Bakterien. 2 Bände, 1897—1900.
Mitrophanow, Études sur l'organisation des Bactéries. Internat. Monatschr. f. Anat. u. Physiol. Bd. 10, 1893.

Moldovan, Praktische Ergebnisse der bakt. Cholerauntersuchung in Dalmatien im Jahre 1911. I u. II. Das österr. Sanitätswesen. Jahrg. 14, 1911, pag. 38 u. 101.

Molisch, H., Die Purpurbakterien nach neuesten Untersuchungen. Jena 1907.

Much, H., Über die granuläre, nach Ziehl nicht färbbare Form des Tuberkulosevirus. Beitr. z. Klin. d. Tuberkulose 8, 1907, pag. 85—99.

—, Granula und Splitter. Ebenda 11, 1908, pag. 67—71.

Mühlschlegel, Ein Beitrag zur Morphologie und Entwicklungsgeschichte der Bakterien nach Studien an drei Körnerbazillen. Arb. a. d. Kaiselr. Gesundheitsamte. Bd. 15, 1899.

—, Über die Bildung und den Bau der Bakteriensporen. Z. B. II, Bd. 6, 1900, pag. 65—71, 97—108.

Mühlens und Hartmann, Über Bacillus fusiformis und Spirochaeta dentium. Z. f. H. 55. Bd., 1906, pag. 80—112, Taf. I—IV, Fig. 1 u. 2.

Müller-Thurgau, Bakterienblasen (Bacteriocysten). C. B. II, 20, 1908, pag. 353—400, 449—468, 4 Taf.

Münden, M., Ein Beitrag zur Granula-Frage. I. Arch. f. Anat. u. Physiol., Physiol. Abt., 1896, pag. 22—35. II. Ebenda pag. 269—293. III, 1897, pag. 340—369, 2 Taf.

—, Vierter Beitrag zur Cytoblasten-Frage. C. B. II, 5, 1899, pag. 398—408, 447—456, 490—499, 3 Taf.

—, Der Chtonoblast, die lebende biologische und morphologische Grundlage alles sogen. Belebten und Unbelebten. Leipzig 1907, VI + 167 pag., 9 Taf. u. 11 Textabb.

Nadson, G., Über den Bau des Cyanophyceen-Protoplastes. Jahrb. f. wissensch. Bot. 25. Bd., 1893.

Nägeli, Untersuchungen über niedere Pilze. 1878.

Nakanishi, Vorläufige Mitteilung einer neuen Färbungsmethode zur Darstellung des feineren Baues der Bakterien. Münchener med. Wochenschr. 1900, Nr. 6.

—, Über den Bau der Bakterien. C. B. I, Bd. 30, 1901, pag. 97—110, 145—158, 193—201, 225—232. Mit 5 Tafeln.

Neisser, A,. Versuche über die Sporenbilduug bei Xerosebacillen, Streptokokken und Choleraspirillen. Z. f. Hyg. 4. 1888 pag. 165—196.

— u. Gins, Über Diphtherie. In: Kolle u. v. Wassermann, Handbb, der pathogenen Mikroorganismen. 2. Aufl., 5. Bd., 1913, pag. 931—1002.

Neufeld, F., Seuchenausdehnung und Seuchenbekämpfung. Berlin (Urban u. Schwarzenberg) 1914.

Noetzel, Fortschr. d. Med. 1896, Nr. 2.

Noguchi, H., Pleomorphism and pleobiosis of Bac. bifidus communis. Journ. Exp. Med. 12, 1910, pag. 182—195, 4 plates.

Olsen, O., Zur Pleomorphismus Frage. C. B. II, 3, 1897, pag. 273—284, 2 Taf.

Olsson, P. G., Zur Variation des Choleravirus. C. B. I, 76, 1915, pag. 23—37.

Ottolenghi, D., Über die feine Struktur des Milzbrandbacillus. C. B. I, Bd. 35, 1904, pag. 546—553. Mit 3 Figuren.

Péju et Rajat, Polymorphisme experimental du bacille d'Eberth. C. R. Soc. Biol. 60, 1906, pag. 336—338.

Peklo, J., O mšici kravé. Zemědělského Archivu [Über die Blutlaus. Landwirtschaftl. Acrhiv] 7, 1916.

Perrin W. S., Researches upon the life history of Trypanosoma Balbiani (Certes). Arch. f. Protistenk. Bd. 7, 1906, pag. 131—156, Taf. 4 u. 5 u. 26 Textfig.

Petschenko Sur le cycle évolutif de Chlamydothrix ochracea (Kütz). Arch. f. Protistenk. 28, 1913, pag. 239—312, 3 Taf.

Pfeffer, Über Aufnahme von Anilinfarben in lebende Zellen. Untersuchungen Bot. Inst. Tübingen Bd. 2, 1886.

Pfuhl Zur Sporenbildung der Typhusbazillen. C. B. I, Bd. 4, 1888, Nr. 25.

Phisalix, G., Polymorphismus der Pasteurella. C. R. Soc. Biol. 54, 1902, pag. 645—648.

Pommer, Ein Beitrag zur Kenntnis der fadenbildenden Bakterien. Mitt. Bot. Inst. Graz Bd. I, 1886.

Popoff-Tscherkasky, Quelques observations sur la morphologie et la biologie du V. cholerae (Koch) etc. C. B. I, 74, 1914, pag. 382—392.

Prazmowski, M. A., Azobacter-Studien. I. Morphologie und Cytologie. Anzeiger d. Akad. Wiss. Krakau, Math.-Naturw. Kl. 1912, Reihe B, pag. 87—174, Taf. 7—9. II. Physiologie u. Biologie l. c. pag. 855—950.

—, Untersuchungen über die Entwicklungsgeschichte und Fermentwirkung einiger Bakterien. Leipzig 1880, pag. 1—59, 2 Taf.

—, Die Zellkerne der Bakterien. Bull. intern. Acad. Cracovie Cl. sc. math. et nat. Ser. B, 1913, pag. 105—151, 1 pl.

Preisz, H., Studien über Morphologie u. Biologie des Milzbrandbacillus (mit besonderer Berücksichtigung der Sporenbildung auch bei anderen Bazillen) C. B, 1, Bd. 35, 1904, pag. 280—293, 416—434, 537—545, 657—665. Mit 2 Taf.

Prell, H., Die Vielgestaltigkeit des Bacterium coli. C. B. I, Originale.Bd. 79, 1917 (28. Juni), pag. 324—339.

Pringsheim, E. G., Zur Kritik der Bakteriensystematik. In: Naturwissensch. Zeitschr. Lotos, Prag, Bd. 71, 1923, pag. 357—377.

Proca, G., Sur le polymorphysme de la thrichobactérie des produits syphilitiques. C. R. Soc. Biol. 68, 1910, pag. 190—192.

Protopopoff Sur la question de la structure des Bactéries. Ann. de l'inst. Pasteur I, 5, 1891.

von Prowazek, S., Morphologische und entwicklungsgeschichtliche Untersuchungen über Hühnerspirochaeten. Arbeiten a. d. Kais. Gesundheitsamte Bd. 23, 1906, pag. 554 bis 569, Taf. I u. II.

—, Die Sexualität bei den Protisten. Arch. f. Protistenk. 9, 1907, p. 22—32.

Raymann und Kruis, Des noyaux des Bactéries. Bull. int. Acad. des sciences de Bohême 1903.

Reichenbach, H., Über Verzweigung bei Spirillen. C. B. I, 29, 1901, p. 553—557, 1 Taf.

Reiter und Ramme, Beiträge zur Ätiologie der Weilschen Krankheit. Deutsche Med. Wochenschr. 1916, Nr. 42.

Revis, C., Coccoid forms of B. coli. C. B. II, 33, 1912, pag. 424—428.

Rodet, De la variabilité dans les microbes. Paris (Baillière) 1894, 224 pag.

—, Notes bactériologiques. Arch. de phys. 1896.

Rosenfeld, Über die Involutionsformen einiger pestähnlicher Bakterien. C. B. I, 30, 1901, pag. 641—653.

Ružička, V., Über die biolog. Bedeutung der färbbaren Körnchen des Bakterieninhaltes. Arch. f. Hygiene Bd. 47, 1903.

—, Weitere Untersuchungen über den Bau und die allgemeine biologische Natur der Bakterien. Arch. f. Hygiene Bd. 51, 1904.

—, Depressionszustände und Regulationsvorgänge bei dem Bact. anthracis. Arch. f. Protistenk. 10. Bd., 1907, pag. 247—305, Taf. X u. XI.

Salzmann, Ein Beitrag zur Bakterienmutation. C. B. I, 75. Bd., 1914, pag. 105.

San Felice, Fr., Intorno alla trasformatione dei bacilli acido-resistenti in bacilli della tubercolosi nell' organismo animale. Contributo allo studio delle mutazioni dei microorganismi. Ann. d'ig. 31, 1921, pag. 457—466 (Univ. Modena).

Saul, E., Zur Morphologie der pathogenen Microorganismen. Diphtherie- und Pseudodiphtheriebacillus. Deutsche med. Wochenschr. 31, 1905, pag. 41.

—, Beiträge zur Morphologie der pathogenen Microorganismen, Diphtherie- und Pseudodiphtheriebacillus. Münchener med. Wochenschr. 52, 1905, pag. 446—449.

Schaudinn, F., Über das Zentralkorn der Heliozoen. Ein Beitrag zur Centrosomenfrage. Verh. Deutsch. Zool. Ges. 1896, pag. 113—130.

—, Beiträge zur Kenntnis der Bakterien und verwandter Organismen I. Bac. Bütschlii n. sp., Arch. f. Protistenk. I, 1902, pag. 306—343, 1 Taf.

Schewiakoff, Über einen neuen bakterienähnlichen Organismus des Süßwassers. Heidelberg 1893.

Schmitz, K. E. F., Die Verwandlungsfähigkeit der Bakterien. Experimentelles und Kritisches mit besonderer Berücksichtigung der Diphtheriebazillengruppe. C. B. I, Originale. Bd. 77, 1916, pag. 369—417, Taf. I—III.

Schottelius, M., Beobachtungen kernartiger Körper im Innern von Spaltpilzen. C. B. I, Bd. 4, 1888, pag. 705—709.

Schumacher, J., Welche chemische Substanz baut die Polkörnchen des Diphtheriebacillus auf. C. B. I, 1922, pag. 362—366.

Schürmayer, Artenkonstanz der Bakterien und Descendenztheorie. Verh. d. 70. Vers. d. Gesellschaft deutscher Naturf. u. Ärzte, Düsseldorf 1898.

Schwalbe, Über Variabilität und Pleomorphismus der Bakterien. Münchener med Wochenschr. 1900, Nr. 47.

Sjöbring, Über die Kerne und Teilungen bei den Bakterien. C. B. I, Bd. 11, 1892, pag. 65—68, Taf. 3.

Skschivan, T., Zur Morphologie des Pestbakteriums. C. B. I, 28. Bd., 1900, pag. 289—292, 4 Fig.

Smith, Th., Variations among pathogenic bacteria. Journ. Boston Soc. Medic. Sc. 4, 1900, pag. 95—109.

Sprengler, C., Die Splittersputa Tuberkulöser. Z. f. H. 49, 1905, pag. 541—544, 1 Taf.

—, Neue Färbemethoden für Perlsucht und Tuberkelbacillen. In: Deutsche med. Wochenschrift 33, 1907, pag. 337—338.

Steinhaus, Beitrag zur Lehre von den sogen. sporogenen Körnern. Vortrag in der biol. Sektion d. Warschauer Naturforschergesellsch. Referat: Biol. Centralbl. Bd. 9, 1889.

Stamm, J., Zur Frage der Veränderlichkeit der Choleravibrionen in Wasser. Z. f. H. 76 1914, pag. 469—542, 2 Taf.

Strauß, J., Sur la morphologie de la cellule bactérienne. Progrès medical 1891.

Swellengrebel, Zur Kenntnis der Cytologie der Bakterien. II. Bacterium binucleatum. C. B. II, Bd 19, 1907, pag. 193—201. Mit 21 Figuren.

—, Sur la cytologie comparée des Spirochètes et des Spirilles. Compt. Rend. Soc. de Biologie T. 52, 1907, pag. 213—215 und: Ann. de l'institut Pasteur, 21, 1907, pag. 1—43, Taf. 11 u. 12.

—, Zur Kenntnis der Cytologie von Bacillus maximus buccalis (Miller). C. B. II, Bd. 16 1907, pag. 617—628, 673—681, 1 Taf.

—, Neuere Untersuchungen über die vergleichende Cytologie der Spirillen und Spirochaeten. C. B. I, Bd. 49, 1909, pag. 529.

—, Zur Kenntnis der Sporenbildung bei den Bakterien. Arch. f. Protistenkunde 31. Bd., 1913, pag. 277—285, Taf. 18.

—, Trypanosomen, Spirochaeten und Bakterien. C. B. I, 1912, 51. Bd., pag. 129—158.

Taddei, D., Beitrag zum Studium der Morphologie der Streptokokken. C. B. I, Orig. Bd. 50 1909, pag. 561—571, 3 Fig.

Thaysen, A. C., Funktionelle Anpassung bei den Bakterien. C. B. I, 67, Orig., 1912, pag. 1—36.

Tizzoni, G. und Angelis, G., Studien über die Biologie und die Morphologie des pleomorphen Streptobazillus der Pellagra. C. B. I, 69, 1913, pag. 5—8.

— —, Über den Entwicklungszyklus des pleomorphen Streptobazillus der Pellagra. C. B. I, 70, 1913, pag. 24—29.

Toeniessen, E., Über Vererbung und Variabilität bei Bakterien. Ein Beitrag zur Entwicklungslehre. Biolog. Centralbl. Bd. 35, 1915, pag. 281—330, Taf. 2 u. 3, 11 Fig.

Trambusti und Galeotti, Neuer Beitrag zum Studium der inneren Struktur der Bakterien. C. B. I, Bd. 11, 1892, pag. 717—722, Taf. 9.

Tunnicliff, R., The identity of fusiform bacilli and spirilles. Journ. infect. diseases 3, 1906, pag. 148—155, 1 pl.

Vejdovsky, Bemerkungen über den Bau und die Entwicklung der Bakterien. C. B. II, Bd. 6, 1900, pag. 577, 1 Taf.

—, Über den Kern der Bakterien und seine Teilung. C. B. II, Bd. 11, 1904, pag. 481—496, 1 Taf.

Vincent, Sur les variations morphologiques du streptocoque et sur un streptocoque ramifié. Arch. de méd. expériment. 1902.

—, Sur la non-identité du bacille fusiforme et du Spirillum sputigenum. C. R. Soc. Biol. 58, 1905, pag. 499—501.

Wager, On a nuclear structure in the Bacteria. Annual of Botany vol. 5, 1891, pag. 513 bis 514.

Wagner, Coli- und Typhusbakterien sind einkernige Zellen. C. B. I, Bd. 23, 1898, pag. 433—438, 489—492, Taf. X u. XI.

Wahrlich, Bakteriologische Studien. Scripta botanica. Petersburg. 1890—91.

Wasserzug, E., Variations de forme chez les bactéries. Annales de l'institut Pasteur. 2. Bd., 1888, pag. 75—83.

—, Variations durables de la forme et de la fonction chez les bactéries. Ann. de l'inst. Pasteur, 2. Bd., 1888, pag. 153—157.

Weibel, E., Untersuchungen über Vibrionen. C. B. I, Bd. 4, 1888, pag. 225—232, 257—264, 289—295, 10 Abb.

Weismann, A., Das Keimplasma. Eine Theorie der Vererbung. Jena 1892, 628 pag.

Williams, H. U., A pleomorphic bacillus growing in association with a streptothrix. Journ. Med. Res. 27, 1912, pag. 157—161, 1 pl.

Winogradsky, S., Beiträge zur Morphologie und Biologie der Bakterien. 1. Heft. 1888. Zur Morphologie und Physiologie der Schwefelbakterien. 120 pag., 4 Taf.

—, Sur le pléomorphismus des bactéries. Ann. de l'Inst. Pasteur T. III, 1889, pag. 249—264

Winslow and Falk, Studies on salt action IV. The mutual influence of acidity and salt concentration upon bacteria. Proc. Soc. exp. biol. med. 19, 1922, pag. 311—314.

Wirths, M., Über die Muchsche granuläre Form des Tuberkulosevirus. Münchener med. Wochenschr. 55, 1908, pag. 1687—1690.

—, Die Muchschen Granula und die Carl Spenglerschen Splitter. In: Beiträge zur Klinik der Tuberkulose Bd. 11, 1908, pag. 73—78.

Wolbach, S. B., The filterable virus es. A summary. Journ. Medic. Res. 27, 1912, pag. 1—25

—, On the filterability and biology of Spirochaetes. Americ. Journ. Tropical Diseases 2, 1915, pag. 494—505, 2 plates.

Wreschner, H., Untersuchungen über die biologische Bedeutung der Kapsel beim *Micrococcus tetragenus*. Z. f. H. 93, 1921, pag. 74—86.

Young, Variability among bacteria and its bearing on diagnosis. Brit. Medic. Journ. 1914, II, pag. 710—711.

Zettnow, E., Über den Bau der Bakterien. C. B. I, Bd. 10, 1891, pag. 689.

—, Bilder von Spirillum undula majus bei freiwilligem Absterben. C. B. I, 19. Bd. 1896, pag. 177—180, Taf. 6.

—, Über den Bau der großen Spirillen. Z. f. H. 24, Bd. 1897, pag. 72—92. Mit Taf. I u. II.

—, Romanowskis Färbung bei Bakterien. Z. f. H. 30. Bd., 1899, p. 1—18. Mit (zweifarb.) Taf. 1.

Zipfel, H., Beiträge zur Morphologie und Biologie der Knöllchenbakterien. C. B. II, 32, 1911, pag. 97—137.

Zopf, Zur Morphologie der Spaltpflanzen. 1883.

—, Die Spaltpilze. Breslau 1885.

Zuelzer, Marg., Über die Weilsche Spirochaete und deren Beziehungen zu verwandten Organismen. Sitz.-Ber. Ges. Naturf. Freunde Berlin, 1917, pag. 427—438, Taf. III u. IV u. 4 Textfig.

Zukal, H., Beiträge zur Kenntnis der Cyanophyceen. Österr. bot. Zeitschr. 1894.

—, Über den Bau der Cyanophyceen und Bakterien. Ber. d. Deutschen Bot. Ges. 14, 1896, pag. 331—339.

Zupnik, L., Über die Variabilität der Diphtheriebacillen. Berl. klin. Wochenschr. 34, 1897, pag. 1085—1087.

XIII. Verzeichnis der Abbildungen.

a) Bakterien.

b) Pilze.

c) Protozoen.

d) Histologie der Metazoen.

XIV. Anhang: Verzeichnis der Publikationen des Autors.

1. Vorkommen von unilateralem Melanismus bei Hadena strigilis L. In: Zeitschrift für Naturwissenschaften. Halle, 67. Bd., 6. Heft, **1894**, pag. 458.
2. Beitrag zum Kapitel der Hybridation. In: Entomologisches Jahrbuch (Dr. O. Krancher). Leipzig, **1894**, pag. 72.
3. Die Respirationsorgane der Gastriden. In: Sitzungsberichte der Kaiserl. Akademie der Wissenschaften in Wien, Mathem.-naturwiss. Klasse. 108. Bd., Abt. I, Mai **1899**, pag. 235—303. Mit Taf. I—III.

3 a. Dasselbe. Leipzig, **1899**, pag. 1—78. Mit 3 Tafeln. (Druck von Osw. Schmidt.)

3 b. Dasselbe, als: Inaugural-Dissertation. Leipzig (Druck von Osw. Schmidt), **1899**, pag. 1—78. Mit 3 Tafeln.

4. Beitrag zur Kenntnis des Baues der quergestreiften Muskeln bei den Insekten. In: Archiv für mikroskopische Anatomie und Entwicklungsgeschichte. 55. Bd., **1899**, pag. 144—150, Taf. VIII.
5. Epipsocus ciliatus Hagen, eine Bernsteinpsocide, und die peruanische Epipsocus nepos nov. spec. In: Berliner entomologische Zeitschrift. 45. Bd., **1900**, pag. 108—112. Mit 3 Textfiguren.
6. Die Psocidenfauna Perus. In: Zoologische Jahrbücher. Abt. für Systematik, Geogr. u. Biologie der Tiere. (Spengel, Gießen.) 14. Bd., 2. Heft, 4. Dez. **1900**, pag. 133—160. Mit Taf. 8 und 9 und 4 Abb. im Text.
7. Meropathus Chuni nov. gen., nov. spec. Eine neue Helophorinengattung von den Kergueleninseln. [1. Beitrag zur Kenntnis der antarktischen Fauna]. Mit 6 Figuren. In: Zoologischer Anzeiger. 24. Bd., Nr. 638 vom 11. März **1901**, pag. 121—124.
8. Über die Gattung Gyrostigma Brauer und Gyrostigma conjungens nov. spec., nebst Bemerkungen zur Physiologie. Mit Taf. 1. In Archiv für Naturgeschichte. Jahrg. **1901**, Beiheft pag. 23—40.
9. Neue Pepsis-Arten aus dem Königl. Museum für Naturkunde zu Berlin. Mit 6 Fig. im Text. In: Stettiner entomologische Zeitung. 62. Jahrg., **1901**, pag. 145—150.
10. Hymenopterologische Berichtigungen betreffend die Familie der Pompiliden. In: Stettiner entomolog. Zeitung. 62. Jahrg., **1901**, pag. 151—153.
11. Zur Kenntnis der Nycteribiiden. Mit 3 Textfig. In: Archiv für Naturgeschichte Jahrg. **1901**, Bd. 1, Heft 2, pag. 175—178.
12. Zur Kenntnis der Flöhe und Sandflöhe. Neue und wenig bekannte Puliciden und Sarcopsylliden. [2. Beitrag zur Kenntnis der antarktischen Fauna]. Mit Taf. 35 und 2 Abb. im Text. In: Zool. Jahrbücher, Abt. für Systematik, Geographie und Biologie der Tiere. 14. Bd., 6. Heft, **1901**, pag. 549—**557**.
13. Neue deutsche und exotische Psociden, sowie Bemerkungen zur Systematik. Mit Taf. 34. In: Zoologische Jahrbücher, Abt. f. Syst.. 14. Bd., 6. Heft, **1901**, pag. 537—548.
14. Argynnis aglaja L. ab. Wimani Holmgr. bei Berlin. In: Berliner Entomologische Zeitschrift 46. Bd., Jahrg. **1901**, pag. 320.
15. Sammelanleitung für Psociden. In: Entomologisches Jahrbuch (Dr.O.Krancher). **1902**, pag. 42—44, 56—57, 69—70, 82, 89—90, 96 und 101.
16. Neue Evaniiden, Stephaniden, Mutilliden (Apterogyna), Proctotrupiden und Chalcididen, mit einer Bestimmungstabelle der afrikanischen Stephaniden. Aus dem Zoologischen Museum zu Berlin. Mit 9 Abb. im Text. In: Archiv für Naturgeschichte. Jahrg. **1901**, I. Bd., Heft 3, pag. 187—220.

17. Über normale Asymmetrie der Flügel bei Naucoris cimicoides L. Mit 3 Abb. im Text. In: Zool. Jahrbücher. Abt. f. Syst., 16. Bd., 2. Heft **1902**, pag. 561—562.
18. Zur Kenntnis der Insekten Deutsch-Ostafrikas.
    1. Über einige von Dr. Fülleborn ausgeführte Lichtfänge in Deutsch-Ostafrika. (Hierzu Textfig. 1 u. 2.)
    2. Psociden aus Deutsch-Ostafrika. (Hierzu Taf. 5 und Textfig. 3.)
    3. Über eine von Dr. Fülleborn am Nyassasee entdeckte neue Leucospidine. (Hierzu Textfig. 4.)

    (Ergebnisse der Nyassasee- und Kingagebirgs-Expedition der Heckmann-Wenzel-Stiftung.) In: Mitteilungen aus dem Zoologischen Museum zu Berlin. II. Bd., 2. Heft, **1902**, pag. 1—18, Taf. 5, 4 Textfig. (4°).
19. Eine einseitige Hemmungsbildung bei Telea polyphemus von ontogenetischem Standpunkt. Ein Beitrag zur Kenntnis der Entwicklung der Schmetterlinge. Mit 3 Taf. und 4 Textabb. In: Zoologische Jahrbücher, Abt. f. Anatomie und Ontogenie der Tiere. 16. Bd., 4. Heft, **1902**, pag. 571—614, Taf. 40—42, 4 Textabb.

19a. Dasselbe, separat, **1902**, pag. 1—44, Taf. I—III, 4 Textabb.

20. Anleitung zum Sammeln, Konservieren und Verpacken von Tieren für das zoologische Museum in Berlin. Berlin **1902** [pag. 1—112]. Hymenopteren, Dipteren, Poociden; Präparation von Insekten; pag. 20—22, 23, 58, 63—64, 68—69, 81.
21. Drei neue Bienen mit rüsselartiger Verlängerung des Kopfes. Mit 3 Textfiguren. In: Berliner Entomolog. Zeitschrift. 48. Bd., Jahrg. **1903**, pag. 35—40.
22. Zwei neue ostafrikanische Zeuxevania-Arten. Mit 3 Textfiguren. In: Berliner Entomolog. Zeitschrift. 48. Bd., Jahrg. **1903**, pag. 41—44.
23. Neue und wenig bekannte afrikanische Xylocopen, besonders aus der Ausbeute des Freiherrn von Erlanger in Galla und Somali. In: Berliner Entomologische Zeitschrift. 48. Bd., Jahrg. **1903**, pag. 45—64.
24. Über die Morphologie, Gruppierung und systematische Stellung der Corrodentien. Mit 4 Figuren. In: Zoologischer Anzeiger. 26. Bd., Nr. 698/699 vom 8. Mai **1903**, pag. 423—437.
25. Zur Kenntnis amerikanischer Psociden. Mit Taf. 17 u. 18.
    1. Neue Gattungen und Arten südamerikanischer Psociden.
    2. Zwei neue nordamerikanische Troctes-Arten.

    In: Zoologische Jahrbücher. Abt. f. Syst. 18. Bd., **1903**, pag. 351—364.
26. Zur Kenntnis europäischer Psociden:
    1. Tichobia Kolbe — Cerobasis Kolbe — Hyperetes Kolbe, eine Entwicklungsreihe von Hyperetes guestfalicus Kolbe 1880.
    2. Zur Psocidenfauna Rügens.
    3. Zur Psocidenfauna von Dänemark und Schweden.

    In: Zoologische Jahrbücher. Abt. f. Syst. 18. Bd., **1903**, pag. 365—382. Mit Taf. 19 und 9 Abb. im Text.
27. Neue Copeognathen aus Kamerun. In: Zoologische Jahrbücher. Abt. f. Syst. 19. Bd., **1903**, pag. 1—8. Taf. 1.
28. Micropsocus musae (Kunstler et Chaine) eine vermeintliche Gallmücke (Kiefferia musae n. g. n. sp. Kunstler et Chaine 1902). Mit 11 Abb. im Text In: Zoologische Jahrbücher. Abt. f. Syst., 19. Bd., **1903**, pag. 288—292.
29. Die Copeognathen des indo-australischen Faunengebietes. Monographisch bearbeitet. Mit 12 Taf. und 12 Textfig. In: Annales Musei Nationalis Hungarici. I. Bd., **1903**, pag. 179—344. Taf. III—XIV, 12 Textfig.
30. Ein neuer Copeognathentypus, zugleich ein neuer deutscher Wohnungsschädling. In: Zoologischer Anzeiger. 27. Bd., Nr. 2, **1903**, pag. 76.
31. Die Landarthropoden der von der Tiefsee-Expedition besuchten antarktischen Inseln. [3. Beitrag zur Kenntnis der antarktischen Fauna.]

    I. Die Insekten und Arachnoiden der Kerguelen (pag. 197—248). Mit Taf. XXXI bis XXXVIII und 1 Textfig.

II. Die Landarthropoden der antarktischen Inseln St. Paul und Neu-Amsterdam (pag. 249—270). Mit Taf. XXXVIII—XL und 5 Textfig.
In: Wissenschaftliche Ergebnisse der deutschen Tiefsee-Expedition. 3. Bd., **1903**, pag. 197—270. Mit Taf. XXXI—XL und 6 Abb. im Text. (4°.)

32. Über die Stellung von Leptella Reut. und Reuterella nov. gen., die Vertreter zweier neuer europäischer Copeognathensubfamilien. In: Zoologischer Anzeiger. 27. Bd., Nr. 4, 8. Dez. **1903**, pag. 131—134.

33. Nymphopsocus destructor Enderl. 1903, ein neuer Copeognathen-Typus, zugleich ein neuer deutscher Wohnungsschädling. In: Zoologische Jahrbücher. Abt. f. Syst. 19. Bd., **1903**, pag. 727—732. Taf. 43, 3 Abb. im Text.

34. Auto-Sammel-referate über Nr. 29, 30, 32, 33 und 38. In: Zoologisches Centralblatt. 9. Bd., **1904**, pag. 84—89.

35. Paniscomima, eine neue von Herrn Baron von Erlanger aufgefundene Rhopalosomidengattung. Mit 1 Textfig. In: Zoologischer Anzeiger. 27. Bd., **1904**, pag. 464—466.

36. Homalothynnus, eine neue Thynnidengattung. Mit 1 Textfig. In: Zoologischer Anzeiger. 27. Bd., **1904**, pag. 466—470.

37. Eine Methode, kleine getrocknete Insekten für mikroskopische Untersuchungen vorzubereiten. In: Zoologischer Anzeiger. 27. Bd., **1904**, pag. 479—480.

38. Die von Herrn Prof. Dr. Friedr. Dahl im Bismarck-Archipel gesammelten Copeognathen, nebst Bemerkungen über die physiologische Bedeutung des Stigmasackes. In: Zoologische Jahrbücher. Abt. f. Syst. 20. Bd., **1904**, pag. 105—112. Taf. 7.

39. Die Rüsselkäfer der Crozet-Inseln, nach dem Material der Deutschen Südpolar-Expedition. 4. Beitrag zur Kenntnis der antarktischen Fauna. Mit 5 Textfig. In: Zoologischer Anzeiger. 27. Bd., **1904**, pag. 668—675.

40. Phthirocoris, eine neue zu den Henicocephaliden gehörige Rhynchotengattung von den Crozet-Inseln und Sphigmocephalus nov.gen. 5. Beitrag zur Kenntnis der antarktischen Landarthropoden. Mit 5 Textfig. In: Zoologischer Anzeiger. 27. Bd., **1904**, pag. 783 bis 788.

41. Die Braconidengattung Braunsia Kriechb. In: Zoologische Jahrbücher. Abt. f. Syst. 20. Bd., **1904**, pag 429—452.

42. Lepidophthirus nov. gen., eine Laus der Elephantenrobbe von der Kerguelen-Insel. 6. Beitrag zur Kenntnis der antarktischen Fauna. Mit 5 Fig. In: Zoologischer Anzeiger. 28. Bd., **1904**, pag. 43—47.

43. Neue afrikanische Arten der Ichneumonidengattung. Acronus Tosq. 1896. In: Zoologischer Anzeiger. 28. Bd., **1904**, pag. 65—69.

44. Läusestudien. 1. Über die Morphologie, Klassifikation und systematische Stellung der Anopluren nebst Bemerkungen zur Systematik der Insektenordnungen. Mit 15 Textfig. In: Zoologischer Anzeiger. 28. Bd., **1904**, pag. 121—147.

45. Läusestudien. II. Nachtrag. Mit 2 Textfig. In: Zoologischer Anzeiger. 28. Bd., **1904**, pag. 220—223.

46. Die Braconiden-Subfamilie Mimagathidinae m. Mit 7 Textfig. In: Zoologischer Anzeiger. 28. Bd., **1905**, pag. 449—454.

47. Über die Klassifikation der Stephaniden. Mit 6 Textfig. In: Zoologischer Anzeiger. 28. Bd., **1905**, pag. 473—477.

48. Thripomorpha paludicola nov. gen. nov. spec., eine neue deutsche flügellose Fliege. Mit 1 Taf. und 4 Abb. im Text. In: Zoologische Jahrbücher. Abt. f. Syst. 21. Bd., **1905**, pag. 447—450. Taf. 22.

49. Morphologie, Systematik und Biologie der Atropiden und Troctiden, sowie Zusammenstellung aller bisher bekannten rezenten und fossilen Formen. Mit 4 Taf. und 11 Textfig. In: Results of the Swedish zoological Expedition to Egypt and the White Nile 1901 under the Direction of L. A. Jägerskiöld. **1905**, Nr. 18, pag. 1—58. Taf. 1—4.

50. Läusestudien. III. Zur Morphologie des Läusekopfes. Mit 5 Textfig. In: Zoologischer Anzeiger. 28. Bd., **1905**, pag. 626—638.

51. Conwentzia pineticola nov. gen. nov. spec. Eine neue Neuroptere aus Westpreußen. Mit 2 Textfig. In: 26. Bericht des Weistpreußischen Botanisch-zoologischen Vereins. Danzig. **1905**, pag. 10—12 (separat pag. 1—3).

52. Zur Klassifikation der Evaniiden. Mit 2 Textfig. In: Zoologischer Anzeiger. 28. Bd., **1905**, pag. 699—716.

53. Die Laufkäfer der Crozet-Inseln, nach dem Material der Deutschen Südpolar-Expedition. 7. Beitrag zur Kenntnis der antarktischen Fauna. In: Zoologischer Anzeiger. 28. Bd., **1905**, pag. 716—722. Mit 4 Textfig.

54. Die Plecopteren Feuerlands. 8. Beitrag zur Kenntnis der antarktischen Landarthropoden. In: Zoologischer Anzeiger. 28. Bd., 23. Mai **1905**, pag. 809—815. Mit 5 Textfig.

55. Eine neue Fliegengattung von den Falklands-Inseln. 9. Beitrag zur Kenntnis der antarktischen Fauna. In: Zoologischer Anzeiger. 29. Bd., 13. Juni **1905**, pag. 69—72. Mit 2 Textfig.

56. Ein neuer zu den Coniopterygiden gehöriger Neuropteren-Typus aus der Umgebung von Berlin. In: Wiener Entomologische Zeitung. 24. Jahrg., 1. Juni **1905**, pag. 197 bis 198. Mit 1 Textfig.

57. Pringleophaga, eine neue Schmetterlingsgattung aus dem antarktischen Gebiet. 10. Beitrag zur Kenntnis der antarktischen Landarthropoden. In: Zoologischer Anzeiger. 29. Bd., 20. Juni **1905**, pag. 119—125. Mit 5 Textfig.

58. Eine neue Copeognathe von den Falklands-Inseln. 11. Beitrag zur Kenntnis der antarktischen Fauna. In: Zoologischer Anzeiger. 29. Bd., 20. Juni **1905**, pag. 126—127.

59. Ein neuer Floh vom dreibindigen Gürteltier. In: Zoologischer Anzeiger. 29. Bd., 27. Juni **1905**, pag. 137—142.. Mit 6 Textfig.

60. Läusestudien. IV. Über einen auffälligen Sexualdimorphismus bsi Polyplax spinulosa Burm.). In: Zoologischer Anzeiger. 29. Bd., 4. Juli **1905**, pag. 192—194. Mit 4 Textfig.

61. Rhammura, eine neue Braconidengattung mit außerordentlich langem Legerohr des Weibchens. In: Zoologischer Anzeiger. 29. Bd., 4. Juli **1905**, pag. 195—198.

62. Einige Bemerkungen zur Kenntnis der Trigonaliden. In: Zoologischer Anzeiger. 29. Bd., 4. Juli **1905**, pag. 198—200. Mit 1 Textfig.

63. Neue Braconiden aus dem indischen und afrikanischen Gebiet. In: Stettiner Entomologische Zeitung. 66. Jahrg. **1905**, pag. 227—236.

64. Klassifikation der Neuropteren-Familie Coniopterygidae. In: Zoologischer Anzeiger. 29. Bd., 18. Juli **1905**, pag. 225—227.

65. Zwei neue beschuppte Copeognathen aus dem Bernstein. In: Zoologischer Anzeiger. 29. Bd., 12. Dez. **1905**, pag. 576—580. Mit 6 Textfig.

66. Läusestudien. V. Schuppen als sekundäre Atmungsorgane, sowie über eine neue antarktische Echinophthiriiden-Gattung. 12. Beitrag zur Kenntnis der antarktischen Fauna. In: Zoologischer Anzeiger. 29. Bd., 23. Januar **1906**, pag. 659—665. Mit 4 Textfig.

67. Monographie der Coniopterygiden. In: Zoologische Jahrbücher. Abt. f. Syst. 23. Bd., 2. Heft. **1906**, pag. 173—242. Taf. 4—9 und 3 Abb. im Text.

68. Die Copeognathen-Fauna Japans. In: Zoologische Jahrbücher. Abt. f. Syst. 23. Bd., 2. Heft, **1906**. pag. 243—256. Taf. 10 und 11.

69. Bericht über eine entomologische Reise durch das westpreußische Küstengebiet, vornehmlich im Kreise Putzig. In: 28. Bericht des Westpreußischen Botanisch-Zoologischen Vereins. Danzig. **1906**, pag. 67—70.

70. Zur Kenntnis der Copeognathen-Fauna Westpreußens. In: 28. Bericht des Westpreußischen Botanisch-Zoologischen Vereins. Danzig, **1906**, pag. 71—88. Mit 6 Textfig.

71. Die australischen Copeognathen. In: Zoologische Jahrbücher. Abt. f. Syst. 23. Bd., **1906**, pag. 401—412. Taf. 23.

72. Außereuropäische Copeognathen aus dem Stettiner Museum. In: Zoologische Jahrbücher. Abt. f. Syst. 24. Bd., **1906**, pag. 81—90. Taf. 6.

73. Neue Evaniiden, besonders aus Sumatra. In: Stettiner Entomologische Zeitung. 67. Jahrg., **1906**, pag. 227—245.

74. Die indo-australischen und afrikanischen Cardiochilinen. In: Stettiner Entomologische Zeitung. 67. Jahrg., **1906**, pag. 245—252.

75. Zwei neue Coelioxys aus Sumatra. In: Stettiner Entomologische Zeitung. 67. Jahrg., **1906**, pag. 253—256.

76. 5 neue Arten der Braconidengattung Braunsia aus dem Stettiner Museum. In: Stettiner Entomologische Zeitung. 67. Jahrg., **1906**, pag. 257—265.

77. Melecta niveipes, eine neue Biene vom Kapland. In: Stettiner Entomologische Zeitung. 67. Jahrg., **1906**, pag. 287—289.

78. Neue Beiträge zur Kenntnis und Klassifikation der Stephaniden. In: Stettiner Entomologische Zeitung. 67. Jahrg., **1906**, pag. 289—306.

79. Zehn neue außereuropäische Copeognathen. In: Stettiner Entomologische Zeitung. 67. Jahrg., **1906**, pag. 306—316. Mit 1 Abb. im Text.

80. Einige Notizen zur Kenntnis der Copeognathen Nordamerikas. In: Stettiner Entomologische Zeitung. 67. Jahrg., **1906**, pag. 317—320.

81. Neue Honigbienen und Beiträge zur Kenntnis der Verbreitung der Gattung Apis. In: Stettiner Entomologische Zeitung. 67. Jahrg., **1906**, pag. 331—344. Mit 4 Textfig.

82. The scaly winged Copeognatha. (Monograph of the Amphientomidae, Lepidopsocidae and Lepidillidae in relation to their Morphology and Taxonomy.) With 6 pl. and 6 textfigures. In: Spolia Zeylanica (Colombo). Vol. IV. Parts XIV and XV, Dec. **1906**, pag. 39—122. Plate A—G. 6 textfigures.

83. Die Coniopterygidenfauna Japans. In: Stettiner Entomologische Zeitung. 68. Jahrg., **1907**, pag. 3—9. Mit 1 Textfig.

84. Nachträge zur Monographie der Coniopterygiden. In: Stettiner Entomologische Zeitung. 68. Jahrgang., **1907**, pag. 10—13. Mit 1 Textfig.

85. Troctes entomophilus, ein neuer Insektenliebhaber aus Columbien. In: Stettiner Entomologische Zeitung. 68. Jahrg., **1907**, pag. 34—36. Mit 1 Textfig.

86. Eine neue Coniopterygide aus Java. In: Notes from the Leyden Museum. Vol. 28, **1907**, Note 18, pag. 224—226.

87. Die Rüsselkäfer der Falklands-Inseln. 13. Beitrag zur Kenntnis der antarktischen Fauna. In: Stettiner Entomologische Zeitung. 68. Jahrg., **1907**, pag. 36—69.

88. Neue Beiträge zur Kenntnis der Copeognathen Japans. In: Stettiner Entomologische Zeitung. 68. Jahrg., **1907**, pag. 90—106. Mit 2 Textfig.

89. Über die Segmental-Apotome der Insekten und zur Kenntnis der Morphologie der Japygiden. In: Zoologischer Anzeiger. 31. Bd., 14. Mai **1907**, pag. 629—635. Textfig. 1—8.

90. Eurytoma amygdali, ein neuer Chalcidier aus Mandelkernen. In: Zeitschrift für Hymenopterologie und Dipterologie. 7. Jahrg., **1907**, pag. 303—305.

91. Eine neue Dryinide aus Sumatra. In: Stettiner Entomologische Zeitung. 68. Jahrg., **1907**, pag. 325—327. Mit 1 Textfig.

92. Pardalota Karschiana, eine neue ostafrikanische Orthoptere. In: Zoologische Jahrbücher. Abt. f. Syst. 25. Bd., **1907**, pag. 197—200. Taf. 9, 1 Textfig.

93. Die Fauna Südwest-Australiens. Copeognatha. In: Ergebnisse der Hamburger südwestaustralischen Forschungsreise 1905. Jena. **1907**, I. Bd., Lief. 3—5, pag. 231—240. Mit 6 Abb. im Text.

94. Actenotarsus, eine neue Copeognathengattung aus Spanien. In: Zoologische Jahrbücher. Abt. f. Syst. 25. Bd., **1907**, pag. 503—506. Taf. 19.

95. Neue Arten der Braconidengattung Stantonia. In: Stettiner Entomologische Zeitung. 69. Jahrg. (1908), **1907**, pag. 110—112.

96. Die Copeognathen Javas. In: Notes from the Leyden Museum. 29. Vol., **1907**, pag. 107—126. Mit 6 Textfig.

97. Eine neue Copeognathe aus Süd-Tunis. In: Annales Musei Nationalis Hungarici. 5. Bd., **1907**, pag. 41—42. Taf. IX.

98. Sjöstedts Kilimandjaro-Meru Expedition. Copeognatha. Mit 1 Taf. und 6 Textfig. In: Wissenschaftliche Ergebnisse der schwedischen Zoologischen Expedition nach dem

Kilimandjaro, dem Meru und den umgebenden Massaisteppen Deutsch-Ostafrikas 1905—1906 unter Leitung von Prof. Dr. Yngve Sjöstedt, herausgegeben von der Königl. Schwedischen Akademie der Wissenschaften. 15. Corrodentia. 2. Copeognatha. Uppsala. **1907**, pag. 29—39. Taf. 5, 6 Textfig. (4⁰).

99. Beiträge zur Kenntnis der Copeognathen. I. Die von Voeltzkow in Ostafrika und auf Madagaskar gesammelten Copeognathen. II. Über die systematische Stellung von Thylax Hag. und zur Klassifikationen der Lepidopsocinen. In: Voeltzkow, Reise in Ostafrika in den Jahren 1903—1905. II. Bd., Stuttgart. **1908**, pag. 243—257. Taf. 11 und 6 Textfig. (4⁰).

100. Biologisch-faunistische Moor- und Dünenstudien. Ein Beitrag zur Kenntnis biosynözicher Regionen in Westpreußen. Mit 1 Karte und 6 Abb. im Text. In: 30. Bericht des Westpreußischen Botanisch-Zoologischen Vereins. Danzig. **1908**, pag. 54—238.

101. Genera Insectorum. Neuroptera. Coniopterygidae. In: Wytsman, Genera Insectorum. **1908**, 67. Fascicule (Bruxelles), 19 pag. und 2 Taf. (4⁰).

102. Cutiterebra Schroederi, eine neue parasitäre Fliege (Oestridae olim). In: Stettiner Entomologische Zeitung. 70. Jahrg. (1909), **1908**, pag. 202—203.

103. Cyaneoderes Dormeyeri, eine neue Xylocopide. In: Stettiner Entomologische Zeitung 70. Jahrg. (1909), **1908**, pag. 203—205.

104. Über die biogeographische Stellung der Crozet-Inseln. 14. Beitrag zur Kenntnis der antarktischen Fauna. In: Zoologischer Anzeiger. 33. Bd., **1908**, pag. 751—753.

105. Die Copeognathenfauna der Insel Formosa. In: Zoologischer Anzeiger. 33. Bd., **1908**, pag. 759—779. Mit 3 Textfiguren.

106. Über die Variabilität des Flügelgeäders der Copeognathen. In: Zoologischer Anzeiger. 33. Bd., **1908**, pag. 779—782. Mit 12 Fig.

107. Eine neue Embiide aus Südafrika. In: Denkschriften der medizinisch-naturwissenschaftlichen Gesellschaft. Jena. 13. Bd., **1908**, pag. 347—348. Mit 2 Fig. im Text.

108. Hexacyrtoma, eine neue Copeognathengattung vom Kapland. In: Denkschriften der medizinisch-naturwissenschaftlichen Gesellschaft. Jena. 13. Bd., **1908**, pag. 349—351. Mit 2 Textfiguren und Fig. 1 auf Tafel XIX.

109. Neue Ceratopogoninen aus Südafrika. In: Denkschriften der medizinisch-naturwissenschaftlichen Gesellschaft. Jena. 13. Bd., **1908**, pag. 459—461. Mit 4 Textfig. und Fig. 2—4 auf Taf. XIX.

110. Oniscomyia Dorni, eine neue deutsche, als Ameisengast lebende flügellose Fliegengattung, sowie über die systematische Stellung der Thaumatoxena. In: Zoologische Jahrbücher. Abt. f. Syst. 27. Bd., **1908**, pag. 145—156. Taf. 7 und 1 Abb. im Text.

111. Die biologische Bedeutung der Antarctis und ihrer Faunengebiete, mit besonderer Berücksichtigung der Insektenwelt. In: Deutsche Südpolar-Expedition. Bd. X (Zoologie Bd. II). **1909**, pag. 323—360. Mit Taf. 39 und 2 Abb. im Text (4⁰).

112. Die Insekten des antarktischen Gebietes. In: Deutsche Südpolar-Expedition. Bd. X (Zoologie, Bd. II). **1909**, pag. 361—528. Mit Taf. 40—63 und 42 Abb. im Text. (4⁰).

113. Neue Evaniiden aus Formosa und Südamerika. In: Stettiner Entomologische Zeitung. 70. Jahrg., **1909**, pag. 245—262.

114. Neue Gattungen und Arten von Copeognathen aus Transvaal, sowie aus der Ohausschen Ausbeute aus Ecuador. In: Stettiner Entomologische Zeitung. 70. Jahrg., **1909**, pag. 266—273. Mit 3 Textfig. (4⁰).

115. Die Spinnen der Crozet-Inseln und von Kerguelen. 20. Beitrag zur Kenntnis der antarktischen Fauna. In : Deutsche Südpolar-Expedition. Bd. X (Zoologie, Bd. II), **1909**, pag. 533—540. Mit 7 Abb. im Text. (4⁰).

116. Isogenus aemulum, eine neue deutsche Plecoptere. In: Stettiner Entomologische Zeitung. 70. Jahrg., **1909**, pag. 279—282. Mit 4 Textfig.

117. Aleurodicus conspurcatus, eine neue Aleurodide aus Süd-Brasilien. In: Stettiner Entomologische Zeitung. 70. Jahrg., **1909**, pag. 282—284. Mit 1 Textfig.

118. Plecopterologische Studien. I. In: Sitzungsberichte der Gesellschaft naturforschender Freunde, Berlin. **1909**, pag. 161—178. Mit 12 Textfig.

119. Plecopterologische Studien. II. In: Stettiner Entomologische Zeitung. 70. Jahrg., **1909**, pag. 324—352. Mit 1 Taf.

120. Antrops truncipennis, eine neue Borboridengattung vom Feuerland. 17. Beitrag zur Kenntnis der antarktischen Fauna. In: Zoologischer Anzeiger. 34. Bd., (20. April), **1909**, pag. 225—230. Mit 1 Textfig.

121. Udamoselis, eine neue Aleurodidengattung. In: Zoologischer Anzeiger. 34. Bd. (20. April), **1909**, pag. 230—233. Mit 1 Textfig.

122. Anoplura (Siphunculata). Sjöstedts Kilimandjaro-Meru Expedition. In: Wissenschaftliche Ergebnisse der schwedischen Zoologischen Expedition nach dem Kilimandjaro, dem Meru und den umgebenden Massaisteppen Deutsch-Ostafrikas 1905—1906, unter Leitung von Prof. Dr. Yngve Sjöstedt, herausgegeben von der Königl. Schwedischen Akademie der Wissenschaften. 11, 2 Anoplura. Uppsala. **1909**, pag. 7—9. Mit 4 Textfig. (4°).

123. Neue Gattungen und Arten nordamerikanischer Copeognathen. In: Bolletino del Laboratorio di Zoologi generale e agraria della Reg. Scuola Superiore d'Agricoltura in Portici. Vol. III (27. Maggio), **1909**, pag. 329—339. Mit 4 Textfig.

124. Klassifikation der Plecopteren, sowie Diagnosen neuer Gattungen und Arten. In: Zoologischer Anzeiger. 34. Bd. (15. Juni), **1909**, pag. 385—419.

125. Neue sumatraner Pompiliden. In: Stettiner Entomologische Zeitung. 70. Jahrg., **1909**, pag. 62—64.

126. Olbiogaster quinquefasciata, eine neue Rhyphide aus Süd-Brasilien. In: Stettiner Entomologische Zeitung. 71. Jahrg. (1910), **1909**, pag. 65—66.

127. Tropidogynoplax, eine neue Plecopterengattung. In: Stettiner Entomologische Zeitung. 71. Jahrg. (1909), **1909**, pag. 140—143.

128. Biospeologica. XI. Copeognatha. (Erste Reihe.) In: Archiv de Zoologie expérimentale. 5 sér. Tom 1, **1909**, pag. 533—539. Mit Pl. 18.

129. Über die Plecopteren-Subfamilie Antarctoperlinae und eine neue Gattung derselben von den Auckland-Inseln. 18. Beitrag zur Kenntnis der antarktischen Fauna. In: Deutsche Entomologische Zeitschrift. **1909**, pag. 679—684. Mit 3 Textfig.

130. Zur Kenntnis frühjurassischer Copeognathen und Coniopterygiden und über das Schicksal der Archipsylliden. In: Zoologischer Anzeiger. 34. Bd., **1909**, pag. 770—776. Mit 3 Fig.

131. Parudenus falklandicus, eine neue Phasgonuridengattung der Falklandsinseln. 19. Beitrag zur Kenntnis der antarktischen Fauna. In: Zoologischer Anzeiger. 35. Bd., **1909**, (9. Nov.), pag. 157—159.

132. Die Klassifikation der Embiidinen, nebst morphologischen und physiologischen Bemerkungen, besonders über das Spinnen derselben. In: Zoologischer Anzeiger. 35. Bd., **1909** (23. Nov.), pag. 166—191. Mit 9 Fig.

133. Anopluren (Siphunculaten) und Mallophagen (der Schultzschen Forschungsreise im westlichen und zentralen Südafrika). In: Denkschriften der medizinisch-naturw. Gesellschaft. Jena. XIV. Bd., **1909**, pag. 79—81. Mit Taf. VIII. (4°).

134. Diplacanthoda Bouvieri, nouveau genre de Copeognathes (Psocinae) de Madagascar. Bulletin du Muséum d'histoire naturelle. Dez. **1909**, Nr. 7, pag. 448—450. Mit 1 Fig.

135. Über die Phylogenie und Klassifikation der Mecoptoren unter Berücksichtigung der fossilen Formen. In: Zoologischer Anzeiger. 35. Bd., **1910** (1. Febr.), pag. 385—399. Mit 3 Fig.

136. Instructions for collecting lice. London (N. C. Rothschild). **1910**, 3 pag., I., Sucking Lice (Anoplura), pag. 1—2, II., Biting Lice (Mallophaga), pag. 2—3.

137. Klassifikation der Mantispiden nach dem Material des Stettiner Zoologischen Museums. In: Stettiner Entomologische Zeitung. 71. Jahrgang., **1910**, pag. 341—379. Mit 4 Textfig.

138. Eine neue Sialis aus Columbien. In: Stettiner Entomologische Zeitung. 71. Jahrg., **1910**, pag. 380—381.

139. Über die Beziehungen der fossilen Coniopterygiden zu den recenten und über Archiconiocompsa prisca nov. gen. nov. spec. In: Zoologischer Anzeiger. 35. Bd., **1910**, pag. 673—677. Mit 4 Fig.

140. Eine Dekade neuer Copeognathengattungen. In: Sitzungsberichte der Gesellschaft Naturforschender Freunde. Jahrg. **1910**, pag. 36—77. Mit 10 Textfig.

141. Anarete stettinensis, eine neue deutsche Fliege (Sciaridae). In: Stettiner Entomologische Zeitung. 72. Jahrg. (1911), **1910**, pag. 130—136. Mit 1 Textfig.

142. Neue Gattungen und Arten außereuropäischer Fliegen. In: Stettiner Entomologische Zeitung. 72. Jahrg. (1911), **1910**, pag. 135—209.

142 a. Referat von: Max Riedel. Gallen und Gallwespen. Naturgeschichte der in Deutschland vorkommenden Wespengallen und ihrer Erzeuger. Mit ca. 100 Abbildungen auf 6 Tafeln. 2. Aufl. In: Stettiner Entomologische Zeitung. 72. Jahrg. (1911) **1910**, pag. 210.

143. Neue außereuropäische Copeognathen. In: Zoologischer Anzeiger, 36. Bd., **1910** (13. Sept.), pag. 161—169. Mit 4 Figuren.

144. Psyllidae. Sjöstedts Kilimandjaro-Meru-Expedition. In: Wissenschaftliche Ergebnisse der schwedischen Zoologischen Expedition nach dem Kilimandjaro, dem Meru und den umgebenden Massaisteppen Deutsch-Ostafrikas 1905—1906 unter Leitung von Prof. Dr. Yngve Sjöstedt, herausgegeben von der Königl. Schwedischen Akademie der Wissenschaften. 12,8 Psyllidae. **1910**, pag. 137—144. Mit Taf. 3 und 2 Textfig. (4⁰).

145. Panisopelma quadrigibbiceps, eine neue Psyllidengattung aus Argentinien. (Psyllidologica I). Mit 1 Fig. In: Zoologischer Anzeiger. 36. Bd., **1910** (4. Okt.), pag. 280—281.

146. Die Copeognathen Norwegens. In: Nyt Magazin for Naturwidenskaberne, Kristiania, 48. Bd., **1910**, pag. 318—323.

147. Embiidina und Neuroptera (Coniopterygidae und Hemerobiidae). In: The Percy sladen trust expedition to the indian ocean in 1905, Nr. IV. In: Transactions ofthe Linnean Society of London. 2. ser., vol. XIV, **1910** (November), pag. 55—58. (4⁰).

148. Diptera, Mycetophylidae. In: The Percy sladen trust expedition to the indian ocean in 1905, Nr. V. In: Transactions of the Linnean Soziety of London. 2. ser., vol. XIV. **1910** (November), pag. 59—81, 6 Textfig. (4⁰).

149. Archipsocus dextor nov. spec., eine Gespinste anfertigende Copeognathe aus Ostafrika In: Zoologischer Anzeiger. 37. Bd., **1911** (28. Febr.), pag. 142—144. Mit 2 Fig.

150. Oscinosoma Anniana, eine neue deutsche acalyptere Fliege. In: Zoologischer Anzeiger 37. Bd., **1911** (30. Mai), pag. 540—541. Mit 1 Fig.

151. Joannisia Kiefferiana, eine neue deutsche Holzmücke (Lestremiinae). In: Zoologischer Anzeiger. 37. Bd., **1911** (13. Juni), pag. 373—374. Mit 1 Fig.

152. Analytische Tabelle der Gattungen der Chloropiden-Subfamilie Oscinosominae. In: Zoologischer Anzeiger. 38. Bd., **1911** (27. Juni), pag. 10—13.

153. Klassifikation der Oscinosominen. In: Sitzungsbericht der Gesellschaft Naturforschender Freunde, Berlin. Jahrg. **1911**, Nr. 4 (April), pag. 185—244. Mit 11 Fig.

154. Einige neue Gattungen und Arten außereuropäischer Chloropinen. In: Zoologischer Anzeiger. 38. Bd., **1911** (8. August), pag. 122—126. Mit 1 Fig.

155. Trypetiden-Studien. In: Zoologische Jahrbücher. Abt. f. Systematik. 31. Bd., **1911**, pag. 407—460. Mit 28 Abb. im Text.

155 a. Referat von: Yngve Sjöstedt, Wissensch. Ergebnisse der schwedischen Zoologischen Expedition nach dem Kilimandjaro, dem Meru und den umgebenden Massaisteppen Deutsch-Ostafrikas 1905—1906. 3 Bde. Stockholm 1910. 2328 Seiten Lex.-8⁰, mit 87 Taf. und 175 Textfig. In: Deutsche Literaturzeitung. 1911, Nr. 41, 14. Okt. **1911**, pag. 2618—2619 und in: Biologisches Centralblatt. Bd. 31, 1911, Nr. 23 (1. Dez.).

156. Die fossilen Copeognathen und ihre Phylogenie. In: Palaeontographica. Beiträge zur Naturgesch. der Vorzeit. 58. Bd., **1911**, pag. 277—360. Mit Taf. 21—27 und 18 Textfig. (4⁰).

157. Die phyletischen Beziehungen der Lycoriiden (Sciariden) zu den Fungivoriden (Mycetophyliden) und Itonididen (Cecidomyciden) und ihre systematische Gliederung. In Archiv für Naturgesch. **1911**, I, 3. Supplem., pag. 116—201. Mit Taf. I—II und 2 Textfig.

158. Embiiden. Monographisch bearbeitet. In: Catalogue systématique et descriptif Collections Zoologiques du Baron Edm. de Sélys Longchamp Fasc. III, **1912** (15. Januar), pag. 1—121, Taf. 1—4, 76 Textfig. (4⁰).

159. Studien über die Tipuliden, Limoniiden, Cylintrotomiden und Ptychopteriden. In: Zoologische Jahrbücher. Abt. f. Syst. 32. Bd., 1. Heft, **1912**, pag. 1—88. Mit 51 Abb. im Text.

160. Zur Kenntnis außereuropäischer Dolichopodiden. I. Tribus: Psilopodini. In: Zoologische Jahrbücher. Supplem. XV, 1. Bd. Festschr. zum 60. Geburtstag des Herrn Geh. Hofrats Dr. Joh. Wilh. Spengel in Gießen, **1912**, pag. 367—408. Mit 5 Abb. im Text.

161. Die Phoridenfauna Süd-Brasiliens. In: Stettiner Entomologische Zeitung. 73. Jahrg., **1912**, pag. 16—45.

162. Neue Gattungen und Arten außereuropäischer Phoriden. In: Stettiner Entomologische Zeitung. 73. Jahrg., **1912**, pag. 46—52.

163. Paryphoconus, eine neue Chironomidengattung aus Brasilien. Mit 4 Fig. In: Stettiner Entomologische Zeitung. 73. Jahrg., **1912**, pag. 57—60.

164. Zwei neue Ortaliden. Mit 1 Fig. In: Stettiner Entomologische Zeitung. 73. Jahrg. **1912**, pag. 60—64.

165. Beiträge zur Kenntnis außereuropäischer Ichneumoniden. I. Paniscinae. In: Stettiner Entomologische Zeitung. 73. Jahrg., **1912**, pag. 105—144.

166. Über eine mimetische Ephydridengattung (Oscinomima nov. gen.). In: Stettiner Entomologische Zeitung 73. Jahrg., **1912**, pag. 163—165.

167. Über einige hervorragende neue Copeognathen-Gattungen. Mit 2 Fig. In: Zoologischer Anzeiger. 39. Bd., **1912** (26. März), pag. 298—306.

168. Über die Gespinste von Archipsocus recens Enderl. 1903. Mit biologischen Beobachtungen von Edward Jacobson. Mit Taf. 4 u. 5. In: Notes from the Leyden Museum. Vol. 34, **1912**, pag. 157—160.

169. Über einige orientalische Copeognathen des Leidener Museums. In: Notes from the Leyden Museum, Vol. 34, **1912**, pag. 161—162.

170. Zur Kenntnis der Chalcididen Ceylons. In: Entomologische Mitteilungen 1. Bd., **1912**, pag. 144—148.

171. Die Richardiinen des Stettiner Museums. Mit 9 Textfig. In: Sitzungsber. der Gesellsch. naturforschender Freunde, Berlin. **1912**, pag. 99—113.

172. Beiträge zur Kenntnis außereuropäischer Ichneumoniden. II. Ophioniden. Die Gattung Thyreodon und ihre Verwandten. Mit 8 Fig. In: Zoologischer Anzeiger. 39. Bd., **1912** (14. Juni), pag. 624—632.

173. Zur Kenntnis der Spathiinen und einiger verwandter Gruppen. In: Archiv für Naturgeschichte. 78. Jahrg., **1912** (Juni) (Abt. A, 2. Heft), pag. 1—37.

174. Neue Gattungen und Arten außereuropäischer Braconiden. In: Archiv für Naturgeschichte. 78. Jahrg., **1912** (Juni) (Abt. A, 2. Heft), pag. 38—41.

175. Rothschildella, eine neue Aphanipterengattung vom Aguti. In: Zoologischer Anzeiger. 40. Bd., **1912** (20. August), pag. 72—76. Mit 8 Fig.

176. H. Sauters Formosa-Ausbeute. Braconidae, Proctotrupidae und Evaniidae (Hym.). In: Entomologische Mitteilungen. I. Bd., Nr. 9, **1912** (1. Sept.), pag. 257—267.

177. Diptera, Sciaridae. In: Percy sladen trust expedition to the indian ocean in 1905, no. XIII. In: Transactions of the Linnean Society of London. 2. ser., vol. XV, **1912** (Sept.), pag. 181—192, Taf. 9, Fig. 1—11 (4°).

178. Zur Kenntnis orientalischer Ortalinen und Loxoneurinen. In: Zoologische Jahrbücher. Abt. f. Systematik, Geogr. u. Biologie der Tiere. 33. Bd., **1912**, pag. 347—362. Mit 4 Abb. im Text.

179. Loxoneurinen und Ortalinen aus Afrika. In: Zoologische Jahrbücher, Abt. f. Systematik, Geographie und Biologie der Tiere. 33. Bd., **1912**, pag. 363—378. Mit 8 Abb. im Text.

180. Neue Gattungen und Arten von Braconiden. In: Archiv für Naturgeschichte. 78. Jahrg., **1912** (Sept.) (Abt. A, Heft 6), pag. 94—100.

181. Zur Kenntnis der Zygophthalmen. Über die Gruppierung der Sciariden und Scatopsiden. In: Zoologischer Anzeiger 40. Bd., **1912** (18. Okt.), pag. 261—282. Mit 15 Fig.

182. Psilocephala xylophagoides, eine neue Therevide aus Afrika. In: Wiener Entomologische Zeitung Vol. 31, **1912** (15. Okt.), pag. 327—328. Mit 2 Textfig.

183. Zur Kenntnis der Mecopteren Javas. In: Notes on the Leyden Museum. Vol. 34, **1912**, pag. 235—239.

184. Über einige Evaniiden und Stephaniden des Deutschen Entomologischen Museums. In: Entomologische Mitteilungen. I. Bd., Nr. 12, **1912** (1. Dez.), pag. 388—391.

185. Dipterologische Studien. I. Die Dipteren-Familie Pantophthalmidae. (Mit 15 Fig.) In: Zoologischer Anzeiger. 41. Bd., **1912** (20. Dez.), pag. 97—118.

186. Die Fauna Südwest-Australiens: Plecoptera. Ergebn. d. Hamburger südwest-australischen Forschungsreise 1905. Jena **1912**, IV. Bd., Lief. 4, pag. 59—61. 1 Abb. im Text.

187. Die Insekten des Antarkto-Archiplata-Gebietes (Feuerland, Falklands-Inseln, Süd-Georgien). 20. Beitrag zur Kenntnis der antarktischen Fauna. In: Kungl. Svenska Vetenskapsakademiens Handlingar. 48. Bd., Nr. 3, **1912**, 170 S. Mit 4 Taf. und 38 Textfig. (4⁰).

188. Beiträge zur Kenntnis der Copeognathen. I, II. I. Zur Kenntnis der Copeognathen von Hawai. II. Über einige Copeognathen an Zitronenbäumen in Ostafrika. In: Zoologischer Anzeiger 41. Bd., **1913** (25. Febr.), pag. 354—360.

189. Ein hervorragender Zwitter von *Xylocopa mendozana* aus Argentinien. Mit einem Verzeichnis aller bisher beobachteten gynandromorphen Hymenopteren. In: Stettiner Entomologische Zeitung. 74. Jahrg., **1913**, pag. 124—140. Taf. 1 und 4 Textfig.

190. Zur Kenntnis der Xylocopen Südamerikas und über einen Zwitter von Xylocopa ordinaria. In: Archiv für Naturgeschichte. 79. Jahrg., **1913**, Abt. A., pag. 156—170.

191. H. Sauters Formosa-Ausbeute: Janus giganteus, eine neue Cephine (Hym.). In: Entomologische Mitteilungen. 2.Bd., **1913**, pag. 215—216.

192. Die Stephaniden Formosas. In: Zoologischer Anzeiger 42. Bd., **1913** (4. Juli), pag. 202—212.

193. Dipterologische Studien. II. Zur Kenntnis der Tanypezinen. In: Zoologischer Anzeiger. 42. Bd., **1913** (4. Juli), pag. 224—229. Mit 1 Fig.

194. Beitrag zur Kenntnis orientalischer Evaniiden. In: Zoologischer Anzeiger.42.Bd.,**1913** (18. Juli), pag. 248—250.

195. Dipterologische Studien. III. Über Lagarinus nov. gen., eine isoliert stehende Fliegengattung. In: Zoologischer Anzeiger. 42. Bd., **1913** (18. Juli), pag. 250—253. Mit 2 Fig.

196. Die Evaniidenfauna von Formosa. In: Zoologischer Anzeiger. 42. Bd., **1913** (Nr. 7, 1. Aug.), pag. 318—327.

197. Dipterologische Studien. IV. Neues und altes über Chloropiden. In: Zoologischer Anzeiger. 42. Bd., (Nr. 8 15. Aug.), **1913**, pag. 352—374. Mit 21 Fig.

198. Dipterologische Studien. V. Zur Kenntnis der Familie Xylophagidae. In: Zoologischer Anzeiger. 42. Bd. (Nr. 12, 7. Okt.), **1913**, pag. 533—552. Mit 19 Fig.

199. Dipterologische Studien. VI. Neue Beiträge zur Kenntnis der Richardiinen. In: Zoologischer Anzeiger. 42. Bd. (Nr. 12, 7. Okt.), **1913**, pag. 553—555. Mit 1 Fig.

200. Dipterologische Studien. VII. Kerteszina tunesica, eine neue Mycetophiliden-Gattung aus Nordafrika. In: Zoologischer Anzeiger 43. Bd. (Nr. 1, 4. Nov.), **1913**, pag. 26—27. Mit 1 Fig.

201. Dipterologische Studien. VIII. Zur Kenntnis der Strationyiiden-Unterfamilien mit zweiästiger Media: Pachygasterinae, Lophotelinae und Prosopochrysinae. In: Zoologischer Anzeiger. 43. Bd. (Nr. 7, 7. Jan.), **1914**, pag. 289—315. Mit 21 Fig.

202. Sauters Formosa-Ausbeute. Leptospathius triangulifera (Hym.). In: Supplementa Entomologica Nr. 3, **1914**, pag. 33—35.

203. Über zwei neue afrikanische Coniopterygiden. In: Bolletino del Laboratorio di Zoologia generale e agraria della R. scuola superiore d'Agricoltura di Portici.Vol. 8 (3.März), **1914**, pag. 225—227.

204. Beiträge zur Kenntnis der Copeognathen. III. Über einige von Professor Silvestri in Westafrika gesammelte Copeognathen. In: Bolletino del Laboratorio di Zoologia

generale e agraria della R. Scuola superiore d'Agricoltura di Portici. Vol. 8 (5. März **1914**, pag. 240—241. Mit 2 Fig.

205. Dipterologische Studien. IX. Zur Kenntnis der Stratiomyiiden mit dreiästiger Media und ihre Gruppierung. A. Formen, bei denen der 1. Cubitalast mit der Discoidalzelle durch Querader verbunden ist oder sie nur in einem Punkte berührt (Subfamilien: Geosarginae, Analcocerinae, Stratiomyiinae). In: Zoologischer Anzeiger. 43. Bd., **1914**, (17. März), pag. 577—615. Mit 8 Fig.
206. Dipterologische Studien. X. Zur Kenntnis der Stratiomyiiden mit dreiästiger Media und ihre Gruppierung. B. Formen, bei denen der 1. Cubitalast mit der Discoidalzelle eine Strecke verschmolzen ist (Familien: Hermetiinae, Clitellariinae). In: Zoologischer Anzeiger. 44. Bd., **1914** (31. März), pag. 1—25. Mit 4 Fig.
207. Dipterologische Studien. XI. Zur Kenntnis tropischer Asiliden. In: Zoologischer Anzeiger 44. Bd., **1914** (19. Mai), pag. 241—263. Mit 8 Fig.
208. In: P. Brohmer: Fauna von Deutschland. Ein Bestimmungsbuch unserer heimischen Tierwelt. Leipzig (Quelle u. Meier). **1914** (VII + 587 pag., 912 Abb. im Text und auf 20 Taf.). Copeognatha: pag. 104—110, mit 12 Fig. Mallophaga: pag. 110—116, mit 5 Fig. Hymenoptera pag. 231—271, Fig. 190—211. Diptera: pag. 272—334, Fig, 212—248 u. Taf. 14. Aphaniptera: pag. 334—336, Fig. 249. Rhynchota pag. 336—370. Fig. 250—274 und Taf. 14. Anoplura: pag. 371—374, Fig. 275—281.
209. Sauters Formosa-Ausbeute. Psyllidae (Homopt.). (Psyllidologica II.) In: Entomologische Mitteilungen. III, **1914**, pag. 230—235.
210. Dipterologische Studien. XII. Zur Kenntnis der Asilidensubfamilien Dasypogoninae und Archilaphriinae. In: Wiener Entomologische Zeitung. 33. Bd., **1914** (15. Juli), pag. 151—174. Mit 8 Abb.
211. Diptera: Scatopsidae, Simuliidae. In: The Percy sladen trust expedition to the indian Ocean in 1905. No. XVI. In: Transactions of the Linnean Society of London. 2. ser., vol. 16, **1914**, pag. 373—375. Mit 1 Textfig. (4°).
212. Dipterologishce Studien. XIII. Weitere Beiträge zur Kenntnis der Pantophthalmiden. In: Zoologischer. Anzeiger 44. Bd., **1914** (28. Juli), pag. 577—586.
213. Beiträge zur Kenntnis der Land- und Süßwasserfauna Deutsch-Südwestafrikas. Hymenoptera II. Archihymenidae. In: Ergebnisse der Hamburger deutsch-südwestafrikanischen Studienreise 1911. **1914**, pag. 195—199, Taf. V und 1 Abb. im Text.
214. Beiträge zur Kenntnis der Land- und Süßwasserfauna Deutsch-Südwestafrikas. Hymenoptera IV. Ichneumonidae. In: Ergebnisse der Hamburger deutsch-südwestafrikanischen Studienreise 1911. **1914**, pag. 211—233. Mit 6 Abb. im Text.
215. Dipterologische Studien XIV. Über die nomenklatorische Berechtigung von *Trypeta*. In: Wiener Entomologische Zeitung. 33. Bd., **1914** (25. Dez.), pag. 228—229.
216. Psyllidologica. III. Strophingia oligocaenica nov. spec., eine fossile Psyllide. In: Zoologischer Anzeiger. 45. Bd., **1915** (23. Febr.), pag. 246—248. Mit 3 Fig.
217. Dipterologische Studien. XV. Crepidohamma, eine neue Drosophiliden-Gattung aus Brasilien. In: Wiener Entomologische Zeitung. 34. Bd., **1915**, pag. 185—186. Mit 1 Textfig.
218. Proctotrupes Reicherti nov. spec., ein Parasit von Quedius-Larven in Wespennestern. In: Zoologischer Anzeiger. 47. Bd., **1916** (20. Juni), pag. 236—237.
219. Calyoza sumatrana, eine neue Proctotrupide aus Sumatra. In: Zoologischer Anzeiger. 48. Bd., **1917** (3. April), pag. 396—397.
220. Orthopterologica. I. Neue neotropische Pseudophyllinen. In: Zoologischer Anzeiger. 49. Bd., **1917** (24. April), pag. 17—20. Mit 1 Fig.
221. Einige neue Bakterien aus der Verwandtschaft des Diphtherie-Erregers. [Bakteriologische Studien I.] In: Sitzungsberichte der Gesellschaft naturforschender Freunde, Berlin. Jahrg. 1916, **1917** (März), pag. 395—400.
222. Über polyätiologische Auffassung diphtherieartiger Erkrankungen. [Bakteriologische Studien II.] In: Sitzungsberichte der Gesellschaft naturforschender Freunde, Berlin. Jahrg. 1916, **1917** (März), pag. 400—403.

223. Grundelemente der vergleichenden Morphologie und Biologie der Bakterien. [Bakteriologische Studien III.] In: Sitzungsberichte der Gesellschaft naturforschender Freunde, Berlin. Jahrg. 1916, **1917** (März), pag. 404—406.

224. Dipterologische Studien. XVI. Dipterologische Notizen. In: Zoologischer Anzeiger. 49. Bd., **1917**, pag. 57—71. Mit 10 Fig.

225. Einige Notizen zu einem ♂ von Embia aethiopicorum Karsch 1900 aus dem Kongogebiet. In: Sitzungsberichte der Gesellschaft naturforschender Freunde, Berlin. Jahrg. **1917** (April), pag. 308—309, Fig. 1.

226. Ein neues Bakteriensystem auf vergleichend morphologischer Grundlage. [Bakteriologische Studien IV.] In: Sitzungsberichte der Gesellschaft naturforschender Freunde, Berlin. Jahrg. **1917** (April), pag. 309—319.

227. Über einige subantarktische Mallophagen. In: Zoologischer Anzeiger. 49. Bd., **1917**. pag. 241—246. Mit 8 Fig.

228. Beiträge zur Kenntnis der Copeognathen. IV. Zur Kenntnis der Copeognathen des Kongogebietes. In: Zoologischer Anzeiger. 49. Bd., **1917**, pag. 257—259. Mit 3 Fig.

229. Psyllidologica IV. In: Zoologischer Anzeiger. 49. Bd., **1918** (28. Mai), pag. 343—351. Mit 9 Figuren.

230. Psyllidologica V. In: Zoologische Jahrbücher. Abt. f. System. 41. Bd., **1918**, pag. 479—486, Taf. 7 und 7 Abb. im Text.

231. Beiträge zur Kenntnis der Copeognathen. V. Psocus bastmannianus n. sp. aus Finnland. In: Zoologische Jahrbücher. Abt. f. System., 41. Bd., **1918**, pag. 487—488. Mit Taf. 8 und 1 Abb. im Text.

232. Symphytologica I. Zur Kenntnis der Oryssiden und Tenthrediniden. In: Sitzungsberichte der Gesellschaft naturforschender Freunde, Berlin. Jahrg. **1919**, pag. 111—127, Fig. 1—3.

233. Beiträge zur Kenntnis außereuropäischer Ichneumoniden. IV. Einige neue Pimpliden In: Sitzungsberichte der Gesellschaft naturforschender Freunde, Berlin. Jahrg. **1919**, pag. 146—153.

324. Copeognatha. In: Catalogue systématique et descriptif. Collections Zoologiques du Baron Edm. de Sélys-Longchamps, Bruxelles, — fasc. III, 2, **1919**, pag. 1—55, Taf. 1—5, 5 Textfig. (4°).

235. Symphytologica II. Zur Kenntnis der Tenthredininen. In: Sitzungsberichte der Gesellschaft naturforschender Freunde, Berlin. (Jahrg. 1919) **1920** pag. 347—374. Mit 1 Fig.

236. Calyozella, eine neue Proctotrupidengattung. In: Zoologischer Anzeiger. Bd. 51, **1920**, pag. 23—24.

237. Celyphomima Beckeri und chrysomelina, zwei auffällige käferähnliche Fliegen aus Westafrika. In: Zoologische Jahrbücher. 43. Bd., Abt. f. Syst., **1920**, pag. 333—335.

238. Zur Kenntnis tropischer Fruchtbohrfliegen. In: Zoologische Jahrbücher. 43. Bd., Abt. f. Syst., **1920**, pag. 336—360.

239. In: Brohmer, Fauna von Deutschland. Ein Bestimmungsbuch unserer heimischen Tierwelt. 2. Aufl. Leipzig **1920**, VII + 472 pag. und 953 Abb. Copeognatha: pag. 135—139. Mallophaga: pag. 139—141. Rhynchota: pag. 143—167. Anophura: pag. 168—170. Hymenoptera: pag. 238—264. Diptera: pag. 265—315. Aphaniptera: pag. 315—316.

240. Zur Kenntnis außereuropäischer Braconiden. In: Archiv für Naturgeschichte 84. Jahrg. (1918) **1920**, Abt. A., 11. Heft, pag. 51—224. Mit 11 Abb. im Text.

241. Die Copeognathen der Hawaii-Inseln. In: Zoologische Jahrbücher. 43.Bd., Abt. f. Syst. **1920**, pag. 449—460, Taf. 5 u. 6.

242. Die Culiciden-Fauna Madagascars. In: Wiener Entomologische Zeitung. 38. Bd., **1920**, pag. 47—52.

243. Einige neue orientalische Braconiden. In: Wiener Entomologische Zeitung. 38. Bd., **1920**, pag. 57—59.

244. Einige neue Sepsiden (Dipt.). In: Wiener Entomologischer Zeitung. 38. Bd., **1920**, pag. 60—61.

245. Über die geschlechtliche Fortpflanzung der Bakterien. Bakteriologische Studien V. In: Beihefte zum Botanischen Centralblatt. 38. Bd., **1921**, Abt. I, pag. 53—72, Taf. 1.
246. Psyllidologica VI. In: Zoologischer Anzeiger. 52. Bd., **1921** (4. März), pag. 115—122. Mit 2 Figuren.
247. Das System der Kriebelmücken (Simuliidae). In: Deutsche Tierärztliche Wochenschrift. Hannover, 29. Jahrg., **1921** (Nr. 16, 16. April), pag. 197—200.
248. Neue paläarktische Simuliiden. In: Sitzungsberichte der Gesellschaft naturforschender Freunde, Berlin. [1920] **1921**, pag. 212—224.
249. Zur Kenntnis der Pterocallinen. In: Zoologischer Anzeiger. 52. Bd. **1921** (8. April), pag. 211—219.
250. Dipterologische Studien XVII. In: Zoologischer Anzeiger. 52. Bd., **1921** (8. April), pag. 219—232.
251. Die systematische Gliederung der Simuliiden (zugleich eine Bitte um Überlassung von Simuliidenmaterial). In: Zoologischer Anzeiger. 53. Bd., **1921** (3. Juni), pag. 43—46.
252. Ein fossiler Simuliiden-Riese. In: Zoologischer Anzeiger. 53. Bd., **1921** (26. Juli), pag. 73—74.
253. Über die phyletisch älteren Stratiomyiidensubfamilien (Xylophaginae, Chiromyzinae, Solvinae, Beridinae und Coenomyiinae). In: Mitteilungen aus dem Zoologischen Museum in Berlin. Bd. 10, Heft 1, **1921** (Okt.), pag. 151—214. Mit 16 Abb. im Text.
254. Neue außereuropäische Simuliiden. In: Sitzungsberichte der Gesellschaft naturforschender Freunde. Berlin **1921** (Dez.), pag. 77—81.
255. Beiträge zur Kenntnis außereuropäischer Ichneumoniden. V. Über die Familie Ophionidae. In: Stettiner Entomologische Zeitung. 82. Jahrg. **1921** (31. Dez.), pag. 3—45.
256. Beiträge zur Kenntnis außereuropäischer Ichneumoniden. VI. Zwei neue Pimpliden. In: Stettiner Entomologische Zeitung 82. Jahrg., **1921** (31. Dez.), pag. 46—47.
257. Weitere Beiträge zur Kenntnis der Simuliiden. In: Konowia. 1. Bd., **1922**, pag. 67—76.
258. Über einige neue afrikanische Ephydrinen. In: Konowia 1. Bd., **1922**, pag. 127—128.
259. A scaly-winged Psocid, new to science, discovered in Britain. Beiträge zur Kenntnis der Copeognathen VI. In: Entomologist's Monthly Magazine. 3. ser., vol. 8, **1922** (Mai), pag. 101—104, Fig. 1—6.
260. Klassifikation der Micropeziden. In: Archiv für Naturgeschichte. 88. Jahrg., **1922** (Juni) Abt. A., 5. Heft, pag. 140—229. Mit 1 Abb. im Text.
261. Ein neues Tabanidensystem. In: Mitteilungen aus dem Zoologischen Museum in Berlin. Bd. 10, Heft 2, **1922** (Aug.), pag. 333—351.
262. Eine neue Ephydride aus dem Banat. In: Zoologischer Anzeiger. 55. Bd., **1922** (29. Aug.), pag. 129—130.
263. Einige neue Drosophiliden. In: Deutsche Entomologische Zeitschrift. **1922**, pag. 295—296.
264. Die Platystominentribus Plastotephritini. In: Stettiner Entomologische Zeitung. 83. Jahrg., **1922** (31. Dez.), pag. 3—16.
265. Beiträge zur Kenntnis der Copeognathen. VII. Über die Typen Blanchards chilenischer Copeognathen. Mit 1 Fig. In: Zoologischer Anzeiger. 55. Bd. **1923** (16. Jan.), pag. 245—248.
266. Agrilus viridis L. 1758 als Rosenschädling. In: Zeitschrift für wissenschaftliche Insekten-Biologie. 18. Bd., **1923**, pag. 36.
267. Quelques nouvelles mouches nuisibles des céréales en Bulgarie. In: Archiv des Landwirtschaftlichen Ministeriums, Sofia. Bd. III, **1923**, [pag. 1—20. Mit 4 Abb. im Text] Systematischer Teil: pag. 4—10, mit 2 Textfiguren. (Bulgarisch, deutsches Resumé pag. III—VII.)
268. Beiträge zur Kenntnis der Copeognathen. VIII. Zwei neue Copeognathen aus dem Museum Paris. In: Konowia. 2. Bd., **1923**, pag. 32—33.
269. Zur Kenntnis desr Scatopsiden Südafrikas. In: Stettiner Entomologische Zeitung. Jahrg. 84, **1923**, pag. 67.

270. Parasitische Insekten aus Lithauen. In: Abhandlungen der mathem.-physik. Klasse der Bayerischen Akademie der Wissenschaften. München. Suppl.-Bd. **1923**, **pag.** 252.

271. Zur Kenntnis afrikanischer und orientalischer Culiciden. In: Wiener Entomologische Zeitung. 40. Bd., **1923** (25. April), pag. 25—29. Mit 2 Abb. im Text.

272. Neue Beiträge zur Kenntnis der Micropeziden. In: Deutsche Entomologische Zeitschrift. **1923**, pag. 540—543.

273. Psyllidologica VII. In: Deutsche Entomologische Zeitschrift. **1923**, pag. 543—544.

274. Vorläufige Diagnosen neuer Tabanidengenera. In: Deutsche Entomologische Zeit. schrift. **1923**, pag. 544—545.

275. Eine neue Anthomyiine aus Südrußland. In: Arbeiten der Biologischen Wolga-Station Bd. VII, **1923**, pag. 71.

276. Beiträge zur Kenntnis der Platystominen. In: Mitteilungen aus dem Zoologischen Museum in Berlin. 11. Bd., Heft 1, **1924**, pag. 97—153.

277. Eine neue blutsaugende Muscide aus Afrika. In: Konowia. 3. Bd., Heft 1 (20. März), **1924**, pag. 51—52.

278. Zur Kenntnis der estländischen Moorfauna. Copeognatha. In: Sitzungsberichte der Naturforscher-Gesellschaft bei der Universität Dorpat. 31. Bd., **1924**, pag. 34—37.

279. Zur Kenntnis der estländischen Moorfauna. Simuliidae. In: Sitzungsberichte der Naturforscher-Gesellschaft bei der Universität Dorpat. 31. Bd., **1924**, pag. 46—48.

280. Bemerkungen zur Systematik der Chondromyciden. (Bakteriologische Studien VI.) Berlin (Verl. W. de Gruyter u. Co.), **1924** (9. Okt.), pag. 1—6.

281. Zur Klassifikation der Phoriden und über vernichtende Kritik. In: Entomologische Mitteilungen. Bd. 13, **1924** (7. Nov.), pag. 270—281. Mit 1 Abb. im Text.

282. Über die Drüsenhaare der Larven und Nymphen einiger Gattungen von Copeognathen. Beiträge zur Kenntnis der Copeognathen IX [fälschlich VIII angegeben]. In: Tijdschrift voor Entomologie. Suppl. Deel 67. **1924** pag. 72—74.

283. Studien an blutsaugenden Insekten. 1. Grundlagen eines neuen Systems der Tabaniden. In: Mitteilungen aus dem Zoologischen Museum in Berlin. Bd. 11, Heft 2, **1925**, pag. 253—410. Mit 5 Abb. im Text.

284. Die Simuliiden Bulgariens und ihre Schäden im Jahre 1923. In: Zoologischer Anzeiger. 61. Bd., **1925**.

285. Die natürlichen Bedingungen der Entstehung der Landform des Axolotl. In: Zoologischer Anzeiger. 61. Bd., **1925**.

XIII. Alphabetisches Inhaltsverzeichnis.

(*Kursiv* gesetzte Namen sind Synonyma.)